U0196951

医学大数据挖掘方法与应用

主 编 陈大方 刘 徽

编 者 （按姓氏笔画排序）

马雨佳	北京大学	陈 思	北京大学
马逸杰	北京大学	陈大方	北京大学
王 力	深圳市南山区慢性病防治院	武轶群	北京大学
王诗莹	耶鲁大学	林鸿波	宁波市鄞州区疾病预防控制中心
车前子	北京大学	周泽宸	北京大学
代晓彤	北京体育大学	郑启文	北京大学
刘 徽	北京大学	段芳芳	北京积水潭医院
刘志科	北京大学	秦雪英	北京大学
李晓怡	北京大学	郭 巍	汕头大学
吴海盛	汕头大学	曾 朗	密歇根大学

编写秘书 武轶群

北京大学医学出版社

YIXUE DASHUJU WAJUE FANGFA YU YINGYONG

图书在版编目（CIP）数据

医学大数据挖掘方法与应用 / 陈大方，刘徽主编 . —北京：
北京大学医学出版社，2020. 7

ISBN 978-7-5659-2182-7

Ⅰ . ①医… Ⅱ . ①陈… ②刘… Ⅲ . ①医学－数据
处理－研究 Ⅳ . ① R319

中国版本图书馆 CIP 数据核字（2020）第 056426 号

医学大数据挖掘方法与应用

主　　编：陈大方　刘　徽

出版发行：北京大学医学出版社

地　　址：（100191）北京市海淀区学院路 38 号　北京大学医学部院内

电　　话：发行部 010-82802230；图书邮购 010-82802495

网　　址：http：//www.pumpress.com.cn

E-m a i l：booksale@bjmu.edu.cn

印　　刷：北京溢漾印刷有限公司

经　　销：新华书店

策划编辑：董采萱

责任编辑：刘　燕 董采萱　　责任校对：靳新强　　责任印制：李　啸

开　　本：787 mm×1092 mm　1/16　印张：24.25　字数：614 千字

版　　次：2020 年 7 月第 1 版　2020 年 7 月第 1 次印刷

书　　号：ISBN 978-7-5659-2182-7

定　　价：98.00 元

本书由

北京大学医学出版基金资助出版

前　言

　　随着计算机、互联网、大数据、云计算、人工智能、可穿戴健康医疗设备的产生与发展，人类社会各行各业已进入了全新的数字化时代。健康医疗领域和其他行业一样，随着信息化的逐渐广泛和深入，每天都会产生海量的多源、异构医学大数据。对医学大数据开展多维度的数据挖掘，不仅可以揭示海量医学数据中蕴含的深刻科学规律，获取新知识和新发现，促进医学本身的发展，更为重要的是，可以为人们带来更安全、更有效的健康医疗服务。因此，如何充分认识、挖掘和利用医学大数据，发现医学大数据的价值，把数据库变成知识库，已成为广大医学科研工作者共同关注的焦点。

　　《医学大数据挖掘方法与应用》一书正是基于以上背景，在从事医学数据挖掘相关专业人员的共同努力下编写而成。本书按照大数据挖掘的基本步骤与原则进行内容编排与组织，力求全面。全书共分 20 章，第一章介绍医学大数据当前所面临的机遇与挑战；第二章介绍目前国际上有代表性的医学健康相关大数据库的内容及特点；第三章至第六章介绍医学大数据预处理的主要步骤、过程与方法；第七章至第十章针对医学大数据特点，介绍当前常用的一些控制混杂因素的方法；第十一章和第十二章介绍数据挖掘常用的软件平台和机器学习算法与技术；第十三章至第十七章重点介绍回归方程、关联规则、数据降维、大数据预测建模等常用的数据分析方法在医学大数据挖掘中的应用；第十八章介绍生物信息挖掘的常用网站与方法，旨在为生物信息挖掘爱好者提供参考；第十九章和第二十章分别以北京大学信息中心住院病案首页数据和宁波市鄞州区健康大数据平台作为实例，介绍数据挖掘过程与应用方向。

　　由于我们能力与水平所限，本书难免有错误、疏漏或不当之处，恳请学界前辈、专家、同仁及各方读者提出批评、意见和建议。在医学大数据时代，让我们抓住机遇，共同努力与进步。

2020 年 4 月 6 日于北京

目　录

第一章 医学大数据面临的机遇与挑战

大数据是未来科技及经济社会发展的重大战略领域。随着人、机、物的高度融合，数据规模呈爆炸式增长，数据模式高度复杂化，世界进入网络化大数据时代。在医学领域，预计不到 10 年时间，单一个体将产生上千万个健康相关数据节点，信息科学势必成为医学发展的重要支点。大数据在医学研究、临床决策中具有很大应用前景，但如何科学利用大数据还面临诸多困难。本章将介绍医学大数据及其研究的基本特点及潜在应用价值，并讨论医学大数据在实际应用中所面临的挑战。

第一节 医学大数据的基本特点

一、医学大数据定义

大数据目前没有统一的定义。一般意义上，大数据是指无法在可容忍时间内用传统互联网技术和软硬件工具对其进行感知、获取、管理、处理和服务的数据集合。在满足大数据 5V 特征 [规模性（volume）、高速性（velocity）、多样性（variety）、准确性（veracity），价值性（value）] 基础上，所有与人的健康相关的数据均可以认为是医学大数据，如：医院 HIS 系统数据、卫生管理类数据（如预防接种、慢性病管理、医保数据等）、临床注册数据、电子健康档案、科研调查数据、各类组学数据、可穿戴健康设备产生的数据、社交网络数据等。这些医学大数据在推动生物医学研究、理解发病机制、进行健康管理、提高医疗实践效率方面有着巨大的应用潜力。

二、医学大数据的基本特征

同其他领域的大数据一样，医学大数据的基本特征一般也可以归纳为几个"V"。随着对大数据理解的不断深入，研究者陆续提出大数据 5V、6V 甚至 7V 的概念（Sim，2016）。以下我们着重介绍医学大数据中常用的 6 个"V"；即：规模性（volume），高速性（velocity）、多样性（variety）、准确性（veracity）、价值性（value）、可视化（visualization）。

1. 规模性 规模性是指数据的体量浩大，通常在 TB 级（10^{12}B）到 ZB 级（10^{21}B）之间。随着过去 30 年数据存储技术快速发展、数据存储价格显著下降，以及数据获取便捷性的提高，医学大数据产生的速度越来越快。据估计，目前每两年产生的医学大数据总量相当于过去所有数据量的总和。到 2020 年，医学大数据的总量将达到 2011 年数据总量的 50 多倍，约 44 ZB（相当于 44 万亿 GB）。举一个较为直观的例子：一页纸包含数据量约为 1KB，1GB 相当于六百万本书提供的数据量，而一个常规三级医院每年产生的医疗相关数据量大约为 100TB（10^5GB，也就是 6 千亿本书）。目前的医学大数据仅有一小部分已用于研究，仍有大量的数据有待开发利用。

2．高速性　高速性是指大数据通常以数据流的形式动态、快速产生，具有时效性。因此，大数据的存储和获取也必须解决"数据延迟"，以实现其时效性。目前大数据的获取及查询一般通过点对点直接访问数据源，或访问定期更新和重组的数据来进行。"即时算法"或将成为未来实现数据高速性的一种方式，即利用实时数据流，随时停止运算，随时返回有价值的结果。医学大数据的存储和分析速度是影响其性能的一个指标，在医学研究及临床应用中至关重要。

3．多样性　多样性是指大数据包含各种类型和形式的数据（结构化和非结构化数据），且数据间存在复杂关联。既往大多数电子健康档案（EHR）数据是在事先设定的结构化电子表格或数据库中构建的。这些高度组织的结构化数据，如年龄、药物剂量、各类生理生化指标、组学数据等，易于处理和分析。相反，非结构化数据没有预先定义呈现模式，可以是文本形式，也可以是非文本形式如影像数据，也可能来自社交媒体如博客、推文等。各类数据结构各异，存储形式也各不相同。虽然非结构化数据较难处理与分析，但包含了可能影响健康的各类社会和环境因素，如诊疗信息、社会经济状况等，可以帮助研究者获取个体相关的完整信息。大多数数据库管理系统可以通过各种技术对不同类型数据进行链接，即使在缺乏唯一个体标识的情况下，依然可基于可用的人口学数据开发复杂的概率算法链接不同数据。

4．准确性　准确性是指大数据通常为客观记录与收集，反映真实世界的情况，但由于大数据普遍存在缺失、错误、模糊、延时，数据存在高噪声现象。另外，由于绝大多数健康相关数据最初产生的目的并不是直接用于医学研究或指导临床实践，如医疗索赔数据的最初目的是医疗计费与支付，网络博客最初的目的是为了社交。将这些数据应用于研究时其准确性尤其受到关注。在使用前，需要从多个方面对数据的准确性进行评价，包括：明确数据来源及可获得性；结合研究目的评估当前数据是否满足使用；评价数据的真实性，了解收集数据的意义和背景，并通过交叉验证尽可能从不同角度分析现有数据的可信度。

5．价值性　医学大数据拥有巨大潜在价值，可以提高医疗质量与结局，贯穿医疗实践的始终。目前医学大数据的应用领域主要包括：预测及识别高风险个体，群体健康管理，药物及医疗器械安全性监测，疾病精准分型及个体化诊治，临床决策支持，临床质量监督及绩效评价，医疗质量监督，公共卫生干预和加速生物医学研究。总体来说，医学大数据的应用也分为三个阶段：描述分析、预测分析和处方分析。基于处方分析，医学大数据应用的广度与深度接近无限延伸，应用前景巨大。

6. 可视化　随着数据体量及复杂性的增加，在利用医学大数据进行研究、交流及指导临床实践时，基于高密度数据的分析结果，越来越需要利用可视化来清晰地展示复杂的生物信息。在生物医学领域，可视化已经在基因组学、表观基因组学、转录组学、蛋白组学、宏基因组学，以及增强现实辅助手术中有了大量应用。通过数据及分析结果的可视化，促进研究者对原始数据及研究的综合探索和整合，帮助理解复杂的生物系统。

第二节　医学大数据研究

近些年 Nature 和 Science 等顶级学术期刊相继出版专刊探讨大数据研究。大数据的基本特征限制了传统研究方法的应用，引起科学界对研究方法论的重新审视。

一、医学大数据研究特点

在传统研究设计中，研究者首先提出假设，通过收集数据进行分析，验证假设以得到结论。医学应用型研究设计（即流行病学研究，如队列研究、病例对照研究、试验研究等）均基于这种模式。医学大数据研究与之大不相同，更多依赖于数据驱动而非检验假设。大数据研究通过尽可能整合各类资源，观察数据规律或组合模式，提供现象间的关联关系。大数据研究强调关联而非因果，这是其与传统研究最根本的区别。利用大数据研究提示的关联，研究者进而产生假设，再利用传统研究设计进行检验或验证。传统研究设计尤其是随机对照试验（RCT）在研究每个阶段严格控制偏倚，以使研究结果的内部真实性最大化。对于大数据研究，数据收集并无预先设定方案，本着"大量数据优于高质量数据"的思想，最大限度提高数据样本的代表性和外推性。表 1-1 列出了医学大数据研究与 RCT 的不同研究特点。

表1-1　医学大数据研究与RCT研究特点比较

大数据研究	RCT
数据驱动	假设驱动
关注数据数量	关注数据质量
强调关联	强调因果
模糊结果	精确结果
真实世界研究，外部真实性高	严格控制各类偏倚，内部真实性高

二、医学大数据研究的必要性

RCT 作为目前循证医学最高证据等级的研究，其结果常用于制定临床指南。然而 RCT 并不能解答临床实践中的所有问题。许多临床医生感兴趣的干预措施缺少相应的 RCT 证据。即使已发表的 RCT 研究，约有一半效能不高，无法支持医疗决策。对于某些特定医疗场景、特定病人，开展 RCT 需要高昂的费用，难以实现。此外，临床实际问题复杂，病人常合并不同疾病，表型异质性广泛存在，针对各种情景、各类干预均进行 RCT 不太现实。

观察性研究结果与 RCT 结果具有很高的相关性。有研究者针对 45 个内科治疗领域，对比了观察性研究与 RCT 的结果，发现二者显著相关，相关系数达到 0.75（$P < 0.001$），并且治疗效果的变异程度在两类研究中也是一样的。另有研究报道观察性研究与 RCT 对效果的估计值无明显差别。为减少系统误差，研究者发展了多种在观察性研究中控制偏倚的技术（如倾向性评分），使结果更为可靠。有研究者评价了 18 项使用倾向性评分技术的观察性研究，其结果与 RCT 结果高度一致。因此，进行了科学设计的观察性研究结果的价值

是不容忽视的。

在循证医学实践模式下，传统研究和医学大数据研究是两种产生证据的方式，大数据研究结果可作为传统研究结果的有力补充。医学大数据包含了大规模人群信息，为研究者提供了发现较小医学治疗效果的可能性。医学大数据涵盖了各类真实医疗场景，对传统方法（如 RCT）无法涉及的情景提供了研究的可能性。与 RCT 相比，大数据研究的研究效率更高，花费较少。基于成熟的大数据平台，研究花费将主要是维持系统运行的费用以及研究者的薪水。因而，研究者可利用大数据关注那些因缺少资金而无法进行 RCT 的临床问题。此外，基于大数据开展的研究，不同研究组间更容易开展重复性研究，评估结果有效性，发现新思路。

三、医学大数据研究设计方法

医学大数据研究方法可以整合到传统流行病学研究方法的分类中（图 1-1）。对于描述性研究，对大数据进行挖掘可以补充传统定性、定量研究的结果。例如为了解人群对人乳头瘤病毒（HPV）疫苗的态度，除传统调查方式外，还可通过挖掘网络社交媒体中人们对疫苗表达的观点来获得。在分析性研究中，基于大数据构建的预测和分类模型有较高的研究效能。如利用微博日志区分用户是否抑郁的分类模型，其准确率和阳性预测值分别达到70% 和 74%。利用大数据进行建模 / 模拟分析，可以模拟肿瘤生长或疾病传染模式。对于因果推断，RCT 结果依然是金标准，但非随机研究和基于大数据的因果学习模型（causal learning algorithms）在某些情况下也能够提供补充证据。医学研究者与数据科学家广泛合作，能开展更快捷、高效、经济的研究。作为传统方法的补充，医学大数据研究将为临床实践提供更多科学证据。

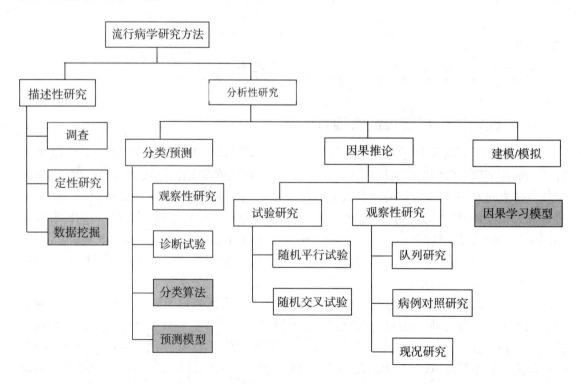

图 1-1　流行病学研究方法分类图（灰色对应医学大数据研究设计方法；Sim，2016）

第三节　医学大数据的应用

大数据在医学领域有着广阔的应用前景。近些年，医学大数据已经开始应用于提高医疗效率、开发新药和进行临床决策支持等领域。例如 BigData@heart（https：//www.bigdata-heart.eu/）就是医学大数据在心血管领域应用的一个典型。BigData@heart 于 2017 年 3 月创立，是由欧盟 19 个财团协同支持的一项医学创新项目。它由学术团体、病人组织、制药企业以及教育机构共同组成，目标是发展大数据驱动的医学转化研究平台，利用真实世界产生的证据来驱动药物研发及个体化医疗。该项目容纳了 2500 万欧洲个体的生物医学和组学数据，并与多个欧洲大型医学数据库（包括 EHR、临床注册数据和大型流行病学队列数据等）连接。医学大数据研究结果将用于规范疾病定义，降低临床试验花费与风险，开发疾病预测模型，优化临床决策，协助药物研发，开展个性化医疗，更新临床指南，最终提高全体人群的健康水平（图 1-2）。

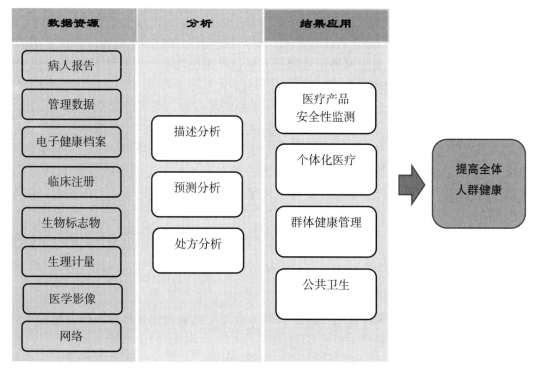

图 1-2　医学大数据及其应用

一、医学大数据应用的三个阶段

类似其他领域，大数据在医学领域的应用也分为三个阶段：描述分析（descriptive analytics）、预测分析（prediction analytics）和处方分析（prescription analytics）。描述分析是基础，预测分析是核心，处方分析是大数据应用的未来。例如汽车驾驶，描述分析类似观察驾驶环境（包括驾驶技术、路况等）；预测分析通过现有情况计算，预计途中可能出现的问题；处方分析则类似自动驾驶，通过判断现状，明确最佳路径，执行最优行动。在不断产生的新数据基础上，持续预测，利用处方分析（如机器学习和人工智能技术等），选择最优路径达到最佳结果。

1. 描述分析（What has happened?） 描述分析回答的问题是已经发生了什么。这是将医学大数据转化支持临床决策的首要步骤，同时也是医学大数据最基本的应用模式。例如，利用对数据的描绘，管理者能了解某地区某月门诊就诊量、出院病例 30 天再入院情况、新诊断糖尿病人数等。这些信息可以帮助管理者制定相应政策，合理安排卫生资源，开展群体健康管理。

2. 预测分析（What is probably going to happen?） 预测分析回答的是将来可能发生什么，这是目前医疗卫生领域的热门话题。2009 年初，*Nature* 发表利用 Google 搜索数据预测流感流行的研究，这项研究是目前大数据应用于医学领域被引用最多的一个例子。网络搜索数据反映了人群的医学信息获取行为。Google 模型相比疾病预防控制中心基于病例登记的流感监测系统，其预测速度更快、结果更准。随后更多利用数据挖掘整合不同类型数据进行疾病风险预测的研究相继报道。如 2017 年，研究者综合利用病人 25 项临床生理指标和冠状动脉 CT 血管成像（coronary computed tomographic angiography，CCTA）44 个参数，利用机器学习的方法构建冠心患者 5 年总死亡率预测模型，预测结果较传统方法更为准确。利用医学大数据建立疾病预测模型，准确识别高风险或高花费个体，快速实施有效干预，将大幅提高医疗效率，改善病人结局。

3. 处方分析（So what?） 处方分析是基于目前状况和未来可能情形进行建议和关键决策，这是医学大数据应用的理想模式。假设某医院暴发院内感染，大数据处方分析不仅能够识别可能受感染的病人，而且还能自动筛选可能导致感染传播的护士，同时更新该院消毒管理体系，避免类似情况再度发生。处方分析在预测未来可能性的前提下更进一步，提供了后期行动的最优选择。这是开展智能医疗服务，最终实现医学大数据与医疗决策融合的终极模式。处方分析是大数据在医疗卫生领域应用的未来，实现这一应用的前提是各类数据无缝连接和有效分析。基于处方分析，医学大数据应用的广度与深度接近无限延伸，应用前景广阔。

二、医学大数据的应用领域

医学大数据可以提高医疗质量与结局，贯穿医疗实践的始终。目前医学大数据的应用领域主要包括以下几个方面：

1. 医疗产品的安全性监测 医疗产品（包括药物、生物制剂及医疗器械）的安全性是病人和临床医生高度关注的一个问题。临床试验是医疗产品安全性证据的主要来源。临床试验研究对象有严格的纳入排除标准，是评价药物及其他医疗产品内在效果的理想人群。但也正因为研究人群高度同质，研究结果无法捕捉临床复杂情况（如合并疾病、复杂症状等）对药物效果及安全性的影响。据报道，在一些高引用临床试验研究中，有约 40% 医疗产品适用证的病人并未被纳入研究。再加上临床试验样本量、随访时间及其他设计因素的限制，很难获得医疗产品低频率或长期不良事件的信息。上市后监测作为医疗产品安全性评价的方法，其实际操作情况不尽如人意，监测数据库未向公众公开。在医学大数据背景下，利用整合的 EHR、病历记录等信息进行查询，可以为医疗产品的安全性提供证据，协助构建更安全的医疗环境。例如基于 Kaiser 管理数据的分析，发现罗非替布与严重冠心病风险增加有关，该药随后被召回；利用重症监护数据库（Medical Information Mart for Intensive Care，MIMIC）的一项研究发现重症监护室（intensive care unit，ICU）病人入院前使用选择性 5- 羟色胺再吸收抑制剂（selective serotonin reuptake inhibitors，SSRIs）将增加院内死亡率，且死亡率增加无法通过病人血流动力学指标来解释，而 SSRI 之前并未有过类似不良反应报道。2007 年，美国 FDA 开始哨兵行动（Sentinel Initiative），利用全国综合电子系统监测医疗产品的安全性。两年后开展专项 Mini-Sentinel，重点开发医疗产品安全性监测的各类数据资源、方法、工具、流程及政策。目前该项目已整合大量数据，开发了相应的方法、工具以及流程，同时还制定了数据整合及安全管理的相关政策与制度。对于医疗产品的安全性评价，大数据能够提供来自真实世界的较为完整和无偏的信息。医疗产品的安全性监测是医学大数据非常有前景的一个应用领域。

2. 个体化医疗 好莱坞知名女星安吉丽娜·朱莉由于携带 BRCA1 基因而接受了预防性双侧乳腺切除术，这一事件促使利用遗传信息识别高危个体开展针对性预防治疗的策略被社会广泛了解。随着研究快速发展，各类组学数据综合应用，从系统生物学角度理解疾病发生机制，指导个体化预防治疗，在肿瘤、心血管疾病等领域预示了无限前景。与此同时，其他类型的医学大数据也逐渐整合到个体化医疗过程中。如斯坦福医学院儿科医生接诊了一例 13 岁系统性红斑狼疮（SLE）女性患者，基于该女童的合并疾病，主治医生认为她发生血栓的风险较高，应该使用抗凝剂。但抗凝剂在儿童 SLE 患者治疗中不是常规使用药物，支持使用抗凝剂的有限证据等级仅为 V 级。利用斯坦福的 STRIDE（Stanford Translational Research Integrated Database Environment，斯坦福大学转化研究整合数据库环境）电子医疗信息系统，对既往 5 年诊治的 98 名儿童 SLE 患者建立电子队列，发现具有类似合并症的 SLE 儿童发生血栓的风险明显高于无合并症组。整个检索分析过程仅需 1 名医生不到 4 小时的时间，这一结果最终指导为该患者使用抗凝剂，随后获得较好的治疗结局。

人类疾病尤其是复杂性疾病存在异质性。同一疾病（如心力衰竭）临床可见多种症状，即使相同症状的病人其病理生理机制也不尽相同，而且病人还可能合并不同疾病。利用医学大数据，如 EHR、影像、组学数据等，建立疾病表型图谱（phenomapping），识别相对同质的病人亚组，在精细化疾病表型的基础上，不仅能够在临床试验中准确选择受试对象，开展更有针对性的研究，大幅提高研究效率；而且在临床实践过程中能提高治疗的针对性和准确性，减少不可预知结局的发生，高效安全地开展个体化医疗。目前针对病人表型分类的方法主要包括基于临床诊疗指南的传统方式，基于临床记录的自然语言挖掘过程，以及基于生物信息学的机器学习分析方法等。随着医学大数据资源的积累，后两种方式将逐渐成为识别人群表型亚组的主要方式。

3. 群体健康管理 相比医疗服务数量，如何提升医疗服务质量是当前各方更为关注的内容。基于国家质量认证委员会的要求，以及可支付医疗法案的实施，美国成立了可支付医疗组织（accountable care organization），旨在提高个体医疗质量的同时，提供高质量的群体健康服务，并降低总医疗花费。这就需要利用 EHR 及其他大数据信息，掌握群体健康状况，准确识别高危个体，早期进行医疗干预。这一过程就是群体健康管理。广义的群体健康管理是指对某一临床机构或医疗系统的病人进行主动监测。例如有研究者利用 EHR 系统实时信息，建立了早期识别糖尿病人的算法，其灵敏度和特异度均在 90% 以上，期望通过对糖尿病人的早期识别和干预，有效预防糖尿病并发症的发生。类似基于医学大数据的其他心血管疾病的早期识别模型也相继报道。对于群体健康管理，需要主动并系统地对群体内高危个体进行搜索与识别，而非被动等待个体疾病典型特征自然呈现。早期疾病诊断有利于早期干预，从而改善病人预后，提高卫生资源使用效率。群体健康管理理念与当前提出的基于价值的支付模式（value-based payment model）相一致，将是未来医学大数据应用的一个主要方向。

4. 公共卫生　医学大数据可以帮助理解健康相关行为，加速知识到行为的转化，应用于公共卫生。例如在传染病领域，美国 CDC 创建的埃博拉反应模型（Ebola response modeling tool），通过预测采用不同应急干预措施的结果，帮助公共卫生管理部门制定疾病控制策略，影响全球对埃博拉疫情的响应。在慢性病领域，有研究者通过比较不同传统香烟替代产品的网络搜索频率，估计电子香烟在吸烟人群中受欢迎的程度，了解大众的吸烟相关行为习惯。另有研究者通过比较空气质量与医院就诊数据评估空气污染对人群健康的影响。另外，将医学大数据和大众媒体数据进行有效整合，可以更有效地传递公共卫生信息（例如吸烟或锻炼等信息）。未来，健康记录会跟随个体终身，除传统健康相关信息（如疾病史、家族史等）外，还包括其他来源的个人数据（如教育、收入、居住环境、饮食习惯、锻炼情况、娱乐形式等）。届时，大数据将提供以个人为中心的健康社会决定模型平台。基于个人的社交群体范畴，能更有效地针对目标人群，开展各种公共卫生干预（如控制体重、健康饮食等）。

第四节　医学大数据面临的挑战

医学大数据有巨大的应用前景，但大数据在医学领域的应用仍处于起步阶段。如何构建稳定的数据生态系统，如何考虑研究中的伦理问题，如何促进研究组间的广泛合作，如何对医学大数据研究进行充分评价，都是医学大数据应用中所面临的问题。只有解决了这些问题，才能实现在医学领域对大数据的充分挖掘和利用。

一、构建稳定的医学大数据生态系统

计算机技术的发展使得数据存储越来越容易，但如何整合各类数据，构建稳定生态体系，维护其长期运行，还需要整合各方资源，构建创新发展模式。

1. 数据的标准化与共享　目前医学领域各类大数据散落分布在各类机构（如医院、保险公司、制药企业、政府部门等）中。研究者希望能整合各类数据进行研究。处于竞争地位的各数据所有方由于考虑到数据所有权、数据安全性以及个人隐私规范等问题，限制了数据的通畅对接与共享。即使在同一机构内，不同类型数据存储在不同位置，如医院门急诊数据可能与住院及 ICU 数据分开存放，放射与病理检查数据更是存放在不同的系统而与其他数据无法对接。数据存放格式不统一，大部分数据为非结构化数据，很难用查询语句直接访问。正是基于这样的环境，目前研究者大多只能利用现有数据进行研究，而无法与其他数据整合后进行研究，因此大大限制了医学大数据的研究效能。MIMIC 数据库为整合单个医疗机构各类资源提供了良好典范。将不同类型数据进行整合，需了解不同数据的使用特征，对数据进行再设计与标准化，进一步利用数据间的共同特征（Common Ground 模式），将不同来源的数据进行连接。

2．整合各种资金支持　构建与维持整合型数据库需要大量工程技术人员的支持，但支持相关技术人员的费用并不是所有机构都能负担的。即使每单位增加的数据所需花费不多，但在建设数据中心初始聘用专业数据科学家就需巨大的费用。在数据维持阶段，花费包括发现（finding）、获取（accessing）、交互（interoperating）、再利用（reusing）这四部分内容（FAIR）。如目前美国国家卫生研究院（National Institutes of Health，NIH）资助的 50 个大型医学数据项目每年的预算均在 1.1 亿美元，这只反映了未来数据发展所需花费的冰山一角。目前的医学数据中心如 MIMIC、STRIDE 等，都是由高收益的大型医疗机构构建的。长远来看，仅利用医学界的资金不足以支持大数据平台，应充分整合不同行业资金，发展公平有效的资金资助模式及合作机制。综合数据生产、维持、使用、出版及其他行业的共同努力，维持生物医学大数据的生态稳定。

3．借鉴商业发展模式　整合与利用医学大数据资源可能需要借鉴商业化运作模式。如采用免费增值模式（freemium model），基础数据免费获取，附加服务需要付费。增值服务产生的费用可维持系统的运行。这种模式在许多商业软件内广泛应用，医学大数据领域可加以借鉴。但在该模式应用前需回答两个问题：是否对营利性和非营利性机构使用相同的收费标准？哪方应获得付费部分的知识产权？另一种潜在可行的商业模式是订阅模式（subscription model）。这种模式最初应用于杂志与新闻领域，用户支付订阅费用后可获得相应的权限。在这种模式下，数据资源仅对订阅用户开放，但潜在问题就是违反了数据共享的原则。

二、医学大数据研究中的伦理考虑

1．数据安全问题　出于对个人隐私信息的考虑，数据安全性一直是医学大数据研究中关注的焦点。即使万分谨慎，病人隐私信息泄露的风险仍持续存在。如波士顿联盟医疗、德克萨斯西顿医院以及安森医疗保健公司，均因遭受网络攻击导致病人／参保者的个人信息遭到泄漏。去个人标识成为大数据研究的一个必然选择。2012 年，继葛兰素史克首次公开去个人隐私研究数据，多家医药企业成立了临床研究数据协作组，共享去个人标识的临床研究数据，研究者可以申请获取这些数据进行深入研究。即使使用了去个人标识数据，在数据安全性得以保障的前提下，仍有可能再次识别到个体病人。如对某种罕见疾病的研究，利用特定年龄和特定入院日期仍能识别出具体的病人，暴露其相关信息。在大数据研究中应时刻注意安全规范，基于伦理学考虑，保护研究对象个人隐私免遭泄露是医学大数据研究者应承担的责任。

2．研究对象知情同意　与传统研究不同，医学大数据研究没有明确的知情同意过程。理想情况下，所有研究对象都应决定是否愿意贡献自己的健康数据参与研究，研究者有责任解释参与研究的风险与获益。对于可能暴露病人信息的情况（如针对罕见病或某次传染病暴发的研究），研究者应该主动联系潜在的病人或其代表，获取他们的同意。对于大多数研究，数据的采集是自然发生的，并未给病人带来额外负担，如果大数据研究确实有助于医学发展，在确保个人隐私不被泄露的前提下，作为获益群体中的个体都会愿意贡献自己的数据参与研究。

三、医学大数据研究需各领域广泛合作

医学大数据研究从数据的整合、获取、分析，到研究结果的解读公布、临床应用，都需要各领域通力合作。医学大数据研究的最终目的是利用数据中的信息解决医学问题。临床专家与数据科学家合作，更有利于发现实际待解决问题，确定研究方向，获得有意义产出。另外，利用样本量优势保证研究效能是大数据研究的基本特点。研究组间的数据分享与合作显得至关重要。既往国际大型协作组利用组学数据在多个疾病病因研究方向获得的巨大成果是医学大数据研究值得借鉴的经验。未来不同研究组间合作面临的最大挑战也许不在技术层面，而在社交层面。

四、缺乏评价医学大数据研究的科学证据

医学大数据研究结果的可靠性仍需验证。对大数据研究持怀疑态度的观点认为，大数据研究结果仅仅是由于较高的研究效能而识别的并无临床意义的结果，将会误导医学研究的关注点和资金投放。然而，传统研究方法（如 RCT）确实存在一定局限性，大数据研究结果有必要作为补充。支持大数据研究的观点认为，医学大数据有广泛的应用前景，但目前缺少对医学大数据研究结果有效性的评价。有研究者建议创造更加开放、互相学习的大环境，通过合并各种数据进行更高效的研究，或同时利用不同数据开展相似的研究以评价结果的可靠性。另外，大数据研究最终目的在于提高医疗效率、改善医疗结局。大数据结果应用于临床的效果也需要科学评价。未来只有在证实了研究结果的可靠性和实际应用效果后，大数据研究才能真正应用于临床实践。

小 结

在 1854 年伦敦宽街霍乱横行之际，现代流行病学之父 John Snow 通过记录发病者的住址寻找线索，认为宽街水井与疫情有关。如果拥有现代化信息系统，John Snow 只需花费几小时，通过分析 GPS 信息和发病数据，就能发现问题所在。这就是大数据对医学和社会的潜在影响。但大数据带来的美好愿景伴随着相应的质疑，大量数据伴随大量噪声，真正信号的识别非常困难。例如在组学研究领域，为避免识别虚假信号，不仅要求结果要在独立研究中进行验证，进行显著性检验的截断值也非常苛刻。大数据研究结果很可能包含虚假信号。发现关联是大数据研究的优势所在，但关联是否有真正意义还需要进一步研究。例如 John Snow 假设宽街水井与疫情有关，在他摘掉水井把手，限制居民使用井水后，控制了疫情，后续的"试验"证实了宽街水井是导致疫情的原因。大数据研究在一定程度上属于方便抽样（即研究对象是提供了相关信息的人），数据自然收集，可能受选择、混杂偏倚的影响。利用规范化流行病学设计能得到相对可靠的结果，一些控制偏倚的技术也适用于大数据研究。本书后续章节将从数据处理、研究设计、分析方法等多个方面介绍医学大数据研究中应考虑的问题和方法。

（武轶群 编，陈大方 审）

参考文献

李国杰，等，2016. 大数据研究：未来科技及经济社会发展的重大战略领域——大数据的研究现状与科学思考. 中国科学院院刊，6：647-657.

唐金陵，等，2018. 关于循证医学、精准医学和大数据研究的几点看法. 中华流行病学杂志，39（1）：1-7.

Anil N M，et al.，2013. Identifying patients with diabetes and the earliest date of diagnosis in real time：an electronic health record case-finding algorithm. BMC Med Inform Decis Mak，13：81.

Anker S，et al.，2017. Big Data in Cardiovascular Disease. Eur Heart J，38（24）：1863-1865.

Antman E M，et al.，2015. Acquisition，analysis，and sharing of data in 2015 and beyond：a survey of the landscape：a conference report from the American Heart Association Data Summit 2015. J Am Heart Assoc，4：e002810.

Ayers J W，et al.，2011. Tracking the rise in popularity of electronic nicotine delivery systems（electronic cigarettes）using search query surveillance. Am J Prev Med，40（4）：448-453.

Bender E，2015. Big data in biomedicine：4 big questions. Nature，527（7576）：S19.

Berwick D M，2011. Launching accountable care organizations--the proposed rule for the Medicare Shared Savings Program. N Engl J Med，364（16）：e32.

Bourne P E，et al.，2015. Perspective：sustaining the big-data ecosystem. Nature，527（7576）：S16-S17.

Bresnick J，2015. Healthcare big data analytics：from description to prescription. [2018-01-22]. https：//healthitanalytics.com/news/healthcare-big-data-analytics-from-description-to-prescription.

Delen D，et al.，2013. Data，information and analytics as services. Decision Support Systems，55（1）：359-363.

Fung I C，et al.，2015. Converting big data into public health. Science，347（6222）：620.

Ghassemi M，et al.，2014. Leveraging a critical care database：selective serotonin reuptake inhibitor use prior to ICU admission is associated with increased hospital mortality. Chest，145（4）：745-752.

Graham D J，et al.，2005. Risk of acute myocardial infarction and sudden cardiac death in patients treated with cyclo-oxygenase 2 selective and non-selective non-steroidal anti-inflammatory drugs：nested case-control study. Lancet，365（9458）：475-481.

Heinis T，2014. Data analysis：approximation aids handling of big data. Nature，515（7526）：198.

Johnson A E，et al.，2016. MIMIC-III，a freely accessible critical care database. Sci Data，3：160035.

Khoury M J，et al.，2014. Medicine. Big data meets public health. Science，346（6213）：1054-1055.

Khozin S，et al.，2017. Regulatory watch：from big data to smart data：FDA's INFORMED initiative. Nat Rev Drug Discov，16（5）：306.

Kim J，2017. Big data，health informatics，and the future of cardiovascular medicine. J Am Coll Cardiol，69（7）：899-902.

Meltzer I M，et al.，2014. Estimating the future number of cases in the Ebola epidemic - Liberia and Sierra Leone，2014-2015. MMWR，63（03）：1-14.

Munevar S，2017. Unlocking big data for better health. Nat Biotechnol，35（7）：684-686.

Murdoch T B，et al.，2013. The inevitable application of big data to health care. JAMA，309（13）：1351-1352.

Nair S，et al.，2016．Chapter 3：challenges and opportunities in secondary analyses of electronic health record data// MIT Critical Data．Secondary Analysis of Electronic Health Records．Cambridge：Springer Open：17-26．

Nature Editorial，2016．The power of big data must be harnessed for medical progress．Nature，539（7630）：467-468．

O'Donoghue S I，et al．，2018．Visualization of biomedical data．Annual Review of Biomedical Data Science，1（1）：275-304．

Platt R，et al．，2012．The U.S. Food and Drug Administration's Mini-Sentinel program：status and direction．Pharmacoepidemiol Drug Saf，Suppl 1：1-8．

Reimer A P，et al．，2018．Veracity in big data：How good is good enough．Health Informatics J：1460458217744369．

Rumsfeld J S，et al．，2016．Big data analytics to improve cardiovascular care：promise and challenges．Nat Rev Cardiol，13（6）：350-359．

Saracci R，2018．Epidemiology in wonderland：big data and precision medicine．Eur J Epidemiol，33（3）：245-257．

Sejdic E，2015．Education：gear students up for big medical data．Nature，518（7540）：483．

Shah S J，et al．，2015．Phenomapping for novel classification of heart failure with preserved ejection fraction．Circulation，131（3）：269-279．

Shivade C，et al．，2014．A review of approaches to identifying patient phenotype cohorts using electronic health records．J Am Med Inform Assoc，21（2）：221-230．

Sim I，2016．Two ways of knowing：big data and evidence-based medicine．Ann Intern Med，164（8）：562-563．

Thornton J，2015．What you need to know to make the most of big data in biology．Lancet，385 Suppl 1：S5-S6．

van Rijmenam M，2014．The Future of Big Data? Three Use Cases of Prescriptive Analytics．[2018-01-22]．https：//datafloq.com/read/future-big-data-use-cases-prescriptive-analytics/668．

Wang L，et al．，2015．Big data in medical applications and health care．Am Med J，6：1-8．

第二章　医学大数据介绍

第一节　医学大数据来源

一、医学大数据的来源

最初应用于医学领域的大数据包括病人报告数据（大型流行病学研究数据）、管理类数据（如医疗保险数据）、临床注册数据和电子健康档案（electronic health records，EHR）等。随后，其他类型的资源也越来越多地纳入到医学大数据中，如生理计量（如体内植入医疗器械及可穿戴设备所捕获的生理数据）、病人报告（如标准化健康调查数据）、网络应用（如社交媒体）、医学影像和生物标志物（如各类组学数据）等，各类数据都有其优点和局限性（表2-1）。以下介绍几种常见的医学大数据来源。

1. 大型研究　在传统研究中，为关注那些较低发生率的临床事件，需要大型队列研究来实现。例如为评价经冠状动脉介入治疗冠状动脉疾病患者支架内血栓形成的情况，必须在大样本研究中才能进行有效分析。与其他终点事件（如支架再狭窄、血运重建、死亡、心肌梗死复发、出血等）相比，支架内血栓的发生非常罕见，大多数随机对照试验不足以捕获到这种危及生命的严重负性事件。瑞典自2005年在全国血管造影和血管成形术登记处（SCAAR）纳入了所有接受冠状动脉介入手术患者，记录接受经皮冠脉介入术（percutaneous coronary intervention，PCI）治疗者的支架内血栓形成情况。通过这些数据，研究者能够计算特定PCI装置中支架血栓形成的发生率，为合理使用药物洗脱支架提供了重要的循证医学证据。

2. 电子健康档案（EHR）　传统EHR提供个体的门诊、住院或急诊等详细信息。理想情况下，EHR会随着时间推移包含所有与医疗护理等相关的信息，其广度及深度逐渐积累，体量是无限的。越来越多国家在推广建设EHR系统，但EHR远未充分利用。EHR数据包括各种类型数据，从结构化数据（如药物处方、疾病合并症、实验室检测结果等）到非结构化数据（如手写病历记录、医嘱等），这一特征决定了不同EHR系统的集成极具挑战。一些国家建立了一些大型EHR系统，其中包括基于人群的EHR系统、基于医院的EHR系统，以及基于疾病的EHR系统（如表2-1所示）。EHR的优势是通常具有标准化编码［如国际疾病分类（Internation classification of Disease，ICD）疾病编码］，连续性较好，每个国家地区均有，数据类型丰富，包含临床机构医疗全过程。其局限性在于数据时效性较差（需对数据进行后期标准化编码），某段时间或针对某病的数据不准确或不完整，缺少临床治疗详细信息，常局限于某一疾病/干预措施/医疗机构，个体更换保险公司或地址后信息中断等。

3. 生理计量　生理计量数据是指通过各种设备直接测量患者接收的各种数据，如体内植入设备或可穿戴设备记录的心率、血压、消耗的热量、步行和锻炼时间等。例如通过对

表2-1　医学大数据的来源及其特点

数据类型	来源及内容	特点
病人报告 (patient-reported)	来源：现场调查 内容：健康状态（如症状、功能和生活质量）、不良反应、满意度	优势：病人直接报告，调查方法成熟 局限性：必须专门调查，调查数据可能有缺失，与其他类型数据相比收集数据时间花费较长
管理数据 (administrative)	来源：医疗保险报销数据，其他管理类健康数据 内容：健康护理、医疗花费、药物使用、病人地理位置等相关信息	优势：通常具有标准化编码（如ICD疾病编码），连续性较好，各个国家地区均有 局限性：数据时效性较差（如需对数据进行后期标准化编码），某段时间或针对某病的数据不准确或不完整，缺少临床治疗详细信息，个体更换保险公司或地址后信息中断
电子健康档案 （EHR）	内容：人口学特征、临床诊断、症状、检查及治疗、用药、转归等	优势：数据类型丰富，包含临床机构医疗全过程 局限性：数据质量不均衡，包含结构化和非结构化数据，数据类型不统一，含有个人隐私信息
临床注册 (clinical registry)	来源：利用EHR系统收集 内容：评价医疗服务质量，开展临床研究	优势：连续性好，可开展大型研究项目 局限性：常局限于某一疾病/干预措施/医疗机构，数据实时性较差，类似资源少
生物标志物 (biomarkers)	来源：实验室检测和组学数据 内容：基因组、表观组、蛋白组、代谢组等	优势：包含个体特征信息，可用于精准医疗 局限性：易出现假阳性结果，目前缺少与其他类型数据整合的方法，含有个体隐私信息
生理计量 (biometric)	内容：各类生理学指标 来源：医疗设备远程监测，如植入/可穿戴设备	优势：可获得个体在医疗机构外的生理指标 局限性：尚未广泛应用，捕捉有意义信号的不确定性
医学影像 (medical imaging)	来源：超声、CT、MRI、PET等	优势：机构间的技术稳定，质量可靠 局限性：传统方法不适用，不同方式/部位数据不可比，目前缺少与其他类型数据整合的方法
网络 （internet）	来源：网络及社交媒体中的健康相关信息	优势：可及性广，数据类型丰富 局限性：数据质量不高，包含结构化和非结构化数据，数据类型不统一

参见：Rumsfeld，2016.

植入式除颤器进行远程监测，能够精确记录个体心房颤动的发生情况，降低休克的发生率。通过收集心脏再同步治疗后心力衰竭患者的监测数据，可以改善疾病的进展并提高生存率。由于各类健康测量设备的出现，未来将出现更多生理计量数据用于临床研究及实践。这类数据的优势在于可获得个体在医疗机构外的生理指标测量值，局限性为尚未广泛应用、捕捉有意义信号的不确定性等。

4. 生物组学数据　各类组学如基因组、蛋白质组、代谢组、表观组等数据是一类潜在的结构化医学大数据。但由于目前这些数据如基因组或测序数据在临床实践中尚未广泛使用，因此组学数据通常并未在EHR系统中记录而独立存在。为了实现医学大数据的充分利用，目前一些大型数据库将疾病表型数据与生物组学数据相结合，从广度和深度不同层面对疾病进行研究，为临床实践提供了大量研究证据。表 2-2 列举了一些既包含生物组学数据又包含临床相关数据的数据库。随着组学技术在临床的应用，未来的 EHR 数据中可能会包含生物组学相关数据。生物组学数据的优势在于包含个体特征信息，可用于精准医疗；其局限性在于易出现假阳性结果，缺少与其他类型数据整合的方法，以及可能涉及个体隐私信息的问题。部分常用组学数据库见表 2-2。

表2-2 常用生物组学数据库

数据库内容	数据库名称
核酸序列	GenBank（http：//www.ncbi.nlm.nih.gov/Genbank）
	ENA（EMBL）（http：//www.ebi.ac.uk/ena）
	DDBJ（http：//www.ddbj.nij.ac.jp）
基因组	GDB（http：//www.gdb.org/）
	Ensembl（http：//www.ensembl.org/index.html）
	Ensembl Genome（http：//www.ncbi.nlm.nih.gov/genome）
	UCSC Genome Browser（http：//genome.ucsc.edu/index.html）
	The 1000 Genomes project（http：//www.1000genomes.org/）
	Personal Genome Project（http：//www.personalgenomes.org/）
宏基因组	CAMERA（http：//www.camera.calit2.net/index.php）
非编码 RNA	miRBase（heep：//www.mirbase.org/）
	piRNAbank（http：//pirnabank.ibab.ac.in/）
	GtRNAdb（http：//gtrnadb.ucsc.edu/）
	SILVA（http：//www.arb-silva.de/）
	LncRNAdb（http：//lncrnadb.org/）
	LncRNAWiki（http：//lncrna.big.ac.cn/index.php/Main_Page）
	Rfam（http：//rfam.xfam.org/）
蛋白质序列	UniProt（http：//www.uniprot.org/）
	PIR（http：//pir.georgetown.edu/）
蛋白质结构	PDB（http：//www.rcsb.org/pdb）
	NRL-3D（http：//pir.georgetown.edu/pirwww/search/textnrl3d.html）
	HSSP（http：//www.sander.embl-heidelberg.de/hssp）
	SCOP（http：//scop.mrc-lmb.cam.ac.uk/scop）
	CATH（http：//www.biochem.ucl.ac.uk/bsm/cath）
蛋白质组	PRIDE（http：//www.ebi.ac.uk/pride/archive/）
蛋白质功能	PROSITE（http：//prosite.expasy.org/）
	Pfam（http：//pfam.xfam.org/）
蛋白分子互作	BioGRID（http：//thebiogrid.org/）
	DIP（http：//dip.doe-mbi.ucla.edu.edu/dip/Main.cgi）
	IntAct Molecular Interaction Database（http：//www.ebi.ac.uk/intact/）
	STRING（http：//string-db.org/）

数据库内容	数据名称
代谢途径	KEGG（http：//www.genome.jp/kegg）
	IMP（http：//imp.princeton.edu/）
	PlantCyc（http：//www.plantcyc.org/）
	GO（http：//geneontology.org/）
	HPD（http：//discern.uits.iu.edu：8340/HPD）
	NCBI BioSystems（http：//www.cnbi.nlm.nih.gov/biosystems）
	MANET（http：//www.manet.uiuc.edu/）
	MetaNetX（http：//metanetx.org/mnxdoc/cite.html）
	MetaCyc Database（http：//metacyc.org）
	MapMan（http：//mapman.gabipd.org/web/guest/mapmanweb）
代谢组	MetaboLights（http：//www.ebi.ac.uk/metabolights/）
	HMDB（http：//www.hmdb.ca/）
	YMDB（http：//www.ymdb.ca/）
	ECMDB（http：//ecmdb.ca/）
表型组	PhenCode（http：//phencode.bx.psu.edu/）
	PhenomicDB（http：//www.phenomicdb.de/）
	PHI-base（http：//www.phi-base.org/）

二、医学大数据的类型

医学大数据有多种类型。按照数据结构，可以分为结构化和非结构化数据；按照数据内容，可以分为 EHR 数据库、生物组学数据库、链接 EHR 及生物组学数据的复合数据集；按照数据采集策略，可以分为来源于人群的数据、基于医院收集的数据或与某种疾病相关的数据。基于不同的医学大数据采集计划，目前国内外已有多个大型健康数据集，其中一些免费对世界范围内的研究人员开放，在经过伦理委员会批准后即可使用。目前，在世界范围内纳入人群规模最大的三个医学大数据集为欧洲癌症和营养前瞻性调查（European Prospective Investigation into Cancer and Nutrition，EPIC）、英国生物样本库（UK Biobank，UKB）和中国慢性病前瞻性研究（Kadoorie Study of Chronic Disease in China，KSCDC；又称 China Kadoorie Biobank，CKB）。它们均为基于人群采集的数据，纳入人群超过 50 万，同时包含 EHR 及生物组学数据信息。除此之外，表 2-3 列举了部分既包含 EHR 又包含生物组学信息的数据集，表 2-4 列举了部分仅包含 EHR 的数据集。

表2-3 部分综合EHR信息及生物组学信息的数据库

数据库名称	数据库简介
基于人群收集	
成人	
欧洲癌症和营养前瞻性调查 European Prospective Investigation into Cancer and Nutrition，EPIC https：//epic.iarc.fr/	在欧洲 10 国募集 521 000 例 45 ~ 74 岁成人，采集饮食、生活方式等环境暴露因素、人体测量学指标、疾病史、影像学资料等；收集生物样本（血浆、血清、白细胞、红细胞）；目前已完成全基因组信息；关联癌症登记、死亡登记及 EHR 系统
英国生物样本库 UK Biobank，UKB https：//www.ukbiobank.ac.uk/	在英国募集 50 万 40 ~ 69 岁成人，采集个人详细信息；收集生物样本（血液、尿液及唾液）；关联 EHR 系统
中国慢性病前瞻性研究 Kadoorie Study of Chronic Disease in China，KSCDC China Kadoorie Biobank，CKB https：//www.ckbiobank.org/site/	在中国 10 个地区募集 51 万 30 ~ 79 岁成人，完成问卷调查、体格检查和生物样本的采集；与全国死因登记系统、全民医保数据库链接
UCL-LSHTM-Edinburgh-Bristol（UCLEB） http：//datacompass.lshtm.ac.uk/40/	整合英国 14 个前瞻性队列研究资料（约 3 万例研究对象），利用新的高通量测序技术，检测基因组、代谢组、蛋白质组学数据，链接 EHR 系统，计划精细定位心脑血管疾病功能相关位点，理解疾病发生机制
INTERVAL http：//www.intervalstudy.org.uk/	在英国募集献血者，约 5 万名 18 ~ 80 岁成人，收集生物标本信息，利用多组学生物技术，收集全基因组、脂代谢组、蛋白质组、代谢组等信息，并链接 EHR 记录
墨西哥城前瞻研究 Mexico City Prospective Study https：//www.ctsu.ox.ac.uk/research/ prospective-blood-based-study-of-150- 000-individuals-in-mexico	在墨西哥募集约 16 万名 35 岁以上成人，记录其生活方式、疾病史、生理指标（体重、腰围和臀围、血压等），采集血样，并与墨西哥国家死亡率数据库链接
出生队列	
挪威母婴队列 Norwegian Mother，Father and Child Cohort Study（MoBa） https：//fhi.no/en/studies/moba/	在挪威募集参加常规超声检查的孕妇，该队列包括 114 000 多名儿童（包括 1900 对双胞胎），95 000 名母亲和 75 000 名父亲。通过问卷调查收集生活方式等环境暴露信息，建立生物样本库（包括父母双方以及儿童的 DNA、RNA、全血、血浆和尿液的样品）。与挪威的多个疾病登记系统链接（出生登记、就诊记录、死因登记、处方数据库、疫苗登记、癌症登记）
丹麦出生队列 Danish National Birth Cohort https：//www.dnbc.dk/	在丹麦募集约 10 万名孕妇及其子女，采集在孕期及子女出生后的生活方式等环境暴露信息，采集血液建立生物样本库，并与全国人口健康信息数据库链接

续表

数据库名称	数据库简介
英格兰西南地区出生队列 Avon Longitudinal Study of Parents and Children http：//www.bristol.ac.uk/alspac/	在英格兰西南地区募集约 1.4 万名孕妇及其子女，完成问卷调查，测量人体生理指标（血压、脂肪、瘦肉和骨量以及颈动脉内膜中层厚度）、认知功能、身体能力、身体活动、腕骨结构等，采集空腹血样，建立生物样本库（包括 DNA、全基因组数据，以及血清、血浆等），链接 EHR 记录、癌症诊断及死亡登记记录
中国广州出生队列 The Born in Guangzhou Cohort Study http：//www.bigcs.com.cn/	在广州市募集 30 000 名孕妇及其子女，调查孕期母亲接触的环境、生物、社会因素，建立中国最大的正常人群亲子生物样品库，并链接 EHR 及医保数据库信息
双生子	
欧洲双生子协作研究 Genome-wide Analyses of European Twin and Population Cohorts to Identify Genes in Common Diseases，GenomEUtwin https：//cordis.europa.eu/project/rcn/64820/factsheet/en	包括丹麦、荷兰、芬兰、意大利、挪威、瑞典、英国、澳大利亚的双生子队列以及 MORGAM 成人队列（MONICA 11 国队列），建立生物样本库，并与 EHR、住院登记、死因登记等信息链接
中国双生子登记 The Chinese National Twin Registry（CNTR）	在中国 11 省市募集约 6 万对双生子，记录其健康体检信息并建立生物样本库
全人群	
冰岛生物样本库 deCODE genetics https：//www.decode.com/	建立冰岛全人群的生物样本库，与冰岛的电子病历系统链接
爱沙尼亚全人群队列 Estonian Genome Project https：//www.sm.ee/en/news/genome-project-100000-samples-collected-2019-least-50000-more-people-can-join	计划募集爱沙尼亚全国 70% 人口的队列资料，建立生物样本库，并与 EHR 系统链接
瑞典全人群队列 LifeGene https：//lifegene.se/	计划募集瑞典 50 万人群队列，建立生物样本库，并与 EHR 数据链接
澳大利亚基因组计划 Australian Genomics https：//www.australiangenomics.org.au/	在澳大利亚全国范围内建立生物样本库，与 EHR 数据链接，拟针对罕见病、癌症及各种疾病进行研究
基于医院收集	
美国 DiscovEHR 数据 http：//www.discovehrshare.com/	目前已累积约 10 万人的全外显子测序数据及超过 15 年的 EHR 临床记录资料

续表

数据库名称	数据库简介
美国百万退伍军人计划 Million Veteran Program（MVP） https：//www.research.va.gov/mvp/	基于退伍军人医疗保健系统，计划建立 100 万退伍军人的遗传、军事暴露、生活方式和健康信息数据库。至 2015 年 8 月已经募集约 40 万退伍军人
凯撒医疗基因、环境与健康研究 The Research Program on Genes，Environment and Health of Kaiser Permanente，RPGEH https：//divisionofresearch.kaiserpermanente.org/genetics/rpgeh	基于凯撒医疗机构的 EHR 数据，收集生物样本，计划建立约 50 万人的医学大数据库。截至 2018 年已募集超过 32 万人的生物数据库
范彼得堡 DNA 数据库 the DNA Databank at Vanderbilt，BioVU https：//victr.vumc.org/pub/biovu/	基于范彼得堡医学中心门诊患者，利用其常规生化检测后剩余血样，建立生物样本库，并与 EHR 医疗记录相关联。截至 2018 年，已募集超过 25 万人的生物样本库
美国电子病历及基因组学数据库 Electronic Medical Records and Genomics（eMERGE）Network https：//emerge.mc.vanderbilt.edu/	在美国多个中心建立约 2.5 万人的电子病历与基因组学联合医学大数据集。截至 2019 年 5 月超过 1.5 万名研究对象的医学大数据集已经发布
疾病/表型相关	
冠心病全球协作组 The GENetIcs of sUbSequent Coronary Heart Disease（GENIUS-CHD）consortium http：//www.genius-chd.com/	汇集全球 58 项冠心病研究的医学大数据集
心脏衰竭全球协作组 HEART FAILURE MOLECULAR EPIDEMIOLOGY for THERAPEUTIC TARGETS（HERMES） http：//www.hermesconsortium.org/	汇集欧洲和北美 42 项研究，包括超过 3 万例心力衰竭病例及 20 万例对照
全球心房颤动协作组 Atrial Fibrillation Consortium，AFGen https：//www.afgen.org/	汇集全球近 30 项研究，包括超过 4 万例心房颤动患者

表2-4 部分EHR数据库（不包含生物组学信息）

数据库名称	数据库简介
基于人群	
英国电子医疗记录 UK electronic health records data，CALIBER https：//caliberresearch.org/portal	覆盖英国电子医疗信息记录，包括初级卫生保健、医院统计信息、疾病登记、死亡登记、处方记录、诊断和生物检测的所有电子记录，覆盖 1000 万人群，约 4 亿人年
西班牙瓦伦西亚电子医疗记录 ABUCASIS	覆盖西班牙瓦伦西亚市 510 万人的所有初级保健记录、住院记录、死亡登记、处方记录、疫苗接种、实验室检测等信息

续表

数据库名称	数据库简介
荷兰电子医疗记录 The mondriaan project http：//mondriaanfoundation.org/	荷兰药物、报销、全科医生就诊记录
基于医院	
英国 HIC 电子医疗记录 The NIHR Health Informatics Collaborative（HIC） http：//www.hic.nihr.ac.uk/	英国国家医疗服务体系（National Health Service，NHS）信托基金会临床医院的电子医疗记录
基于疾病	
瑞典心脏病登记 SWEDEHEART http：//www.ucr.uu.se/swedeheart/	纳入 1990 年以来瑞典所有接受冠状动脉造影、经皮冠状动脉介入治疗、心脏手术和经导管主动脉瓣植入术的患者，以及几乎所有急性心肌梗死患者
英国心血管疾病登记 National Institute for Cardiovascular Outcomes Research（NICOR） https：//www.nicor.org.uk/	纳入英国所有医院的经导管主动脉瓣植入术患者，跟踪死亡信息

第二节　大型医学数据库介绍

本节介绍目前几个知名的医学大数据库，并从覆盖人群、数据采集方式以及数据内容等方面讨论不同数据源的优缺点。

一、北欧全民登记数据库

多年来，北欧国家建立了大量疾病和行政管理登记数据库。丹麦自 1645 年以来，所有的出生和死亡都在教堂档案中登记，并在 1769 年进行了第一次人口普查。第一个疾病登记——麻风病登记于 1856 年在挪威启动，并在 19 世纪增加了死因、结核病和癌症的登记处。

丹麦于 1924 年建立了全国人口登记数据库，1968 年建立全面登记系统（Civil Registration System，CRS），其包含丹麦所有居民，并对每人赋予唯一识别编码（CPR），这保证了出生登记、死亡登记、医疗记录、教育记录以及经济收入等信息能在个体层面上实现互联互通。并且该个人识别码经过匿名化处理，既保证了个人信息不被泄露，又满足了数据二次整合的需求，因此 CRS 使整个丹麦人口构成了一个大型队列。如图 2-1 所示，CPR 可以整合丹麦死因登记库、丹麦国家患者登记库、丹麦医疗出生登记库、丹麦个人收入支付登记库、丹麦教育登记库、丹麦癌症登记库、丹麦精神类疾病研究登记库等。

有别于其他国家，北欧全民登记系统允许个人层面上数据相互关联，因此北欧国家可以视为一个拥有 2500 万人口的全民队列。由于传统的原始数据收集方式成本和复杂性极高，所以现有的登记数据库是许多流行病学和临床基础研究的替代数据源。与传统的原始数据收集方式相比，二次使用登记数据库进行医学研究拥有许多优势。

但是通过登记数据库进行研究同样存在局限性。由于数据采集不受研究者控制，因此

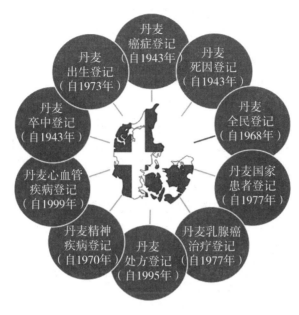

图 2-1　通过 CPR 关联不同登记数据库的范例

难于进行数据质量控制。另外，登记数据库中包含的变量也制约了研究所能包含的内容。

在国家登记数据库的基础上，研究者可以追溯每个个体的生命轨迹，进行覆盖全生命周期的研究。并且通过出生登记数据库，研究者可以识别父子与母子关系，在全国范围内进行家系研究。

二、美国医疗保险数据

美国国会于 1965 年通过立法，建立医疗保险和医疗补助计划（Medicare and Medicaid programs），该法案为贫困程度较低但仍需要医疗费用援助的老年人提供医疗援助。自 1966 年首次实施到现在，Medicare 覆盖了美国 98% 的 65 岁或以上老年人，以及因残障需要社会保障的人。Medicare 传统上由两部分组成：医院保险（HI），也称为 A 部分，以及补充医疗保险（SMI），也称为 B 部分。Medicare 的第三部分，有时称为 C 部分，是 Medicare + Choice 计划，由 BBA（公共法 105-33）建立，参保人可同时选择私营医疗保险计划。当 Medicare 于 1966 年 7 月 1 日开始时，大约有 1900 万人参加。2000 年，大约有 4000 万人参加了医疗保险计划的 A 部分和 B 部分，其中 640 万人选择参加 Medicare + Choice 计划。Medicaid 作为联邦资助计划的医疗延伸制定，为穷人提供现金援助，重点是无人抚养的子女及其母亲、残疾人和老年人。然而，多年来，医疗补助资格已经逐步扩大。20 世纪 80 年代后期，Medicaid 向更多的低收入孕妇、贫困儿童和一些没有资格获得任何现金援助计划的人员提供医疗补助，是美国最贫困人口医疗和健康相关服务的最大资金来源。

由医疗保险和医疗补助计划服务中心（Centers for Medicare & Medicaid Services，CMS）管理的 Medicare 和 Medicaid 管理登记与索赔数据，是二次利用管理型数据进行医学研究的重要资源（见参考文献 The Medicare Learning Network）。DA（Data Administration）是 CMS 的数据管理中心，负责引导和监督使用者完成 CMS 数据资源的创建、使用和维护，提供使用指南和 CMS 数据标准给数据分析师，并为新的软件开发项目执行数据建模任务（见参考文献 Data administration CMS）。根据美国联邦法律法规和 CMS 政策，CMS 与数据使用申请方签订数据使用协议（DUAs），以披露受保护的医疗健康相关信息（PHI）和（或）个人身份信息（PII），以确保数据申请者遵守 CMS 隐私和安全要求以及数据发布政策（见参考文献 How to Use the Medicare Coverage Database）。

CMS 的数据文件根据 DUA 以及请求过程所需的审核级别，分为三种不同类别。①可识别数据文件（IDF）：包含 PHI 和（或）PII，使用请求需要通过 CMS 的 DUA 并由 CMS 的隐私委员会审核，以确保数据覆盖人群的隐私得到保护，确保提供的数据是研究项目所需的最小数据集。②有限数据集（LDS）：LDS 文件也包含 PHI，但不包含健康保险流通与责任法案（HIPAA）隐私规则中定义的个体标识变量。LDS 文件可供研究使用，使用请求必须通过 CMS 的 DUA 但不需要隐私委员会审核。LDS 文件以 100% 或 5% 随机样本文件的形式提供。③公共使用文件（PUF）：PUF（也称为不可识别数据文件）不包含可用于识别个人的信息。一般而言，PUF 包含有关 Medicare 受益人或提供者使用的汇总级别信息。PUF 的使用请求不需要 DUA。具体数据申请和使用流程可以参见 CMS 的研究数据指导中心（ResDAC）网站（见参考文献 ResDAC，图 2-2）。

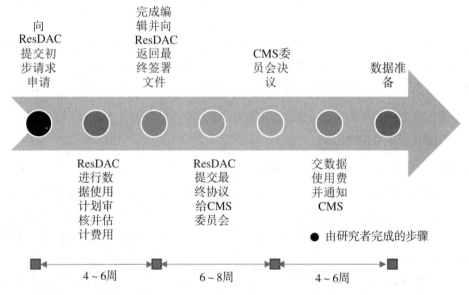

图 2-2　ResDAC 数据申请与审批流程图（见参考文献 CMS Research Identifiable Request Process & Timeline）

CMS 为研究人员提供了数据、统计和系统支持，推进 Medicare 与 Medicaid 管理登记与索赔数据在医学研究中的应用，下面我们介绍数据使用的范例。

1. 慢病数据仓库（Chronic Conditions Data Warehouses，CCW） CMS 的数据分析部门为研究 Medicare 覆盖人群的慢病分布及变化趋势，利用 Medicare 的登记与索赔数据建立了慢病数据仓库 CCW（见参考文献 Chronic Conditions Overview）。CCW 包含下面 21 类慢性疾病：酒精滥用、药物滥用、阿尔茨海默病和相关的痴呆症、心力衰竭、关节炎（骨关节炎和类风湿关节炎）、肝炎（慢性病毒性乙型与丙型肝炎）、哮喘、艾滋病病毒感染 / 艾滋病、心房颤动、高脂血症（高胆固醇血症）、自闭症、高血压、癌症（乳腺癌、结直肠癌、肺癌和前列腺癌）、缺血性心脏病、慢性肾病、骨质疏松症、慢性阻塞性肺疾病、精神分裂症和其他精神病性疾病、抑郁、卒中、糖尿病。CCW 中整合了居住区域、性别、年龄、宗族、社会经济状态等个人信息。在 CCW 上可对 Medicare 覆盖人群的慢病情况进行深入分析，研究慢性疾病对其他疾病发病与入院治疗的影响。

2. SEER-Medicare 癌症关联数据库 1998 年起，CMS 开始监控 Medicare 提供的医疗质量，通过了 MHOS（Medicare Health Outcomes Survey）计划。MHOS 计划旨在收集有效、可靠、有临床意义的健康结果数据，包括功能状态、共患病、症状和健康相关生命质量（health-related quality of life，HRQOL）。2007 年 MHOS 计划覆盖约 830 万患者，占 Medicare 覆盖人群的 19%（U.S. Department of Health and Human Services，2008）。MHOS 数据提供独特的评估癌症患者生命质量的机会，美国国家癌症研究所（the National Cancer Institute，NCI）和 CMS 合作，将 MHOS 与癌症登记数据进行关联，建立了 SEER 计划。SEER 计划收集目标人群中的所有新发癌症（事件），该计划建于 1973 年，现覆盖美国人口的 26%（见参考文献 SEER）。SEER 登记患者的年龄、性别、种族和婚姻状态等个人信息，采集癌症患者的诊断年月、部位、分期和分型，收集手术与放化疗信息，并且随访患者的转归情况。自 1998 年以来，CMS 已经进行了 10 个基线调查和 8 个后续调查。1998—2001 年间，回应 MHOS 且 2 年后有随访记录的调查对象构成了 SEER-MHOS 数据库，该数据库与医疗保险登记数据关联。主要的 MHOS 调查包含与人口统计学相关问题、社会经济地位、健康问题、功能状态［日常生活活动（activities of daily living，ADLs）］和疾病症状，并且通过 SF-36 量表进行 HRQOL 评估。使用算法根据患者的社会安全号码（SSN）、性别、姓名和出生月份将 SEER 与 Medicare 的注册文件相匹配，93% 的 65 岁或以上癌症患者可以与 Medicare 的登记数据相匹配。MHOS 中与 SEER 关联成功的调查对象是癌症患者，未与 SEER 关联成功的调查对象是对照组。SEER-MHOS 是建立在癌症登记、Medicare 保险以及 MHOS 健康调查之上的关联数据库，为与癌症相关的研究提供了独一无二的资源。SEER-MHOS 的覆盖人群使研究人员能够探索癌症幸存者群体间的疗效差异（例如手术或放射治疗）以及与无癌症人群间行为习惯差异（例如吸烟）。并且 SEER-MHOS 数据的大样本允许研究者对重要因素进行分层分析，如年龄、种族／民族和社会经济地位。SEER-MHOS 数据集为收集老年人的癌症相关数据提供了一种强大而有效的方式，是 Medicare 保险数据库二次应用的经典范例。

三、单中心重症监护数据库

单中心重症监护数据库（Medical Information Mart for Intensive Care，MIMIC）-Ⅲ是典型的以医院电子病历系统为基础建立的大型单中心医疗数据库，包括在大型三级医院重症监护病房患者的入院信息。2003 年在 NIH 的资助下，数据库由马萨诸塞州波士顿的 Beth Israel Deaconess 医疗中心、麻省理工大学和麻省总医院共同建立。数据包括生命体征（例如连续观测的脉搏、呼吸、体温、血压等）、药物、实验室检测、医护人员的观察记录、体液进出量、操作编码、诊断编码、影像报告、住院日期、死亡数据等（见参考文献 MIMIC）。该数据库支持包括学术和工业研究、医疗质量改进和教学等应用。

数据库在建立之初的名字为重症监护的多参数智能监控数据库（Multiparameter Intelligent Monitoring in Intensive Care Ⅱ，MIMIC-Ⅱ），2016 年 9 月升级为 MIMIC-Ⅲ。MIMIC-Ⅲ包含了 2001—2012 年间在 Beth Israel Deaconess 医疗中心住院的 38 645 名成人和 7875 名新生儿

的 58 000 余次住院资料，共包括 26 个表单，平均每名患者有 4579 次观测和 380 个实验室检测结果。MIMIC-Ⅲ 还连接社保数据库（social security database），记录了患者的随访时间和结局，这一点对于开展远期预后研究来说极为关键。MIMIC-Ⅲ 数据中对与个人隐私有关的资料进行了去标识化处理，删除所有 18 个《健康保险隐私与责任法案》（Health Insurance Portability and Accountability Act，HIPAA）中列出的识别数据元素，包括患者姓名、电话号码等字段，以及地址和日期。表格中记录的时间并非真实的时间（比如入院时间、出生时间、死亡时间等），其经过时间转换算法处理，并且自由文本字段中也删除了受保护的健康信息，例如诊断报告和医生记录。MIMIC-Ⅲ 数据库是通过医院常规管理型数据获取的，因此其不会增加医护人员的工作负担，也不会影响他们的工作流程（图 2-3）。

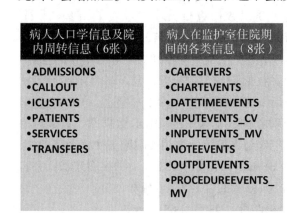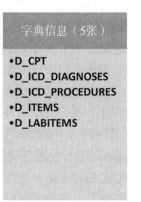

病人人口学信息及院内周转信息（6张）	病人在监护室住院期间的各类信息（8张）	医院记录系统的各类信息（7张）	字典信息（5张）
•ADMISSIONS •CALLOUT •ICUSTAYS •PATIENTS •SERVICES •TRANSFERS	•CAREGIVERS •CHARTEVENTS •DATETIMEEVENTS •INPUTEVENTS_CV •INPUTEVENTS_MV •NOTEEVENTS •OUTPUTEVENTS •PROCEDUREEVENTS_ 　MV	•CPTEVENTS •DIAGNOSES_ICD •DRGCODES •LABEVENTS •MICROBIOLOGYEVE 　NTS •PREIONS •PROCEDURES_ICD	•D_CPT •D_ICD_DIAGNOSES •D_ICD_PROCEDURES •D_ITEMS •D_LABITEMS

图 2-3　MIMIC-Ⅲ 表单分布概况

MIMIC-Ⅲ 数据库为普通医生，特别是重症医学科医生开展临床研究提供了极大的便利，因为该数据不仅资料详细，而且包括随访资料。其随访终点包括住院期间死亡、ICU 内死亡和出院后的全因死亡。重症监护病人通常接受多种干预与治疗，在 MIMIC-Ⅲ 数据库上可以对这些干预与治疗进行客观评价，并深入探讨影响重症病人预后的因素，改善治疗措施方案的制定，例如疾病严重分级方法，败血症诊断、治疗与检测，预测住院时长与疾病预后分析等。

作为大型医疗数据库，MIMIC-Ⅲ 数据库的主要特点是资料齐全、样本量大、免费开放、长期随访和有效的个体识别。从数据结构上看，MIMIC-Ⅲ 数据库包含大量个体层面上的连续（多次）观测数据，因此大数据挖掘技术被广泛应用于数据分析，例如使用纵向提取和深度学习技术绘制患者疾病轨迹，使用神经网络预测患者住院时长，使用神经序列模型自动检测影像报告等。但是 MIMIC-Ⅲ 数据库同样存在局限性：首先其是单中心数据，限制研究结果的外延性；其次其覆盖人群较为特异，集中为重症患者，因此局限了其研究方向；并且患者的时序观测局限在重症监护室期间，因此数据存在截断现象。

四、英国生物样本库

英国生物样本库 Biobank（UK Biobank，UKB）是目前世界上规模最大的人类遗传队列样本库（见参考文献 Biobank），该数据库包含了 50 万年龄（招募时）在 40～69 岁之间

（研究开展的时间为 2006 年至 2010 年）英国人的全基因组遗传数据、临床测量以及健康记录，对研究人类健康问题（主要指遗传、环境、生活方式等与疾病之间的关联）具有重要意义。志愿者填写了关于各种因素的详尽问卷，包括家庭疾病史、人口统计学背景和生活方式。他们还同意研究人员访问电子健康记录数据。部分参与者进行了更全面的检查，包括广泛的影像和肺功能研究。该队列计划随访超过 20 年，将评估遗传与环境因素对中年与老年期疾病的影响，将推进一系列重大疾病的预防、诊断与治疗，如癌症、心脑血管疾病、骨质疏松、阿尔茨海默病和帕金森病等疾病。

　　为了增强资源的利用率，成立两个大型项目进一步深化整个研究所获得的遗传数据。第一步提供基因组中外显子区域的详细 DNA 序列信息以反映蛋白质信息，第二步将测序每个个体的全部基因组（包括不编码蛋白质的内含子）。Biobank 拥有额外的资金采集其他基线数据（例如眼部测量和唾液样本检测）。

　　除了采集基线数据外，UKB 的 100 000 名参与者佩戴了一周 24 小时活动监测器，并且在其中 20 000 人中进行了重复观测；Biobank 正在推出一项在线问卷调查计划（饮食、认知功能、工作经历和消化系统健康）；Biobank 还对 100 000 名参与者的主要身体器官进行了 MRI 检查，其中包括脑、心脏、腹部、骨骼和颈动脉。Biobank 正在连接各种电子健康记录（癌症、死亡、医院事件、一般事件），并正在开发算法以准确识别疾病及其子集。

　　UKB 最初由医学研究理事会（Medical Research Council，MRC）和康惠基金会资助，MRC、英国卫生部和英国心脏基金会为基因分型提供了进一步资金支持，这项发表研究由康惠基金会和欧洲研究委员会资助。自 2012 年开放 Biobank 数据使用申请以来（申核流程见图 2-4），目前已经批准超过 7000 个课题，已发表超过 400 篇科学论文，被引用超过 4000 次。2018 年 10 月，*Nature* 发表 5 篇文章对 Biobank 进行深入的探讨，对 Biobank 的建立过程和数据情况（生物测量、生活方式指标以及影像数据）进行了阐述，并声明这一资源向其他研究人员开放。同时发表的还有研究人员通过分析 Biobank 中 8428 个个体的全基因组数据和 MRI 脑部扫描数据，发现了其中的遗传相关性和一些重要的基因，它们分别与铁运输和储存，阿尔茨海默病、帕金森病等神经退行性疾病，突触可塑性和神经纤维修复以及抑郁症、多发性硬化或卒中等有关。此外，研究人员还发现 MRI 扫描中许多已识别性状是可遗传的。这些发现也帮助我们更好地认识大脑发育和老化的过程，以及各种神经性和心理性疾病的生物学基础。针对 1100 万遗传标志的 3000 种脑测量的全部影像 - 遗传关联已上传于交互式网站（见参考文献 Oxford Brain Imaging Genetics）。

　　UKB 是世界上最大和最全面的人口健康研究之一，整合了 500 000 人的基因样本库与详尽的临床数据，是研究基因组变异与人类疾病的宝贵资源。Biobank 的研究人员使用基于阵列的方法确定超过 800 000 个基因组位点的核苷酸变异，采集了 10 万名志愿者的脑图像，并且整合了大量的基线与随访数据，因此 Biobank 是一个以研究数据为主体的医疗大数据。并且 Biobank 拥有完善的数据共享制度，因此自 2017 年 7 月以来，来自世界各地的数千名科学家一直在研究这些数据。UKB 将帮助人类回答一系列重要问题：疾病的潜在遗传学机制，遗传因素和生活方式因素之间的相互作用，了解疾病本身的生物学基础，提供新处理措施和预防措施。

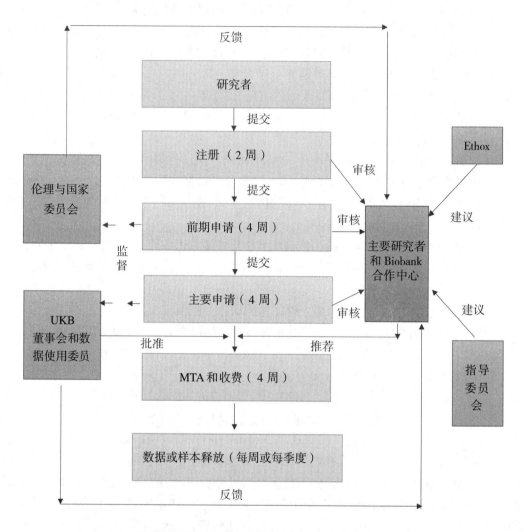

图 2-4　UKB 数据使用申请与审核流程图（见参考文献 Biobank）

Ethox，牛津大学公共卫生系多学科生物伦理研究中心；MTA，签署和执行资料转让协议（Material Transfer Agreement）。

第三节　医学大数据评估

医学大数据能提供各种宏观或微观信息。在使用医学大数据前需要首先对医学大数据进行评价，考虑其可用性（有哪些数据源，这些数据源是否可以获得，其使用是否符合伦理学规范）、适用性（数据是否符合应用目的）和真实性（原始数据质量是否可靠）等相关问题。

一、可用性评估

数百万人群 EHR 数据、生物组学数据、影像学数据、传感设备数据、社会和公共数据、媒体数据等各类医学大数据快速积累，若想合理地应用这些数据，首先需要了解现有哪些数据资源、是否可以获得，以及使用时应遵守的法律规范和道德约束。

（一）明确数据源：有哪些数据

面对医学大数据海洋，数据使用者的首要任务就是找到适合自己研究目的的足量数据。由于绝大部分医学大数据以电子形式储存在 EHR、生物样本库、研究型数据库等各类数据库中，自成体系、独立存在，数据使用者很难完全掌握所有数据库的信息，以致无法充分利用现有数据。为增加数据潜在使用者对各个分散数据的了解，易化数据的访问，一些机构开始建立综合多个数据源的整合平台。利用这些平台，可以快速了解现有数据库的基本特征、主要内容以及如何访问等信息。例如欧盟创新医药先导计划（Innovative Medicines Initiative，IMI）在 2013—2018 年建立了欧洲医疗信息框架平台（European Medical Information Framework，EMIF；http：//www.emif.eu/）。该平台可以检索 300 余个数据源的不同类型数据，包含了欧洲约 600 万人群的 EHR 数据以及欧洲七国开展的队列研究数据。我国于 2017 年开始建立中国队列共享平台（http：//chinacohort.bjmu.edu.cn/），把国内现有队列资源进行了规范化的信息展示，建立了多层次、立体化的合作策略和共享机制，目前该平台已经包括 38 个队列研究的信息和数据。

（二）了解开放性：数据是否可以获得

大样本是医学大数据无可替代的优势，充足的样本量能保障足够的研究功效，这需要不同数据源之间充分公开和共享。出于不同目的，目前社会各界，包括专业期刊、研究资助方、研究者、企业及公众均在呼吁实现数据共享，但现实情况不尽如人意。目前已经建立的数据共享模式包括：①远程安全访问模式：这是最初的数据共享模式，通常在一个机构或一个组织内进行，不同级别的使用者拥有不同程度的数据访问权限。②物理共享模式：例如英国生物样本库（UKB），由研究者首先提出数据使用计划，在通过审批后即可物理获取与使用计划相关的数据。③基于独立存储数据的分布式分析模式：例如全球基因组学与健康联盟（Global Alliance for Genomics and Health，GA4GH）建立的共享数据模式，利用分布式分析工具（如 DataSHIELD、i2b2）以及通用数据模型（OMOP CDM），在无需物理传输数据的前提下，实现将不同来源的数据进行远程处理，整合成标准化数据格式，并在此基础上进行查询和分析。

（三）法律及伦理学考虑：使用该数据的法律规范和道德约束是什么

在使用医学大数据时，患者隐私所带来的法律和道德挑战是使用者必须考虑的问题。理想情况下，数据使用者有责任解释参与研究的风险与获益，所有数据提供者都应决定是否愿意贡献自己的健康数据参与研究。与传统数据收集方式不同，一些医学大数据的收集没有明确的知情同意过程，数据的采集是自然发生的，在数据采集时无法明确未来用途。在数据采集时可以采取广泛同意模式，类似于英国生物样本库（UKB），获得数据提供者对各种可能的数据用途的同意。数据使用者在利用大数据时应格外注意安全规范，保护数据提供者的个人隐私免遭泄露。在未来医学大数据时代，数据提供者与数据使用者应共同探讨新型数据采集及使用规范，建立新的社会契约模式。

二、适用性评估

管理型数据是医学大数据的常见形式，常用于医疗计费以及医疗过程的规范化管理。管理型数据的收集过程与传统研究数据完全不同，并不适用于评价某项干预措施的内在效果，但在指导临床实践方面有其独特优势。以血压值为例，在传统研究中，血压测量是完全标准化的过程（由统一培训的医护人员操作，使用统一校准的血压计，采用相同的测量过程），而管理型数据中记录的血压值是实际临床操作过程的记录（由不同的医护人员、使用不同血压计、在不同时间、在不同医疗机构内的测量）。如果评价某项干预措施的内在效果，经过严格控制各种偏倚的传统研究数据更为适宜。类似于随机对照临床试验与实效性研究的差别，随机对照临床试验通过各种方法控制偏倚，保证较高的内部真实性。但由于随机对照临床试验过程严格控制和标准化设置，与真实的医疗场景不同，在实际应用时常无法看到预期效果，很多情况下无法直接指导应用。相比而言，在真实的医疗实践中（"真实世界"）记录的管理型数据（或其他类型数据），虽然其研究结果可能受到很多因素的影响，但能反映各类实际的医疗实践情景，更能快速转化，指导类似情景中的医疗实践。

在循证医学模式下，学习型医疗服务体系需要利用科学研究结果指导临床实践，传统研究与大数据研究是两种产生证据的方式。大数据包含了大样本信息，提供了发现微弱干预效果的可能性；大数据涵盖了各类真实医疗场景，为传统研究无法涉及的情景提供了研究的可能性。大数据研究是传统研究的有力补充。与传统研究相比，大数据研究研究效率更高、花费较少，更适用于关注那些因缺少资金而无法进行随机对照临床试验的科学问题。

三、真实性评价

统计学家 Paul Meier 曾指出，任何一项科学研究，最关键的内容就是保证真实性。在传统流行病学研究中，研究者总是花费大量精力从研究设计、实施过程等各个方面保证研究数据的真实性，在阐述结果时讨论影响结果真实性的因素，以及如何对结果做出正确解读。有价值的研究常依赖于高质量而非大样本量数据，小样本量、高质量的数据比大样本量、低质量数据更有价值。基于真实性优先的原则，所有数据在采集时均应尽可能提高其真实性，在使用前尽可能评价其可靠性。传统研究型数据，例如 EPIC 研究，在初期投入大量精力对研究设计和数据采集方法进行推敲与确定，在保证数据的真实性方面是很好的典范。大型生物样本库，例如 UKB、CKB 项目同样如此。对于医学大数据中的二手数据，在收集之初并不是以研究为目的，在使用前应尽量通过分析其数据来源特征或进行交叉验证来了解其真实性。①了解来源，分析数据特征。数据使用者必须深入了解数据来源，判断数据中各个变量的含义及其可信度，即了解数据是在什么情形下收集的，变量的具体含义是什么。例如，在管理型数据库中，通常有入院诊断、出院诊断等多个诊断信息。相比而言，入院诊断是医生在患者入院时尚未经过确诊的判断，其可靠性不及出院诊断，因此诊断信息通常使用出院诊断而非入院诊断。另外，如果该管理数据库的主要目的是为医疗保险的报销赔偿提供信息，那么疾病的诊断信息还可能受到当地报销政策的影响（更多的诊断可能是医保报销范围内的疾病）。在专用于医疗计费的数据库中，可能各类检查、处方以及费用信息是强制记录的，那么这些变量就较为真实可靠；而其他非强制记录的信息如诊断、治疗记录等，其真实性就会较差。②进行交叉验证。可能情况下，尽量利用交叉验证的方式来证明数据质量的可靠性。例如在日常 EHR 记录中，难免出现一些错误，如实际心率为 94 次 / 分却不小心录为 49 次 / 分。在分析前可以对超过预期设定值的数据进行交叉验证，如与相同个体其他心率记录值进行比对。另一个例子，对于某个个体突然出现的治疗肝炎药物的处方，可以通过查询该个体既往是否有相关疾病的诊断来判断这次处方记录的真实性。

小　结

医学大数据有多种来源，包括不同类型，收集方法各不相同。充分理解医学大数据的基本背景是灵活使用数据的前提。研究者在利用大数据前首先需要投入时间与精力了解现有数据的收集方法、覆盖人群、数据内容、规则定义以及整合标准。针对研究目的对现有数据的可用性、适用性及真实性进行评估。在对原始数据进行预处理后再利用各种专门的分析手段开展研究。以下章节将为读者详细介绍大数据的预处理及挖掘方法。

（武轶群　刘　徽 编，陈大方 审）

参考文献

Almqvist C，et al.，2011．LifeGenea large prospective population-based study of global relevance. Eur J Epidemiol，26（1）：67-77.

Ambs A，et al.，2008. Overview of the SEER：medicare health outcomes survey linked dataset. Health Care Financing Review，29（4）：5.

Baadsgaard M，et al.，2011. Danish registers on personal income and transfer payments. Scand J Public Health，39（7 Suppl）：103-105.

Beaulieu-Jones B K，et al.，2018. Mapping patient trajectories using longitudinal extraction and deep learning in the MIMIC-Ⅲ critical care database. Pac Symp Biocomput，World Scientific.

Biobank. https：//www.ukbiobank.ac.uk/.

Bliddal M，et al.，2018．The Danish Medical Birth Register. Eur J Epidemiol，33（1）：27-36.

Bycroft C，et al.，2018．The UK Biobank resource with deep phenotyping and genomic data. Nature，562（7726）：203-209.

CCW. www.ccwdata.org.

Centers for Medicare & Medicaid Services. https：//www.cms.gov/.

Chronic Conditions Overview https：//www.cms.gov/Research-Statistics-Data-and-Systems/Statistics-Trends-and-Reports/Chronic-Conditions/index.html.

CMS Research Identifiable Request Process & Timeline. http://www.resdac.org/videos/requesting-cms-data-process-and-timeline/.

Data administration CMS. https：//www.cms.gov/Research-Statistics-Data-and-Systems/CMS-Information-Technology/DataAdmin/index.html.

Elliott L T，et al.，2018. Genome-wide association studies of brain imaging phenotypes in UK Biobank. Nature，

562（7726）：210-216.

Espey D K，et al.，2018. Annual report to the nation on the status of cancer，1975–2004，featuring cancer in American Indians and Alaska Natives. Cancer：Interdisciplinary International Journal of the American Cancer Society，110（10）：2119-2152.

Fraser A，et al.，2013. Cohort profile：the Avon Longitudinal Study of Parents and Children：ALSPAC mothers cohort. Int J Epidemiol，42（1）：97-110.

Gao W，et al.，2019. The Chinese National Twin Registry：a 'gold mine' for scientific research. J Intern Med，286（3）：299-308.

Gaziano J M，et al.，2016. Million Veteran Program：A mega-biobank to study genetic influences on health and disease. J Clin Epidemiol，70：214-223.

Gentimis T，et al.，2017. Predicting Hospital Length of Stay Using Neural Networks on MIMIC Ⅲ Data. 2017 IEEE 15th Intl Conf on Dependable，Autonomic and Secure Computing，15th Intl Conf on Pervasive Intelligence and Computing，3rd Intl Conf on Big Data Intelligence and Computing and Cyber Science and Technology Congress（DASC/PiCom/DataCom/CyberSciTech），IEEE.

Goodman R，et al.，2013. Defining and measuring chronic conditions：imperatives for research，policy，program，and practice. Prev Chronic Dis，10：E66.

Helweg-Larsen K，2011. The Danish Register of Causes of Death. Scandinavian Journal of Public Health，39（7_suppl）：26-29.

Hemingway H，et al.，2018，Big data from electronic health records for early and late translational cardiovascular research：challenges and potential. Eur Heart J，39（16）：1481-1495.

How to Use the Medicare Coverage Database. https：//www.cms.gov/Outreach-and-Education/Medicare-Learning-Network-MLN/MLNProducts/Downloads/Medicare-Coverage-Database-Text-Only.pdf.

Jensen P B，et al.，2012. Mining electronic health records：towards better research applications and clinical care. Nat Rev Genet，13（6）：395-405.

Jensen V M，et al.，2011. Danish Education Registers. Scand J Public Health，39（7 Suppl）：91-94.

Johnson A E，et al.，2016. MIMIC-Ⅲ，a freely accessible critical care database. Scientific Data，3：160035.

Jones N，et al.，2004. The Medicare Health Outcomes Survey program：overview，context，and near-term prospects. Health and Quality of Life Outcomes，2（1）：33.

Magnus P，et al.，2016. Cohort Profile Update：The Norwegian Mother and Child Cohort Study（MoBa）. Int J Epidemiol，45（2）：382-388.

Marianne L G，2011. The Danish Cancer Registry. Scandinavian Journal of Public Health，39（3701）：42-45.

MIMIC. https：//mimic.physionet.org/.

Ole M，et al.，2011. The Danish Psychiatric Central Research Register. Scandinavian Journal of Public Health，39（7 Suppl）：54-57.

Olsen J，et al.，2001. The Danish National Birth Cohort-its background，structure and aim. Scand J Public Health，29（4）：300-307.

Oxford Brain Imaging Genetics. http：//big.stats.ox.ac.uk/.

Peltonen L，et al.，2003. GenomEUtwin：a strategy to identify genetic influences on health and disease. Twin Res，6（5）：354-360.

Qiu X，et al.，2017. The Born in Guangzhou Cohort Study（BIGCS）. Eur J Epidemiol，32（4）：337-346.

Reimer AP，et al.，2019. Veracity in big data：how good is good enough. Health Informatics J，25（4）：1290-1298.

ResDAC. https：//www.resdac.org/.

Roden D M，et al.，2008. Development of a large-scale de-identified DNA biobank to enable personalized medicine. Clin Pharmacol Ther，84（3）：362-369.

Rumsfeld J S，et al.，2016. Big data analytics to improve cardiovascular care：promise and challenges. Nat Rev Cardiol，13（6）：350-359.

Saracci R，2018. Epidemiology in wonderland：big data and precision medicine. Eur J Epidemiol，33（3）：245-257.

Schaefer C，et al.，2011. C-A3-04：The Kaiser Permanente Research Program on Genes，Environment and Health：a resource for genetic epidemiology in adult health and aging. Clinical Medicine & Research，9（3-4）：177-178.

Schmidt M，et al.，2014. The Danish Civil Registration System as a tool in epidemiology. Eur J Epidemiol，29（8）：541-549.

Schmidt M，et al.，2014. The Danish Civil Registration System as a tool in epidemiology. Eur J Epidemiol，29（8）：541-549.

Schmidt M，et al.，2015. The Danish National Patient Registry：a review of content，data quality，and research potential.Clin Epidemiol，7：449-490.

SEER. http：//seer.cancer.gov/.

Silverio A，et al.，2019. Big health data and cardiovascular diseases：a challenge for research，an opportunity for clinical care. Front Med（Lausanne），6：36.

Specifications for the Medicare Health Outcomes Survey. https：//www.hosonline.org/globalassets/hos-online/survey-administration/hos_hedis_volume6_2019.pdf.

Stark Z，et al.，2019. Australian genomics：a federated model for integrating genomics into healthcare. Am J Hum Genet，105（1）：7-14.

Tapia-Conyer R，et al.，2006. Cohort profile：the Mexico City Prospective Study. Int J Epidemiol，35（2）：243-249.

The Medicare Learning Network. https：//www.cms.gov/Outreach-and-Education/Medicare-Learning-Network-MLN/MLNGenInfo/Index.html.

Thornton J，2015. What you need to know to make the most of big data in biology. Lancet，385 Suppl 1：S5-S6.

U.S. Department of Health and Human Services，2008．FY 2008 Budget in Brief. http://www.hhs.gov/budget/docbudget.htm.

Warren J L，et al.，2002. Overview of the SEER-Medicare data：content，research applications，and generalizability to the United States elderly population. Medicalcare：IV3-IV18.

Zech J，et al.，2019. Detecting insertion，substitution，and deletion errors in radiology reports using neural sequence-to-sequence models. Annals of Translational Medicine，7（11）：233.

第三章　数据提取

第一节　数据提取概述

人们习惯将数据挖掘的工作重心放在统计分析上，然而，人们不应忽略统计分析前关键的数据准备（data preparation）工作，包括数据提取（data extraction）和数据预处理（data preprocessing）。数据提取指从原始采集的数据资料中提取研究所需数据记录和变量，将其整理成结构化数据，生成标准化数据集的过程（Nair et al.，2016）。标准化数据集是指可供统计分析人员直接利用的、结构化的数据集。数据预处理指对提取好的结构化数据集中的数据进行数据清理、数据集成、数据变换和数据归约，生成适合统计分析和数据挖掘的分析数据集的过程。数据预处理是数据分析的基础，而数据提取又是数据预处理的基础。在研究开始时，良好的数据准备工作将为之后的数据挖掘与统计分析节省大量时间和精力（Lara et al.，2014）。

本章旨在重点介绍数据提取的概念及相关技术，讨论如何应用适宜方法从不同数据类型的医学数据中准确、高效地提取研究所需数据集，整体思路见图3-1。为了使数据准备工作高效地进行，通常应用各类机器学习方法进行数据提取，尤其是非结构化数据的提取。机器学习的方法主要分为有监督学习（supervised learning）和无监督学习（unsupervised learning）。有监督学习的含义是分类，通过训练样本中已知的数据映射关系进行监督，得到最优模型，再利用这个模型将所有的输入映射为相应的输出，实现分类的目的。无监督学习的本质是聚类，事先没有训练样本，直接根据数据的特征进行建模。

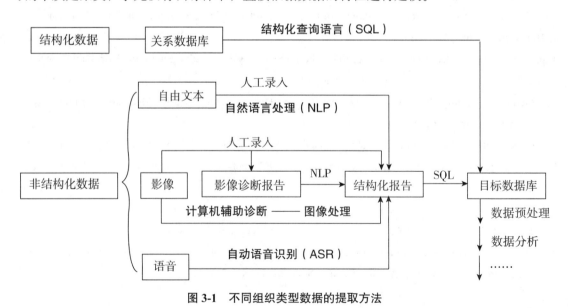

图 3-1　不同组织类型数据的提取方法

第二节　医学结构化数据的提取

按照组织结构，医学数据可分为结构化数据（structured data）和非结构化数据（unstructured data）。

结构化数据，也被称为行数据（row data），是以二维表结构进行逻辑表达与实现的数据库，它严格遵循数据格式与长度规范，主要通过关系数据库（relational database，RDB）进行存储和管理。医疗数据中最常见的结构化数据是结构化电子病历（structured electronic medical record）。结构化电子病历是指利用自然语言处理等技术，将医疗记录根据医学术语进行结构化转化与录入，并将不同术语之间语义结构以关系型结构的方式储存。结构化电子病历为医疗科研创建了大量知识库，为医学数据挖掘工作奠定了基础。随着结构化电子病历的建设，结构化数据研究已成为医学数据挖掘的主流和热门。

一、关系数据库

大型机构的数据库模型有很多种，如关系模型、层次模型、空间模型、网状模型和实体关系（entity relationship，ER）模型等。其中应用最广泛，同时也在医疗信息系统中最常用的是关系数据库。关系数据库是创建在关系模型基础上的数据库。关系模型是采用二维表格结构表达实体类型及实体间联系的数据模型，最早在1969年由计算机科学家Edgar Frank Codd 提出。关系模型由关系数据结构、关系操作集合和关系完整性约束三部分组成。

1. 关系数据结构　指规范化的二维表，其规范化的基本条件是关系的每一个分量都必须是不可再分的数据项，即不允许存在表格的嵌套。

2. 关系操作集合　可以分为数据查询和数据更新两大类。数据查询指对数据的提取和导出操作，包括选择（select）、投影（project）、并（union）、差（except）、笛卡尔积（Cartesian product）、连接（join）、除（divide）和交（intersection）等。数据更新指对数据进行插入（insert）、修改（update）、删除（delegate）。本章基于关系数据库的数据提取主要介绍数据查询。

3. 关系完整性约束　包括实体完整性约束、参照完整性约束和用户定义完整性约束。实体完整性约束要求主属性（主表的一列）不能为空，基本关系的主键（主属性组，可唯一确定一个记录）也不能为空。参照完整性约束要求外键可取空值，但在取非空值时，外键必须存在于它参照的另外一个关系模型的主键中。用户定义完整性约束反映的是某一具体应用的数据要满足的语义要求，是针对某一具体关系数据库的约束条件。

在关系数据库中，一个关系就是一个表，一个关系数据库可以包含多个表。一个医院信息系统的关系数据库结构模型见图3-2（Tripathee，2016）。模型中每个矩形框都表示一个表，椭圆形框表示表中的变量，菱形框表示表间的联系。

关系数据库将表格间的数据组织起来可以帮助维持数据的完整性，使数据分析速度加快，数据存储效率提高。虽然关系数据库是结构化的，但是我们在数据分析前面临着这样的问题。数据挖掘产生的模式会随着数据库的大小呈指数增长，不加区分地挖掘整个关系数据库是不必要，更是不现实的。通常，我们在一项研究中感兴趣的只是关系数据库的一个子集。因此，我们需要在数据库中对任务相关的记录和变量进行筛选，将它们提取到我

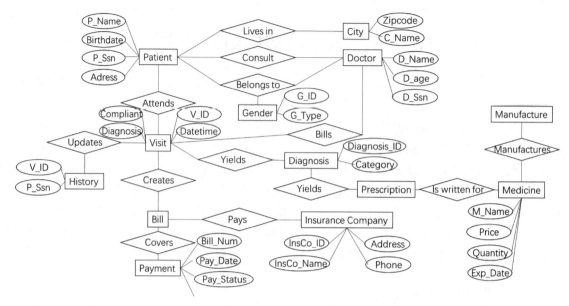

图 3-2　医院信息系统的关系数据库结构模型

们的目标数据库中。这需要对关系数据库进行数据查询的操作，通常应用结构化查询语言（structured query language，SQL）实现。

二、结构化查询语言

结构化查询语言是一种特殊目的的编程语言，是一种数据库查询和程序设计语言，用于存取数据以及查询、更新和管理关系数据库系统。SQL 主要分为两部分：数据定义语言（data definition language，DDL）与数据管理语言（data manipulation language，DML）。数据定义语言主要是表处理，包括创建、删除、修改表属性等。数据管理语言主要是变量处理，包括增、删、改、检索变量等。SQL 的语法是简单而明确的，但在多重表格中建立数据查询也常常是富有挑战性的（Diane，2015）。

以 R 语言为例，一个 SQL 查询语句具有如下基本格式：

Select select _list
FROM sourse
WHERE condition

第一行指定了想要查询的数据类型，第二行指定了要查询的数据表的名称，第三行指定了返回的结果数据集需满足的特殊条件。具有这样基本格式的 SQL 查询语句称为 select 语句。select 语句是 SQL 语言中最基本也是最重要的语句。大多数 SQL 语句都可以看做是 select 语句在形式上的变换。因此，处理好 select 语句是解决一切 SQL 语句的关键。

1. 单表查询　在 select 语句的基础上，往往会对查询条件和查询结果的呈现方式有不同的要求。在进行单表查询时，下述关键词或操作符是经常被用到的。

distinct：数据表中同一个 ID 可能会有多条记录，如一位患者在短期内多次入院。可以使用关键词 distinct 来排除同一患者的多条记录。

count：使用关键词 count 可以显示提取出的记录的数量。

*：使用操作符 * 可以显示出提取的记录的所有列，而不仅仅是某个字段。

order by：若希望查询的结果按照一定顺序排列，可以用 order by 语句；ASC 表示升序，DESC 表示降序。

group by：当希望结果按某些特征分组排列时，可以用 group by 语句将结果分组排列。

2. 多表查询　在复杂的关系数据库中，经常需要来自多个表中的信息。这可以利用 SQL 连接来实现。SQL 有许多种类的连接，包括内连接、左连接和右连接、全连接和交叉连接。理解这些连接间的差异很重要，因为对它们的使用可以显著影响查询结果。

最常用的连接是内连接。内连接使用比较运算符，根据每个表共有列的值匹配两个表中的行。例如，一个临床数据库的 A 表中包含了患者的人口统计学信息，B 表包含了患者住院情况的相关信息。研究者希望提取未成年的、住院时间超过 1 周的患者的信息，则可以通过两个表中都存在的患者 ID 这一共同属性（共享关键词）将 A 表的患者年龄和 B 表的患者住院时间进行内连接，提取出所需的数据。

对于更复杂的查询，应该将该查询分解成几个小的子查询，然后对每个子查询的结果进行测试，最后将所有的子查询结合起来组成复杂的查询。这样会比直接编写复杂的查询语句容易得多。

使用结构化查询语言从医院关系数据库中提取信息，可以方便地以更高效的方式检索数据。结构化的医疗数据通常是有用的，但也可能包含不完整或不准确的信息，特别是当孤立地查看每个数据时。例如，为了证明一项特定的实验室或影像检查的合理性，临床医生通常会给病人分配一个诊断代码，以确定病人的待查疾病。但是，即使测试结果表明病人没有患该疾病，诊断代码仍然保留在病人的医疗记录中。在没有结合上下文的情况下查看这个诊断代码，就会出现问题。因为它限制了调查人员准确识别患者群体并充分利用现有人群进行统计分析的能力。与临床记录的叙述相比，仅仅依赖诸如诊断代码这样的结构化数据是不可靠的，因为它们可能无法提供关于整个临床环境的信息。此外，对于大型的临床数据库来说，信息提取可能是耗时、昂贵的，而且在跨多个数据源或对庞大群体进行操作时是不切实际的。

第三节　医学非结构化数据的提取

不能通过二维逻辑表存储的数据为非结构化数据。实际上，医疗信息以非结构化数据为主，如影像学资料、电生理数据、病历中的自由文本等。非结构化医疗数据不能像结构化数据那样以一个或几个数据元为串联形成线性结构，数据元的差异较大且不固定，形成的体系结构呈网状的关联结构。由于非结构化数据信息密集而逻辑关系复杂、分散，对非结构化数据的识别和提取效率低且准确性差。非结构化数据包含了大量宝贵的信息，但由于结构的特殊性，导致检索与提取困难，如何更有效地检索和提取非结构化的医疗数据是医学数据挖掘工作的重要发展方向（包小源 等，2018）。

数据的结构化方式包括前结构化处理（former structured processing）和后结构化处理（later structured processing）。前结构化处理是指通过预先设置好的结构化数据录入模板进行数据的录入。这种方式生成的结构化数据完整性较好，数据质量较高，但由于需要设置大量预制的结构化模板库，准备工作往往较为复杂。后结构化处理是指信息先由自然的方式录入，例如最常见的自由文本，然后借助后台关键词或者数据元素知识库自动分析文本中需要结构化的关键词，对文本进行结构化分析，使其转化为结构化数据。后结构化处理不需要预制模板，但可能存在元素识别率低、数据质量低等问题（Abhyankar et al.，2016）。

一、自由文本信息的提取

自由文本（free text）是医疗数据中最常见的非结构化数据类型。大约80%的医疗数据是自由文本构成的，其中包括大段的文字描述，也包括含非统一文字的表格字段。通过自由文本的提取与识别技术，将非结构化医疗数据转化为适合计算机分析的结构化形式是医疗数据分析的基础（Ford et al.，2016）。

对于将非结构化数据通过后结构化来提取数据，最常用的技术是自然语言处理（natural language processing，NLP）。NLP是一个计算机科学、语言学和数学的交叉领域，旨在让计算机理解人类（自然）语言，促进人类和机器之间更有效地互动，实现人机间自然语言的通信。在临床领域，NLP已被用于提取相关的信息，如实验室检测结果、药物和诊断，以确定符合临床研究资格标准的患者群体。与人为的病历记录相比，NLP会更快地产生结果。NLP的任务一般由机器学习方法实现，常见的包括支持向量机（support vector machine，SVM）、隐马尔科夫模型（hidden Markov models，HMMs）、条件随机域（conditional random fields，CRFs）和N连字符串（N-grams）等（Velupillai et al.，2015）。

自然语言处理技术包括分词（word segmentation）、文本标注（text annotation）、命名实体识别（named entity recognition，NER）和语义关联抽取（semantic association extraction）4个主要步骤。

1. 分词　词是最小的有意义的语言单位。分词指对词语的切分。任何语言处理系统都需要以分辨文本中的词作为第一步。英文的词之间有空格作为标识，而中文的词之间却没有标识。因此，中文自动分词是中文自然语言处理中最基本的环节。中文分词方法有以下几种：

（1）基于字符串匹配的分词方法：这种方法又叫做机械分词方法、基于字典的分词方法。它是按照一定的策略将待分析的汉字串与一个"充分大的"机器词典中的词条进行匹配。若在词典中找到某个字符串，则匹配成功（识别出一个词）。该方法有3个要素，即分词词典、文本扫描顺序和匹配原则。文本的扫描顺序有正向扫描、逆向扫描和双向扫描。匹配原则主要有最大匹配、最小匹配、逐词匹配和最佳匹配。

（2）基于理解的分词方法：该方法又称为基于人工智能的分词方法，其基本思想就是在分词的同时进行句法、语义分析，利用句法信息和语义信息来处理歧义现象。它通常包括3个部分：分词子系统、句法语义子系统和总控部分。在总控部分的协调下，分词子系统可以获得有关词、句子等的句法和语义信息来对分词歧义进行判断，即它模拟了人对句子的理解过程。这种分词方法需要使用大量的语言知识和信息。目前基于理解的分词方法主要有专家系统分词法和神经网络分词法等。

（3）基于统计的分词方法：词是稳定的组合，因此在上下文中，相邻的字同时出现的次数越多，就越有可能构成一个词。因此字与字相邻出现的概率或频率能较好反映成词的可信度。可以对训练文本中相邻出现的各个字的组合的频度进行统计，计算它们之间的互现信息。互现信息体现了汉字之间结合关系的紧密程度。当紧密程度高于某一个阈值时，便可以认为此字组可能构成了一个词。

（4）基于语义的分词方法：语义分词法引入了语义分析，对自然语言自身的语言信息进行更多的处理，如扩充转移网络法、知识分词语义分析法、邻接约束法、综合匹配法、后缀分词法、特征词库法、矩阵约束法、语法分析法等（冯俐，2018）。

中文分词主要存在以下两个难点：第一是歧义切分。一个句子经常对应几个合法词序列，因此，汉语分词中的一个重要问题就是在所有这些可能的序列中选出一个正确的结果。歧义切分是自动分词中不可避免的现象，是自动分词中一个比较棘手的问题。对歧义切分字段的处理能力，严重影响到汉语自动分词系统的精度。第二是未登录词识别问题。未登录词包括人名、地名、机构组织名、事件名、货币名、缩略语、派生词、各种专业术语以及不断发展和约定俗成的一些新词语。对这些词语的自动辨识是一件非常困难的事。尤其是对于医学自由文本，文本中有大量的医学专业术语和表达，这种特点导致传统中文分词工具对病历文本的分词效果不好。例如药品名"去甲伪麻黄碱"会被划分为"去 / 甲 / 伪 / 麻黄碱"，而不是将其当成一个整体。为了提高对病历文本的分词效果，需要将这些医学术语词条整合成词典作为分词工具的补充（卢延鑫 等，2013）。

中文分词方法种类繁多，且不断有新方法出现。评价和比较不同分词方法的优劣，需要综合考虑分词正确率、切分速度、功能的完备性、易扩充性和可维护性等。

2．文本标注 有监督的机器学习方法能对病历文本中的医学知识和患者的健康信息进行抽取。进行有监督学习的第一步是进行病历文本的人工标注，以使标注后的数据能够对机器进行有效的训练。对两类信息进行人工标注：医学命名实体（包括疾病、疾病诊断、临床症状、检查和治疗等），以及实体间的语义关联（治疗和疾病间的关系、治疗和症状的关系、检查和疾病的关系、检查和症状的关系以及疾病和症状的关系）。

3．命名实体识别 命名实体识别技术指的是将病历中重要的医学实体，如疾病、症状、检查、治疗变量等从病历文本中抽取出来。例如"患者30余年前因反复咳嗽咳痰多次就诊，诊断为慢性支气管炎，平素服用顺尔宁控制症状"这句话中，"咳嗽咳痰"被识别为症状，"慢性支气管炎"被识别为诊断，"顺尔宁"被识别为药物，属于医疗手段。

由于病历文本是由自由文本书写而成的，因此对这些医学命名实体进行识别并将病历文本进行结构化是病历智能分析的重要环节。目前，命名实体识别的方法主要分为基于词典和规则的方法以及基于机器学习的方法。基于词典和规则的方法需要人工编制出很多相关规则和专业的医学词典，而词典和规则的编制过程需要大量的人力，并且这些规则和词典应用到病历文本时受命名实体上下文的影响很大，因此效果不是很理想；而基于机器学习的方法是将命名实体识别任务作为序列数据的标注问题，主要考虑上下文的信息。

目前公认完成命名实体识别性能较好的机器学习模型是条件随机域，特征构造过程中常用的特征是上下文特征、字典特征等。

4．语义关联抽取 对病历文本中抽取出来的命名实体之间的语义关联进行分析，也是病历智能分析的重要环节。抽取的关系包括疾病和症状之间的关系、疾病和治疗之间的关系、时间副词的修饰等。步骤可以转化成一个分类问题，即对于每一对特定距离内（100字以内）的命名实体（对于相距过远的命名实体，其产生关联的可能性很小），应用条件随机域、支持向量机、logistic 回归和决策树（decision tree）等机器学习模型去判断其是否存在关联以及关联的类别（Kreimeyer et al.，2017）。

二、影像信息的数据提取

数据提取解决的是如何将数据从原始的医学资料提取到目标数据库这一问题。对于医学影像这一类非结构化数据，原始的资料是图像。传统的医学数据分析对医学影像的利用度十分有限，往往局限于将影像资料的诊断结果作为受检者的一个变量，损失了许多影像诊断报告中的文字信息和影像本身的图形特征信息。医学大数据对医学影像的挖掘将引入图像处理技术，从医学影像中直接提取图像的结构特征，对这些特征进行比较，并与已知的信息相关联，做出对影像内容的识别和结构化处理，从而实现对医学影像数据的大规模分析。

传统的医学影像资料由影像科医师进行人工诊断，将诊断结果录入生成的影像诊断报告。尽管影像诊断报告通常是模板化的，包含医疗机构名称、影像诊断报告单类型、受检者基本信息、检查信息、影像表现、印象和图文报告影像区等固定格式的内容，但这些内容是自由文本构成的，难以实现查询和数据挖掘工作。医学影像和影像诊断报告都需要进行数据结构化，转化为结构化报告的形式才能进行数据分析。

医学影像的结构化报告是通过对已有的影像、波形等 DICOM 对象定义的内容类型和关系类型进行整合，依据 DICOM SR 建立树形文档。与影像诊断报告相比，结构化报告系统的效率和质量更高，便于实现各个字段内容的查询、统计和分析等工作。医学影像的结构化报告系统作为医院关系数据库系统的一部分，可以通过前文的 SQL 方法实现查询和提取，构建目标数据库（Gong et al.，2018）。

结构化报告的生成主要有以下 3 种途径：

1. 通过影像科医师人工录入　这种方式属于前结构化。与影像诊断报告类似，都需要影像科医师对影像进行识别、诊断和人工录入。不同之处在于，结构化报告可以自动载入受检者信息，诊断正常的报告可以自动载入模板。对于含有病变征象的内容，影像科医师可以调用美国放射学会（American College of Radiology，ACR）编码的疾病模板，参考相关的疾病形态特征以及可能的诊断，并生成标准文本。

2. 通过 NLP 提取影像诊断报告的信息　这种方式属于后结构化。该方式即 NLP 在影像诊断报告类型的自由文本结构化中的应用，前文已对 NLP 有所介绍，在此不再详述。

3. 通过计算机辅助诊断提取图像信息　计算机辅助诊断通过图像处理技术，可以直接提取医学影像本身的特征，自动生成结构化报告。这也是医学影像数据作为图像数据特有的数据提取方法，详见下文。

计算机辅助诊断（computer-aided diagnosis，CAD）指通过医学影像及其他生理、生化手段，结合计算机的分析计算，辅助发现病灶，提高诊断准确率的技术。基于影像的 CAD 结合了影像学、计算机科学、图像处理、模式识别和人工智能等多学科的知识。基于影像的 CAD 起源于 1983 年国际医学影像 CAD 会议。早期的 CAD 仅应用于有明显诊断特征的疾病，而如今的应用已扩展到几乎任何人体病变部位。

通过基于影像的 CAD 进行影像数据结构化，其关键技术是图像处理。图像处理在计算机科学中属于信号处理的子领域，包括对图形进行加工、分析和处理。对医学影像进行图像处理，主要包括图像分割、特征提取和模式识别 3 个步骤（Wong，2017）：

（1）图像分割：图像分割指将图像中感兴趣的区域提取出来，从而实现对该区域的进一步分析和理解。医学影像的图像分割主要是将可疑病变从正常解剖背景中提取出来。图像分割的方法分为两大类：基于区域的方法和基于边缘的方法。基于区域的方法利用同一区域的均一性将图形分割为不同区域。基于边缘的方法利用区域间的不同性质提取区域的分界线。医学影像具有模糊、不均匀、解剖结构复杂以及个体差异较大的特点，图像分割难度较大。因此，单一的图像分割算法难以取得满意的结果，常常需要多种方法联合。

（2）特征提取：特征提取指对提取出的感兴趣的区域进行测量或检测。

（3）模式识别：模式识别指将特征提取获得的影像数据输入分类算法中，对可疑病变进行分类，从而实现辅助诊断。

其中，特征提取得到的数据和模式识别的诊断结果都可以自动地生成为结构化报告的内容。

三、语音信息的数据提取

在自由文本和图像之外，随着自动语音识别（automatic speech recognition，ASR）技术的发展，语音也成为一类在临床应用越来越广泛的非结构化数据。临床的 ASR 技术起源于21 世纪初，最早应用于帮助患者解决听力或语言障碍的问题。如今，ASR 已应用于数据提取方面，通过为医生提供语音转录功能，将医生的语音录音直接转换成结构化电子医疗记录档案进行存档。ASR 的应用解放了医生的双手，提高了医生的工作效率，为结构化数据的生成提供了新的途径（Hodgson et al.，2018）。

ASR 属于自然语言处理技术的一个分支。主流的大词汇量语音识别系统多采用统计模式识别技术。

1.声学特征提取 声学特征提取是将语音信息压缩的过程，其目的是去除无关的冗余信息，提取影响语音识别的声学特征参数。常用的声学特征参数包括线性预测系数（linear predictive coefficient，LPC）、倒谱系数、梅尔频率倒谱系数（Mel-frequency cepstral coefficients，MFCCs）和感知线性预测（perceptual linear predictive，PLP）。

线性预测分析从人的发声机制入手，通过对声道的短管级联模型的研究，认为系统的传递函数符合全极点数字滤波器的形式，从而 n 时刻的信号可以用前若干时刻的信号的线性组合来估计。通过使实际语音的采样值和线性预测采样值之间达到最小均方差（least mean square，LMS），即可得到线性预测系数 LPC。对 LPC 的计算方法有自相关法（Durbin 法）、协方差法、格型法等。计算上的快速有效保证了这一声学特征的广泛使用。与 LPC 这种预测参数模型类似的声学特征还有线谱对 LSP、反射系数等。

倒谱系数利用同态处理方法，对语音信号求离散傅立叶变换（discrete Fourier transformation，DFT）后取对数，再求反变换 iDFT 就可得到倒谱系数。对于 LPC 倒谱（LPCCEP），在获得滤波器的线性预测系数后，可以用一个递推公式计算得出。实验表明，使用倒谱可以提高特征参数的稳定性。

MFCCs 和 PLP 是受人的听觉系统研究成果推动而导出的声学特征。对人听觉机制的研究发现，当两个频率相近的音调同时发出时，人只能听到一个音调。临界带宽指的就是这样一种令人的主观感觉发生突变的带宽边界。当两个音调的频率差小于临界带宽时，人就会把两个音调听成一个，这称为屏蔽效应。梅尔（Mel）刻度是对这一临界带宽的度量方法之一。

2．声学模型　声学模型用于从语音到音节的概率计算。目前主流的语音识别系统多采用隐马尔科夫模型进行建模。

3．语言模型　语言模型用于从音节到字的概率计算，主要分为规则模型和统计模型两种。统计语言模型是用概率统计的方法来揭示语言单位内在的统计规律，其中 n 元语法简单有效，被广泛使用。n 元语法模型基于这样一种假设：第 n 个词的出现只与前面 $n-1$ 个词相关，而与其他任何词都不相关，整句的概率就是各个词出现概率的乘积。这些概率可以通过直接从语料中统计 n 个词同时出现的次数得到。由于计算量太大，n 一般取值不会很大，常用的是二元语法（Bi-Gram）和三元语法（Tri-Gram）。

4．搜索　连续语音识别中的搜索，就是寻找一个词模型序列以描述输入语音信号，从而得到词解码序列。搜索所依据的是对公式中的声学模型打分和语言模型打分。在实际使用中，往往要依据经验给语言模型加上一个高权重，并设置一个长词惩罚分数。

5．系统实现　语音识别系统选择识别基元的要求是，有准确的定义，能得到足够数据进行训练，具有一般性。英语通常采用上下文相关的音素建模，汉语的协同发音不如英语多，可以采用音节建模。系统所需的训练数据大小与模型复杂度有关。模型设计得过于复杂以至于超出了所提供的训练数据的能力，会使得性能急剧下降。

6．自适应与稳健性　语音识别系统的性能受许多因素的影响，包括不同的说话人、说话方式、环境噪音、传输信道等。提高系统稳健性就是要提高系统克服这些因素影响的能力，使系统在不同的应用环境、条件下性能稳定；自适应的目的是根据不同的影响来源，自动、有针对性地对系统进行调整，在使用中逐步提高性能（孙国强 等，2016）。

小　结

在本章中，我们首先阐述了数据提取的概念及其在数据挖掘中的作用。数据根据其存储的结构形式可以分为结构化数据和非结构化数据。结构化数据以关系数据库的形式存储在医疗信息系统中，需要通过结构化查询语言对关系数据库中的数据进行查询，提取出研究所需的记录和变量，生成可以进一步进行处理和分析的目标数据库。医学领域的非结构化数据主要包括自由文本、影像和语音。对非结构化数据进行结构化处理的方法通常包括有监督和无监督两类方式。有监督方式即由专业医务人员对非结构化信息进行识别或诊断，并手动录入结构化系统中。无监督方式则由计算机结合数据挖掘、人工智能等技术，自动提取和识别非结构化信息的特征，将其转化为结构化数据。提取不同类型的非结构化信息需要应用不同的专业技术。对于自由文本，需要应用自然语言处理技术提取文本中的关键词，并将其整理为结构化的存储形式。对于影像，可以利用以图像处理为核心的计算机辅助诊断技术。对于语音，语音识别技术能够提取声音特征，通过声音模式和语言模式将语音转化为结构化的文字。总之，数据提取不仅为数据挖掘工作奠定了基础，而且扩展了可分析的医学数据的范围，提升了数据利用效率和再利用率，为医学大数据的进展做出重要贡献。

（周泽宸 编，陈大方 审）

参考文献

包小源，等，2018．非结构化电子病历中信息抽取的定制化方法．北京大学学报（医学版），50（02）：256-263.

冯俐，2018．中文分词技术综述．现代计算机，（34）：17-20.

卢延鑫，等，2013．利用自然语言处理技术提取致病因素信息研究．医学信息学杂志，34（03）：55-58.

孙国强，等，2016．智能语音识别技术在医院应用中的探索与实践．中国数字医学，11（09）：35-37.

Abhyankar S，et al.，2014．Combining structured and unstructured data to identify a cohort of ICU patients who received dialysis. Journal of the American Medical Informatics Association，21（5）：801-807.

Diane D，2015. How to use relational databases：data retrieval with structured query language. Journal of the American Health Information Management Association，86（11）：22-27.

Ford E，et al.，2016. Extracting information from the text of electronic medical records to improve case detection：a systematic review. Journal of the American Medical Informatics Association，23（5）：1007-1015.

Gong J，et al.，2018. Computer-aided diagnosis of lung cancer：the effect of training data sets on classification accuracy of lung nodules. Physics in Medicine and Biology，63（3）：35-36.

Hodgson T，et al.，2018. Evaluating the usability of speech recognition to create clinical documentation using a commercial electronic health record. International Journal of Medical Informatics，113：38-42.

Kreimeyer K，et al.，2017. Natural language processing systems for capturing and standardizing unstructured clinical information：a systematic review. Journal of Biomedical Informatics，73：14-29.

Lara J A，et al.，2014. Data preparation for KDD through automatic reasoning based on description logic. Information Systems，44：54-72.

Nair S，et al.，2016. Secondary Analysis of Electronic Health Records. Berlin，Germany：Springer International Publishing：101-114.

Tripathee D，2016. Hospital Database Management System. International Journal of Computer Science and Mobile Computing，5（4）：71-73.

Velupillai S，et al.，2015. Recent advances in clinical natural language processing in support of semantic analysis. Yearbook of medical informatics，10（1）：183-193.

Wong L，2017. Recent developments in machine learning for medical imaging applications. Computerized Medical Imaging and Graphics，57：1-3.

第四章 数据预处理

近些年，大数据、机器学习、数据可视化、人工智能、智慧医疗等概念兴起，人们对医疗数据表现出了极大兴趣。不管如何演变，每一项数据任务都是从收集、准备和处理一个新的、不熟悉的数据集开始的，数据是始终绕不开的主角。然而，真实世界的数据往往是"混乱的"，可能存在各种各样的错误或问题，例如：变量编码规则不统一，如女性被编码为"女""女性""妇女"等；有异常值，如年龄大于 300，BMI 大于 50；数据不完整，如关键变量有缺失等；逻辑错误，如"性别男，怀孕一次"；变量类型与存储格式不相符，如数字、日期变量等为字符串格式；重复记录，如多条记录的 ID 及变量值完全相同；数据冗余，如一个变量可由一组变量或其他变量生成等。然而，数据分析是以"干净的"数据为前提的，因此，数据预处理的重要性不言而喻。实际上，数据挖掘绝大部分时间都花在数据清理上，数据预处理是数据挖掘的主要步骤。尽管这项工作非常重要，然而它并没有像数据挖掘、机器学习、大数据一样获得大家的关注。

Megan Squire 曾在 *Clean Data* 一书中以厨房为例，对数据科学、数据预处理作了一个隐喻。请在脑海中想象一幕场景：我们接过一个菜篮子，里头装满了我们曾见过的最鲜美的蔬菜，它们来自一个有机农场，每一个都在其最鲜嫩时采摘——西红柿饱满多汁，生菜清脆可口，辣椒鲜艳厚实。然而，当我们非常兴奋地开始烹饪时，环顾一周，厨房却很脏，锅碗瓢盆都是烧焦的，刀上锈迹斑斑，毛巾湿乎乎的，却再没有其他工具了，水槽也坏了，有一只甲虫正从生菜中爬出。相信任何一个厨师也不愿在这里做菜。因为，这将毁掉一篮子极美味的食材，甚至可能导致人生病。另外，这样的烹饪既没有乐趣，也会特别浪费时间。就像厨房做菜一样，我们绝对值得花时间准备和清理数据的原材料和工作环境。数据科学有一句谚语"垃圾进，垃圾出"，意思是一个高质量的数据集是获得正确、可靠结果的基本条件。

第一节 数据挖掘实施步骤

完整的数据挖掘实施可分为 6 个步骤：

第一步，提出问题。你将要解决什么问题？

第二步，数据收集、提取和存储。什么样的数据来源可以帮助解决问题？如何收集或提取数据？数据存储的格式是什么？

第三步，数据预处理。如何清理、集成、转换、归约数据等，以获得干净、可靠的数据集用于统计分析或数据挖掘？

第四步，数据挖掘与数据分析。进行什么统计分析？运用什么算法？运用什么机器学习的方法？顺序是什么样的？

第五步，结果展示和数据可视化。如何展示你的结果？需要多少张表，多少张图？需要什么类型的图？是否有其他可替代的、更优的展示方法？

第六步，问题的答案。第一步所提出问题的答案是什么？研究结果有什么局限性？哪一部分未做解答？下一步计划是什么？

数据挖掘过程不是一个线性的、从头到尾的工作流程。实际工作中，并非每一个项目都需要所有步骤，我们将根据课题实际需要重新审视这些步骤。当然，不同步骤之间也可能相互影响。数据预处理是整个流程的一个关键部分，它与数据收集、提取、存储的联系十分紧密。数据收集、提取、储存、清理常常是一个循环过程。数据预处理的方式也受各种各样的统计方法支配，每种统计方法对数据格式、字符串编码、数据解析等的要求不尽相同。

第二节　医学数据的常见问题

通常，如果数据使用者不了解数据特点，或缺乏与数据采集者的沟通，就会严重影响数据分析质量。利用真实世界数据进行数据挖掘时常见的问题如表 4-1 所示。

表4-1　医院数据常见分类与数据提取常见问题

分类	举例	数据提取的常见问题
人口学统计资料	年龄、性别、种族、身高	敏感信息需隐匿化。种族等信息可能数据质量较差
实验室检查	肌酐、乳酸、白细胞计数、微生物学检查	检测样本的质量难以评估。检测方法和试剂可能随医疗机构、检测时间的变化而改变
影像学检查	X 线检查、计算机轴向体层摄影扫描（CAT/CT）、超声心动图	影像图片上有受伦理保护的个人信息，去隐私化难度增加，也可能直接影响影像图片的报告模板。影像报告的模板可能会影响内容
生理数据	生命体征、心电图、脑电图	数据可能已经过专用算法预处理。实际采集的生理数据可能与数据标签的描述不相符
药物处方	处方、剂量、用药时间	处方药物并非实际使用药物，处方时间不完全是用药时间
诊断与操作编码	国际疾病分类编码（ICD）、当代操作术语集（CPT）	医学记录通常是回顾性的，而不是患者的现病史/症状。不同编码标准之间可能存在疾病的错分偏倚，编码适用性需进一步验证
医护人员程序性记录	入院记录、每日病程记录、出院小结、手术记录	印刷错误，使用医学缩略词。所需提取的关键词的上下文逻辑很重要（如疾病可能出现在家族史、既往史或现病史中）

为更充分地理解上述问题，下面就其中部分内容进行重点讨论。

1. 计费数据　通常由医院和医护人员向保险公司提出索赔时使用的编码组成。国际上，两种最常见的编码系统分别是世界卫生组织修订的国际疾病分类编码（international classification of diseases，ICD）和美国医疗协会修订的当代操作术语集（current procedural terminology，CPT）。建立这些层次化术语的初衷是实现医学分类和报告的标准化。然而，计费编码并不从临床的角度记录病人的医疗状况，因此其准确性通常需要验证。

2．生理数据　如床旁心率、血压和呼吸频率等信息，这些信息的监测频率和范围与护理等级直接相关。实际采集的生理数据可能与数据标签的描述不相符。例如，一项评估"指尖血糖"检测准确性的研究发现，医护人员经常用易接近的血管而非指尖血管进行血糖检测，导致实际采集的血糖数据并非"指尖血糖"。

3．药物处方数据　在评价治疗效果和患者预后的研究中，患者的服药时间是需要考虑的变量。然而，不同系统中药物处方数据的时间戳含义可能不同，一些时间戳表示医师开具处方医嘱的时间，另一些时间戳则表示患者实际用药的时间。此外，开具的药物处方有时不能准确反映患者的实际服药情况。

4．患者病程的记录和报告　这部分内容总结了一位患者的住院经过，并提供了来自实验室和影像学检查的发现。尽管是"自由文本"，记录经常是在模板系统的帮助下创建的，这意味着它们可能是部分结构化的，因此，这需要将自由文本提取或转化为结构化信息，才能用于数据分析。

此外，医院本身的特征也会引起就诊或入院偏倚。例如，医院类型（综合医院与儿科、老年、肿瘤、妇产等专科医院）、医院等级（一级、二级、三级）等特征会直接影响或决定其所服务患者人群的年龄、病种等特征。

第三节　数据预处理

数据预处理（data preprocessing）的目的在于评估和优化数据质量，通过一系列的数据预处理任务，将原始数据集整理成"干净的"分析数据集，以适用于下一步的统计分析、数据挖掘、机器学习或可视化，以保证分析结果的真实性、有效性。

数据预处理的过程可概括为两个核心问题与 4 个主要步骤。两个核心问题为："如何通过数据预处理提高数据质量，因而获得高质量分析结果"以及"如何进行数据预处理使数据分析的过程省时而高效"。4 个主要步骤为：数据清理（data cleaning）、数据集成（data integration）、数据变换（data transformation）和数据归约（data reduction）。值得注意的是，这些步骤不是完全互斥的，例如，删除冗余数据可以视为数据清理或数据归约。在预处理的过程，研究者需避免处理数据时引入其他偏倚。此外，绝不能为了得到有统计学意义的结果，而在同一个数据库中通过不同的预处理方式进行重复"试错"。

数据质量的三要素为完整性、准确性和一致性。然而，真实世界的数据常是不完整、不准确和不一致的。数据的不完整表现为感兴趣的关键变量缺失或变量值缺失，数据不准确表现为有噪声、逻辑错误或异常值，数据不一致表现为不同数据源的变量命名规则、编码、格式存在差别，等等。影响数据质量的因素可能有很多，以完整性为例，感兴趣的数据因最初不重要而未收集、无简便可行的检测方法、数据收集过程中设备出现故障、数据预处理时删除异常值、数据的记录或修改被忽略等因素都会导致缺失值。**数据清理**的主要内容则是处理不完整、不准确和不一致数据。

数据可能有多种来源，包括不同的数据集、数据立方（data cube）和文件等，对不同来源、不同形式的数据进行链接（或合并）就是**数据集成**。数据集成时容易产生不一致和冗余数据。通常，需要进行额外的数据清理去除冗余数据，纠正不一致性。

原始数据集可能不适用于数据挖掘算法，对原始数据集的变量进行**数据变换**，生成适应算法的新变量，通常能获得更好的建模结果。例如，在使用计算距离的算法时（如神经网络、最邻近分类法、聚类），若建模的数据集中有年龄和年收入，年收入的数值远大于年龄，则计算距离时年收入也将超过年龄。可以将年收入、年龄进行标准正态变换，将数据缩放至特定区间 [0, 1]，从而消除变量的量纲对建模的影响。

有时候数据量特别大，数据挖掘的计算过程会变得十分缓慢。**数据归约**可以帮助减少数据的变量个数，而不影响或基本不影响数据的分析结果。常见的一些数据归约技术包括变量子集选择（attribute subset selection）、数据降维（dimensionality reduction）和数据消减（numerosity reduction）、离散化和概念层次结构（discretization and concept hierarchy generation）等。

一、数据清理

数据清理的基本内容包括：确保原始数据集的值正确地读入或写入统计软件；检查某些变量的唯一性，如 ID 编码、主键和外键等；检查和去除重复记录；检查和填补缺失值；检查和整理数值变量、字符串变量、日期变量的有效值和格式；检查和处理多个数据源 / 数据集的变量类型一致性，如变量命名及其取值；检查和去除冗余变量等。

成功的数据清理通常建立在全面了解数据的基础上。对数据进行描述性统计可以了解变量的集中趋势与离散程度，如数值变量的平均值、中位数、四分位数、百分位数、四分位间距、方差等，或绘制箱式图、茎叶图等。这些描述性统计可以帮助充分了解数据的分布情况，确定数据的典型特征，并突出数据的清理内容。本书的第六章将讨论离群值的数据清理。

二、数据集成

数据集成是将多源数据合并成一个总体数据库，其中模式集成（schema integration）和实体匹配是非常棘手的。模式，也称逻辑模式，是指数据库中全体数据的逻辑结构与特征的描述。模式集成时，每一个变量的记录示例应包括该变量的名称、含义、数据类型和取值范围，以及用于处理空白、零值或空值的规则，这有助于避免模式集成的错误。匹配不同数据源的相同真实世界实体是一个实体的识别问题。例如，数据分析员或计算机如何确认一个数据库中的 patient_id 和另一个数据库中的 patient_number 指的是同一个变量呢？

冗余也是一个重要的问题。如果一个变量可以从另一个变量或一组变量中生成，就会产生冗余，如 BMI 可通过身高和体重生成。变量命名的不一致也可能导致数据集出现冗余。部分冗余变量可以通过相关分析测量变量之间相互影响程度发现。对于数值型变量，Pearson 相关系数或协方差是发现和判断冗余的经典方法。散点图也可直观观察两个数值的相关性。对于分类（离散）变量，最常用的方法是卡方检验。

第三个重要问题是检测和解决变量的不一致。不同数据来源的相同真实世界实体的值存在差别，可能原因是数据收集方法、表示方法、缩放比例或编码差异等。例如，体重以国际单位、英制单位分别储存于不同数据库；或在一个数据库中费用支付类型编码为"H"

和"S"，在另一数据库中为"1"和"2"；或不同数据源检测血清肌酐的实验室方法分别为酶法、苦味酸法等。

各数据源异质的数据结构、数据标准和语义等给数据集成造成了不小的挑战。我们应谨慎地合并数据集，减少集成数据库中的冗余和不一致性，提高后续数据分析的准确性和速度。

三、数据变换

在数据变换中，我们将对数据进行整理和变换，以适应数学模型或算法。数据变换涉及的内容包括：归一化（normalization），或称标准化，是将变量值缩放至指定范围，如 [−1，1] 或 [0，1]，化为无量纲形式；特征构建（feature construction），指根据变量集合生成新变量；平滑（smoothing），如分箱、回归和聚类等技术，主要用于消除数据噪声；聚合（aggregation），进行数据汇总，如按年或季度计算家庭医疗支出；泛化（generalization），使用高层次概念替换低层次概念，如将年龄映射到高层次概念——青年、中年和老年。

归一化对分类算法（如神经网络）或距离算法（如最邻近分类和聚类）非常实用。例如，在使用反向传播神经网络算法进行分类挖掘时，将输入值统一正态变换会大大提升算法的学习效率和建模性能。常用归一化方法有：最小 - 最大值归一化（min-max normalization）、Z 得分归一化（Z-score normalization）、小数定标归一化（normalization by decimal scaling）等。

1．最小 - 最大值归一化　将区间为 [A_{min}，A_{max}] 的变量 A 的值 v 映射至指定区间 [A_{new_min}，A_{new_max}] 中 v'，变换公式如下：

$$v' = \frac{v - A_{min}}{A_{max} - A_{min}} \left(A_{new\_max} - A_{new\_min} \right) + A_{new\_min} \qquad （式 4-1）$$

该方法对数据进行线性变换，保留了原始数据值之间的关系，但一旦有新的变量值超出 A 原始取值范围，就会出现错误。

2．Z 得分归一化　当变量 A 的实际最小值和最大值未知时，或存在极端值对最小 - 最大值归一化起支配作用时，可以采用 Z 得分归一化（或称零 - 均值归一化）。$\bar{A}$ 是指变量 A 的均值，σ_A 是指 A 的标准差，公式如下：

$$v' = \frac{v - \bar{A}}{\sigma A} \qquad （式 4-2）$$

该公式的标准差 σ_A 也可以替换为 A 的均值绝对偏差 s_A。与标准差相比，均值绝对偏差受离群点的影响更小，生成的 Z 得分归一化稳健性更强。

3．小数定标归一化　通过移动变量 A 的小数点进行十进制的归一化，小数点移动位数取决于变量 A 的最大绝对值。j 是使 Max（$|v'|$）< 1 的最小整数。

$$v' = \frac{v}{10^j} \qquad （式 4-3）$$

4．秩变换（rank transformation）　变量分布的改变可能导致模型性能发生变化，因为我们揭示的关系被先前的变量分布掩盖了。一种最简单的变换方式是采用秩排序替代原始变量值。假设数据集中有 m 个个体，就可以得到一个包含 $[1, m]$ 整数的新变量。r_i 指第 i 个个体的秩排序。通过概率密度函数，计算其在正态分布高斯曲线的概率 ϕ，将秩转换为正态分数。

$$y = \phi^{-1} \left(\frac{r_i - \frac{3}{8}}{m + \frac{1}{4}} \right) \qquad （式 4\text{-}4）$$

这种转换方式使新生成的变量接近正态分布。但它仅推荐用于训练集和测试集相同的情况，而不能用于有独立的训练集和测试集的情况。

5. Box-Cox 变换（Box-Cox transformation）　当我们想选择一个变量的最优变换方式时，并不知道哪一种变换方式可以使模型性能最佳。Box-Cox 变换的提出旨在将一个连续变量变换为近似的正态分布，公式如下：

$$y = \begin{cases} \dfrac{x^{\lambda-1}}{\lambda}, & \lambda \neq 0 \\ \log x, & \lambda = 0 \end{cases} \qquad （式 4\text{-}5）$$

所有的线性、二次项和其他类似变换都是 Box-Cox 变换的特例。需注意的是，所有 x 的值必须为正，可以加常数项 C 抵消负值。

我们可以增加参数来缩放变量值，通常使用数据的几何均数 g：

$$y = \begin{cases} \dfrac{(x+c)^{\lambda-1}}{g^{\lambda}}, & \lambda \neq 0 \\ \log (x+c) / g, & \lambda = 0 \end{cases} \qquad （式 4\text{-}6）$$

上述公式中的 λ 为变换参数。Box-Cox 变换的关键问题在于怎样选定一个最优的 λ，使得变换后的变量 y 正态性最好。我们可以通过在 $[-3, 3]$ 内小步骤迭代测试 λ，直到变量足够接近正态分布。此外，基于 Johnson 和 Wichern 的研究工作，我们可以通过最大似然估计确定 λ。似然函数值最大时 λ 的取值就是这里需要确定的值。

$$L(\lambda) = -\frac{n}{2} \ln \left[\frac{1}{m} \sum_{j=1}^{m} (y_j - \bar{y})^2 \right] + (\lambda - 1) \sum_{j=1}^{m} \ln x_j \qquad （式 4\text{-}7）$$

四、数据归约

当处理海量数据时，复杂的数据分析可能需要花费大量的计算时间，从而导致分析方案不可行。这时，数据归约技术正好派上用场，在尽可能不改变数据集原始信息的情况下，减少数据的维度，从而使数据分析更有效率，并获得相同或近似的结果。值得注意的是，数据归约耗时应比节省的计算耗时少，这样才是值得的。数据归约的主要技术有：

- 变量子集选择：检验和去除无关、弱相关或冗余变量。
- 数据降维：通过编码机制减小数据集的规模。
- 数据消减：使用可替代的、更小的数据集进行替换或参数估计，如参数模型（仅需储存模型参数而非实际数据）或非参数模型（聚类、抽样和直方图）。
- 离散化和概念层次结构：将变量的原始取值由范围或更高级概念替代。

1. 变量子集选择　用于分析的数据集可能包含成百上千个变量，然而，其中许多变量可能与数据分析目的无关，存在大量的数据冗余。尽管领域内专家可通过经验判断直接挑选一些有用变量，但这种方式耗时、费力。另外，在不全然知晓研究背景的条件下，若直接舍弃相关变量，可能造成分析结果不理想，但若保留无关变量，就会大大增加计算量。变量子集选择的目标则是寻找一组最小变量集，使这组变量的概率分布与原始数据集的变量分布尽可能相同。

如何才能找到原始数据集的最优子集呢？假设一个数据集有 n 个变量，则子集组合有 2^n 个。如果使用穷举法，随着 n 的增大，其计算量将呈指数级增长，这种方法很不现实。寻找最优解的最常用方法是启发式算法（heuristic methods），这是一类探索减少检索空间的方法，它们通常以寻找局部最优解的方式，发掘或接近全局最优解。其中，一些传统的启发式算法包括：

- 前进法：从空变量集开始，在每一步中将剩下的原变量集中最好的变量添加到该集合中。
- 后退法：从整个变量集开始，在每一步中将集合中最差的变量删除。
- 逐步回归法：前进法与后退法结合，即每一步选择一个最好的变量，同时在剩余变量中删除一个最差的变量。
- 决策树法：从根结点开始，每个分支结点表示一个变量上的测试，每个分支对应一个测试结果；每个叶结点表示一个类预测。在每个结点，算法选择最好的变量，将数据划分成类。

这类方法要求变量相互独立，通过假设检验与贡献度 / 信息增益判断和筛选"最优"或"最差"变量。近几十年，一些新的理论与方法也得到了快速发展和广泛应用，例如模拟退火算法、遗传算法、蚁群算法、人工神经网络等，这类方法通常采用分布式计算方式，可大大提高算法的计算能力与效率，而且不容易陷入局部最优，易于找到全局最优。

2．数据降维   在降维中，数据编码或数据转换可简化、压缩原始数据集。如果原始数据集可以被重构成"压缩"数据而不损失任何信息，这种数据简化是无损的。相反，如果只能从"压缩"数据获得原始数据集的近似估计值，则这种数据简化是有损的。现在有一些较成熟的算法可用于字符串压缩，它们通常都是无损的，但处理数据的能力有限。常见而有效的"有损"降维方法有小波变换（wavelet transforms）和主成分分析等，它们分别用于分类变量与连续变量的数据降维。

3．数据消减   数据消减则是采用可替代的、更小数据的表示形式，以减小数据体积，分为参数法和非参数法。参数法是用数据建模，最终仅储存模型的参数而非实际数据，有时也可储存异常值。常见参数法如采用线性回归模型拟合多个变量之间的线性函数关系；又如通过对数线性模型，基于较少变量组合，估计更高维变量组合的概率。

非参数法通常使用直方图、聚类和抽样等方式简化数据。常用于数据消减的直方图包括等宽直方图、等频率直方图、V 优化直方图和 MaxDiff 直方图等。聚类则是通过比较"相似性"，对研究对象进行分组或分类。之所以纳入"抽样"是因为抽样是最常用的估计聚合查询结果的方法。可以随机抽取一个较小的样本代表总体数据集，根据中心极限定理，在允许的误差范围内，用充足的抽样样本估计既定的函数，而抽样的样本量却远小于原始数据集，因而可以大大提高数据分析效率。

4．离散化和概念层次   离散化是对连续变量的原始值采用间距标签或概念标签形式的分类变量替换过程。例如，用一个连续变量的极差整除间距（如四分位数）来减少变量的赋值，而间距界值可以直接用来替代实际的数据值。因此，可以用极少的间距界值取代大量的变量值，从而简化数据集。离散化技术可根据执行方式进行分类，如是否使用分类信息，这种方式通常是有监督的离散化。然而，按照方向进行离散化，如自顶而下、自底而上的方式，通常是无监督的。自顶向下（top-down）的离散化又称分割（splitting），是首先找到一个或几个分割/切割点，对整个变量值范围进行分割，然后在此结果间距上进行递归，反复迭代。自底向上（bottom-up）的离散化又称合并（merging），首先将所有连续值视为潜在分割点，然后通过合并邻近值生成间距，并递归此过程。这类对变量值离散化、递归，从而对变量分层或多级分割的过程称作概念层次。概念层次是发掘抽象概念的常用工具，这种方式可能会造成信息损失，但它可以大幅减少输入/输出操作，比非简化数据集的挖掘更高效。另外，新生成变量可能更符合实际而较容易解释，如将年龄离散化为儿童、青年、中年和老年（图 4-1）。

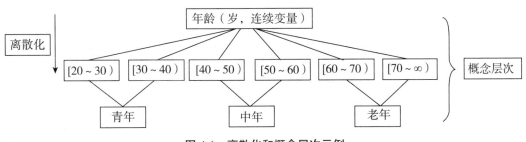

图 4-1 离散化和概念层次示例

在真实世界中，由于变量取值范围宽泛或数据更新频繁，概念层次的手动定义既有些武断，又需领域专家论证，因此繁琐而耗时。可以借助一些离散化手段自动构建变量的概念层次。生成连续变量概念层次的离散化方法包括分箱、直方图分析、基于熵的离散化、卡方分割、聚类分析等，这些方法通常要求变量值升序排列。其中，基于熵的离散化最常用，它最早由 Claude Shannon 应用于信息理论，以获取信息的概念，这是一种有监督的、自顶向下的分割技术。分类数据本身是离散的，而且它们的值通常是有限的、无序的，如地理位置、职业、物品种类等。它们通常依靠专家或用户对显示的分组、组合等进行定义，以达到进一步离散化的目的。

小 结

鉴于真实世界数据的不完整、不一致、不准确等特点，数据预处理是数据存储与挖掘过程的关键步骤，它包括了数据清理、数据集成、数据变换和数据归约等。这些预处理的内容并不是独立、互斥和严格有序的。可以在数据预处理前对数据进行描述性汇总，如描述均值、中位值、众数等集中趋势，极差、分位数、方差、标准差等离散趋势，这将十分有利于数据预处理与数据挖掘。

（刘志科 编，陈大方 审）

参考文献

García S，et al.，2015. Data Preprocessing in Data Mining. Burgos，Spain：Springer International Publishing.

Han J，et al.，2016. Concepts and Techniques. 2nd Edition. San Francisco：Elsevier Inc.

Malley B，et al.，2016. Data Pre-processing//MIT Critical Data. Secondary Analysis of Electronic．Berlin，Germany：Springer International Publishing.

Squire M，2015. Clean Data. Birmingham：Packt Publishing Ltd.

第五章　缺失数据处理

缺失值（missing data）是数据集中常见的问题，由于大多数的统计模型只能处理完整的数据，因此对缺失值进行处理是对数据进行分析之前必不可少的步骤。处理缺失值的方法可分为两类：数据删除（deletion）和数据插补（imputation）。数据删除指将不完整的观测直接删除的一类方法。数据插补指尽可能利用已有信息对缺失信息进行填补。

第一节　缺失值产生的原因

一、缺失值的分类

缺失值分为可恢复缺失值（recoverable missing data）和不可恢复缺失值（non-recoverable missing data）（Data MITC，2016）。可恢复缺失值是指缺失处的数值实际存在但是没有观测到，例如在进行问卷调查时，身体健康的人往往并不清楚自己的血压值，容易在血压值这一项产生缺失（Cismondi et al.，2013），但血压值本身是存在的；不可恢复缺失值指缺失处的数值实际并不存在，例如在研究女性的病历资料时，如果某女性尚无月经初潮，那么其月经周期的数据就会缺失。

对于这两类缺失值，处理方法并不相同：处理可恢复缺失值时，可以根据经验和相关的知识对其进行插补，比如利用健康人的平均血压值插补问卷调查中血压的缺失值；而对于不可恢复缺失值，需要根据研究具体情况对变量进行适当预处理，比如将月经周期这个变量下的缺失值记为 0，或者只选取月经周期等变量非缺失的人群进行研究（改变目标人群）。

不可恢复缺失值的出现往往与实验设计时目标观测、研究变量的选择相关，应当从实验设计阶段尽量避免不可恢复缺失值的产生。对于不可恢复缺失值，需要重点检查实验设计。不可恢复数据常表明这个观测并非研究对象，因此直接将该观测删除即可。

本章内容只对可恢复缺失值的产生机制及处理方法进行介绍。

二、缺失值的产生机制

缺失值的产生机制将影响处理缺失值的方法选择。根据与已观察到的数据和未观察到的数据的关系，缺失数据的产生机制可被归为 3 类（Data MITC，2016）。

为了简化表达，此处只考虑单变量的观测缺失情形，并用数学语言进行描述。数据集 X 可分为两部分：

$$X = \{X_{obs},\ X_{miss}\} \qquad\qquad （式 5\text{-}1）$$

其中 X_{obs} 表示数据集已观察到的数据，X_{miss} 表示未观察到的数据。

对每一个观测，可构造一个二分类响应变量 I（indicator）来表示是否缺失：

$$I = \begin{cases} 1 & x \text{ 非缺失} \\ 0 & x \text{ 缺失} \end{cases} \quad\quad (\text{式 5-2})$$

缺失数据的机制可以由在已观察到数据和未观察到数据的条件下观测为缺失的条件概率表示，形式为：

$$P\,(I\,|\,X_{\mathrm{obs}},\ X_{\mathrm{miss}}) \quad\quad (\text{式 5-3})$$

根据二分类变量 I 的取值是否与已观察到的数据或未观察到的数据有关，缺失数据的 3 种产生机制具体如下：

1．完全随机缺失（missing completely at random，MCAR）

$$P\,(I\,|\,X_{\mathrm{obs}},\ X_{\mathrm{miss}}) = P\,(I)$$

缺失的发生与已观察到的数据和未观察到的数据都无关。这种情况下它的缺失机制是可以忽略的。例如医生忘记记录患者的性别，这不取决于任何变量，也与病人的特征无关。

2．随机缺失（missing at random，MAR）

$$P\,(I\,|\,X_{\mathrm{obs}},\ X_{\mathrm{miss}}) = P\,(I\,|\,X_{\mathrm{obs}})$$

缺失的发生仅与已观察到的数据有关，而与它自身的值无关，这时可以利用已有的信息尝试对缺失信息进行插补。例如，如果年纪越大的人越可能忘记自己的详细病史，那么病史中的信息缺失将依赖于年龄这个变量，因此可以根据患者的年龄对缺失进行更为合理的插补。

3．非随机缺失（missing not at random，MNAR）

$$P\,(I\,|\,X_{\mathrm{obs}},\ X_{\mathrm{miss}}) = P\,(I\,|\,X_{\mathrm{miss}})$$

缺失的发生与缺失值本身有关。例如，在有关肿瘤的队列研究中，如果患者出现治疗失败，则很可能从队列中脱落（唐健元 等，2011）；又比如健康人往往不清楚自己的血压值，那么在问卷调查中，变量"血压"的缺失值依赖于血压值本身（但它是缺失的）。随机缺失的变量受到自身的影响，因此在处理这类缺失时需要有相关的模型假设，利用贝叶斯统计、最大似然估计等方法来填补缺失数据。

值得注意的是，如果关于缺失原因的数据信息能够纳入缺失数据的模型，那么缺失的机制可能由 MNAR 向 MAR 甚至 MCAR 转变（Troxel et al.，1998）：

$$I \leftrightarrow Y \leftrightarrow X$$

例如是否缺失 I 与缺失数据 X_{miss} 的相关性实际上是由潜在的变量 Y 决定的，那么将 Y 纳入数据（X_{obs}）中就能将 MNAR 转变为 MAR：

$$p\,(I\,|\,X_{\mathrm{miss}},\ Y) = \frac{p\,(I,\ X_{\mathrm{miss}}\,|\,Y)}{p\,(X_{\mathrm{miss}}\,|\,Y)} = \frac{p\,(I\,|\,Y)\,p\,(X_{\mathrm{miss}}\,|\,Y)}{p\,(X_{\mathrm{miss}}\,|\,Y)} = p\,(I\,|\,Y)$$

因此，要尽量收集与产生缺失有关的信息。

三、缺失值与 R 语言

本文将以 R 语言代码为例介绍缺失值的具体处理方法。

在 R 语言中，缺失值记为"NA"，它会导致许多运算无法运行（例如求和函数 sum（.）），可以通过调整函数的相关参数去除缺失值的影响（na.rm=T，在计算中忽略缺失值）。R 中可用 Is.na（.）函数判断缺失值。

1. # 缺失值的特点 #
2. x=c（1，2，NA，4）
3. sum（x）
4. #［1］NA
5. sum（x，na.rm=T）
6. #［1］7

需要区分的是，在 R 语言中"NA"不等于"NULL"、"NaN"，其中"NULL"代表"不存在"，而"NaN"则表示不可能值。可以通过下面的例子更好地理解它们之间的区别。

1. #Na 不同于 NULL、NaN，数据集中的 NULL 不影响运算 #
2. y=c（1，2，NULL，4）
3. sum（y）
4. #［1］7
5.
6. pi / 0
7. #Inf
8. 0 / 0
9. #NaN
10.
11. 1/0 + 1/0
12. # Inf
13. 1/0 - 1/0
14. # NaN

第二节 缺失值的处理方法

缺失值的处理方法需要根据所研究数据集的数据特点、缺失数据的原因、缺失值的比例进行选择。通常来说，选择的方法应比较简单并且给数据集带来的偏倚尽可能小。

本节将以 R 语言为例，介绍识别缺失值并探索缺失模式的手段、常用的缺失值处理方法（删除法和插补法）以及方法的选择标准。用插补法填补某自变量的缺失值时，通常不能用到因变量的信息，因为使用了因变量的数据进行填补很可能会在之后的分析中"强化"自变量和因变量的关系，从而使研究结果产生偏倚。

本节最后将通过一个例子简要介绍非随机缺失的处理方法。

一、识别缺失值

进行数据分析前，需要识别数据中是否含有缺失值。对于规模较小的数据，可以很容易地发现缺失值的位置；当数据规模非常大时，可以利用一些函数快速识别缺失值，并利用一些可视化的技术初步判断缺失机制。

【例1】有一项分析空气质量（PM 2.5）与抑郁关系的研究，天气数据的每一行为一天的观测，每一列为一个观测变量（共6个变量），包含了2316天是否为节假日（Holiday，Hol）、星期几（Day of week，Dow）、温度（Temperature，Tem）、湿度（Humidity，Hum）、光照强度（Sunshine，Sun）、PM2.5（PM25）等信息。其中变量PM25共有50个缺失值，其余变量均不含缺失值，即有2266条完整的观测。作为案例此处只提供了自变量的信息，因为PM25值的缺失与抑郁是无关的，同时可以避免使用因变量数据进行填补导致的偏倚（强化了自变量和因变量的关系）。

	Hol	Dow	Tem	Hum	Sun	PM25
1.						
2.	1	Thu	20.7	71	0.30	15.879167
3.	1	Fri	20.7	79	0.09	NA
4.	1	Sat	17.4	82	0.00	12.787500
5.	0	Sun	16.4	56	1.23	3.395833
6.	0	Mon	19.0	52	1.17	8.141667
7.	0	Tue	22.6	60	0.91	13.958333

利用anyNA（.）函数快速判断【例1】中是否含有缺失值：

```
8. #判断是否有缺失值#
9. anyNA（data）
10. #［1］TRUE
```

利用DMwR包的manyNAs（.）函数判断是否存在较多缺失值的观测，该函数默认识别含有20%以上缺失变量的观测，可通过调整manyNAs（data，nORp=0.2）中参数nORp的值来改变识别模式。

```
1. #判断是否有存在较多缺失值的观测#
2. # install.packages（'DMwR'）
3. library（DMwR）
4. manyNAs（data，0.2）
5. #named integer（0）
```

利用VIM包内的aggr（.）、matrixplot（.）函数对缺失值进行可视化分析：

1．# install.packages（'VIM'）

2．library（VIM）

3．aggr（data，number=T）

图 5-1 为 aggr 函数效果图，左图展示了含有缺失值的变量及其所占比例，右图则展示了含有缺失值的变量组合。aggr 函数可以帮助我们对数据集的缺失情况有一个直观的认识。

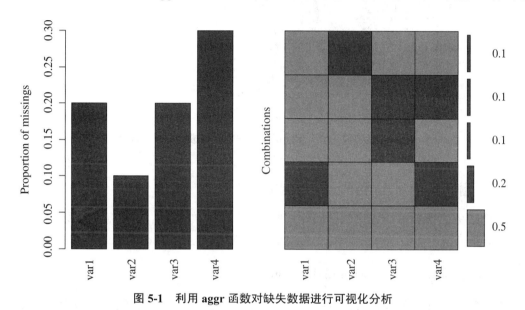

图 5-1   利用 aggr 函数对缺失数据进行可视化分析

图 5-2 为 matrixplot（.）函数的效果图，它用灰度来表示同一变量中数据的相对大小，展示了每个观测数据的情况，图中箭头所指为缺失值。该函数的优势在于可以进行交互操作，单击一列将会按其对应的变量重新排列，可以利用这个函数来探索变量之间的相关关系，大致判断缺失机制是否为 MAR 或 MCAR。例如图 5-2 中按照 PM25 进行重排，可以发现 PM25 与其余变量没有明显的相关性，可以认为它的缺失机制是 MCAR。

1．matrixplot（data）

mice 包提供的 md.pattern（.）是一个简洁的、对缺失值进行探索的函数。md.pattern（.）的结果里每一行是一种数据模式，0 代表缺失，1 代表完整；最后一列的数字表示该数据模式下缺失变量的个数，第一列的数字表示对应这种模式的观测数；最后一行的数字表示每种变量含有缺失值的个数。

1．# install.packages（'mice'）

2．library（mice）

3．md.pattern（data）

4．#	Hol	Dow	Tem	Hum	Sun	PM25	
5．#2266	1	1	1	1	1	1	0
6．# 50	1	1	1	1	1	0	1
7．#	0	0	0	0	0	50	50

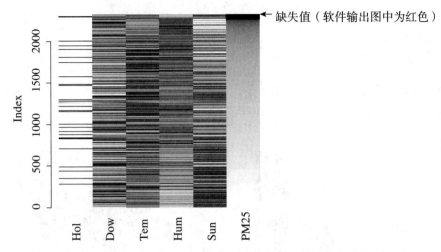

图5-2   利用 matrixplot 函数对缺失数据进行可视化分析

二、删除法（deletion methods）

处理缺失值最简单的方法就是删除那些含有缺失值的观测，或者删除频繁出现缺失的变量。通常来说，直接删除只在 MCAR 时能得到有效的结论（Schafer et al., 1999）。

（一）变量删除法（variable deletion）

变量删除实际上是变量选择的一个步骤，在进行数据挖掘时，需要从数据集的变量候选集中挑选出能对研究的问题进行分析的变量。通常来说，一个变量如果含有多于 50% 的缺失观测，那么建议将这个变量删除。比如在对电子病历的研究中（表 5-1），变量"谷草转氨酶"的数据缺失率较高，可以考虑将它删除。当然这样做也会有一定的风险：排除的变量可能是某一研究问题的因变量，从而导致研究结论的偏倚。而在【例 1】中，PM25 是研究的因素，不可能将其删除，此方法显然不合适。因此，在进行变量删除时，需要根据实验设计和实验目的慎重选择。

表5-1   电子病历中的缺失值案例

	性别	血糖	谷草转氨酶	年龄
患者 1	?	120	?	?
患者 2	男	105	?	68
患者 3	女	203	45	63
患者 4	男	145	?	42
患者 5	男	89	?	80

（二）完整案例分析法（complete-case analysis）

在完整案例分析中，至少含有一个缺失值的观测均被删除（表 5-2）。

表5-2　完全案例分析示例，标红的案例均被删除

性别	血糖	年龄
男	?	65
女	120	71
女	99	?
女	140	52
男	88	?
女	85	63
男	170	68
?	153	80
男	115	59
女	103	?

这种方法的基本假设是缺失值为 MCAR 机制，即剩余的样本子集能够代表总体，所以针对子集的分析不会产生偏倚。在【例 1】中经过分析已经知道，PM25 变量的缺失机制很可能是 MCAR，而且整个数据中只有 2.2% 的观测含有缺失值，因此可以利用完整案例分析法来处理【例 1】中 PM25 的缺失值。

这种方法最大的优点是它十分简单，当需舍弃的观测数相比于总观测量来说很小时，这种做法是合理的。它的主要缺点是：

1．直接删除观测导致样本量下降，统计功效降低。

2．信息浪费，显然在研究血糖与年龄的关系时，表 5-2 中性别缺失的观测并不影响分析。

3．数据缺失不是 MCAR 机制时可能给分析带来偏倚。假设年龄越大的患者血糖值更容易产生缺失（MAR），那么直接删除所有含缺失的观测将倾向于留下年轻的患者。

（三）可及案例分析法（available-case analysis）

可及案例分析法原理上与完整案例分析法相同，但它更侧重于使用同一个数据进行多项分析时如何处理缺失。

可及案例分析仅舍弃与研究相关的变量中的缺失值。例如数据集的 20 个变量中只有 4 个变量是研究所需的变量，那么只有在这 4 个变量中有缺失，观测才被舍弃。在表 5-3 中，如果"性别""血糖""年龄"这 3 个变量分别只在研究 A、B、C 中用到，这 3 个研究将选取对应变量中所有非缺失的观测进行分析。比如在研究 B 时，只需要用到血糖这一变量，因此只删除第一个观测。

可及案例分析法的缺点与完整案例分析法类似。另外，虽然这个方法可以保留更多的信息，但是由于每个研究选用的观测不同，研究的结果之间通常不能比较。

在【例 1】中，由于仅研究 PM25 与抑郁的关系，此时选择可及案例分析法处理变量 PM25 的缺失值效果与完整案例分析法完全相同。

表5-3　可及案例分析示例（每个变量用于不同的研究，案例中与研究相关的变量中的缺失值被删除）

性别	血糖	年龄
男	?	65
女	120	71
女	99	?
女	140	52
男	88	?
女	85	63
男	170	68
?	153	80
男	115	59
女	103	?

在 R 语言中，可以用 na.omit（.）函数截取完整的观测进行分析：

1．# 删除含有缺失值的观测 #
2．completedata=na.omit（data）

另外，也可以通过调整函数的相关参数去除缺失值的影响（例如本章第一节中"缺失值与 R 语言"中 sum 函数的 na.rm=T 参数），在进行回归分析时，可以添加 na.action=na.omit 选项去除含缺失值的观测：

1．# 设置参数 na.action=na.omit，在分析过程中删除含有缺失值的观测 #
2．lm（PM25 ~ Tem+Hum+Sun，data=data，na.action=na.omit）

在含有较大数据量（或存在缺失值的观测数量较小）的情况下使用删除法十分方便，并且影响较小。而当数据量较小时，选用插补法处理缺失值更为合适。

三、插补法（imputation）

在插补法中，缺失值可被多种类型的预测值插补，均值、中位数插补法去除了不确定性，但往往降低了数据的方差。多重插补法克服了这个问题，往往有着更好的表现。用插补法填补某自变量的缺失值时，通常不能用到因变量的信息，因为使用了因变量的数据进行填补很可能会"强化"自变量和因变量的关系，从而产生偏倚（De Waal et al.，2011；Little et al.，2014）。

（一）均值 / 中位数（mean and median）插补法

最简单的插补方法就是用含有缺失值变量的非缺失部分的均值或者中位数来代替缺失值，这种方法假设缺失值为 MCAR 机制。比如在【例 1】中，PM25 的缺失机制很可能为 MCAR，所以可以利用观测到的 PM25 数据的均值或中位数来插补。如果在已观察到的变量中有离群值，那么用中位数进行替代更为稳健。

用均值或中位数进行插补的缺点主要有：①减少了数据的变异度，例如与删除法相比会降低样本方差；②缺失值为 MCAR 机制这一假设忽略了变量之间的关联，从而降低了变量间关联度。

R 语言中 hmisc 包提供的 impute（.）函数可以很方便地利用均值、中位数或特定的值对缺失值进行插补。

1．# 插补法 #
2．# install.packages（'Hmisc'）
3．library（Hmisc）
4．impute（data$PM25，mean）# 插补均值，插入的数值带有 * 号
5．impute（data$PM25，median）# 插补中位数
6．impute（data$PM25，10）# 插补特定值
7．#DMwR 包提供的函数 centralImputation（）可以用数据的中心趋势值来填补缺失值 #
8．# 具体而言对连续型变量使用中位数，对分类变量使用众数 #
9．centralImputation（data）

（二）末次观测结转法（Last Observation Carried Forward，LOCF）

有时也称为样本保持法（sample-and-hold；Hug et al., 2012），常用于纵向设计研究中（Olsen et al., 2012），倾向于得到保守的结论。这种方法用最后一次非缺失观测对缺失值进行插补。在临床试验中常利用研究对象脱落或失访前最后一次的观测值来进行插补，之后各时间点的观测值均为缺失前最后一次时间点的观测值。此方法的基本假设是被观测的个体在最后一次非缺失观测后没有发生变化，比如说在某纵向研究中，患者在脱落前疾病已得到治愈，那么用这种治愈状态插补脱落后缺失的疾病状态是合理的。

许多场合下选用末次观测结转法进行填补是不合适的，如【例 2】。

【例 2】如图 5-3 所示，在研究某感冒药对细菌性感冒的疗效时，以白细胞数量作为指标，图中小圆圈代表药物的实际作用情况。患者在某一时间点脱落，采用 LOCF 对脱落后数据进行插补时（图中小三角），可以看到 LOCF 与实际情况有较大的差别，不能真实反映患者白细胞数量随时间变化不断下降的趋势。

与之相似的插补方法还有：

1．基线访视结转（baseline observation carried forward，BOCF）　将患者的基线指标作为研究终点指标。对于在治疗中因为药物不良反应而中断治疗的受试者，可能并未真正从试验中得到治疗，为了体现这些患者的疗效情况，可采用 BOCF 方法对缺失数据进行填补。药物审评机构也经常会要求采用 BOCF 方法对药物的疗效评价进行保守估计，以评价药物的疗效（Shao et al., 2009）。

2．最差观测值结转（worst observation carried forward，WOCF）　常用于填补因为缺乏疗效而中断治疗患者的缺失数据。在使用最差观测值结转法之前，需要确保受试者确实是由于药物的疗效不佳而脱落。一般要求受试者达到了一定疗程（如整个试验疗程的一半），并最好结合受试者的其他客观指标分析脱落的原因（蒋志伟 等，2015）。

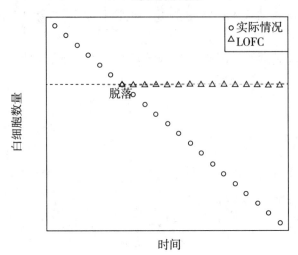

图 5-3　LOCF 法与实际情况对比

（三）线性回归法（linear regression）

线性回归法利用所有的完整观测构建线性回归模型，以含缺失值的变量作为因变量，其他所有数值变量作为自变量，通过线性回归模型的预测值插补缺失。例如在【例1】中，用线性回归法对变量 PM25 的缺失值进行插补，以 PM25 作为因变量，Tem、Hum、Sun 作为自变量构造线性回归模型，然后利用模型的预测值插补 PM25 的缺失值。

```
1．# 线性回归法 #
2．lm=lm（PM25 ~ Tem+Hum+Sun，data=data，na.action=na.omit）
3．point=data.frame（data［is.na（data$PM25），c（"Tem"，"Hum"，"Sun"）］）
4．data$PM25［is.na（data$PM25）］=predict（lm，point，interval="prediction"，
level=0.95）［，"fit"］
```

不同于均值、中位数插补法，线性回归的优点是它考虑了变量间的关系，缺点是降低了数据的变异度（数据方差减小），使模型过度拟合，且高估了变量间的相关性。在此基础上改进的方法有随机效应线性回归模型等。

（四）线性插值法（linear interpolation）

线性插值法最适用于时间序列。线性插值法用缺失时点前、后测量值之间的插值来估算缺失值。在【例2】中，以白细胞含量作为指标研究某感冒药对细菌性感冒的疗效，若患者的白细胞含量在 8 小时内由 10.8×10^9/L 下降到 10.4×10^9/L，可以假设在这个时段中间时点（即第 4 小时）的白细胞含量接近 10.6×10^9/L。在【例1】中，由于自然日之间是相互连续的，因此可以用含有 PM25 缺失值自然日的前一天和后一天 PM25 的均值插补缺失值。

```
1. for（i in 1：length（data$PM25））{
2.     if（is.na（data$PM25［i］））{
3.         data$PM25［i］=（data$PM25［i-1］+data$PM25［i+1］）/2
4.     }
5. }
```

（五）k-最近邻法（k-nearest neighbors，kNN）

k-最近邻法用与待插补观测的 k 个最相似的完整观测对应数值的均值进行插补。对数据标准化后，两个观测的相似度可以用一个选定的距离函数进行定义，比如欧式距离、曼哈顿距离、马氏距离、Pearson 距离等。kNN 算法最主要的优点是它考虑了数据之间的相互结构，并且对于数值型变量和分类型变量都能进行处理。

在【例1】中，利用 kNN 方法插补 PM25 的缺失值即先找到 Hol、Dow、Tem、Hum、Sun 这五个变量的值与缺失观测最为相近的 k 个观测，然后利用这 k 个观测 PM25 值的均值插补缺失值。

```
1. #KNN#
2. knnprediction=knnImputation（data）
```

注意，对 k 值的选择是很关键的。过大的 k 值将会包含那些与目标观测属性完全不同的观测，而当 k 值很小时可能会遗漏很重要的信息，一般选择 $k=10$。

（六）热层插补法与冷层插补法（hot deck and cold deck）

热层插补法与冷层插补法的思想与 k-最近邻法相同，用相似观测的值插补缺失值。热层插补是指在所有完整观测中找到一个与含有缺失值观测相似的观测（匹配观测），利用其中的观测值对缺失值进行插补（即 kNN 法中 $k=1$ 的情形）。

然而在实际操作中，尤其当变量数量很多时，通常很难找到与需要插补样本完全相同的样本。此时可以按照某些变量将数据聚类（比如根据分类变量划分），然后把每个含有缺失值的记录归为其中一个类别，用类别中的完整记录对应变量的平均值或众数对缺失值进行插补，即冷层插补法。

在【例1】中，用冷层插补法插补某一观测的 PM25 缺失值时，首先找到变量 Hol、Dow 的值与该观测相同的完整观测（即根据变量 Hol、Dow 得到一个子数据集），再用子数据集中变量 PM25 的均值插补缺失值。

这类插补法通过已观察到的数据对缺失值进行插补，保留了数据的分布特征，但会降低标准误差，减少数据的变异度。

（七）决策树方法（decision tree）

决策树是数据挖掘的一种方法。与线性回归的方法相似，决策树方法利用所有的完整观测构造模型，以含缺失值的变量作为因变量，其他所有数值变量作为自变量构造线性回归模型，利用模型的预测值插补缺失。与 kNN 方法一样，决策树方法无论是对数值型变量还是分类变量的插补都有着较好的表现（Tsang et al.，2011；Ma et al.，2016）。在 R 语言中，可以利用 rpart 包实现决策树算法：

1．#rpart#
2．#install.packages（'rpart'）
3．library（rpart）
4．rpartm=rpart（PM25 ~ .，data=data［!is.na（data$PM25），］，method="anova"，na.action=na.omit）
5．data$PM25［is.na（data$PM25）］=predict（rpartm，data［is.na（data$PM25），］）

（八）多重插补法（multiple imputation，MI）

多重插补法实际上是一种对含有缺失数据数据集的分析方法，在确定研究所用的分析方法后，对多个完整数据集进行分析，然后综合各组分析结果形成最终的结果。它是一种蒙特卡洛方法，其缺点在于当数据分析方法复杂、数据量大时，需要的计算量非常大。

具体而言需要 3 个步骤（Gelman et al.，2013；图 5-4）：

1．插补 用任意的插补方法对缺失值进行插补，生成至少两个完整的数据集（m 表示生成的完整数据集的个数，要求 $m \geqslant 2$），5 ~ 10 个完整数据集通常就已足够。在这 m 个完整数据集中，所有已观察到的数据是相同的，但插补的数据必须是不同的，以此来体现插补的不确定性，在这种情况下不能仅使用均值插补等方法，因为均值插补只能得到固定的插补值。此处常用的插补法有链式方程插补（multivariate imputation by chained equations，MICE）、贝叶斯方法等，这些方法能够产生不同的插补数据，反映了原始数据的变异度。

2．分析 对 m 个插补的数据集都进行完整分析，得到 m 个分析结果。

3．综合 综合这 m 个分析得到一个最终的结果。

$\hat{\theta}_m$ 和 $\overline{V}_M$（i=1，…，M）分别代表 M 个完整数据分析结果的某个估计量和对应的方差，其综合结果为：

$$\overline{\theta}_M = \frac{1}{M} \sum_{m=1}^{M} \hat{\theta}_m$$

完整数据方差（填补内方差，within-imputation component）：

$$\overline{V}_M = \frac{1}{M} \sum_{m=1}^{M} \hat{V}_m$$

填补间方差（between-imputation variance）：

$$B_M = \frac{1}{M-1} \sum_{m=1}^{M} (\overline{\theta}_m - \overline{\theta}_M)^2$$

θ_M 的总方差：

$$T_M = \overline{V}_M + \frac{M+1}{M} B_M$$

计算 θ 置信区间对应 t 分布的自由度：

$$\gamma = (M-1)(1 + \frac{1}{M+1} \frac{\overline{V}_M}{B_M})^2$$

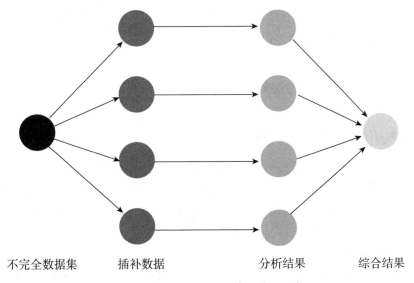

图 5-4　多重插补法的示意图（$M=4$）

具体而言，如果想在【例1】中采取广义相加模型（generalized additive model，GAM）研究 PM25 与抑郁的关系，首先用 n 种插补方法插补数据得到 n 个完整的数据集，然后分别对这 n 个数据集利用 GAM 方法进行分析得到 n 个结果，最后综合这 n 个结果得出最终的结论。

另外，贝叶斯统计中后验预测检验（posterior predictive checking，PPC）的方法能够很好地判断插补值与原始数据的关系，即将 n 组插补值的均值和方差作密度曲线，与原始数据中完整观测的均值和方差比较。

某项研究分别用 MICE、贝叶斯方法1、贝叶斯方法2进行 3 次多重插补（$M=1000$），同时用 kNN 进行插补作为参考，因为 kNN 只能产生固定的插补值，所以其插补值均值和方差不变（图 5-5）。相比于其他 3 种方法，MICE 高估了数据的均值，而 kNN 则严重降低了数据的变异度。

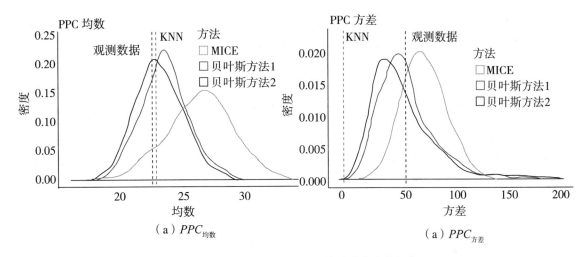

图 5-5　多重插补法后验预测检验（真实数据）

R 语言中可以利用 mice 包实现多重插补的方法。此处我们只完成了插补，实际分析中还需要完成分析和综合两个步骤。

1．#mice#
2．micem=mice（data, method= " rf "，seed=133）# 改变 seed 值可以得到不同的插值结果

四、缺失值处理方法的选择

以【例 1】为例，继续介绍一种通用且简单的评价方法：根据数据的缺失机制人为地在完整观测数据集中产生缺失值，得到测试数据集，然后通过插补值与原始值的比较评价多种插补方法在测试数据集上的表现，进而选择最合适的插补方法处理原始数据。另外也可以用多种方法多次处理缺失，对完整数据集进行分析，评价不同缺失处理方法对分析结果的影响（即敏感性分析）。

在实际分析过程中，对插补后的数据集和原始的完整数据集都要进行分析，综合比较分析的结果。若结果一致，说明缺失数据对结果的影响不大，或者方法选择较为合理；而如果结果相差很大，此时需要慎重考虑对缺失机制的假设，以及处理缺失值的方法。

对于【例 1】，首先得到完整观测数据集 testdata0，由于 PM25 的缺失机制很可能为 MCAR，在完整数据集的 PM25 变量中随机产生 50 个缺失值，得到测试数据集 testdata；过程如下：

1．testdata0=na.omit（data）
2．testdata=testdata0
3．set.seed（233）
4．testdata［sample（1：nrow（testdata），50），" PM25 "］=NA

为了方便展示各种方法的插补效果，可以利用 DMwR 包提供的 regr.eval（.）函数来评价插补效果。

1．# 评价，利用 DMwR 包中的函数 regr.eval 评价均值插补的效果 #
2．actuals=testdata0$PM25［is.na（testdata$PM25）］
3．predicteds=impute（testdata$PM25, mean）［is.na（testdata$PM25）］
4．regr.eval（actuals, predicteds）
5．#   mae   mse   rmse   mape
6．#6.4307970   78.2634357   8.8466624   0.9234606

其中 actuals 为实际值，predicteds 为预测值，通过语句 regr.eval（actuals, predicteds）得到比较的结果。结果里我们主要关注平均绝对百分比误差（mean absolute percentage error, MAPE）值，mape 值是衡量两组数据差异的一个指标，其表达式为：

$$\text{mape} = \frac{1}{N} \sum_i \frac{|t_i - p_i|}{t_i}$$

其中 t 为实际值，p 为预测值，N 为插补的个数。相比于均方误差（mean squared error, MSE），它消除了实际值的数值大小对 MSE 的影响。

评价的具体过程如下：

1．选取数据集中不含有任何缺失值的样本（观测），以此作为真实情况。

2．在这些样本中随机去除一些数据作为缺失值，并梯度增加缺失值所占的比例（比如由 10% 增加到 90%，每次增加 10%）。

3．用多种插补方法对缺失的数据集进行插补。

4．计算每种缺失比例情况下每种方法得到的插补数据集与原始数据集的误差平方和。

5．重复步骤 1—4 多次（例如重复 10 次），计算每种方法的平均 mape 值。

6．根据各缺失值比例情况下的平均 mape 值作图（每条线对应一种插补方法），如图 5-5。

7．结合不同缺失比例的整体表现，根据目标数据集缺失值的比例选择对应水平下效果最好的插补方法。例如在不同的缺失比例下，kNN、决策树插补以及多重插补都有很好的表现。

图 5-6 中随机插补是指在完整数据的对应变量中随机选取数据对缺失值进行插补的方法。从图中可以看出 kNN、决策树插补以及多重插补都有很好的表现。另外，由于【例1】中的缺失比例较小（2.2%），kNN、决策树插补导致的数据变异度可以忽略，因此选择 kNN、决策树插补方法对【例1】的 PM25 变量进行插补。

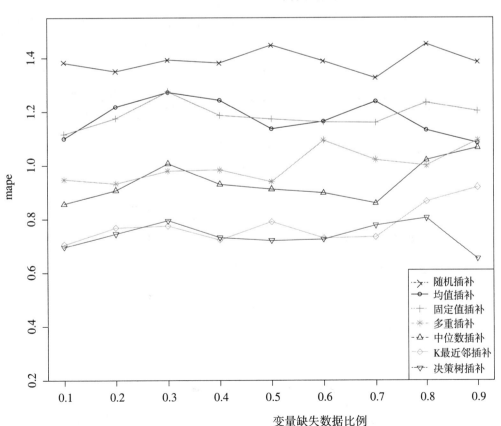

图 5-6 【例 1】多种插补方法在不同缺失值比例时的表现

五、非随机缺失的处理方法

前文中已经提到可以通过纳入新的变量将非随机缺失转化为随机缺失。

贝叶斯估计、最大期望算法（expectation maximization algorithm，EM 算法）等方法常用于处理非随机缺失，本节将通过一个例子简要介绍如何通过建立缺失模型处理缺失值。

【例 3】某连续型变量 Y，共有 n 个观测值 $(y_1, \cdots, y_n)$，m 个缺失值 $(y_{n+1}, \cdots, y_{n+m})$。

缺失模型：$Y \sim N(\theta, 1)$，$P(I|Y) = I(|Y| < a)$，θ 为未知参数，其先验分布 $p(\theta) \propto 1$，a 为已知常数。即如果 Y 的绝对值大于 a，Y 将无法被观测到（图 5-7）。根据缺失机制的定义，此处为非随机缺失。

对于一个缺失值 y_{miss}：

$$P(y_{\text{miss}}, \theta|y_{\text{obs}}, I) \propto P(y_{\text{obs}}, I|y_{\text{miss}}, \theta) P(y_{\text{miss}}, \theta)$$

$$\propto P(I|y_{\text{obs}}, y_{\text{miss}}, \theta) P(y_{\text{obs}}|y_{\text{miss}}, \theta) P(y_{\text{miss}}|\theta) P(\theta)$$

$$\propto P(I=1|y_{\text{obs}}) P(I=0|y_{\text{miss}}) P(y_{\text{obs}}|\theta) P(y_{\text{miss}}|\theta) P(\theta)$$

$$\propto 1 \times I(|y_{\text{miss}}| > a) \exp\{ -\frac{\sum\limits_{i=1}^{n}(y_{\text{obs}i} - \theta)^2}{2} \} \exp\{ \frac{(y_{\text{miss}} - \theta)^2}{2} \}$$

$$= I(|y_{\text{miss}}| > a) \exp\{ -\frac{(n+1)\theta^2 - 2(\sum\limits_{i=1}^{n} y_{\text{obs}i} + y_{\text{miss}})\theta}{2} \} \exp\{ -\frac{y_{\text{miss}}^2 + \sum\limits_{i=1}^{n} y_{\text{obs}i}^2}{2} \}$$

$$\propto I(|y_{\text{miss}}| > a) \exp\{ -\frac{(\theta - \frac{\sum\limits_{i=1}^{n} y_{\text{obs}i} + y_{\text{miss}}}{n+1})^2}{2\frac{1}{n+1}} \} \exp\{ \frac{(\frac{\sum\limits_{i=1}^{n} y_{\text{obs}i} + y_{\text{miss}}}{n+1})^2}{2\frac{1}{n+1}} - \frac{y_{\text{miss}}^2}{2} \}$$

$$= I(|y_{\text{miss}}| > a) \exp\{ -\frac{(\theta - \frac{\sum\limits_{i=1}^{n} y_{\text{obs}i} + y_{\text{miss}}}{n+1})^2}{2\frac{1}{n+1}} \} \exp\{ -\frac{(y_{\text{miss}} - \bar{y}_{\text{obs}})^2}{2\frac{1}{n+1}} \}$$

$$P(y_{\text{miss}}|y_{\text{obs}}, I) \propto \int P(y_{\text{miss}}, \theta|y_{\text{obs}}, I) d\theta$$

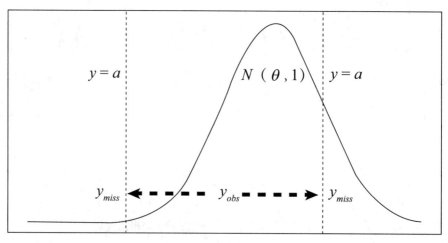

图 5-7　非随机缺失

$$\propto I\left(\left|y_{\text{miss}}\right|>a\right)\left\{\int \exp\left\{-\frac{(\theta-\frac{\sum\limits_{i=1}^{n} y_{\text{obs}i}+y_{\text{miss}}}{n+1})^2}{2\frac{1}{n+1}}\right\} d\theta\right\} \exp\left\{-\frac{(y_{\text{miss}}-\bar{y}_{\text{obs}})^2}{2\frac{1}{n+1}}\right\}$$

$$\propto I\left(\left|y_{\text{miss}}\right|>a\right)\sqrt{\frac{2\pi}{n+1}}\exp\left\{-\frac{(y_{\text{miss}}-\bar{y}_{\text{obs}})^2}{2\frac{n+1}{n}}\right\}$$

$$\propto I\left(\left|y_{\text{miss}}\right|>a\right)\exp\left\{-\frac{(y_{\text{miss}}-\bar{y}_{\text{obs}})^2}{2\frac{n+1}{n}}\right\}$$

所以 y_{miss} 的后验分布为 $Y^*|\ |Y^*|>a$，其中 $Y^* \sim N(\bar{y}_{\text{obs}}, \frac{n+1}{n})$。从后验分布中抽样生成 y_{miss} 的插补值，再利用多重插补法进行分析。

在【例3】中，可以看到建立合理的缺失模型是整个分析的关键，需要研究人员充分了解数据缺失的机制。

小　结

缺失值处理是数据挖掘过程中十分重要的一步，需要将数据集中的缺失值进行删除或者插补形成完整的数据集，从而满足各种统计方法、计算程序的要求。

处理缺失值之前，需要充分分析数据缺失比例与机制。当数据量大而数据缺失比例较小时，缺失值对分析结果的影响忽略不计，可以直接删除观测进行分析。缺失机制总共有3种：完全随机缺失（MCAR）、随机缺失（MAR）和非随机缺失（MNAR）。一般需要根据数据缺失的机制选择合适的处理方法。

处理缺失值的方法主要有数据删除和数据插补两种方法，通常能够处理 MCAR 以及大多数的 MAR 情况。当数据为 MNAR 时，则需要分析缺失原因，建立缺失模型进行分析。常用的方法（如均值插补、kNN 等）会降低数据的变异度，而多重插补法则考虑了缺失数据的随机性，使分析结果更加可靠。

在选择处理方法时，可以根据缺失比例与机制构造模拟数据集，根据每种方法的表现进行选择，也可以结合最终分析结果对处理缺失方法的敏感程度判断不同方法的影响。

总之，合适的缺失值处理是对数据进行有效分析的保证，通过对缺失值进行分析，能够更好地了解数据结构，为更复杂的数据挖掘打下坚实的基础。

（曾　朗　编，陈大方　审）

参考文献

蒋志伟，等，2015. 临床试验中缺失数据的预防与处理 . 药学学报，50（11）：1402-1407.

唐健元，等，2011. 临床研究中缺失值的类型和处理方法研究 . 中国卫生统计，28（3）：338-341.

Cismondi F, et al., 2013. Missing data in medical databases：impute，delete or classify?. Artificial Intelligence in Medicine，58（1）：63-72.

Data MITC., 2016. Secondary Analysis of Electronic Health Records. Berlin, German: Springer.

De Waal T, et al., 2011. Handbook of Statistical Data Editing and Imputation. Hoboken, US: John Wiley & Sons.

Gelman A, et al., 2013. Bayesian Data Analysis. Boca Raton, US: Chapman and Hall/CRC.

Hug C, 2009. Detecting Hazardous Intensive Care Patient Episodes Using Real-time Mortality Models. Massachusetts Institute of Technology.

Little R J A, et al., 2014. Statistical Analysis with Missing Data. Hoboken, US: John Wiley & Sons.

Ma L, et al., 2016. Online active learning of decision trees with evidential data. Pattern Recognition, 52: 33-45.

Olsen M K, et al., 2012. Move over LOCF: principled methods for handling missing data in sleep disorder trials. Sleep Medicine, 13 (2): 123-132.

Schafer J L, 1999. Multiple imputation: a primer. Statistical Methods in Medical Research, 8 (1): 3-15.

Schafer L, 1997. Analysis of Incomplete Multivariate Data. Boca Raton, US: Chapman and Hall/CRC.

Shao J, et al., 2009. Baseline observation carry forward: reasoning, properties, and practical issues. Journal of Biopharmaceutical Statistics, 19 (4): 672-684.

Troxel A B, et al., 1998. Statistical analysis of quality of life with missing data in cancer clinical trials. Statistics in Medicine, 17 (5-7): 653-666.

Tsang S, et al., 2011. Decision trees for uncertain data. IEEE Transactions on Knowledge and Data Engineering, 23 (1): 64-78.

第六章　离群值处理

第一节　离群值的定义及产生

一、定义

离群值是一个与其余数据不同的数据点。离群值也被称为异常值、不和谐值和噪声值。然而噪声可以被定义为错误的例子（类噪声）或错误的属性（属性噪声），但离群值不仅包含错误值，也可能是由于样本内部自然变化引起的不和谐数据值或过程，属于一个更广泛的概念。因此，离群值中通常包含更加有趣和有用的信息。

二、离群值的产生

离群值产生的原因主要分为两大类：人为离群值和自然离群值。人为离群值是人为因素导致的离群值，包括测量误差、实验误差、数据处理错误、抽样错误等。自然离群值则不是由人的行为导致的，比如一个班中智商高的学生学习成绩往往会高于其他学生。通常在统计分析时，人为离群值需要经过特殊的处理，而自然离群值不需要，所以本文讨论的离群值主要是指人为离群值。

在医学领域中，离群值的主要来源是设备故障、人为失误、病人特殊行为以及患者的自然变异。有几个原因可以解释离群值的存在：严重的疾病、药物摄入、食物或酒精摄入、体力活动、压力积累、月经、循环异常、不良血液样本收集和（或）处理。由于这些原因的存在，可能会使某些特定病人与样本中其他"一般的"病人某些特性不一致，从而导致对总体的认识产生偏差。因此，在进行任何类型数据处理之前，必须考虑可能导致特定数据集中离群值的原因，进而进行相应的处理。

第二节　离群值的识别及检测

一、离群值的识别

离群值识别方法的选择主要参考以下几个方面：数据类型、大小和分布，对数据真实情况的了解程度，选择模型的可解释性（张德然，2003）。例如，基于回归的模型更适合于线性相关数据中离群值的发现，而当数据不是沿相关平面线性分布时，聚类方法更加合适（胡婷婷，2014）。首先提出的检测离群值的标准是基于欧几里得距离到群集中心 C，再确定一个离群值检测的阈值，距离中心大于阈值的点则被认为是离群值。

离群值的负效应主要有 3 点：①误差方差增加和统计能力降低；②离群值非随机分布

的情况下，正态性降低；③模型的选择倾向会破坏暴露与结果之间的真实关系。

二、离群值的检测方法

（一）四分位距离法（Turkey 法）

四分位数是把一组数字分成 1/4 的值，上、下四分位数分别记为 Q1 和 Q3，中位数记为 Q2，四分位距离记为 IQR（= Q3 − Q1）。在 Q3 + 1.5IQR 和 Q1 − 1.5IQR 处取两个点，这两个点为离群值截断点，称其为内限；在 Q2 + 3IQR 和 Q2 − 3IQR 处取两个点，称其为外限。处于内限以外位置的点表示的数据都是离群值，其中在内限与外限之间的离群值为温和的离群值（mild outliers），在外限以外的离群值为极端的离群值（extreme outliers）。

在实际操作中，一般通过作箱线图来使用 Turkey 法判定离群值。以 R 语言为例，在 R 软件中，用 boxplot（ ）函数作箱线图（陈一非 等，2005），其代码如下：

```
boxplot（x, range=1.5, width=NULL, varwidth=FALSE, notch=FALSE, outline=
TRUE, Names, plot=TRUE, col=NULL, log="", horizontal=FALSE, add=FALSE,
at=NULL）
```

其中 x 是由数据构成的数值型向量，或者是列表，或者是数据框；range 表示"触须"的范围（默认值为 1.5），若规定 range=0 则"触须"包含所有的值；notch 是逻辑变量，当 notch=TRUE（默认值为 5 FALSE）时，画出的箱线图带有切口，以显示中位数的 95% 置信区间；outline 是逻辑变量，当 outline=FALSE（默认值是 TRUE）时，不标明离群值点；col 是颜色变量，赋予不同的值将绘出不同颜色的箱线图；horizontal 是逻辑变量，当 horizontal=TRUE（默认值为 FALSE）时，将把箱线图绘成水平状；add 是逻辑变量，当 add=TRUE 时，在原图上画图，否则替换上一张图。画出箱线图后，在箱外线内的值被视为温和离群值，而在线外的值被视为极端离群值。

【箱线图应用举例】 现有两批某直销中心 30 名员工的工资测算数据，第一批为工资调整前的数据，第二批为工资调整后的数据，绘出它们的箱线图（图 6-1）。进行比较后，可以很容易地得出：工资调整前，总体水平在 752 元左右，四分位距离为 307.5，没有离群值。经过调整后，箱线图显示，第 2、29、10、24、27 号为温和的离群值，第 26、30、28 号为极端的离群值。为什么会出现离群值呢？经过进一步分析知道，第 2、29、10、24 号员工由于技能强、工龄长、积累贡献大、表现较好，劳苦功高，理应得到较高的报酬；第 27、26、30、28 号职工则因为技能偏低、工龄短、积累贡献小且表现较差，得到的工资较低，甚至连一般水平也难以达到。这体现了工资调整的奖优罚劣原则。另外，调整后工资总体水平比调整前高出 270 元，四分位距离为 106，工资分布比调整前更加集中，在合适的范围内既拉开了差距，又不至于差距悬殊，还针对特殊情况进行了特殊处理。这种工资分布具有激励作用，可以说工资调整达到了预期目的。

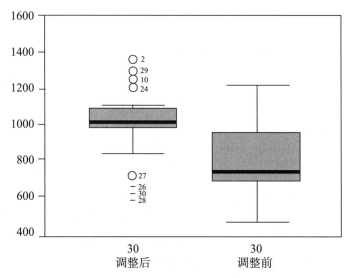

图 6-1　某直销中心员工工资调整前后箱线图比较

（二）Z 分数法（Z-score）

定义 Z 分数为 $Z_i = \dfrac{x_i - \overline{x}}{S}$，其中 X_i 为诊断点的值，$\overline{X}$ 为数据集的平均值，S 为数据集的标准差。Z 分数是一种不受原始测量单位影响的数值，其作用除了能够表明原数据在其分布中的位置外，还能对不能直接比较的各种不同单位的数据进行比较。求出 Z 分数 Z_i 后，根据经验一般把 $|Z_i| \geqslant 3$ 的点视为离群值。

R 语言中，可以用 scale 函数直接求 Z 分数，具体代码如下：

scale（x，center = TRUE，scale = TRUE）

center 为 TRUE 表示将数据中心化，scale 为 TRUE 表示将数据标准化。其中 x 为数据构成的数值型向量。

（三）基于高斯分布的概率检测法

对于 n 维的观测 $\vec{x} = (x_1, \cdots, x_n)$，可以根据已有数据计算 n 维的均值向量：

$$\vec{\mu} = (E(x_i), \cdots, E(x_n))$$

以及 $n*n$ 的协方差矩阵：

$$\Sigma = [\text{Cov}(x_i, x_j)], i, j \in \{1, \cdots, n\}$$

如果有一个新的数据 $\vec{x}$，可以计算：

$$p(\vec{x}_i) = \frac{1}{(2\pi)^{\frac{n}{2}} |\Sigma|^{\frac{1}{2}}} \exp\left(-\frac{1}{2}(\vec{x}_i - \vec{\mu})^T \Sigma^{\wedge}\{-1\}(\vec{x}_i - \vec{\mu})\right)$$

根据概率值的大小就可以判断 $\bar{x}$ 是否属于离群值。

（四）库克距离法（Cook's distance）

在线性回归模型中，利用库克距离来估计数据点对回归的影响。库克距离法的原理是测量删除一个给定的观察结果的效果，具有较大距离的数据点可能代表离群值。对于样本中的第 i 个点，库克距离定义为：

$$D_i = \frac{\sum_{j=1}^{n}(\hat{y}_j\,\hat{y}_{j(i)})^2}{(k+1)\,s^2}$$

$\hat{y}_{j(i)}$ 为 $\hat{y}_j$ 在第 i 个点从样本中移除时的期望值，s 是估计的标准误。这样，对于 $j=1$ 到 n 所有的预测平均值 $\hat{y}_j$，D_i 都能较好地表示删除第 i 个点的影响大小。判断离群值时，一般把库克距离大于 1 或者 $4/(n-k-1)$ 的点视为离群值，n 为观测数，k 为变量数。在 R 语言中，可以用 cooks.distance 函数来求库克距离，其代码如下：

cooks.distance（mod）

其中的 mod 是数据中变量的拟合模型。

（五）马氏距离法（Mahalanobis distance）

这是基于 Wilks 方法设计的。该方法能从一个普通的多变量样本中检测出单个离群值（王斌会 等，2005）。相比于卡方分布，它更适合处理 F 分布的数据。对于一个 P 维多元样本的 X_i（$i=1,\cdots,n$），其马氏距离 MD_i 被定义为：

$$MD_i = \sqrt{(X_i - t)^T\,C^{-1}\,(X_i - t)}$$

其中 t 是估计的多变量位置，通常是算术平均值；C 是估计的协方差矩阵，通常是样本协方差矩阵。

多变量离群值可以被简单地定义为具有大的平方马氏距离的观测值。在这种判定方法中，平方马氏距离用于与自由度为 p 的 F 分布的分位数比较。用 Bonferroni 界限计算临界值。

马氏距离的计算在 R 语言中一般使用 stats 包的 dist 函数实现，其代码如下：

dist（x，method = "manhattan"，diag = FALSE，upper = FALSE，p = 2）

其中 x 为所分析数据，diag 为 TRUE 的时候给出对角线上的距离，upper 为 TURE 的时候给出上三角矩阵上的值。

（六）格拉布斯准则法（Grubbs 法）

格拉布斯准则主要是指当样本中某个测量值的残余误差大于相应的阈值，则认为此测量值中有粗大误差，应予以剔除。即对于样本，若某测量值 x_i 对应的残差 V_i 满足下式：

$$|V_i| = |x_i - x_i| >= g(n, \alpha) \times \sigma(x)$$

则应将该数据舍去。其中 $\sigma(x)$ 为样本的标准差；$g(n, \alpha)$ 取决于测量次数 n 和显著性水平 α，通过查 Grubbs 临界值表（见表 6-1）得到（Breunig et al., 2000）。

【格拉布斯准则法应用举例】

1．测量数据　例如测量 10 次（$n = 10$），获得数据 8.2、5.4、14.0、7.3、4.7、9.0、6.5、10.1、7.7、6.0。

2．排列数据　将上述测量数据按从小到大的顺序排列，得到 4.7、5.4、6.0、6.5、7.3、7.7、8.2、9.0、10.1、14.0。可以肯定，可疑值不是最小值就是最大值。

3．计算平均值 $\bar{x}$ 和标准差 s　$\bar{x} = 7.89$，$s = 2.704$。计算时，必须将所有 10 个数据全部包含在内。

4．计算偏离值　平均值与最小值之差为 $7.89 - 4.7 = 3.19$，最大值与平均值之差为 $14.0 - 7.89 = 6.11$。

5．确定一个可疑值　比较起来，最大值与平均值之差 6.11 大于平均值与最小值之差 3.19，因此认为最大值 14.0 是可疑值。

6．计算 G_i 值　$G_i = (x_i - \bar{x}) / s$。其中 i 是可疑值的排列序号——10 号，因此 $G_{10} = (x_{10} - \bar{x}) / s = (14.0 - 7.89) / 2.704 = 2.260$。由于 $x_{10} - \bar{x}$ 是残差，而 s 是标准差，因而可认为 G_{10} 是残差与标准差的比值。下面要把计算值 G_i 与格拉布斯表给出的临界值 $G_P(n)$ 比较，如果计算的 G_i 值大于表中的临界值 $G_P(n)$，则能判断该测量数据是离群值，可以剔除。但是要注意，临界值 $G_P(n)$ 与两个参数有关：检出水平 α（与置信概率 P 有关）和测量次数 n（与自由度 f 有关）。

7．确定检出水平 α　如果要求严格，检出水平 α 可以定得小一些，例如定 $\alpha = 0.01$，那么置信概率 $P = 1 - \alpha = 0.99$；如果要求不严格，α 可以定得大一些，例如定 $\alpha = 0.10$，则 $P = 0.90$。通常定 $\alpha = 0.05$，$P = 0.95$。

8．查格拉布斯表获得临界值　根据选定的 P 值（此处为 0.95）和测量次数 n（此处为 10），查格拉布斯表，横竖相交得临界值 $G_{95}(10) = 2.176$。

9．比较计算值 G_i 和临界值 $G_{95}(10)$　$G_i = 2.260$，$G_{95}(10) = 2.176$，$G_i > G_{95}(10)$。

10．判断是否为离群值　因为 $G_i > G_{95}(10)$，可以判断测量值 14.0 为离群值，将它从 10 个测量数据中剔除。

11．考虑余下数据　剩余的 9 个数据再按以上步骤计算，如果计算的 $G_i > G_{95}(9)$，仍然是离群值，剔除；如果 $G_i < G_{95}(9)$，不是离群值，则不剔除。本例余下的 9 个数据中没有离群值。

在 R 软件中，用 outliers 包中的 Grubbs 检验可以检验出数据集中的 1 个或 2 个离群值，具体命令如下：

```
grubbs.test（x，type = 10，opposite = FALSE，two.sided = FALSE）
```

其中 x 是检测数据向量；type = 10 表示检测一个离群值，type = 11 表示检测 2 个分别处于两个端点的离群值，type = 20 表示检测 2 个一侧的离群值；two.sided 表示双边检验。

表6-1　Grubbs临界值表

P	0.95	0.99	P	0.95	0.99
3	1.135	1.155	17	2.475	2.785
4	1.463	1.492	18	2.504	2.821
5	1.672	1.749	19	2.532	2.854
6	1.822	1.944	20	2.557	2.884
7	1.938	2.097	21	2.580	2.912
8	2.032	2.231	22	2.603	2.939
9	2.110	2.323	23	2.624	2.963
10	*2.176*	2.410	24	2.644	2.987
11	2.234	2.485	25	2.663	3.009
12	2.285	2.550	30	2.745	3.103
13	2.331	2.607	35	2.811	3.178
14	2.371	2.659	40	2.866	3.240
15	2.409	2.705	45	2.914	3.292
16	2.443	2.747	50	2.956	3.336

（七）狄克逊法（Dixon 法）

该准则采用极差比的方法。设数据集为 x_1, x_2, x_3, $\cdots$, x_n, 则其顺序统计量设为：$x\,(1) < x\,(2) < \cdots\cdots < x\,(n)$。其中 $x\,(1)$ 为最小值，$x\,(n)$ 为最大值。当顺序统计量 $x\,(i)$ 是正态分布时，Dixon 给出了不同样本数量 n 时统计量 D_n 的计算公式。当显著性水平 α 为 0.05 或 0.01 时，Dixon 给出了其临界值 $D_{1-\alpha}(n)$（表6-2）。若某样本的统计量 $D_n > D_{1-\alpha}(n)$，则 $x\,(n)$ 为离群值；如果某样本的统计量 $D'_n > D_{1-\alpha}(n)$，则 $x\,(1)$ 为离群值，否则都为正常值（Victor et al., 2003）。

【狄克逊检验准则举例】 重复观测某电阻器电阻值共 $n = 10$ 次，其 10 个结果，从小到大排为：10.0003，10.0004，10.0004，10.0005，10.0005，10.0005，10.0006，10.0006，10.0007，10.0012Ω。请判定是否存在离群值?

用狄克逊准则判别如下：测量次数 $n = 10$，选显著性水平 $\alpha = 0.05$，则查表得临界值 $D_{0.05}\,(10) = 0.530$（表6-2）。

由于是属于 $n = 8 \sim 10$ 的情况，所以统计量计算如下：

$$D_{11} = \frac{x_{10} - x_9}{x_{10} - x_2} = \frac{10.0012 - 10.0007}{10.0012 - 10.0004} = 0.625$$

$$D'_{11} = \frac{x_2 - x_1}{x_9 - x_1} = \frac{10.0004 - 10.0003}{10.0007 - 10.0003} = 0.25$$

$D_{11} > D'_{11}$，$D_{11} > D_{0.05}$（10），因而 $x_{10} = 10.0012\Omega$ 为离群值。

表6-2　Dixon检验的临界值表

n	统计量 D_{ij} 或 D'_{ij}	$\alpha = 0.05$	$\alpha = 0.01$
3	D_γ 和 D'_γ 中较大者	0.970	0.994
4		0.829	0.926
5		0.710	0.821
6		0.628	0.740
7		0.569	0.680
8	D_{11} 和 γ'_{11} 中较大者	0.608	0.717
9		0.564	0.672
10		0.530	0.35
11	D_{21} 和 D'_{21} 中较大者	0.619	0.709
12		0.583	0.660
13		0.557	0.638
14	D_{22} 和 D'_{22} 中较大者	0.586	0.670
15		0.565	0.647
16		0.546	0.627
17		0.529	0.610
18		0.514	0.594
19		0.501	0.580
20		0.489	0.567
21		0.478	0.555
22		0.468	0.544
23		0.459	0.535
24		0.451	0.526
25		0.443	0.517
26		0.436	0.510
27		0.429	0.502
28		0.423	0.495
29		0.417	0.489
30		0.412	0.483

在 R 软件中，用 outliers 包中的 Dixon 检验可以检验出数据集中的 1 个或 2 个离群值，具体命令如下：

dixon.test（x，type=10，opposite=FALSE，two.sided=TRUE）

其中 x 是检测数据向量；type=10 表示检测适用于数据集为 3 ~ 7 个数据，type=11 表示检测适用于数据集为 8 ~ 10 个数据，type=21 表示检测适用于数据集为 11 ~ 13 个数据，type=22 表示检测适用于数据集为 14 个或 14 个以上数据；two.sided 表示双边检验（Guha et al.，1998）。

（八）基于矩阵分解的异常点检测方法

基于矩阵分解的异常点检测方法的关键思想是利用主成分分析去寻找那些违背了数据之间相关性的异常点（Chen，2014）。为了发现这些异常点，基于主成分分析（PCA）的算法会把原始数据从原始的空间投影到主成分空间，然后再把投影拉回到原始的空间。如果只使用第一主成分来进行投影和重构，对于大多数的数据而言，重构之后的误差是小的；但是对于异常点而言，重构之后的误差依然相对大。这是因为第一主成分反映了正常值的方差，最后一个主成分反映了异常点的方差。

假设 dataMat 是一个 p 维的数据集合，有 N 个样本，它的协方差矩阵是 X，那么协方差矩阵就通过奇异值分解写成：

$$X = \mathrm{PDP}^{\mathrm{T}}$$

其中 P 是一个 (p, p) 维的正交矩阵，它的每一列都是 X 的特征向量。D 是一个 (p, p) 维的对角矩阵，包含了特征值 $\lambda_1, \cdots, \lambda_p$。从图像上看，一个特征向量可以看成 2 维平面上面的一条线，或者高维空间里面的一个超平面。特征向量所对应的特征值反映了这批数据在这个方向上的拉伸程度。通常情况下，可以把对角矩阵 D 中的特征值进行从大到小的排序，矩阵 P 的每一列也进行相应的调整，保证 P 的第 i 列对应的是 D 的第 i 个对角值。

这个数据集 dataMat 在主成分空间的投影可以写成：

$$Y = \mathrm{dataMat} * P$$

需要注意的是，做投影可以只在部分维度上进行，如果使用 top-j 的主成分，那么投影之后的数据集是：

$$Y^j = \mathrm{dataMat} * P^j$$

其中 P^j 是矩阵 P 的前 j 列，也就是说 P^j 是一个 (p, j) 维的矩阵，Y^j 是一个 (N, j) 维的矩阵。如果考虑拉回映射的话（也就是从主成分空间映射到原始空间），重构之后的数据集合是：

$$R^j = (P^j * (Y^j)^{\mathrm{T}})^{\mathrm{T}} = Y^j * (P^j)^{\mathrm{T}}$$

其中 R^j 是使用 top-j 的主成分进行重构之后形成的数据集，是一个 (N, p) 维的矩阵。

下面可以定义数据 $\mathrm{dataMat}_i = (\mathrm{dataMat}_{i,1}, \cdots, \mathrm{dataMat}_{i,p})$ 的离群值分数（outlier score）如下：

$$\mathrm{Score}(\mathrm{dataMat}_i) = \sum_{j=1}^{p} (|\mathrm{dataMat}_i - R_i^j|) * \mathrm{ev}(j)$$

$$\mathrm{ev}(j) = \sum_{k=1}^{j} \lambda_k / \sum_{k=1}^{p} \lambda_k$$

注意到 $|\mathrm{dataMat}_i - R_i^j|$ 指的是 Euclidean 范数，ev (j) 表示的是 top-j 的主成分在所有主成分中所占的比例，并且特征值是按照从大到小的顺序排列的。因此，ev (j) 是递增的序列，这就表示 j 越高，越多的方差就会被考虑在 ev (j) 中，因为是从 1 到 j 的求和。在

这个定义下，偏差最大的第一个主成分获得最小的权重，偏差最小的最后一个主成分获得了最大的权重 1。根据 PCA 的性质，异常点在最后一个主成分上可能有着较大的偏差，因此可以获得更高的分数（杨士准，2013）。整个算法的结构如图 6-2 所示。

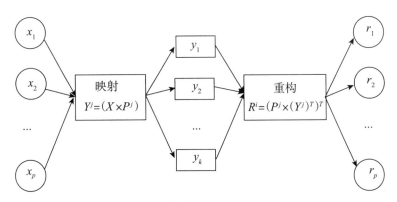

图 6-2　矩阵分解结构示意图

图 6-3 和图 6-4 使用了同一批数据集，分别采用了基于矩阵分解的异常点检测算法和基于高斯分布的概率模型的异常点算法。

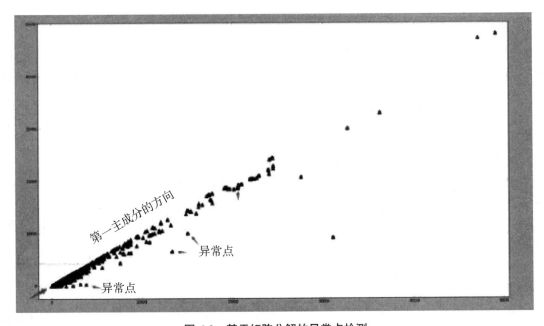

图 6-3　基于矩阵分解的异常点检测

根据图像可以看出，如果使用基于矩阵分解的异常点检测算法，偏离第一主成分较多的点都被标记为异常点，其中包括部分左下角的点。需要注意的是，如果使用基于高斯分布的概率模型，是不太可能标记出左下角的点的，两者形成鲜明对比。

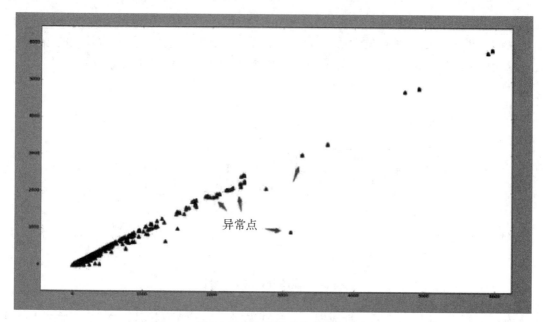

图 6-4　基于高斯分布的概率模型的异常点检测

（九）基于可视化的离群值检测方法

可视化的方法探测大数据中的离群值，其原理是利用计算机图形学、人机交互等技术，将采集的数据映射为可识别的图形、图像，直接观察与其他数据显著不同的部分。该方法可大致分为 3 类：①探索型：人们事先没有关于数据的任何知识，利用可视化技术分析数据结构、变化趋势，得到有关数据的假设。②验证型：人们事先有关于数据的假设，利用可视化技术求证或拒绝这些假设。③表示型：选择有效的手段或技术表示数据。

我们可以利用 GEPHI 软件来实现数据的可视化（范苏颖，2016），其效果如图 6-5 所示。GEPHI 是一款基于 JVM 技术的复杂网络分析软件，其主要用于各种网络和复杂系统、动态和分层图的交互可视化，是一款开源性探测工具。如图 6-5 所示，使用 GEPHI 将数据可视化为结点网络，根据之前的设定，黑色圆形代表最大的数据群，可视为离群值。GEPHI 软件和使用教程可以在其官网免费下载学习。

（十）基于分类的离群值检测方法

基于分类算法的离群值探测是通过分析训练集中的数据建立分类模型，再用该分类模型对其他数据进行分类。分类过程中，不在类中或具有异常类属性的数据则被视为离群值。目前较成熟的分类算法有决策树算法、SVM 算法、朴素贝叶斯算法、神经网络算法、遗传算法等。常用的统计软件如 SPSS、Stata、SAS 等软件中都有单独相应的模块实现对数据的分类。

以决策树算法为例，如图 6-6 所示，当一条新的数据 X 产生时，对每一棵决策树分别进行判断，以投票最多的结果作为最终的判断结果。当 X 的分类结果远离大多数样本分类结果时，X 可视为离群值。

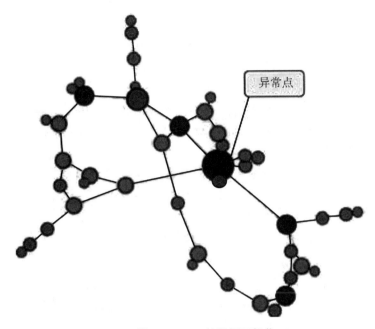

图 6-5　基于 GEPHI 的数据可视化

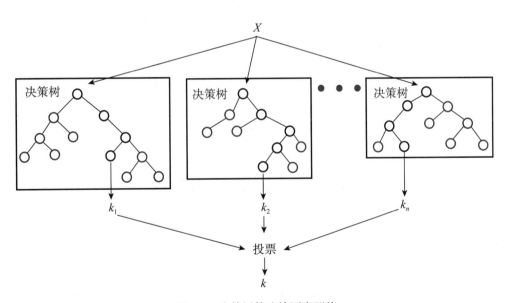

图 6-6　决策树算法检测离群值

分类法在处理具有规模大、维度高等特点的数据时具有显著优势。该算法种类众多且各具特色，例如：决策树算法能在较短时间内对大数据集做出效果良好的分类结果，但也易出现过拟合等问题，导致离群值探测失误；神经网络算法分类精度高，但它需要设置大量参数（如权值和阈值的初始值等），影响检测结果（刘红岩 等，2002）。其他分类算法在探测离群值时也具有不同的优缺点，实际应用中需要根据具体任务选择合适的算法。

（十一）基于聚类的离群值检测

聚类是大数据分析中的常用方法，它用来发现数据集中强相关的对象组，而离群值是那些不与其他对象组强相关的对象（梁雪琴 等，2015）。因此，离群值检测和聚类是两个相反的过程，离群值检测属于聚类的副产品。

该方法主要假设为：正常数据属于大而稠密的聚类，而异常数据不属于任何有效的聚类。聚类过程中，利用模型对数据集进行聚类分析，使数据集形成簇，而那些不在簇中的样本点即被视为异常点。

目前，可用于离群值检测的聚类算法种类繁多，如 K 均值聚类算法、凝聚型层次算法、神经网络（如 SOM）算法等（梁雪琴 等，2015）。我们可以通过 SPSS、SAS、R 等常用统计软件对数据进行聚类分析，找出数据中的离群值。其结果如图 6-7 所示：当聚类个数 $K=3$ 时，数据总体被分为 3 类，不能成簇的点被视为异常点。

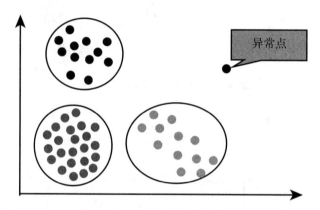

图 6-7　基于聚类的离群值检测方法原理图（K-means 算法）

第三节　离群值的处理

离群值的处理方式主要有以下 4 种（朱嘉欣 等，2018）：

1. 直接删除法　一些情况下，可以直接删除检测出来的离群值，对正常数据单独进行分析，以求得到可靠的分析结果。

2. 均值替换法　计算非缺失正常数据的均值、众数或者中位数，然后赋值给离群值数据。如果离群值是连续变量，可以选择均值；如果离群值是离散变量，可以选择众数或者中位数。

3. 回归替换法　是把异常数据作为因变量，其他相关数据作为自变量，利用它们之间的关系建立回归模型来预测离群值，以此完成离群值替换的方法。

4. 多重替换法　多重替换法是一种基于重复模拟的处理异常数据的方法，在面对复杂数据时多重替换法是最常选用的方法。它将从一个包含离群值的数据集中生成一组完整的数据集，每个模拟数据集中，异常数据将用蒙特卡洛方法来替换。此时，标准的统计方法便可以应用到每个模拟的数据集上。R 语言中我们可以利用 mice 包来实现这一过程。

基于 mice 包的分析通常符合以下分析过程：

```
library（mice）
imp < - mice（data，m）
fit < - with（imp，analysis）
pooled < - pool（fit）
summary（pooled）
```

其中，data 是包含离群值的矩阵或数据框；imp 是一个包含 m 个替换数据集的列表对象，同时还含有完成替换过程的信息，默认 m 为 5；analysis 是一个表达式对象，用来设定应用于 m 个替换数据集的统计分析方法，方法包括做线性回归模型的 lm（）函数、做广义线性模型的 glm（）函数、做广义可加模型的 gam（）以及做负二项模型的 nbrm（）函数，表达式在函数的括号中，~ 的左边是响应变量，右边是预测变量（用 + 符号分隔开）；fit 是一个包含 m 个统计分析结果的列表对象；pooled 是一个包含这 m 个统计分析平均结果的列表对象。

值得注意的一点是，在离群值的处理过程中，专家知识可以用来定义正常、危急（威胁生命的）或不可能的值的阈值，因为它们在允许范围之外，或者没有准确的定义。例如对心率或体温的测量是不可能出现负值的。对于这些类型的离群值，检查数据集是非常重要的，因为它们无疑来自于人为错误或设备故障，应该删除或纠正。

小　结

在以上提到的 11 种离群值检测方法中，四分位距离法和 Z 分数法适用于数据类型简单的数据，其操作简单、结果直观，是比较常用的离群值检测方法。而对于维度比较多、结构比较复杂的数据，更倾向于使用高斯分布概率检测法、库克距离法及马氏距离法，这三种方法能够更全面地覆盖样本的信息，综合做出判断。当检测需要兼顾精度和响应速度时，一般采用 Grubbs 法或者 Dixon 法，但是这两种方法只能检验数据中最大或者最小值是否为离群值，实际运用中使用起来较为复杂。而基于矩阵分解的离群值检测算法可以在对数据整体做出分析、了解数据主成分的同时，从不同的角度分离出离群值。对于信息时代的大数据离群值处理，通常基于不同算法对数据进行可视化、分类、聚类等处理，以便更加准确、快速地找出庞大数据量中的离群值。当然，如果能通过专业知识直接判断离群值，可在采取上述方法之前进行数据清理。

总的来说，没有一种检测离群值的方法能够提高分类模型的性能。当离群值用专业知识清理完成后，此时数据集中不包含"不可能"的值，但离群值可能是由于生物变异而不是实验错误。因此，"离群值"可能包含了其极端值中的有用信息，而对离群值的清理则丢失了这些信息及其相应的分析结果。

对于一些已经适应了离群值的建模方法，缺失值对模型的影响很小，并且可以通过一些处理增加或降低其敏感性。因此，在建模步骤之前，若不排除数据集中的离群值，另一种策略是使用稳健的离群值模型，例如稳健回归模型。

（马逸杰 编，陈大方 审）

参考文献

陈一非，等，2005．自由软件 R 在回归异常值检测中的应用．统计与决策，（10）：24-25．

范苏颖，2016．数据挖掘可视化技术的研究与实现．数码世界，（11）：34-34．

胡婷婷，2014．数据挖掘中的离群点检测算法研究．厦门：厦门大学．

梁雪琴，等，2015．聚类离群点挖掘技术在内部审计信息化中的应用——一个来自商业银行信用卡审计的实例．中国内部审计，（8）：56-62．

刘红岩，等，2002．数据挖掘中的数据分类算法综述．清华大学学报（自然科学版），（06）：727-730．

王斌会，等，2005．基于稳健马氏距离的多元异常值检测．统计与决策，（6）：4-6．

杨士准，2013．基于样本和特征的迁移学习方法及应用．长沙：国防科学技术大学．

张德然，2003．统计数据中异常值的检验方法．统计研究，20（5）：53-55．

朱嘉欣，等，2018．数据离群值的检验及处理方法讨论．大学化学，33（08）：58-65．

Breunig M M，et al.，2000. LOF：identifying density-based local outliers. ACM SIGMOD Record，29（2）：93-104.

Chen C，2014. CiteSpace II：detecting and visualizing emerging trends and transient patterns in scientific literature. Journal of the Association for Information Science & Technology，57（3）：359-377.

Guha S，et al.，1998. CURE：an efficient clustering algorithm for large databases. Information Systems，26（1）：35-58.

Victor J W，et al.，2003．A Simple proof of Dixon's identity. Discrete Mathematics，268（1）：16-18.

第七章 模型验证与敏感性分析在医学大数据研究中的应用

第一节 模型验证与敏感性分析概述

一、模型验证与敏感性分析概述

临床医学实践依赖于强有力的科学研究来建立用于指导和改善临床实践的高质量研究证据。传统意义上产生高质量研究证据的大型随机对照试验（randomized controlled trials，RCTs）通常较为昂贵、耗时，有时出于伦理学的考虑 RCT 实施起来较为困难，而且研究对象经过严格筛选后得到的结果常常难以推广到一般临床实践中。而应用日益广泛的电子病历数据库通常包含了患者的诊断、治疗、预后及费用等信息，这些较为精确客观的信息在评估治疗措施的疗效、安全性及卫生经济学方面将会发挥重要的作用。另一方面，包含海量电子病历数据的医学大数据由于数据量庞大，可以有效克服单个临床研究样本量有限造成的把握度不足的问题，近年来越来越多地受到研究者重视。

然而，与传统意义上预先严格设计的研究不同，这些电子病历数据通常较为复杂，在收集之初并未设定明确的研究目的。因此，对于某个特定的研究问题而言，可能会缺少某些必要的信息或者存在一些混杂因素。这就需要在进行此类数据挖掘时，必须进行充分的验证和检验，确保分析结果的准确性和稳定性，才能保证由此得到的临床证据稳定可靠，进而可以更好地应用于未来的临床实践中。

就评价特定模型分析结果的准确性和稳定性而言，模型验证和敏感性分析是相关的。但模型验证更偏重于评价模型对特定研究数据的拟合程度，而敏感性分析则主要侧重于评价不同研究假设下结果的稳定性。尤其是当一个模型可能用于今后的研究或者临床实践时，模型验证和敏感性分析就非常重要（Poucke et al.，2016）。因此，本章将介绍模型性能评价的一些常用指标及模型验证和敏感性分析的常用方法，并通过相关实例介绍在具体研究中可以通过什么方法、采用什么指标对模型进行验证和敏感性分析。

二、模型性能评价指标介绍

在实际工作中，通常需要结合具体问题选择合适的预测模型，这就需要了解模型评价的指标和方法，在现有资源基础上选择最适合的模型。除模型整体性能的评价指标［如 R^2、Brier 评分、赤池信息准则（Akaike information criterion，AIC）、贝叶斯信息准则（Bayes information criterion，BIC）］外，模型的性能通常又分为区分能力（discrimination）和标定能力（calibration）。区分能力是指预测模型正确地把有待研究结局和无该结局的人区分开的能力，也是模型选择和评估首先要考量的因素，其评价方法有一致性统计量（concordance statistic，C 统计量）、Harrell C 统计量、D 统计量和区分斜率（discrimination slope）等。标定能力是指实际观察到的结局发生率与模型预测概率之间的一致程度，评价方法有标定图（calibration plot）、标定斜率（calibration slope）和 Hosmer-Lemeshow 检验等。

近年来，随着病因学研究的发展，一些新的危险因素或标志物被不断提出，研究人员试图将这些新指标纳入传统预测模型中以期进一步提高模型的预测能力。但是，如何评价新指标的预测能力呢？新加入的指标能否改善原模型的预测能力？过去较为常用的方法是拟合优度检验（-2log likelihood）及 C 统计量的差异检验（Hanley 法）。随着预测模型研究的深入，一些新的评价指标应运而生，如再分类表、再分类统计量、净再分类改善指数（net reclassification index，NRI）、整体区分度指数（integrated discrimination index，IDI）和重分组标定统计量（reclassification calibration statistic，RCS）等。

在了解了模型的区分能力和标定能力之余，我们还可能对模型是否有益于指导临床实践感兴趣。常用的临床价值评价方法包括净获益（net benefit，NB）和决策曲线分析（decision curve analysis，DCA）等。Steyerberg 等（2010）总结了上述不同类型模型性能评价指标的特点和可视化方法，在其基础上本章进行了补充总结（表 7-1）。接下来，将一一向大家介绍这些方法和指标。

（一）模型整体性能

从统计学角度出发，模型预测值与实际观测值之间的距离是定量评估模型整体性能的关键。回归模型最常用的整体性能评价指标是决定系数 R^2（适用于线性回归模型的 R^2 和适用于广义线性模型的 Nagelkerke R^2）。线性回归模型中决定系数 R^2 表示因变量总体方差中可由回归模型解释的部分所占的比例，其计算公式见式 7-1。广义线性模型中，广义决定系数 Nagelkerke R^2 的计算方法见式 7-2。这两个指标的取值范围均为（0，1），取值越大说明因变量总变异可被模型解释的比例越大，模型预测的准确性越高。决定系数在模型构建的不同阶段均具有重要作用，如比较预测因子不同编码方式、不同的变量筛选及纳入交互作用项对模型的影响等。

$$R^2 = 1 - \frac{SS_{残差}}{SS_{总}} \qquad （式 7-1）$$

$$\text{Nagelkerke } R^2 = \frac{1 - (L(0)/L(\hat{\beta}))^{2/n}}{1 - (L(0))^{2/n}} \qquad （式 7-2）$$

对于二分类的结局变量而言，我们还可以用平方计分法来定量评估模型整体性能。该方法通过计算实际结局发生率 Y 与预测概率 p 之间差值的平方值即 $(Y-p)^2$ 来衡量模型的整体性能，该指标又称为 Brier 评分。当结局的发生率为 50% 时，模型的 Brier 评分取值范围为 0 ~ 0.25，取值越接近 0 说明模型的预测准确性越好，取值为 0.25 说明该模型无预测价值。当结局的发生率更低时，Brier 评分会更小，如当结局发生率为 10% 时，Brier 评分 = $Y \times (1-p)^2 + (1-Y) \times p^2 = 0.1 \times (1-0.1)^2 + (1-0.1) \times 0.1^2 = 0.090$。因此，Brier 评分的缺点就是结果的解释依赖于结局的发生率。另外，当模型得出接近 0 或者 100% 的错

表7-1　模型性能评价指标汇总

属性	指标	可视化	特征
整体性能	• R^2 • Nagelkerke R^2 • Brier 评分 • AIC • BIC	验证曲线	• 观察值与预测值之间的距离越小越好 • 同时蕴含了区分能力和标定能力
区分能力	• C 统计量 • Harrell C 统计量 • （生存分析） • D 统计量	ROC 曲线	• 等级序列统计量 • 对有和无结局成对个体的解释 • 在取值范围内越高越好
	• 区分斜率	箱式图	• 有和无结局发生的个体间平均预测值差距 • 简单直观
标定能力	• 全局标定能力	标定或验证曲线	• 平均观测值和平均预测值的比较 • 外部验证必备
	• 标定斜率		• 线性预测模型的回归斜率 • 内部验证和外部验证都必备 • 与回归系数的收敛性相关
	• Hosmer-Lemeshow 检验		• 通过预测概率的分位数比较观测值和预测值
再分类性能	• 再分类表	列联表或散点图	• 比较纳入某个自变量前后，两个模型分类情况的变化
	• 再分类统计量		• 在交叉分类表中比较观测值（类别）与预测风险（类别）
	• 净再分类指数 （net reclassification index，NRI）		• 比较两个模型趋于正确分类的净改善情况
	• 整合区分度指数 （integrated discrimination index，IDI）	纳入某个变量前后两个模型的箱式图	• 整合了所有可能截止点下的 NRI • 等价于两个模型区分斜率的差值
临床价值	• 净获益（net benefit，NB）	列联表	• 使用某个模型与不使用模型（单个界值或一定范围内界值下）相比获得的真阳性净数值

误预测概率时，Brier 评分的结果不如 Nagelkerke R^2 严格（后者的取值变化将会更加明显）（Steyerberg，2009）。

　　模型建立阶段，在确定模型阶数（参数个数）时，我们可以利用赤池信息准则（Akaike information criterion，AIC）和贝叶斯信息准则（Bayes information criterion，BIC）来判断模型的优劣，这两种方法均被称为准则函数。该函数既考虑了用某一模型拟合时与原始数据的接近程度，又考虑了模型中所含待选参数的个数，在建模过程中根据准则函数的取值判断模型的优劣，以准则函数最小时的参数组合作为模型的最佳参数组合。

AIC 准则最早由日本学者赤池（Hirotugu Akaike）提出，是迄今为止应用最广泛的模型筛选工具之一。该准则可以同时进行模型筛选和参数估计。理论上，AIC 准则为候选模型与真实模型之间的差值 $\Delta(k)$ 提供了一个近似无偏的估计值，其函数表示如下：

$$\text{AIC}(k) = -2\log（极大似然函数）+ 2k \qquad （式\ 7\text{-}3）$$

式 7-3 中，k 为模型参数个数；"$-2\log$（极大似然函数）"为拟合优度项（goodness-of-fit term），反映模型预测值与真实值之间的一致性；偏倚校正项"$2k$"也称为惩罚项。过于简化的模型难以充分拟合数据，因此将会得到较大的拟合优度项，较小的惩罚项；反之，过度拟合数据的复杂模型会产生较小的拟合优度项，较大的惩罚项。而理想模型能够在简约性和拟合度之间取得最佳的折中，从而获得最小的 AIC 值，即若某一阶数 $k = n_0$ 能使 AIC 最小，则取 n_0 为最佳阶数。从实际角度看，在样本量较大而模型阶数相对较小的数据中，用 AIC 估计 $\Delta(k)$ 时偏倚可以忽略不计。但是，在样本量较小而模型维度相对较大的数据中，$2k$ 通常远小于需校正的偏倚，也就意味着 AIC 估计得到的 $\Delta(k)$ 可能存在明显的负向偏倚。另一方面，AIC 不能用于由不同结局变量转换形式建立模型之间的比较，例如结局变量 log 转换或平方根转换后建立的不同模型之间的比较，也就是说，AIC 准则不能用于筛选结局变量的最佳转换形式（Cavanaugh et al.，2019）。

BIC 准则由 Schwarz 提出，用来对候选模型进行贝叶斯后验概率转换的渐进逼近。在大样本的数据中，由 BIC 准则筛选出的模型通常具有最可信的后验概率。BIC 准则的表达式如下：

$$\text{BIC}(k) = -2\log（极大似然函数）+ k\log(n) \qquad （式\ 7\text{-}4）$$

由式 7-4 可知，BIC 和 AIC 具有相同的拟合优度项，不同的惩罚项。BIC 准则筛选模型的方法与 AIC 准则类似，如果某一阶数 $k = n_0'$ 能使 BIC 最小，则取 n_0' 为最佳阶数。与 AIC 准则相比，BIC 准则函数中用 $\log(n)$ 代替系数 2，其惩罚项还与样本量 n 有关。因此，与 AIC 准则相比，BIC 准则筛选出的模型更加简约。在中等偏小样本量的数据中，BIC 准则优于其他模型筛选准则（如 AIC）。从实际角度出发，当我们建模的主要目的是进行预测时，我们应该偏向于采用 AIC 准则来筛选最佳模型。而当我们建模的目的是进行描述时，也就是说是为了找出结局最重要的影响因素时，我们应当首选采用 BIC 准则进行模型筛选（Neath et al.，2012）。

（二）区分能力

区分能力是指模型可以正确地把实际发生结局的人（如病人）和实际没有发生结局的人（如非病人）区分开的能力。如果实际发生结局者的模型预测发病率均高于未发生结局者，则可认为模型的区分能力最佳。评价模型区分能力的常用指标包括 C 统计量、Harrell C 统计量、D 统计量和区分斜率（梯度）等。

C 统计量是广义线性回归模型中最常用的区分能力评价指标。对于二分类结局而言，C 统计量就是受试者特征曲线下面积（the area under the receiver operating characteristic curve，AUC），它最早应用于筛检试验和诊断试验领域。由于 AUC 同时考虑了灵敏度和特异度这两个指标，所以能够全面地评价试验的真实性。之后，AUC 逐渐被应用于评价预测模型区分能力等领域。C 统计量的实质是发生结局者预测发病概率高于未发生结局者预测发病概率的可能性大小，因此可以反映模型区分病人和非病人的能力。C 统计量的取值范围为 0.5 ~ 1，取值为 1 表示模型可将病人和非病人完全分开，取值为 0.5 表示病人和非病人的区分只靠偶然概率。通常 C 统计量取值 0.7 ~ 0.8 时被认为模型可以接受，0.8 以上被认为模型区分能力很好。由于 C 统计量是一种对应于实际结局预测概率的等级秩次统计量，因此它对标定能力的系统误差（如平均结局的差异）不敏感。

二分类 logistic 回归模型的结局变量只能取两个可能值（0 或 1），这两个不同的取值所能组成的数据对的总数 n_t 等于结局变量取 0 值的例数乘以取 1 值的例数。如果数据对中取值为 1 对应的预测结局概率大于取值为 0 的预测结局概率，此时认为该数据对是和谐的，反之则认为该数据对不和谐；如果相等则称为结。Somers D 统计量就是基于上述不同情况（和谐 / 不和谐）数据对个数计算出的一种秩次相关指标，其计算公式如式 7-5 所示：

$$\text{Somers } D = (n_c - n_d) \div n_t \qquad\qquad （式 7-5）$$

式 7-5 中 n_t 是数据对的总数，n_c 是和谐的数据对个数，n_d 为不和谐的数据对个数。Somers D 的绝对值越大，表示预测概率与结局变量之间的关联程度越高，也就意味着模型的预测能力越强（Somers，1962）。

对于存在删失数据的生存分析而言，Harrell 等提出了一种类似于 C 统计量的指标——Harrell C 统计量，用于评价生存数据模型的区分能力。该指标考虑到此类数据的删失属性，依据数据中能够被排序的对子数所占的比例计算得到，这样模型预测生存概率高的个体就是（实际）生存时间更长的个体。

除此之外，我们还可以通过区分斜率来描述模型将发生结局的个体和未发生结局的个体区分开的能力。该指标由发生结局者与未发生结局者平均预测概率的绝对差值计算得到。区分斜率可由箱式图或直方图直观地呈现出来，发生结局者与未发生结局者预测概率的箱式图（或直方图）重叠部分越少，说明模型的区分能力越好。需要注意的是，结局事件的发生率决定了箱式图的大致分布及区分斜率的大小。当结局事件的发生率较低时，区分斜率也比较小。

（三）标定能力

标定能力是指实际观察结局与预测值之间的一致程度。比如我们通过模型预测得到某种疾病的发病概率为 20%，那么在完全一致的情况下，我们实际观察的 100 人中也将会有 20 人罹患该病。

模型标定能力评价目前最常用的方法为 Hosmer-Lemeshow 检验。该方法根据预测概率的分位数（如 10 分位数）将人群分为若干组，比较每组人群的平均预测概率与实际结局发生率之间的差异。该方法的统计量为 χ^2_{HL}，服从自由度为（分组数 − 2）的 χ^2 分布，拒绝零假设时认为模型的标定能力差（Hosmer et al.，1997）。然而此方法尚存在一些不足：首先，在技术层面，我们是否一定要用预测概率的分位数或依据样本量大小确定分位数？我们能否用危险分层的方式来分组？其次，该方法在识别常见的错误标定方式（如新数据和原始建模数据中结局的系统偏差或预测因子效应的过度拟合）方面效能较低。

此外，我们还可以采用绘图（即标定图，Calibration plot）的方式来评价模型的标定能力。该方法 x 轴表示模型预测值，y 轴表示实际观测值。对于线性回归而言，标定图就是一个简单的散点图；对于二分类的结局而言，预测概率常常难以直接观察到，但是我们可以通过一些平滑技术来估计观测概率与预测概率之间的关系，从而获得该类模型的标定图。理想情况下，标定图是一条始于坐标原点的 45° 射线，意味着平均观测值和平均预测值相等，所以用建模数据［如采用自助法（Bootstrap）法进行内部验证时］绘制的标定图常接近于这样一条射线。然而，当我们用外部数据进行模型验证时，平均的实际观测值和模型预测值之间的一致性将会不同程度地减弱，而呈现出一条截距为 a、斜率为 b 的射线。其中截距 a 表示平均实际观测值与平均模型预测值之间的差值，又被称为 "calibration-in-the-large"。斜率 b 即标定斜率（Calibration slope），模型验证时标定斜率通常小于 1，反映出模型对于建模数据而言存在过度拟合的问题，提示需要缩减模型中预测因子的效应（Steyerberg，2009）。

（四）新标志物的预测性能

过去很长一段时间，新标志物能否提高原有模型的预测能力主要依靠拟合优度检验（–2log likelihood）及 C 统计量的方法进行评价。

拟合优度检验通常的做法是先利用传统危险因素拟合模型 1 得到拟合优度 1，然后再把新标志物加入到模型 1 中去，得到模型 2 的拟合优度 2，根据两拟合优度的差值查 χ^2 分布界值表（自由度为 1）。若差异有统计学意义，说明新标志物能够提高模型的预测能力（郑黎强 等，2015）。然而，有学者认为模型拟合优度检验的要求过于宽松，在样本量很大的研究中，即使新变量与结局变量之间的关联性很弱，该方法也能够得出有统计学意义的结果（Pencina et al.，2008）。

用于检验 AUC（C 统计量）之间差异的最常用方法为 Hanley 法。该方法首先根据两组变量（传统危险因素，传统危险因素 + 新标志物）建立疾病预测模型，并计算出每个个体未来的疾病发生风险。我们将得到 2 个风险值变量，假设分别为 P_1 和 P_2。把这两个变量作为检验变量放入 ROC 分析，结局变量为随访所观察到的实际疾病发生情况（即金标准）。这样我们将得到 2 个 ROC 曲线下面积，分别为 AUC_1 和 AUC_2。最后按照是否发生疾病把人群分为发生疾病组和未发生疾病组，分别计算两组人群的 P_1 和 P_2 相关性系数，设为 r_1 和 r_2，然后根据 r_1 和 r_2 的均数，以及 AUC_1 和 AUC_2 的均数，查相关性系数表得到总相关性系数 r。则统计量 Z 的计算公式如下：

$$Z = \frac{AUC_1 - AUC_2}{\sqrt{SE_1^2 + SE_2^2 - 2rSE_1 SE_2}}$$ （式 7-6）

式 7-6 中，SE_1 和 SE_2 分别为 AUC_1 和 AUC_2 的标准误，由上述公式计算得到 Z 值后查 Z 分布表，得到 P 值，从而判断 AUC_1 和 AUC_2 之间差异是否有统计学意义（Hanley et al.，1983）。近年来，研究人员发现 C 统计量在评价一个新标志物或比较两个模型时存在一些局限性。首先，它似乎对模型的比较并不"敏感"，新模型和旧模型间的统计量差异非常小，无法体现真正的作用。有研究显示，只有当相对危险度（RR）/ 比值比（OR）很大时（≥ 9），C 统计量才能表现出差异（Pepe，2004），然而在实际情况中，RR/OR 一般都很小。此外，由于 C 统计量代表的可能性是基于简单的秩次排序，无法考虑到预测或实际的绝对风险大小（Cook，2008）。

针对上述问题，一些新的统计学指标（方法）应运而生，包括再分类表、再分类统计量、NRI、IDI 等。这些指标的中心思想是新模型对研究对象进行了"重分组（reclassification）"，从而引起个体在不同危险分层中的"变动"。如果这一"变动"是正确的或者更符合实际情况的，那么相对于旧模型而言，新模型则有更优的预测能力。

风险再分类表最早由 Cook（2007）提出。该方法需要根据原风险模型和加入新标志物的风险模型分别计算出每个研究对象的风险（概率大小），然后依据选定的具有临床意义的风险分类方法，将每个研究对象两个模型得到的风险分为相应分类，最终以不同模型得到的风险类别做成交叉表，即风险再分类表。新标志物加入前后两个模型得到的分类变化情况不足以评估风险分类改善，因为分类的改变必须更恰当。基于此，Cook（2008）提出一种类似于 Hosmer-Lemeshow 检验的再分类统计量（χ^2）的方法，以比较新标志物加入前后两个模型风险分类的差别。

NRI 是指引入新标志物后的模型与原模型相比，可以使更多研究对象被"正确分类"，这一增加的"正确分类"比例即净再分类改善指数。新标志物加入后的模型相较于原模型分类能力改善主要表现在两个方面：发生结局者在新模型中的预测概率有所提高（即由较低风险组划分到较高风险组），而未发生结局者的预测概率有所下降（即从较高风险组划分到较低风险组）。如果这两组人群的预测概率变动方向与上述相反，则会降低模型的分类能力。因此，有学者认为，NRI 需要在发生结局者和未发生结局者中分别计算和报告。当风险分类较多时，还可以分别报告每种风险类别的改善率。

区分梯度（discrimination slope），又称为叶斯梯度（Yates slopes），是指发生结局者（病人）的平均预测概率与未发生结局者（非病人）的平均预测概率之差，差距越大，说明模型的区分能力越强。IDI 相当于两个模型的区分梯度之差，可以反映新模型较原模型区分能力的提高程度。IDI 不需要进行危险分层，而是直接计算发生结局者和未发生结局者的平均预测概率，这一点与 NRI 有所不同（Pencina et al.，2008）。

随着生物技术的发展，越来越多的疾病风险因子被发现和验证，因此再分类相关的指标如 NRI、IDI 等新方法或指标的应用呈现快速增长的趋势，然而一些研究者并未深刻了解这类指标应用时应该注意的问题和前提条件，导致部分相关文献出现质量较差的情况。风险再分类必须具备两个前提条件，即：模型必须具备很好的标定能力，风险分类的标准（界值）必须是具有临床意义的标准。缺少上述两个前提中的任何一个，再分类都是毫无意义的。另一方面，此类方法尚较"年轻"，方法本身还存在一些技术上的问题，如假设检验的统计学方法和 NRI 置信区间的计算都尚未经过验证，上述问题都有待进一步探讨（Pepe，2011；Pepe et al.，2011）。

（五）临床价值

Vickers 和 Elkin（2006）提出了一种评估预测模型临床价值的简单方法——决策曲线分析（decision-curve analysis，DCA）。对于正式的决策分析而言，伤害和收益都需要量化，因此需要明确最佳决策界值。但是，实际情况中这个界值很难确定，困难可能来源于人群水平，如没有足够的伤害和收益数据。而且，不同病人伤害和受益的相对权重可能不同，因此有必要明确个体的伤害和收益界值。所以，我们可能为结局的概率考虑一定范围的界值，与 ROC 曲线一样考虑指标全部范围内的灵敏度 / 特异度组合，而不是单个界值下的灵敏度 / 特异度。

DCA 一个重要方面是单个概率界值可以用于同时判定结局的阳性或阴性以及假阳性和假阴性分类权重。如果我们假设不必要治疗的伤害（假阳性决策）相对有限，如抗生素治疗感染，那么界值应该比较低。相反，如果过度治疗的伤害很严重，如过度手术，那么我们在作出治疗决策前就应该采用一个较高的界值。因此，风险收益比就决定了假阳性决策相对于真阳性决策的权重。比如，以 10% 作为界值时，就意味着假阳性决策（false positive decisions，FP）相当于 1/9 的真阳性决策（true positive decisions，TP），权重 $w = 0.11$。模型的临床价值可以总结为净获益（net benefit，NB）：$NB=（TP-wFP）/N$，其中 TP 是真阳性决策的个数，FP 是假阳性决策的个数，N 是研究对象总数，w 为权重（等于界值下假阳性率与真阳性率的比值，或伤害与收益的比率）。DCA 的分析软件及说明文件可在 www.decisioncurveanalysis.org 网站下载查阅。

三、模型验证方法简介

依据验证数据与建模数据的关系，模型验证分为内部验证和外部验证。接下来我们将为大家一一介绍内部验证（internal validation）和外部验证（external validation）的方法。

我们通过源人群中一个具有代表性的样本建立模型。该源人群可能具有某些特质，如某家具有某种特征的医院。由于我们主要关注的是代表当前临床实践的近期数据，但来自于该源人群的样本本质上是过去的，因此，我们应该确定预测模型在源人群中的内部有效性（或"可重复性"）。这可以通过建模人群中的模型验证来实现，内部验证就是评估模型在源人群中内部有效性的过程。内部有效性的评估有利于防止对模型预测性能做出过于乐观的评估，但其无法证明模型在其他人群中使用的效果，且许多内部评估方法如交叉验证法即便使用正确，依然有可能过高估计模型分类的准确性。

医学研究领域中常见的内部验证方法有表观验证（apparent validation）、拆分样本验证（split-sample validation）、交叉验证（cross-validation）及自助法验证等（Steyerberg，2009）。

表观验证中模型的性能直接通过建模数据来验证，因此验证的结果通常会过于乐观，是一种有偏的估计。

拆分样本验证首先将样本随机分为两组，其中一组用于建立模型，另一组用于模型性能评估（模型验证）。采用拆分样本验证时应注意，如果样本完全随机分组，当预测因子和结局分布不均时，此方法可能产生较大偏差。针对这一问题，在进行样本拆分时可以考虑按照结局和相关的预测因子进行分层随机化拆分。拆分样本验证存在一些缺陷。首先，这种方法与较大的方差相关。与采用全部数据建模相比，仅采用部分数据建模会导致模型的稳定性差。而且，此时用于验证的数据也相对较少，得到的模型性能评估结果也会不可靠。另一方面，拆分样本验证还与模型的偏差相关，因为此方法得到的模型性能评估仅依赖于部分数据。简而言之，拆分样本验证是一种经典但无效的验证方法。

交叉验证是拆分样本验证的一种扩展，目的在于获得更稳定的结果。该方法的基本原理是样本随机分为 K 等份，其中 $K - 1$ 份样本用于建模，余下的 1 份用于模型验证。该过程重复 K 次，这样每次用于模型验证的 1 份样本都不同，K 次验证过程中原样本中每一个个体都可以作为验证样本，最终以 K 次验证评估结果的均值作为模型的性能。与拆分样本验证相比，交叉验证的优势在于该方法用于建模的数据更多（以 10 折交叉验证为例，这一比例为 90%）。但是，实际工作中整个交叉验证的过程需要重复多次才能真正获得稳定的结果（如 50 次 10 折交叉验证）。交叉验证的极端就是所谓的留一法，即总样本中随机选取 1 个样本作为验证样本，其余 $N-1$ 个样本用于建模，该方法等价于刀切法过程。当样本量较大时，此方法的效率较低。交叉验证的局限性在于不能很恰当地反映模型所有的不确定性，如变量的自动筛选造成的不确定性。相比而言，自助法具有更多的变异性，因变量自动筛选造成的模型不确定性在自助法中可以得到更好的反映。

自助法是一种通过有放回的重新抽样来代替原始样本，并以此估计原样本某估计量分布情况的方法。自助法反映了从源人群中抽样的过程，重复抽取的样本量与原始样本量相等。自助法并不需要对总体分布作假设或事先推导估计量的解析式，它要做的仅仅是重构样本并不断计算估计值，因此本质上它是一种非参数方法。自助法应用非常广泛，它可以为样本统计量的经验分布提供非常有价值的估计，如回归系数标准误的估计等。其中，对于预测模型乐观估计的定量分析是自助法一个非常重要的应用。在预测模型验证中，每一个重构样本都会用于建模，然后模型分别在重构样本和原始样本中评估，两样本中模型性能的差别反映了乐观估计的程度。自助法具有很多优势：首先，与其他拆分样本的验证方法相比，该方法建模和验证的样本量均为总样本量 N，因此校正性能过于乐观的估计相对稳定。而且，模拟分析显示自助法可以恰当地反映出所有来源的模型不确定性，尤其是变量筛选带来的模型不确定性。然而，与其他重抽样方法一样，自助法自身也存在一定局限性，那就是只能应用默认的建模策略，如不经变量筛选建立包含所有变量的完整模型或采用默认的逐步筛选方法。但在实际分析中，经常会有一些中间的变量处理步骤，如变量的合并分类、异常值的截断或剔除、绘图评估变量的线性关系、检测交互作用项等，这些在自助法过程中可能很难完全实现。

外部有效性（external validity）又称为"外推性"（generalizability）或"可移植性"（transportability），是指预测模型可用于"可能相关"人群中的能力。从科学的角度讲，任何假设或者理论的外推性越大就越有说服力。从实践的角度讲，我们希望可以准确地将预测模型用于我们自己的人群中。外部有效性可以通过在其他样本中进行验证来确定。这些样本必须是来自于不同但可能相关的机构，是完全独立于建模所用数据的。模型经过外部验证的次数越多，验证的机构越多样化，模型的外推性就越有把握。外部验证可以回答模型在时间、空间、方法学及疾病谱等方面的可移植性。时间上的外推性是指在不同的历史时期中验证模型的性能，如建模人群可能是较早时期收集的，而用于模型验证的研究对象是近期收集的。空间上的外推性是指验证模型的人群来自于与建模人群不同的地方，如其他医院或其他地区的病人。方法上的外推性是指用于模型验证的数据收集方法与建模数据的收集方法不同，如建模的数据来自医院病历系统，而模型验证的数据是保险公司的索赔数据。疾病谱方面的外推性是指用于模型验证的人群与建模的人群相比，疾病处于更早或更晚（较轻 / 较重）的阶段，或者模型验证的人群具有不同的疾病，比如分级诊疗背景下，建模的人群是更高级别医院的患者，而用于模型验证的人群来自初级医疗机构。除此之外，我们还需要考虑建模的数据是否由完全独立的研究者提供，如果在完全独立的研究者所在医疗机构或区域收集的数据中，模型仍具有较好的性能，那就比在参与建模研究者提供的数据中验证的结果更有说服力。我们在实际情况中还可以看到上述不同方面的组合，比如我们在 200 个对象中进行模型验证，其中 100 个对象来自于建模人群所在的中心（机构），但病人是最近收集的，而另外 100 个来自未参与建模的中心（机构）（Steyerberg et al.，2010）。

至此可以看出，内部验证实际上应该看作是对建模过程的验证，而外部验证是评估某特定模型在独立人群中的性能。我们在实际的数据分析中要根据不同的目的和分析方法选择不同的模型验证方法和模型性能评价指标。一般而言，模型验证的步骤为：① 根据模型验证的目的选择模型验证的方法，如评估模型的准确性时一般选用内部验证，而估计模型的外推性时则需要进行不同方式的外部验证；② 根据建模方法或者结局类型选择合适的模型性能评价指标，如线性回归的 R^2、二分类结局的 AUC 和生存分析的 Harrell C 统计量等；③ 实施模型验证；④ 根据验证结果评估模型准确性。模型验证结果不佳的常见原因是建模过程不够恰当，如样本量太小、样本代表性差或者选用的统计分析方法不是最优的。但是，也可能因为建模数据和验证数据之间存在客观的差别，尤其是预测变量或结局的编码不同，造成模型的验证结果不佳。另外，验证数据中可能缺少某些建模所需的关键变量，我们验证模型时进行了固定值（如均数或中位数）填补，这种情况也可能会引起模型的验证结果不佳。

四、敏感性分析方法简介

敏感性分析是经济学和工程项目评价中应用最广泛的处理不确定性因素的一种方法。敏感性分析是评价模型或者结果可靠性的一个过程。它通过几个主要变量在一定范围内的变动，分析这些变动给结果或结论带来的影响。换句话说，敏感性分析是一种用来评价改变假设或改变变量在一定范围内的估计值，是否会影响到结果或结论稳定性的方法。在经济学领域，敏感性分析常用的方法有：① 确定型敏感性分析，包括单因素分析、多因素分析、阈度分析、极端值分析、情景分析和模型效度分析；② 概率型敏感性分析，如蒙特卡罗模拟分析（Monte Carlo simulation）和自助法区间估计等。

临床研究和统计建模都基于一定的假设，而且研究结果的真实性往往由这些假设的符合程度决定。如果改变研究或建模的假设，得到的结果仍然一致，我们就认为该结论或模型是"稳健的"，也就有了更大把握确定研究结论是可靠的。为了评估结果的稳健性，可以从多个方面改变研究的基本假设，包括研究设计和研究人群的改变、研究因素的重新定义及建模方法的改变等。

在实际的医疗大数据分析或者预测模型研究中，由于资料均有不同程度的不确定性，如未测量的混杂、研究因素（包括暴露、结局和协变量等因素）的定义、数据来源本身的异质性等，且用于分析或建模的统计学方法本身也具有不同的优势和局限性，因此需要进行敏感性分析来估计这些不确定性（如数据或建模参数变化）因素对结果或结论的影响程度。尤其是在预测模型研究中，敏感性分析对建模过程的不同阶段均具有重要的作用，如识别模型本身的错误、提示模型参数校正及进一步探索模型输入和输出的关系等。

流行病学研究中，想要得到一个无偏的估计必须要考虑到所有的混杂因素，因为常见的分析方法通常不能解释未测量的混杂，因此，不存在未测量的混杂是所有流行病学研究的一个基本假设。然而，事实上，一个公认的观点是，研究中可能存在一些未被测量或无法分析的混杂变量。这个未测量的混杂因素，可能是一个已知的混杂因素，但在分析使用的数据库中没有被记录，也可能是一个未知的混杂因素。通过定量评价某种未测量的混杂变量对研究结果产生的影响，研究者可以评估当违背"不存在未测量的混杂"这一假设时研究结果的稳定性。改变假设前后研究结果存在明显差异时，我们需要慎重考虑结论的可靠性。

研究因素涵盖暴露（分组）因素、结局变量和协变量等因素，上述因素定义的改变，也可能对结果产生不同程度的影响。如在进行药物的疗效比较研究时，通过不同的暴露定义（如不同的剂量或用药时间窗）、不同的结局定义（如单一诊断代码、复合诊断代码等）、不同的协变量定义（如改变协变量组合）情形下的数据再分析，可为我们提供更多关于潜在混杂因素或者未解决偏倚的线索，从而有助于获得更加可靠的结论。

对于许多观察性疗效比较研究而言，用于分析的数据最初可能并不是专门为某个特定研究问题而收集的，而是在日常医疗相关工作中得到的。在这种情况下，一个研究就有可能有多种数据来源，如常见的电子病历系统和医疗保险数据库。这些不同来源的数据对于某个特定的研究而言，通常会存在一些固有的局限性，如数据不是前瞻性地收集，因此某些已知的重要混杂因素可能未被测量或记录，或者不同来源数据对于同一个变量采用了不同的判定标准而造成数据之间存在差异等。对于这种类型数据的敏感性分析，我们需要充分考虑结果在不同来源数据中的重复性。

如上所述，准确地处理混杂因素对于结果估计非常重要。在研究设计阶段，我们可以通过限制研究对象的筛选条件、对重要的混杂因素进行匹配等措施来控制混杂因素。统计分析阶段，我们常用的调整或处理混杂因素的方法包括分层分析、多因素调整分析、倾向性评分分析（propensity score analysis，PSA）和工具变量法（instrumental variable analysis，IV）等。不同的分析方法也都有各自的优势和局限性，如分层分析、多因素调整分析、PSA都只能处理已知且已被准确测量的混杂因素，而 IV 可以用于处理未测量的混杂因素，但实际研究中并不是所有的问题都能找到符合条件的工具变量，且 IV 的精确性常低于常见回归模型。因此，我们可以尝试采用不同的分析方法对数据进行敏感性分析，并比较结果的一致性。

研究者在研究和分析方案中制订重要的敏感性分析计划时，需要对问题的本质和数据本身的局限性有清晰的认识。这个计划应该能够回答以下 3 个问题：

1．未测量的混杂因素效应需要多大才能解释两组之间的差异？

2．改变暴露定义、结局定义和协变量定义时，关联是否具有稳健性？

3．统计分析方法的选择是否会影响关联的强度或方向？

上述内容也应该成为所有疗效比较研究的重要部分。采用敏感性分析来检验分析过程中的基本假设，可使关联对假设的稳健性更可信，也是增强研究证据强度的重要环节（詹思延，2014）。

在实际操作中，敏感性分析通常在完成主要分析后实施，其一般步骤为：

1．在分析方案制订阶段　①根据相关背景知识选择待分析的敏感性因素（一般是指可能对研究结果影响较大的混杂因素）；②针对不同的敏感性因素确定不同的分析方法。

2．在数据分析阶段　①按照既定计划实施敏感性分析；②评估比较不同敏感性分析结果与主要分析结果的一致性。

第二节　模型验证与敏感性分析应用实例

一、模型验证在医疗大数据挖掘中的应用实例

应用风险模型在源人群中评估比在独立人群中评估更容易得到阳性结果，因此，用其他独立数据重新验证模型的评估能力是模型评价必不可少的部分，特别是有意将模型评估结果用于医疗卫生保健时。对于通过医疗大数据挖掘得到的模型而言，充分的模型验证更为重要。接下来，我们将通过 Hippisleycox 等（2017）利用英国全科医疗数据库（QResearch database）建立并验证新的糖尿病风险评估工具（QDiabetes-2018）的实例，介绍医疗大数据挖掘中模型验证的实施方法。

（一）研究背景

目前的临床实践中，我们需要糖尿病的风险评估工具来识别高危人群，进而对其进行干预以降低其发病风险。QDiabetes 是当前广泛用于估计 25～84 岁人群 2 型糖尿病（type 2 diabetes，T2D）10 年发病风险的工具，它既可以用于与患者交流疾病风险，也可以用于识别需要干预和主动监测的高危人群。然而，之前版本的 QDiabetes 并未包含 2017 年预防糖尿病的英国国家临床质量研究所（National Institute for Clinical Excellence，NICE）指南中强调的一些与糖尿病发病风险升高相关的因素。此外，一些来源于新的临床研究和观察性研究的高质量研究证据显示，非典型抗精神病药物和他汀类药物的使用也与糖尿病风险升高有关，这些因素也同样未包含在之前的 QDiabetes 中。这可能导致 QDiabetes 低估研究对象的糖尿病发病风险。另一方面，QDiabetes 也没有使用患者的血液检测结果，所以该模型难以根据研究对象的血液检测结果提供一个准确的发病风险估计。因此，研究者利用英国全科医生提供的数据库（QResearch database），建立并验证了新版 QDiabetes-2018，探讨上述新的危险因素和血液检测结果（空腹血糖或糖化血红蛋白）是否应该加入该模型，以及它们可以怎样用于改善糖尿病的风险评估结果。

（二）研究方法

该研究的数据来源于英国 QResearch 数据库中 1457 个全科医生诊所的数据，随机抽取其中 3/4（1094 家）的数据作为训练样本的来源，另 363 家全科门诊的数据作为验证样本的来源。该研究采用前瞻性开放队列研究设计，选取基线时符合条件的 25～84 岁非糖尿病人群作为队列人群，其中训练队列基线时共纳入 887 万名符合条件的研究对象，验证队列基线时共纳入 263 万名符合条件的研究对象。观察结局为随访期内新发 T2D。利用训练样本，研究者采用 COX 比例风险模型分别在男性和女性中建立了 3 种风险评估模型，依次为模型 A（包含 QDiabetes-2017 中的变量及新提出的危险因素，如精神疾病、多囊卵巢综合征、妊娠糖尿病、他汀类药物使用等）、模型 B（包含模型 A 中的所有变量和空腹血糖）和模型 C（包含模型 A 中的所有变量和糖化血红蛋白）。在模型验证阶段，该研究采用拆分样本的模型验证方法（随机拆分，3/4 作为训练样本，1/4 作为验证样本，该方法属于内部验证）。研究者根据 3 种模型在验证数据中的分析结果分别从区分能力（D 统计量、R^2 和 Harrell C 统

计量)、标定能力 [标定斜率 (calibration slopes)]、临床应用和决策曲线分析4个方面对模型的性能做出评估。

(三) 研究结果

该研究训练队列最终纳入分析的研究对象有8 186 705人,验证队列最终纳入分析的研究对象有2 629 940人。随访期内训练队列中新发T2D 178 314例,验证队列中新发T2D 62 326例,发病率分别为4.17/1000人年 [95% CI: (4.15 ~ 4.19) /1000人年] 和4.35/1000人年 [95% CI (4.32 ~ 4.39) /1000人年]。训练样本与验证样本研究对象的基本特征和T2D发病情况基本一致 (见表7-2和图7-1)。

表 7-2　研究开始时25 ~ 84岁非2型糖尿病者基线特征

特征	训练队列	验证队列
男性, n (%)	4 062 142 (49.6)	1 307 505 (49.7)
年龄 (岁), $\bar{x} \pm s$	44.9 ± 15.3	45.6 ± 15.5
体质指数 (kg/m^2), $\bar{x} \pm s$	26.0 ± 5.0	26.0 ± 5.0
空腹血糖 (mmol/L), $\bar{x} \pm s$	5.0 ± 0.6	5.0 ± 0.6
糖化血红蛋白 (mmol/mol), $\bar{x} \pm s$	37.2 ± 4.5	37.3 ± 4.4
完整数据1*, n (%)	6 453 196 (78.8)	2 024 909 (77.0)
完整数据2†, n (%)	1 367 483 (16.7)	416 142 (15.8)
种族特征		
自我报告种族, n (%)	5 933 548 (72.5)	1 870 332 (71.1)
白人或未记录, n (%)	7 136 377 (87.2)	2 323 760 (88.4)
印第安人, n (%)	188 049 (2.3)	58 084 (2.2)
巴基斯坦人, n (%)	101 231 (1.2)	33 954 (1.3)
孟加拉人, n (%)	81 834 (1.0)	22 148 (0.8)
其他亚洲人, n (%)	122 981 (1.5)	38 222 (1.5)
加勒比人, n (%)	80 657 (1.0)	22 379 (0.9)
非洲人, n (%)	179 423 (2.2)	48 446 (1.8)
中国人, n (%)	65 999 (0.8)	15 947 (0.6)
其他, n (%)	230 154 (2.8)	67 000 (2.5)
吸烟状况		
有吸烟状况记录者, n (%)	7834644 (95.7)	2520127 (95.8)
非吸烟者, n (%)	4441795 (54.3)	1422825 (54.1)
戒烟者, n (%)	1518799 (18.6)	502297 (19.1)
轻度吸烟者, n (%)	1098645 (13.4)	344874 (13.1)
中度吸烟者, n (%)	485756 (5.9)	155933 (5.9)
重度吸烟者, n (%)	289 649 (3.5)	94 198 (3.6)

续表

特征	训练队列	验证队列
病史		
糖尿病家族史，n（%）	1 218 682（14.9）	379 889（14.4）
高血压治疗者，n（%）	737 303（9.0）	249 614（9.5）
心血管疾病，n（%）	290 345（3.5）	101 370（3.9）
精神分裂症或双相情感障碍，n（%）	62 014（0.8）	19 619（0.7）
学习障碍，n（%）	56 092（0.7）	18 458（0.7）
妊娠糖尿病[‡]，n（%）	17 214（0.4）	5 201（0.2）
多囊卵巢综合征[‡]，n（%）	81 164（2.0）	24 217（0.9）
用药史		
他汀类药物，n（%）	526 969（6.4）	173 528（6.6）
抗精神病类药物，n（%）	58 655（0.7）	19 776（0.8）
糖皮质激素，n（%）	238 683（2.9）	83 760（3.2）

[*] 具有完整的体质指数和吸烟状况信息者。
[†] 具有完整的体质指数、吸烟状况、空腹血糖或糖化血红蛋白者。
[‡] 女性中的比例。

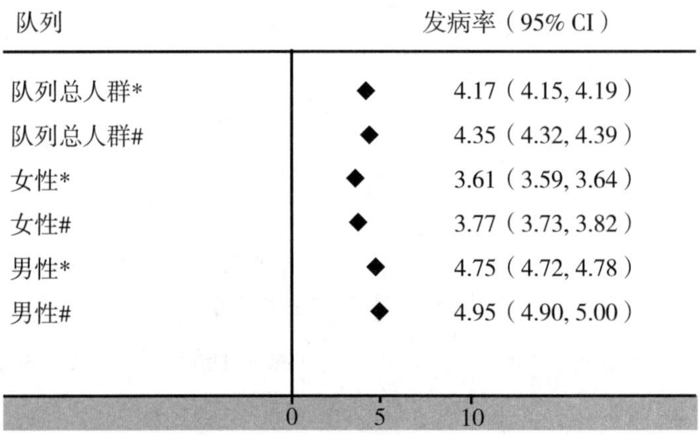

队列	发病率（95% CI）
队列总人群*	4.17（4.15, 4.19）
队列总人群#	4.35（4.32, 4.39）
女性*	3.61（3.59, 3.64）
女性#	3.77（3.73, 3.82）
男性*	4.75（4.72, 4.78）
男性#	4.95（4.90, 5.00）

图 7-1   训练队列和验证队列中 2 型糖尿病的发病率（每 1000 人年）及其 95% 置信区间
* 为训练队列，# 为验证队列

　　模型验证结果显示，3 种模型（A、B、C）均具有较好的解释方差、区分能力和标定能力。在女性中，模型 B 的 R^2 为 63.3%，D 统计量为 2.69，Harrell C 统计量为 0.89；男性中上述指标分别为 58.4%、2.42 和 0.87，均优于其他几种模型，具体结果见表 7-3。图 7-2 为验证样本中 3 种模型在男性和女性中的标定图，图中可以看出，3 种模型的标定斜率均接近 1，提示 3 种模型均具有较好的标定能力。

表7-3　不同性别中3种模型（A、B、C）与现行QDiabetes-2017模型的性能比较

模型	男性			女性		
	D统计量[*]	Harrell C统计量[*]	R^2（%）[†]	D统计量[*]	Harrell C统计量[*]	R^2（%）[†]
现行QDiabetes-2017模型	1.89 (1.88～1.91)	0.813 (0.810～0.815)	46.1 (45.7～46.6)	2.02 (2.00～2.04)	0.831 (0.828～0.833)	49.3 (48.8～49.8)
模型A：QDiabetes-2018	1.91 (1.89～1.93)	0.814 (0.812～0.816)	46.6 (46.1～47.1)	2.07 (2.05～2.09)	0.834 (0.832～0.837)	50.5 (50.0～51.0)
模型B：QDiabetes-2018（含空腹血糖）	2.42 (2.40～2.45)	0.866 (0.863～0.868)	58.4 (57.9～58.8)	2.69 (2.65～2.73)	0.889 (0.887～0.891)	63.3 (62.7～64.0)
模型C：QDiabetes-2018（含糖化血红蛋白）	2.28 (2.20～2.36)	0.855 (0.849～0.861)	55.5 (53.7～57.2)	2.52 (2.47～2.57)	0.878 (0.875～0.881)	60.3 (59.4～61.2)

[*] 区分度指标，取值越高说明区分度越好。

[†] 诊断糖尿病时模型可以解释变异大小的指标，该指标越大说明模型可以解释的变异越多。

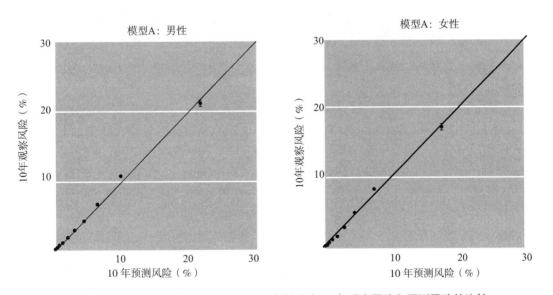

图7-2　不同性别3种模型下（A、B、C）糖尿病10年观察风险和预测风险的比较

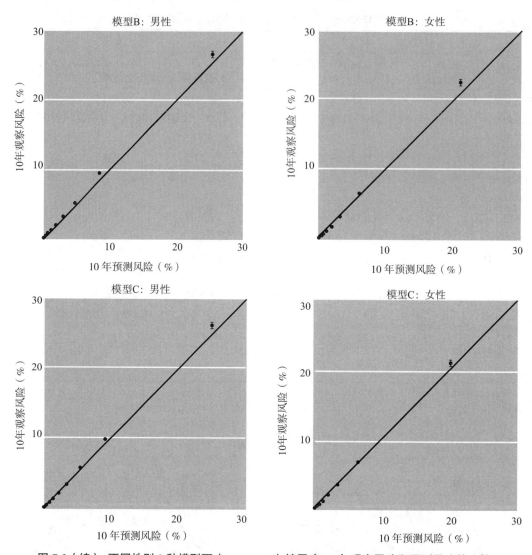

图 7-2（续） 不同性别 3 种模型下（A、B、C）糖尿病 10 年观察风险和预测风险的比较

就模型的临床应用价值而言，该研究在验证队列中分别采用 4 种策略筛查 T2D 高危人群，策略 3（模型 B）与策略 4（模型 C）及目前执行的两种策略（策略 1 和 2）相比，具有最佳的灵敏度，在同等数量的人群中可以检出 67.3% 的 T2D 病例，具体结果见表 7-4。决策曲线分析方面，结果显示模型 B 和模型 C 的 NB 均优于模型 A，B 稍优于 C，具体结果见图 7-3。

表7-4　4种策略识别2型糖尿病高危个体结果的比较

策略	评估基础	灵敏度（%）
1	空腹血糖：5.5 ~ 6.9 mmol/L	63.8
2	糖化血红蛋白：42 ~ 47 mmol/mol	46.6
3	模型 B（含空腹血糖）	67.3
4	模型 C（含糖化血红蛋白）	62.9

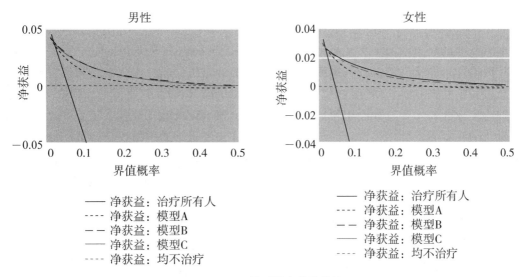

图 7-3　不同性别的净获益曲线

（四）研究结论

该研究建立并验证了 3 个新的 QDiabetes 风险预测模型可用于定量估计个体 10 年的 T2D 发生风险。模型 A 不需要血样检测，可用于筛查人群中需要做空腹血糖（模型 B）或糖化血红蛋白（模型 C）检测的高危人群。模型 B 对于筛查人群中 10 年 T2D 发病风险较高而需要干预或加强监测的高危人群来说具有最佳的预测性能，并可以改善当前的筛查措施。在用于临床实践前，模型 B 和模型 C 需要在血糖检测结果更完整的外部数据中验证（Hippisleycox et al.，2017）。

二、敏感性分析在医疗大数据挖掘中的应用实例

电子病历数据库涵盖了实际临床实践中患者的诊断、治疗、预后及费用等信息，这些较为精确客观的信息在评估治疗措施的疗效、安全性及卫生经济学方面将会发挥重要的作用。然而，真实世界中这种基于现有数据的研究与严格设计的随机对照试验不同，不可避免地会受到某些未测量的混杂因素的影响。敏感性分析可以通过改变原有假设或者调整初步分析中某些可能对结果影响较大的混杂因素来观察评估分析结果的稳定性。接下来将以 Filion 等（2016）利用加拿大、美国和英国的医疗数据库分析肠促胰岛素类降糖药是否增加糖尿病患者发生心力衰竭的风险为例，介绍在医疗大数据挖掘中敏感性分析的实施方法。

（一）研究背景

目前，关于包括二肽基肽酶 -4（dipeptidyl peptidase-4，DPP-4）抑制剂和胰高血糖素样肽 -1（glucagon-like peptide-1，GLP-1）类似物在内的肠促胰岛素类降糖药是否会增加患者的心力衰竭风险这一问题尚存在争议。正在开展的临床研究样本量有限，因而不能有效地回答这一问题；为数不多的观察性研究结果也不尽一致。因此，作者同时利用多个地区医疗数据库中的数据，分析在常规临床实践中使用肠促胰岛素类降糖药与其他口服降糖药相比是否会增加患者的心力衰竭风险。

（二）研究方法

本研究数据来源于加拿大（Alberta，Manitoba，Ontario 和 Saskatchewan）、美国和英国的医疗数据库。加拿大的医疗数据库中包含医生的处方、诊断、出院小结和处方分配等相关信息，英国的临床实践研究数据链（Clinical Practices Research Datalink，CPRD）中包含患者的住院诊断及处置过程等相关信息，美国的 MarketScan 数据库包含了美国较大企业中保险覆盖的在职和退休员工及其亲属的索赔信息。作者采用通用协议整合上述数据库中的信息后，从中选择符合条件的研究对象组成基本研究队列，在此基础上根据患者既往是否有过心力衰竭病史将其分为两个独立的队列（有心力衰竭病史者和无心力衰竭病史者），采用巢式病例对照研究设计，借助条件 logistic 回归分析，计算同一队列中新发生心力衰竭的患者与匹配的对照（匹配因素为性别、年龄、进入队列时间、糖尿病病程和随访时间）相比其因心力衰竭住院的风险比。

完成初步分析后，为了评估结果的稳定性，研究者实施了 7 种预先设定的敏感性分析：①以二甲双胍-磺脲类药物联合用药者作为参照组，重复初步分析；②以宽限期为 0 ~ 90 天来改变当前暴露的定义；③为了检验胰岛素和噻唑烷二酮类药物的使用对结果的影响，考虑剔除既往或者随访开始时使用过该类药物的研究对象，重新分析肠促胰岛素类药物与心力衰竭的关联；④为了检验随访过程中健康状况的改变对结果的影响，考虑调整 index data 时潜在的混杂因素，其中某些可能是中间变量；⑤在主要分析（primary analyses）中进一步调整进入队列前 1 年内降糖药物的使用，因为该因素可能与暴露之间存在潜在的关联，而主要分析中并未将该因素作为协变量；⑥为了检验模型过度拟合对结果的潜在影响，考虑在一些小的项目点中采用两个简化的模型重复主要分析；⑦在无心力衰竭病史研究对象的分析中，考虑将病例限制在主要诊断为心力衰竭的患者中。此外，研究者还在其中 3 个地区（加拿大的 Ontario，英国的 CPRD 和美国的 MarketScan）的数据中采用倾向性评分法比较了肠促胰岛素类药物与其他口服降糖药联合用药对心力衰竭的影响。

（三）研究结果

该研究队列中包含符合条件的研究对象 1 499 650 人，在 3 242 291 人年的随访中共发生心力衰竭 29 741 例（心力衰竭的粗发生率为 9.2/1000 人年）。主要分析显示，有心力衰竭病史和无心力衰竭病史的研究对象中，肠促胰岛素类降糖药均未增加患者心力衰竭住院的风险 [HR（95% CI）分别为 0.86（0.62 ~ 1.19）和 0.82（0.67 ~ 1.00），详见表 7-5]。

总体而言，本研究的敏感性分析结果与主要分析结果一致，说明本研究的主要分析结果较为稳定。在既往无心力衰竭病史的研究对象中，研究者以二甲双胍-磺脲类药物联合用药者作为参照组重复分析显示，肠促胰岛素类药物使用与心力衰竭住院风险之间关联的 HR 为 0.83（95% CI 为 0.69 ~ 0.99），结果见表 7-6。

表7-5　肠促胰岛素类降糖药与心力衰竭住院的关联分析（有心力衰竭病史 vs. 无心力衰竭病史）

亚组	风险比（hazard ratio，HR）（95%CI）
无心力衰竭病史	
Alberta（加拿大）	0.57（0.37 ~ 0.87）
Manitoba（加拿大）	0.41（0.21 ~ 0.79）
Ontario（加拿大）	0.79（0.66 ~ 0.94）
Saskatchewan（加拿大）	0.53（0.19 ~ 1.45）
英国	1.10（0.90 ~ 1.34）
美国	0.98（0.92 ~ 1.04）
随机效应模型	0.82（0.67 ~ 1.00）
有心力衰竭病史	
Alberta（加拿大）	0.21（0.03 ~ 1.41）
Manitoba（加拿大）	0.61（0.22 ~ 1.66）
Ontario（加拿大）	0.85（0.69 ~ 1.04）
Saskatchewan（加拿大）	0.30（0.08 ~ 1.10）
英国	0.91（0.44 ~ 1.90）
美国	1.20（1.03 ~ 1.39）
随机效应模型	0.86（0.62 ~ 1.19）

表7-6　在既往无心力衰竭病史的患者中肠促胰岛素类降糖药与心力衰竭住院的关联
（以二甲双胍-磺脲类药物联合用药为参照）

研究	风险比（hazard ratio, HR）（95%CI）
Alberta（加拿大）	0.56（0.36 ~ 0.86）
CPRD（英国）	1.07（0.87 ~ 1.31）
Manitoba（加拿大）	0.41（0.21 ~ 0.79）
Market Scan（美国）	0.90（0.85 ~ 0.95）
Ontario（加拿大）	0.78（0.65 ~ 0.93）
Saskatchewan（加拿大）	1.78（0.51 ~ 6.18）
随机效应模型	0.83（0.69 ~ 0.99）

　　研究者分别以 0 天和 90 天的宽限期定义当前使用肠促胰岛素类药物时，肠促胰岛素类药物使用与心力衰竭住院风险之间关联的 HR（95% CI）分别为 0.87（0.72 ~ 1.04）和 0.82（0.69 ~ 0.99），结果见表 7-7 和表 7-8。

　　既往研究显示，噻唑烷二酮类药物可能会增加患者心力衰竭住院风险，因此研究者在其中一项敏感性分析中剔除了既往或随访开始时使用过胰岛素或噻唑烷二酮类药物的研究对象。结果显示，剔除了上述研究对象后，肠促胰岛素类药物使用与心力衰竭住院风险之间的关联仍然无统计学意义，HR（95% CI）为 0.82（0.65 ~ 1.04），结果见表 7-9。

表7-7　在既往无心力衰竭病史的患者中正在使用肠促胰岛素类降糖药与心力衰竭住院的关联
（正在使用以0天为宽限期）

研究	风险比（hazard ratio，HR）（95%CI）
Alberta（加拿大）	0.55（0.34 ~ 0.88）
CPRD（英国）	1.15（0.92 ~ 1.43）
Manitoba（加拿大）	0.47（0.24 ~ 0.91）
Market Scan（美国）	0.94（0.88 ~ 1.00）
Ontario（加拿大）	0.83（0.68 ~ 1.01）
Saskatchewan（加拿大）	0.98（0.31 ~ 3.13）
随机效应模型	0.87（0.72 ~ 1.04）

表7-8　在既往无心力衰竭病史的患者中正在使用肠促胰岛素类降糖药与心力衰竭住院的关联
（正在使用以90天为宽限期）

研究	风险比（hazard ratio，HR）（95%CI）
Alberta（加拿大）	0.55（0.36 ~ 0.83）
CPRD（英国）	1.02（0.84 ~ 1.23）
Manitoba（加拿大）	0.50（0.28 ~ 0.88）
Market Scan（美国）	1.00（0.94 ~ 1.06）
Ontario（加拿大）	0.78（0.66 ~ 0.92）
Saskatchewan（加拿大）	0.64（0.25 ~ 1.61）
随机效应模型	0.82（0.67 ~ 0.99）

表7-9　在既往无心力衰竭病史的患者中正在使用肠促胰岛素类降糖药与心力衰竭住院的关联
（剔除之前使用过胰岛素或噻唑烷二酮类药物的患者）

研究	风险比（hazard ratio，HR）（95%CI）
Alberta（加拿大）	0.46（0.27 ~ 0.78）
CPRD（英国）	1.08（0.82 ~ 1.41）
Manitoba（加拿大）	0.20（0.05 ~ 0.78）
Market Scan（美国）	0.98（0.91 ~ 1.05）
Ontario（加拿大）	0.79（0.64 ~ 0.97）
Saskatchewan（加拿大）	1.19（0.11 ~ 13.48）
随机效应模型	0.82（0.65 ~ 1.04）

　　考虑到随访过程中健康状况的改变对结果的影响，研究者在一项敏感性分析中以心力衰竭住院时的某些因素作为协变量进行调整。结果显示，肠促胰岛素类药物使用与心力衰竭住院风险之间关联的 HR 为 0.74（95% CI 为 0.58 ~ 0.94），见表 7-10。

表7-10 在既往无心力衰竭病史的患者中正在使用肠促胰岛素类降糖药与心力衰竭住院的关联
（调整心力衰竭住院当天相关协变量）

研究	风险比（hazard ratio, HR）（95%CI）
Alberta（加拿大）	0.49（0.29 ～ 0.82）
CPRD（英国）	0.97（0.78 ～ 1.20）
Manitoba（加拿大）	0.32（0.14 ～ 0.72）
Market Scan（美国）	0.96（0.89 ～ 1.03）
Ontario（加拿大）	0.73（0.60 ～ 0.88）
Saskatchewan（加拿大）	0.19（0.04 ～ 0.87）
随机效应模型	0.74（0.58 ～ 0.94）

考虑到研究对象进入队列前 1 年内降糖药物的使用可能与暴露因素之间存在潜在的关联，在一项敏感性分析中，研究者对该因素进行了调整。调整后，肠促胰岛素类药物使用与心力衰竭住院风险之间关联的 HR 为 0.73（95% CI 为 0.55 ～ 0.97），见表 7-11。

表7-11 在既往无心力衰竭病史的患者中正在使用肠促胰岛素类降糖药与心力衰竭住院的关联
（调整队列开始前1年内降糖药物使用情况）

研究	风险比（hazard ratio, HR）（95%CI）
Alberta（加拿大）	0.57（0.35 ～ 0.92）
Manitoba（加拿大）	0.43（0.22 ～ 0.83）
Market Scan（美国）	1.01（0.94 ～ 1.08）
Ontario（加拿大）	0.79（0.65 ～ 0.96）
Saskatchewan（加拿大）	0.47（0.17 ～ 1.27）
随机效应模型	0.73（0.55 ～ 0.97）

为了检验模型过度拟合对结果的影响，研究者在一些小的项目点中采用两个简化的模型重复主要分析。两个简化模型中肠促胰岛素类药物使用与心力衰竭住院风险之间关联的 HR（95% CI）分别为 0.75（0.60 ～ 0.94）和 0.77（0.63 ～ 0.95），见表 7-12 和表 7-13。

表7-12 在既往无心力衰竭病史的患者中正在使用肠促胰岛素类降糖药与心力衰竭住院的关联（简化模型1）

研究	风险比（hazard ratio, HR）（95%CI）
Alberta（加拿大）	0.60（0.41 ～ 0.87）
CPRD（英国）	0.98（0.81 ～ 1.18）
Manitoba（加拿大）	0.32（0.17 ～ 0.59）
Market Scan（美国）	0.98（0.92 ～ 1.04）
Ontario（加拿大）	0.75（0.62 ～ 0.90）
Saskatchewan（加拿大）	0.52（0.21 ～ 1.26）
随机效应模型	0.75（0.60 ～ 0.94）

表7-13　在既往无心力衰竭病史的患者中正在使用肠促胰岛素类降糖药与心力衰竭住院的关联（简化模型2）

研究	风险比（hazard ratio, HR）（95%CI）
Alberta（加拿大）	0.66（0.46 ~ 0.94）
CPRD（英国）	0.98（0.82 ~ 1.17）
Manitoba（加拿大）	0.30（0.16 ~ 0.56）
Market Scan（美国）	0.97（0.91 ~ 1.03）
Ontario（加拿大）	0.74（0.62 ~ 0.88）
Saskatchewan（加拿大）	0.71（0.32 ~ 1.60）
随机效应模型	0.77（0.63 ~ 0.95）

　　考虑到既往无心力衰竭病史的研究对象中关于结局的定义（包含了出院主要诊断和次要诊断为心力衰竭的患者）可能存在错分偏倚，研究者在敏感性分析时，仅将结局限制在主要诊断为心力衰竭的病例中。结果显示，肠促胰岛素类药物使用与心力衰竭住院风险之间关联的 HR 为 0.85（95% CI 为 0.67 ~ 1.08），见表 7-14。

表7-14　在既往无心力衰竭病史的患者中正在使用肠促胰岛素类降糖药与心力衰竭住院的关联（仅主要诊断为心力衰竭者定义为心力衰竭住院）

研究	风险比（hazard ratio, HR）（95%CI）
Alberta（加拿大）	0.31（0.12 ~ 0.79）
CPRD（英国）	0.91（0.61 ~ 1.35）
Manitoba（加拿大）	0.43（0.13 ~ 1.39）
Market Scan（美国）	0.98（0.85 ~ 1.13）
Ontario（加拿大）	0.90（0.64 ~ 1.26）
Saskatchewan（加拿大）	0.33（0.02 ~ 5.15）
随机效应模型	0.85（0.67 ~ 1.08）

　　在既往有心力衰竭病史的研究对象中，敏感性分析结果与上述结果基本一致，在此不再一一列出。倾向性匹配的队列分析结果显示，在既往有心力衰竭病史和无心力衰竭病史的研究对象中，肠促胰岛素类降糖药与心力衰竭的关联均无统计学意义，结果见表 7-15。

（四）研究结论

　　在糖尿病患者中，与其他口服降糖药相比，肠促胰岛素类降糖药与心力衰竭的住院风险增加不存在关联。这一结果在有心力衰竭病史和无心力衰竭病史的患者及服用 DDP-4 抑制剂和 GLP-1 类似物的患者中均一致（Filion et al.，2016）。

表7-15　肠促胰岛素类降糖药与心力衰竭住院的关联-倾向性评分匹配分析结果汇总

暴露	有心力衰竭病史		无心力衰竭病史	
	发病率（95%CI）[*]	HR（95%CI）	发病率（95%CI）[*]	HR（95%CI）
PSA（2 年）				
口服降糖药	104.0（96.1 ～ 112.4）	1.0（参照）	9.0（8.4 ～ 9.6）	1.0（参照）
肠促胰岛素类降糖药	105.3（97.4 ～ 113.8）	1.00（0.87 ～ 1.16）	8.7（8.2 ～ 9.3）	0.97（0.88 ～ 1.07）
PSA（2 年竞争风险）				
口服降糖药	104.0（96.1 ～ 112.4）	1.0（参照）	9.0（8.4 ～ 9.6）	1.0（参照）
肠促胰岛素类降糖药	105.3（97.4 ～ 113.8）	1.00（0.87 ～ 1.16）	8.7（8.2 ～ 9.3）	0.97（0.89 ～ 1.06）
PSA（1 年）				
口服降糖药	126.1（114.9 ～ 138.1）	1.0（参照）	8.9（8.2 ～ 9.7）	1.0（参照）
肠促胰岛素类降糖药	120.1（109.2 ～ 131.8）	0.95（0.84 ～ 1.08）	8.3（7.6 ～ 9.0）	0.93（0.83 ～ 1.04）

缩写：HR，hazard ratio，风险比；CI，confidence interval，置信区间；PSA，propensity score matched analysis，倾向性评分匹配分析。

[*] 发病率（95%CI）：每 1000 人年。

小　结

　　本章介绍了常用的模型性能评价指标、模型验证方法和敏感性分析方法，并通过实例介绍了实际研究中模型验证和敏感性分析的实施方法。实际应用中应当注意不同研究目的和结局指标类型应该选择不同的模型验证方法和性能评价指标，并结合相关背景知识和所采用数据库的具体情况选择待分析的"敏感性因素"，继而确定合适的敏感性分析方法，综合评估分析研究结果的准确性和稳定性。

　　理想条件下，主要的分析结果无论是外部验证还是内部验证，均能很好地拟合验证数据，而且不同敏感性分析都可以得到基本一致的结果。但是，某些情况下模型验证和敏感性分析的结果不佳，这时应充分分析可能的原因，例如外部验证时原有的模型拟合不佳可能是由于不同数据库中研究对象的特征本身存在差异，此时原有模型的结论就不再适合直接应用于验证的人群中。某些情况下，可以通过调整建模过程来更好地拟合数据。当模型调整也无法获得可接受的误差时，通常需要我们重新建立研究假设，继而建立新的模型。

　　关于使用医疗大数据开展观察性研究时模型验证和敏感性分析的报告要求，现有的报告规范——"使用常规收集卫生数据开展观察性研究的报告规范"（the report of studies conducted using observational routinely collected data，RECORD）中尚未有特别明确的说明。RECORD 是在加强观察性流行病学研究报告的声明（strengthening the reporting of observational studies in epidemiology statement，STROBE）基础上扩展而来的。该规范仅在 STROBE 基础上对数据的来源、获得和清洗方法，变量编码，研究对象选择等方面补充了相应的要求，但统计分析部分尚未明确说明模型验证和敏感性分析实施的要求，今后随着规范的不断完善，这部分内容可能会在后续版本中得到补充（Benchimol et al.，2015）。而另一项关于遗传风险预测研究的报告规范——"加强遗传风险预测研究报告质量声明"（strengthening the reporting of genetic risk prediction studies，GRIPS）对模型验证的报告给出了明确的要求：作者需要明确报告是否进行了内部或外部真实性验证以及描述检验步骤。例如，针对内部真实性，作者需要分别描述用于构建和验证模型的人群以及是否使用交叉验证或自助法重新抽样。对于外部真实性，需要描述用于验证人群的一般特征，特别是其与构建模型人群的可比性。如果既往研究已验证过模型的有效性，也需予以说明（条目 10）。同时，该声明的条目 12 还要求详述所有模型评估的方法，包括但不限于模型拟合和预测能力的评价（Janssens et al.，2011）。另一项"关于个体诊断或预后的多变量预测模型报告规范"（transparent reporting of a multivariable prediction model for individual prognosis or diagnosis，TRIPOD）中对题目、摘要、方法、结果和讨论等部分中模型建立和验证的报告都给出了相应的报告要求（Collins et al.，2015）。因此，实际工作中，我们可以综合上述几个规范的要求，在方法和结果部分规范地报告模型验证和敏感性分析采用的指标和方法，并根据相应的结果合理地评估研究结果的准确性和稳定性。

（段芳芳 编，陈大方 审）

参考文献

詹思延，2014. 观察性疗效比较研究的方案制定. 北京：北京大学医学出版社：119-130.

郑黎强，等，2015. 疾病发病风险预测模型拟合度评价方法的研究进展. 中国卫生统计，32（3）：544-546.

Benchimol E I，et al.，2015. The REporting of studies Conducted using Observational Routinely-collected health Data（RECORD）Statement. Plos Medicine，115-116（5）：33-48.

Cavanaugh J E，et al.，2019. The Akaike information criterion：background，derivation，properties，application，interpretation，and refinements. WIREs Comput Stat，11：e1460.

Collins G S，et al.，2015. Transparent reporting of a multivariable prediction model for individual prognosis or diagnosis（TRIPOD）：the TRIPOD Statement. BMC Medicine，13（1）：1-10.

Cook N R，2007. Use and misuse of the receiver operating characteristic curve in risk prediction. Circulation，115：928-935.

Cook N R，2008. Statistical evaluation of prognostic versus diagnostic models：beyond the ROC curve. Clin Chem，54：17-23.

Filion K B，et al.，2016. A multicenter observational study of incretin-based drugs and heart failure. N Engl J Med，374（12）：1145-1154.

Hanley J A，et al.，1983. A method of comparing the areas under receiver operating characteristic curves derived from the same cases. Radiology，148（3）：839-843.

Hippisleycox J，et al.，2017. Development and validation of QDiabetes-2018 risk prediction algorithm to estimate future risk of type 2 diabetes：cohort study. BMJ，359：j5019.

Hosmer D W，et al.，1997. A comparison of goodness-of-fit tests for the logistic regression model. Statistics in Medicine，16（9）：965-980.

Janssens A C J W，et al.，2011. Strengthening the reporting of genetic risk prediction studies：the GRIPS statement. European Journal of Clinical Investigation，41（9）：1004-1009.

Neath A A，et al.，2012. The Bayesian information criterion：background，derivation，and applications. WIREs Comput Stat，4（2）：199-203.

Pencina M J，et al.，2008. Evaluating the added predictive ability of a new marker：from area under the ROC curve to reclassification and beyond. Stat Med，27：157-172.

Pepe M S，2004. Limitations of the odds ratio in gauging the performance of a diagnostic，prognostic，or screening marker. American Journal of Epidemiology，159（9）：882-890.

Pepe M S，2011. Problems with risk reclassification methods for evaluating prediction models. American Journal of Epidemiology，173（11）：1327-1335.

Pepe M S，et al.，2011. Commentary：reporting standards are needed for evaluations of risk reclassification. International Journal of Epidemiology，40（4）：1106-1108.

Poucke S V，et al.，2016. Secondary Analysis of Electronic Health Records. Springer International Publishing.

Somers R H，1962. A new asymmetric measure of association for ordinal variables. American Sociological Review，27（6）：799-811.

Steyerberg E W，et al.，2010. Assessing the performance of prediction models：a framework for traditional and novel measures. Epidemiology，21（1）：128-138.

Steyerberg E W，2009. Clinical Prediction Models：A Practical Approach to Development，Validation，and Updating. New York：Springer New York.

Vickers A J，Elkin E B，2006. Decision curve analysis：a novel method for evaluating prediction models.Med Decis Making，26：565-574.

第八章 工具变量法在医学大数据挖掘中的应用

第一节 工具变量法的基本原理

一、工具变量法概述

流行病学研究中进行因果推断以及评价干预措施效果时，应用较多的理论就是虚拟事实模型，它的理论基础是 Rubin 因果模型（rubin causal model）。Rubin 的模型有两个前提假设，即个体接受干预措施的稳定性（stable unit treatment value assumption，SUTVA），以及干预措施的随机化分组（the randomized assignment into treatment）。在这样的前提假设下，即理想化设计的随机对照试验可以获得对结果一致无偏的估计。然而，在真实世界研究中，由于个体特征存在异质性，这些假设往往难以实现或得到满足，这是因为：个体自身的某些特征可能影响分组选择，导致组间不均衡；以及潜在的未知混杂因素可能对结果造成影响。分层分析、多因素回归、倾向评分匹配等方法可以用于处理那些已知的、能被准确测量的协变量，但仍可能存在一些潜在的可能影响结论判断的混杂因素，它们是未知的或者不能被准确测量，需要用到一些更为复杂的技术。这里常用的就是工具变量（instrumental variable，IV）法，它可以处理自变量具有内生性的情况，即普通最小二乘法（ordinary least squares，OLS）不适用的情形（下文将详述）。内生性产生的原因主要有以下 3 种：

1. 遗漏变量（omitted variables）的情况，即存在无法观测到的个体特征，而这些特征对暴露和结局均存在影响，引起残余混杂偏倚。

2. 互为因果（simultaneous causality），即待研究的两因素之间的因果关联无法确定，可以互为因果。

3. 测量误差（measurement error），尤其在自我报告的信息中，研究对象可能对于暴露和（或）结局信息存在误报的可能。

二、工具变量需满足的前提假设

工具变量与暴露因素、结局和未知混杂因素之间的关系如图 8-1 所示。一个变量被选作工具变量，需满足以下 3 个假设：

1. 工具变量与暴露因素有关。

2. 独立性假设，即在调整了已知并已被测量的混杂因素后，工具变量与未知混杂因素无关。

3. 工具变量仅能通过暴露因素对结局产生影响，这一假设常被称为"排他性约束"（exclusion restriction）。

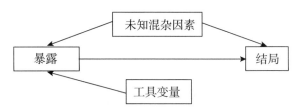

图 8-1　工具变量与暴露、结局以及未知混杂因素的关系示意图

在解决残余混杂或者其他问题上，工具变量法并非一个简单易行的方法，原因就在于工具变量往往难以找寻。在真实世界中，工具变量可能很难找到，或者根本就不存在。因为不能根据现有数据建立统计模型来寻找工具变量（例如，通过建立回归模型等方法来寻找工具变量），而只能依靠对模型结构和对理论模型所基于的理论的了解来寻找工具变量。因此，在寻找工具变量的过程中，时刻牢记上述 3 个前提假设至关重要。

工具变量法在计量经济学中应用广泛，诸多计量经济学家在其论著中对该方法的数学模型进行过详细阐述，本书中介绍的工具变量法的数学模型主要以伍德里奇（2003）编写的《计量经济学导论》作为参考。

三、工具变量法的数学模型

（一）解释变量的内生性

对于一个多元线性模型（如式 8-1 所示）：

$$y = \beta_0 + \beta_1 x_1 + \beta_2 x_2 + \cdots + \beta_k x_k + \mu \qquad （式 8-1）$$

若想获得对总体模型参数的无偏估计，需要满足若干假定，其中一个假定便是条件均值为零，即给定自变量的任何值，误差 μ 的期望值为零（如式 8-2 所示）：

$$\mathrm{E}(\mu \mid x_1, x_2, \cdots, x_k) = 0 \qquad （式 8-2）$$

当该假定成立时，通常称具有外生解释变量（exogenous explanatory variables）。如果出于某种原因 x_j 仍与 μ 相关，这时该假定不成立，那么 x_j 就被称为内生解释变量（endogenous explanatory variable）。内生解释变量涵盖了一个解释变量可能与误差项相关的一切情况。如果误差与任何一个自变量相关，那么 β_j 的 OLS 估计就是有偏而又不一致的估计。

为一般性地描述工具变量法，我们将简单回归模型写成如下形式：

$$y = \beta_0 + \beta_1 x + \mu \qquad （式 8-3）$$

其中 x 与 μ 相关：

$$\mathrm{Cov}(x, \mu) \neq 0 \qquad （式 8-4）$$

为了获得 x 与 μ 相关时 β_0 和 β_1 的一致性估计量，假定有一个可观测到的变量 z，它满足两个假定：

1. z 与 μ 不相关，即

$$\text{Cov}\,(z, \mu) = 0 \qquad\qquad （式 8-5）$$

2. z 与 x 相关，即

$$\text{Cov}\,(z, x) \neq 0 \qquad\qquad （式 8-6）$$

我们称 z 是 x 的工具变量。式 8-5 意味着 z 应当对 y 无偏估计，同时不应当与影响 y 的其他因素相关，即 z 在式 8-3 中是外生的；式 8-6 意味着 z 与内生解释变量 x 相关。

式 8-5 和式 8-6 是对工具变量的两个要求：前者是 z 与不可观测的误差 μ 的协方差，由于无法对它进行验证或检验，只能通过专业知识进行判断；后者则可以通过统计学检验来实现，给定一个来自总体的随机样本，通过估计一个 x 与 z 之间的简单回归，就可以对 z 与 x 相关（在总体中）的条件进行检验。

$$x = \pi_0 + \pi_1 z + v \qquad\qquad （式 8-7）$$

（二）简单回归模型中的工具变量估计

利用式 8-3，得到 z 与 y 之间的协方差为

$$\text{Cov}\,(z, y) = \beta_1 \text{Cov}(z, x) + \text{Cov}\,(z, \mu) \qquad\qquad （式 8-8）$$

现在，在式 8-5 和式 8-6 的假定下，可以解出：

$$\beta_1 = \frac{\text{Cov}\,(z, y)}{\text{Cov}\,(z, x)} \qquad\qquad （式 8-9）$$

式 8-9 表明 β_1 是 z 与 y 的总体协方差除以 z 与 x 的总体协方差的商。给定一个随机样本，用样本信息来估计总体的量，得到 β_1 的工具变量估计值为

$$\hat{\beta}_1 = \frac{\sum_{i=1}^{n}(z_i - \bar{z})(y_i - \bar{y})}{\sum_{i=1}^{n}(z_i - \bar{z})(x_i - \bar{x})} \qquad\qquad （式 8-10）$$

给定 x、y、z 的样本数据，很容易获得式 8-10 中的工具变量估计值。当 $z=x$ 时，即当 x 是外生变量时，x 可用作它自身的工具变量，工具变量估计值等同于 OLS 估计值。

如果工具变量满足式 8-5 和式 8-6 的假设，β_1 的工具变量估计值具有一致性；如果任一个假设不成立，工具变量的估计都将是不一致的。工具变量估计值的一个特点是：若实际情况是 x 与 μ 相关，以至于确实需要工具变量来估计时，工具变量的估计并不总是无偏的。在小样本中，工具变量估计值可能会有相当大的偏倚，因此工具变量法需要较大的样本量。此外，尽管当 z 与 μ 不相关，而 z 与 x 相关时，工具变量估计值是一致的，但当 z 与 x 只是弱相关时（弱工具变量），工具变量估计值仍可能有大的标准误。

为了对 β_1 进行推断，还需要计算标准误用于计算 t 统计量和估计置信区间，通常的做法是增加一个等方差性的假定，如式 8-11 所示：

$$\text{E}\,(\mu^2 \mid z) = \sigma^2 = \text{Var}\,(\mu) \qquad\qquad （式 8-11）$$

在式 8-5、式 8-6 和式 8-11 的假定下，$\hat{\beta}_1$ 的渐近方差为：

$$\sigma_{\hat{\beta}_1}^2 = \frac{\sigma^2}{n\sigma_x^2 \rho_{x,z}^2} \qquad （式 8-12）$$

其中 σ_x^2 是 x 的总体方差，σ^2 是 μ 的总体方差，$\rho_{x,z}^2$ 是 x 与 z 的总体相关系数的平方。给定一个随机样本，可以对式 8-12 中的统计量做出一致的估计。用 x_j 的样本方差 SST_x/n 来估计 σ_x^2，用 x_j 对 z_j 的回归来获得 R^2，即 $R_{x,z}^2$，用以估计 $\rho_{x,z}^2$。σ^2 用式 8-13 来估计：

$$\hat{\sigma}^2 = \frac{1}{n-2} \sum_{i=1}^{n} \hat{u}_i^2 \qquad （式 8-13）$$

由此，$\hat{\beta}_1$ 的渐近方差可由下式表示：

$$\sigma_{\hat{\beta}_1}^2 = \frac{\hat{\sigma}^2}{SST_x \cdot R_{x,z}^2} \qquad （式 8-14）$$

由式 8-14 可以得到标准误，并进一步计算 t 统计量，最后进行统计学检验或计算 β_1 的置信区间。由式 8-14 可以看出，由于 R^2 取值小于 1，因此工具变量估计值的方差总是大于 OLS 的方差。如果 x 与 z 只是弱相关，$R_{x,z}^2$ 会很小，工具变量估计值的方差将非常大。z 与 x 相关性越强，$R_{x,z}^2$ 越接近于 1，工具变量估计值的方差就越小；而当 $z=x$ 时，$R_{x,z}^2=1$，工具变量估计量的方差与 OLS 的方差相等。这提示我们选择工具变量时应尽可能避免选择相关性差的弱工具变量，而是应选择那些与 x 高度相关的工具变量。大多数回归软件会在工具变量估计后计算 R^2，然而工具变量法是当 x 与 μ 相关时，为 x 在其余条件不变的情况下提供对 y 效应的更准确的估计值，因而工具变量对 x 的拟合优度不是考虑的主要因素，如果不能对 β_1 进行一致性估计，从 OLS 中得到的 R^2 值再高也没有什么意义。

（三）多元回归模型的工具变量估计

多元回归模型的结构方程见式 8-15：

$$y_1 = \beta_0 + \beta_1 y_2 + \beta_2 z_1 + \cdots + \beta_k z_{k-1} + \mu_1 \qquad （式 8-15）$$

该模型中，y_2 被认为与 μ_1 相关。令 z_k 也是一个外生变量，但它不在式 8-15 中，因此我们假定：

$$E(\mu_1) = 0, \ Cov(z_j, \mu_1) = 0, \ j = 1, \cdots, k \qquad （式 8-16）$$

$$y_2 = \pi_0 + \pi_1 z_1 + \cdots + \pi_{k-1} z_{k-1} + \pi_k z_k + v_2 \qquad （式 8-17）$$

$$其中 \ \pi_k \neq 0 \qquad （式 8-18）$$

在式 8-16 和式 8-18 的假定下，z_k 是 y_2 的工具变量。此外，在工具变量模型中，外生变量之间不存在完全线性关系。

工具变量估计的方法很多，常见的有二阶段最小二乘法（two stage least squares，2SLS）、广义矩估计（the generalized method of moments，GMM）、有限信息最大似然估计

(limited information maximum likelihood，LIML）。2SLS 是在满足同质性条件下使用最为广泛、统计效率最高的工具变量估计法，GMM 法在存在异质性的条件下统计效率高于 2SLS，而 LIML 的精确性不如 2SLS，但它受到弱工具变量的影响较小，即能够更有效地应对弱工具变量的情况。本章将重点介绍 2SLS 方法，其他方法的介绍请参见有关书籍。

考虑两个解释变量条件下的标准线性模型：

$$y_1 = \beta_0 + \beta_1 y_2 + \beta_2 z_1 + \mu_1 \qquad （式 8-19）$$

如式 8-19 所示，它有一个内生解释变量 y_2 和一个外生解释变量 z_1。假定现在有两个外生变量 z_2 和 z_3，z_2 和 z_3 不出现在式 8-19 中，且与误差项不相关，我们称这一假定为排他性约束。如果 z_2 和 z_3 都与 y_2 相关，就可仅用其中任一变量作为工具变量，但这样一来，将有两个工具变量估计值，选择任何一个均不是最有效的工具变量。由于 z_1、z_2 和 z_3 各自与 μ_1 不相关，因此它们的任一线性组合也与 μ_1 不相关，因此选择与 y_2 最高度相关的线性组合作为最优工具变量，即：

$$y_2 = \pi_0 + \pi_1 z_1 + \pi_2 z_2 + \pi_3 z_3 + v_2 \qquad （式 8-20）$$

其中 $E(v_2) = 0$, $\text{Cov}(z_1, v_2) = 0$, $\text{Cov}(z_2, v_2) = 0$, $\text{Cov}(z_3, v_2) = 0$

y_2 最好的工具变量是式 8-20 中 z_j 的线性组合，称之为 y_2^*：

$$y_2^* = \pi_0 + \pi_1 z_1 + \pi_2 z_2 + \pi_3 z_3 \qquad （式 8-21）$$

为了使该工具变量与 z_1 不完全相关，π_2 或 π_3 中应该至少一个不为零，即：

$$\pi_2 \neq 0 \text{ 或 } \pi_3 \neq 0 \qquad （式 8-22）$$

已知 z_j 的数据，假如知道总体参数 π_j，就可以对每次观测计算 y_2^*。然而，实际情况是我们只能获得样本数据，这样可以用 OLS 进行估计。利用样本数据，我们将 y_2 对 z_1、z_2 和 z_3 做回归，获得拟合值：

$$\hat{y}_2 = \hat{\pi}_0 + \hat{\pi}_1 z_1 + \hat{\pi}_2 z_2 + \hat{\pi}_3 z_3 \qquad （式 8-23）$$

根据式 8-23 中的 $\hat{y}_2$，估计 β_0、β_1 和 β_3 的 3 个方程分别是：

$$\sum_{i=1}^{n} (y_{i1} - \hat{\beta}_0 - \hat{\beta}_1 y_{i2} - \hat{\beta}_2 z_{i1}) = 0 \qquad （式 8-24）$$

$$\sum_{i=1}^{n} z_{i1}(y_{i1} - \hat{\beta}_0 - \hat{\beta}_1 y_{i2} - \hat{\beta}_2 z_{i1}) = 0 \qquad （式 8-25）$$

$$\sum_{i=1}^{n} \hat{y}_{i2}(y_{i1} - \hat{\beta}_0 - \hat{\beta}_1 y_{i2} - \hat{\beta}_2 z_{i1}) = 0 \qquad （式 8-26）$$

求解关于 3 个未知量的 3 个方程（式 8-24 至式 8-26），将得到工具变量估计值。

在复合工具条件下，工具变量估计值也称为两阶段最小二乘估计值，是因为运用 OLS 代数可以证明当 $\hat{y}_2$ 作为 y_2 的工具变量时，工具变量估计值 $\hat{\beta}_0$、$\hat{\beta}_1$ 和 $\hat{\beta}_2$ 等同于从 y_1 对 $\hat{y}_2$ 和 z_1 的回归中得出的 OLS 估计值。2SLS 的步骤如下：第一阶段是做方程式 8-23 中的回归，得到拟合值 $\hat{y}_2$；第二阶段是做方程 y_1 对 $\hat{y}_2$ 和 z_1 的回归，得到 OLS 估计值。因为用 $\hat{y}_2$ 代替了 y_2，2SLS 估计值与 OLS 估计值有实质上的差异。大多数软件包，如 SAS、Stata、R 对

2SLS 有专门的指令，所以无需明确地分两阶段进行。在大多数情况下，应当避免用手工来做第二阶段的工作，因为以这样的方法获得的标准误和检验统计量是不正确的。

（四）内生性检验和过度识别约束检验

当解释变量是外生的时，2SLS 估计会产生非常大的标准误，因此这时的统计效率不如 OLS。因此，检验一个解释变量的内生性非常必要，检验步骤如下。

假定模型中存在一个内生变量：

$$y_1 = \beta_0 + \beta_1 y_2 + \beta_2 z_1 + \beta_3 z_2 + \mu_1 \qquad （式 8-27）$$

式中 z_1 和 z_2 是外生的。有另外两个外生变量 z_3 和 z_4，它们不在式 8-27 中。如果 y_2 和 μ_1 不相关，应该用 OLS 估计式 8-27 中的参数。那如何检验 y_2 与 μ_1 的相关性呢？ Hausman（1978）建议直接比较 OLS 和 2SLS 的估计值，判断其差异是否具有统计学意义。如果所有解释变量是外生的，则 OLS 与 2SLS 的估计值是一致的；反之，y_2 必定是内生的（假定 z_j 保持外生性）。为了判断 OLS 和 2SLS 是否存在统计学意义上的差异，可以用回归来做检验，简化式方程（reduced form equation）为：

$$y_2 = \pi_0 + \pi_1 z_1 + \pi_2 z_2 + \pi_3 z_3 + \pi_4 z_4 + v_2 \qquad （式 8-28）$$

由于各个 z_j 与 μ_1 不相关，所以当且仅当 v_2 与 μ_1 不相关时，y_2 与 μ_1 不相关，即 y_2 是外生变量。写成 $\mu_1 = \delta_1 v_2 + e_1$，其中 e_1 与 v_2 不相关，且有零均值。那么，μ_1 与 v_2 不相关当且仅当 $\delta_1 = 0$ 时才能实现。检验 δ_1 是否为 0 的方法是将 v_2 作为自变量纳入回归方程式 8-27 中，做 t 检验。可以用 OLS 来估计：

$$y_1 = \beta_0 + \beta_1 y_2 + \beta_2 z1 + \beta_3 z_2 + \delta_1 v_2 + e_1 \qquad （式 8-29）$$

并用 t 统计量检验 H_0：$\delta_1 = 0$。如果在设定的显著性水平上拒绝 H_0，从 v_2 与 μ_1 相关推断出 y_2 是内生的。因此，单一解释变量的内生性检验步骤如下：

1. 通过将 y_2 对所有的外生变量（包括那些在回归方程中的外生变量和其他的工具变量）做回归（简化式方程），获得残差 v_2。

2. 把残差 v_2 添加到包括了 y_2 的回归方程中，用 OLS 回归检验 v_2 的显著性。如果 v_2 的系数不等于零，且有统计学意义，可以推断出 y_2 确实是内生的。

此外，还可以检验复合解释变量的内生性。对于每个被怀疑的内生变量，如上述第一步那样获得简化式方程中的残差，然后用 F 检验在回归方程中检验这些残差的联合显著性。若联合显著性成立，则说明至少有一个解释变量可能是内生的。

工具变量法中强调工具变量必须满足两个必需条件：与误差不相关，并且与内生解释变量相关。如前所述，可以用 t 检验或 F 检验可以在简化的回归模型中检验第二个必需条件。通常情况下，可以认为第一个必需条件不能被检验，因为它涉及工具变量与未观测的误差之间的相关性。然而，当有不止一个工具变量时，就能检验部分工具变量是否与误差相关。以式 8-27 为例，可以用 z_3 作为 y_2 的工具变量，可以估计出式 8-27 中的参数，进而计算出残差 $\mu_1 = y_1 - \hat{\beta}_0 - \hat{\beta}_1 y_2 - \hat{\beta}_2 z_1 - \hat{\beta}_3 z_2$。因为 z_4 在估计中根本没用到，可以验证 z_4 与 μ_1 在样本中是否相关。如果它们相关，z_4 不是 y_2 的有效工具变量。当然，这一结果并没有

告诉我们 z_3 与 μ_1 是否相关，而事实上这一检验必须以假定 z_3 与 μ_1 无关为前提。这一检验非常有用，可以提供工具变量是否合适的线索，例如 z_3 与 z_4 是用相同的逻辑选出来的工具变量，如母亲的受教育程度和父亲的受教育程度，结果发现 z_4 与 μ_1 相关，这将使研究者怀疑 z_3 也可能与 μ_1 相关，两者可能均是不合适的工具变量。同理，也可以假定 z_4 与 μ_1 不相关，检验 z_3 与 μ_1 是否相关。当有两个及以上的工具变量可用时，无论是先做哪种检验，必须假定至少有一个工具变量是外生的，然后对 2SLS 中所用的过度识别约束（overidentifying restrictions）进行检验。简单地说，过度识别约束的数目就是额外的工具变量数目。假定只有一个内生解释变量，一个工具变量，这时没有过度识别约束，也就无需做任何检验；如果有两个工具变量，就有一个过度识别约束，如果有三个工具变量，就有两个过度识别约束，依此类推。检验（任意多个）过度识别约束的步骤如下：

1．用 2SLS 估计结构方程，获得 2SLS 残差 μ_1。

2．将 μ_1 对所有外生变量回归，获得 R^2，即 R_1^2。

3．在所有工具变量都与 μ_1 不相关的虚拟假设下，$nR_1^2 \sim \chi_q^2$，$n*R^2$ 满足自由度为 q 的卡方分布，其中 q 是模型之外的工具变量数目减去内生解释变量的总数目。如果 nR_1^2 超过了 χ_q^2 分布中的显著性水平临界值，则拒绝 H_0，从而推断出至少一部分工具变量不是外生的。

由上面的例子得出，在标准的 2SLS 假定下，在模型中增添变量提高了 2SLS 的渐近有效性，可是必须要求任何新的工具变量都是外生的，否则 2SLS 估计值将产生不一致的结果。在满足一定样本量要求的条件下，增加过度识别约束的数目会导致 2SLS 估计值严重偏离真实值。

四、工具变量法的分析步骤

（一）确定研究问题及选择合适的工具变量

这一步在工具变量法中是最为关键的一步。在医学领域，Davies（2013）等通过对 2012 年以前发表在 Medicine 和 Embase 上的非遗传类工具变量进行综述，发现占比最高的非遗传类工具变量类型为地域类变量、医疗设施或临床医生的处置率，分别占全部检索到符合入选标准文献的 30%（27/90）和 40%（36/90），其他占比较高的工具变量是日期或时间，约占文献总数的 14%（13/90）。具体内容见表 8-1。此外，另一类应用非常多的工具变量是基因变异，对应的方法称为孟德尔随机化法。工具变量的选择与具体的研究问题相关，需要具体问题具体分析。

（二）判断工具变量的前提假设是否成立，以及工具变量的强弱

1．估计工具变量与暴露因素之间的关联，以及工具变量的强弱　弱工具变量会导致关联效应被错误估计。工具变量法去除混杂的能力取决于暴露因素与工具变量之间关联强度的大小。因此，如果在控制了可测量的协变量后，工具变量与暴露因素的关联强度仍很弱，提示存在弱工具变量的可能。

工具变量的强弱至少可以通过两种途径进行估计：①如果是随机对照试验，可以计算干预组和对照组依从者比例的差异；②计算工具变量法的两阶段回归中第一阶段回归模型的 F 值。随机对照试验中，干预组和对照组依从者的比例代表了工具变量法中进行有效分析的

表8-1 工具变量的类型

工具变量的类型	篇数（%）
地域类	
区域治疗率	11（12）
医生密度	1（1）
距离	15（17）
医疗设施或医生处置率	
医生处方偏好	11（12）
医疗设施处置率	20（22）
医疗设施处置率与距离的交互作用	2（2）
医生年龄	1（1）
疗养院偏好	2（2）
其他	
日期或时间	13（14）
日期和时间	1（1）
患者病史	4（4）
配偶的财富	1（1）
急救服务和创伤后的生存情况	1（1）
价格，患者年龄	1（1）
广告支出，共同保险费率，90天处方，邮购处方，药房连锁店	1（1）
既往重症监护入院	1（1）
诊断医疗设备故障	1（1）
饮食营养教育，运动教育	1（1）
受伤人数	1（1）
病人治疗方案	1（1）

来源：Davies NM, et al., 2013. issues in the reporting and conduct of instrumental variable studies: a systematic review. Epidemiology, 24: 363-369.

样本量大小，所以当这个比例低时，说明工具变量法能够利用的有效样本较少，因此把握度低。F 值通常以 10 为临界值，如果大于等于 10，说明是强工具变量，否则是弱工具变量。然而，F 值与样本量呈正相关，样本量很大，即便是弱工具变量，F 值仍可能很大。此外，其他判断工具变量强弱的指标还有两阶段回归中第一阶段回归模型的偏回归系数。该系数对于判断工具变量的强弱有一定的指导意义，然而存在强工具变量的情况下，偏回归系数仍可能较小。

2. 估计工具变量的独立性和未知混杂　工具变量法中，工具变量应该与残差不相关，即相互独立。然而，工具变量与未知混杂因素之间的独立性无法完全通过观察数据来判断。但是，通过检验工具变量与已测的协变量之间的关联大小可以为独立性假设提供线索。如果已测的协变量与工具变量存在关联，那么可以推测，未知的混杂因素也可能与工具变量存在关联，导致工具变量的独立性这一假设不能得以满足。

3. 检验排他性约束（exclusion restriction）假设 前文已述，排他性约束假设是指工具变量仅且仅能通过暴露因素对结局起作用。在很多临床实践中，患者通常会接受不止一种干预措施，或者在孟德尔随机化研究中，基因往往通过不止一条通路影响暴露和结局，称为基因多效性（gene pleiotropy）。如果与待评价的干预措施并行的还有其他多种干预措施，并且它们也对结局产生影响，或者存在基因多效性，那么工具变量的排他性约束假设就不能得到满足。

（三）工具变量法估计暴露与结局的因果关联

2SLS 是工具变量法中最常用的估计暴露与结局之间因果关联效应的方法，这一方法的数学模型已在前文中有详细阐述。简单地说，在第一阶段，建立以暴露因素为因变量，以工具变量和协变量为自变量的回归模型，在这一阶段中，将得到暴露因素对于工具变量和协变量回归的预期值；在第二阶段回归中，建立以结局为因变量，以暴露因素的预期值和协变量为自变量的回归模型。在第二阶段回归中得到的回归系数即为工具变量估计值。目前在各统计软件中均有相应的命令可以执行 2SLS，如 Stata 软件中使用命令 ivreg，R 软件中使用的 ivmodel。通过这些命令，可以得到工具变量的估计值及其标准误。标准误的估计除了上述模块化的运算外，也可以通过 bootstrap 等方法获得。

（四）进行敏感性分析评价工具变量假设不成立情况对结果的影响

一般情况下，工具变量的假设不可能完全被评价和验证。虽然上面已经讨论了诸多有关评价工具变量假设的方法，但这些方法仍不足以对工具变量的正确性进行完全、有效的评价。因此，敏感性分析就变得非常重要。敏感性分析的目的是，评价当工具变量法的前提假设不能得到完全满足时可能对结果造成什么样的影响。

（五）总结工具变量法的分析结果

对工具变量法的结果进行综合和分析。虽然均为处理混杂因素的统计学方法，但工具变量法与非工具变量方法的假设是不同的，后者常用的是回归模型、倾向性评分法等。因此，建议工具变量法的关联效应结果应与其他非工具变量法的分析结果进行比较。如果能够得到基本一致的结果，则将进一步增强暴露与结局之间因果关联的证据强度；否则，研究者需分析不同方法前提假设的满足情况，以及必要时做敏感性分析。

第二节 工具变量法的应用实例

一、工具变量法在电子病历数据库中的应用

作为海量数据的整合平台，电子病历系统涵盖了多种类型的数据，包括住院治疗信息、居家护理信息、实验室检测结果、环境因素和社会因素的信息等。它代表着极为精确的数据来源，在评价治疗措施的效果方面发挥着重要作用。以下将以 Snider 等（2015）利用美国

Premier 公司医疗保险数据库分析口服营养补充剂（oral nutritional supplementation，ONS）对慢性阻塞性肺疾病（chronic obstructive pulmonary disease，COPD）再入院风险、住院时间长短和住院费用是否产生效应的例子，说明工具变量法如何在电子病历数据库中进行应用。

（一）研究背景

在美国，COPD 是导致死亡和伤残的重要原因之一。COPD 病人营养不良的发生风险较高，这与呼吸道功能受损、体质瘦弱和免疫系统功能失常有关。尽管研究发现 ONS 与肺功能提高有关，但院内口服营养补充剂（hospital ONS）对 COPD 再入院风险、住院时间长短和住院费用的影响仍不十分清楚。因此，研究者利用美国 Premier 公司的医疗保险数据库进行了此项分析。

（二）研究方法

数据来源于美国 Premier 医院数据库（the Premier research database）。该数据库包含了2000—2010 年间美国 460 家医院约 4600 万条住院记录的信息，约占全美国急诊住院治疗信息的 1/5。研究对象是数据库中首诊为 COPD 且年龄 ≥ 65 岁的患者，干预措施是这些患者在住院期间是否使用过 ONS，观察结局为住院时间长短、住院费用和 30 天的再入院率。既往研究发现 ONS 使用者和不使用者相比，并发症（无论是否可被观测到）更为严重，而导致一定的选择偏倚。为了避免选择偏倚的影响，研究者分别采用了倾向评分法和工具变量法两种分析方法进行研究。倾向评分法中，研究者首先建立了是否服用 ONS 与协变量（年龄、性别、民族、并发症等）的 logistic 回归模型，得到倾向性评分，随后根据评分对邻近患者进行了 1 : 1 匹配。由于倾向性评分法仍然不能消除那些与干预措施和结局均相关的未知因素的影响，又进一步使用了工具变量法。选择医院对 ONS 的处方偏好作为工具变量，具体定义为在一个给定的季度内，医院内针对 COPD 开具 ONS 处方占所有 ONS 处方的百分比。由于医院开具 ONS 处方的偏好不同，但这一偏好与患者个人特征无关，以此作为COPD 患者 ONS 处方的工具变量。与随机对照试验相似，按照研究者设置的 ONS 使用与否进行随机分组，而不是根据患者特征对 ONS 进行分组。

（三）研究结果

在 10 322 名 ONS 住院患者和 368 097 名非 ONS 住院患者中，1 : 1 匹配后样本数量为14 326 人。研究者首先就医院对 ONS 的处方偏好（工具变量）进行评价，第一阶段的 F值为 68.29，说明所选工具变量与解释变量高度相关。其次，分析了医院的 ONS 处方偏好与患者特征之间的关联关系，结果发现 22 项特征均与医院 ONS 处方偏好不存在有统计学意义的关联关系，说明研究所选取的工具变量能够较好地满足工具变量的独立性前提假设，是比较满意的工具变量（表 8-2）。倾向性评分法的分析结果为，使用 ONS 的患者住院时间较长（8.7 天 vs. 6.9 天，$P < 0.0001$），住院费用较高（14 223 美元 vs. 9340 美元，$P < 0.0001$），再入院率较低（24.8% vs. 26.6%，$P=0.0116$）。工具变量分析结果显示，相比不使用 ONS 的患者，ONS 使用者的住院时间短 1.9 天（8.8 天 vs. 6.9 天，$P < 0.01$），住院费用减少 1570美元（12 523 美元 vs. 10953 美元，$P < 0.01$），再住院率降低约 4.4%（33.5% vs. 29.1%，$P < 0.01$）（见表 8-3）。

表8-2   医院的口服营养补充剂处方偏好与患者特征之间的关联关系

患者特征	医院的口服营养补充剂处方偏好得分		
	≤第50百分位数	>第50百分位数	P 值
最近半年入院率（%）	45.93	44.99	0.36
急诊入院比例（%）	71.20	70.88	0.73
最近 1 个月再入院比例（%）	26.11	25.58	0.55
住院时间（天）	7.94	7.78	0.66
出院比例（%）	46.51	44.46	0.05
Charlson 得分	3.22	3.17	0.29
心肌梗死比例（%）	9.78	9.07	0.24
充血性心力衰竭（%）	33.30	32.91	0.69
外周血管疾病（%）	10.42	10.21	0.74
脑血管疾病（%）	5.61	5.80	0.7
痴呆（%）	3.90	4.08	0.65
慢性肺病（%）	100.00	100.00	—
结缔组织与风湿病（%）	2.42	2.58	0.62
消化性溃疡病（%）	2.39	1.89	0.09
轻度肝病（%）	1.34	1.36	0.96
糖尿病（无并发症）（%）	18.62	18.28	0.68
糖尿病（有并发症）（%）	1.55	1.76	0.42
截瘫和偏瘫（%）	0.34	0.36	0.84
肾病（%）	7.86	7.79	0.89
癌症（%）	8.43	8.22	0.71
中度和重度肝病（%）	0.27	0.19	0.37
转移性癌（%）	2.25	2.41	0.60
艾滋病（%）	0.07	0.05	0.77
医院数量	172	171	
患者人数	2976	11 350	

表8-3   院内口服营养补充剂（ONS）对COPD再入院风险、住院时间长短和住院费用的影响

结局	模型	
	一般最小二乘法	工具变量法
模型样本量	14 326	14 326
ONS 对住院时间的影响，回归系数（SE）	1.55（0.33）[a]	−1.88（0.71）[a]
ONS 对住院时间的影响，回归系数（SE）	3651（39.7）[a]	−1570（41.8）[a]
ONS 对 COPD 再入院风险的影响，回归系数（SE）	−0.0244（0.0085）[a]	−0.0439（0.0162）[a]

[a] $P < 0.01$

（四）讨论与结论

在该研究中，采用工具变量法试图解释和控制以下偏倚，即患者自身特征，如患病状态可能决定了该患者更易使用 ONS。工具变量法比较的是医院的 ONS 处方偏好与结局的关系，而医院的处方偏好与患者特征无关。我们看到未经调整的分析和工具变量的分析结果差异很大，可能反映了该偏倚的程度。作者在文中也讨论了该研究的局限性，主要有：虽然工具变量法理论上可以解决残余混杂的问题，但工具变量法并不能完全将非试验性的观察数据转化为随机对照试验证据，我们仍不能排除存在混杂的可能性；此外，研究中所用的数据是医保数据，而非医疗数据，因此一些重要变量如实验室检测数据、营养状态数据的缺失也会对结果造成一定的影响。

因此，本研究的结论为：医院 COPD 的住院患者服用 ONS 可能与缩短住院时间、减少住院费用以及降低再住院率存在关联。

二、孟德尔随机化研究

工具变量法的另一个应用即孟德尔随机化法。它是利用工具变量法和遗传学数据对环境变量与结局的关系进行因果推断的方法，对于病因学研究有潜在贡献。

观察性流行病学研究结果常常受到许多偏倚、因果倒置的影响，在进行病因推断时证据性不强。严格设计的实验研究往往得出与观察性研究有较大差别的结果。使用工具变量法可以增强观察性研究进行病因推断的能力；将遗传变异作为环境因素的工具变量，对该因素与结局的关系进行因果推断即是工具变量在观察性流行病学研究中的用途之一。由于该方法的理论基础是孟德尔独立分配定律，且方法学设计与随机对照试验极为相似，所以该方法被称为"孟德尔随机化"。这里遵循的孟德尔遗传定律为孟德尔第二定律，即自由组合定律，又称独立分配定律。它是指生物体在进行减数分裂形成配子时，等位基因分离的同时，非同源染色体上的非等位基因表现为自由组合；也就是说，一对等位基因与另一对等位基因的分离与组合互不干扰，各自独立地分配到配子中。

孟德尔随机化可概括为：基因型决定中间表型（或暴露特征），最终导致结局发生，将基因型作为暴露特征的工具变量，得到基因型和疾病的关联效应值，用以代替或推导出暴露与疾病间的关联。由于等位基因在配子形成时遵循独立分配原则，意味着基因型与疾病的关联不会受到传统的流行病学研究中混杂因素如社会经济地位、行为特征等的影响；基因型在出生时就已具备，后天所患疾病不会改变基因型的状态，因此基因和疾病的因果时序合理，不存在因果倒置；基因型所代表的暴露可以反映自出生以来的暴露状态，而不像在传统的流行病学研究中，暴露水平往往是单次测量的结果，受个体生物学变异、试验条件等因素的影响较大，因此在病因推断中可避免回归稀释偏倚[1]（regression dilution bias）。孟德尔随机化研究可最终获得一个暴露与疾病间的相对无偏的效应估计，因此将该方法应用于观察性研究中，对病因推断具有潜在贡献。

本节将从一个孟德尔随机化研究的实例"PCSK2 基因和 HMGCR 基因多态性与心血管病和糖尿病发病风险的研究"（Ference et al., 2016）出发，介绍孟德尔随机化研究的选题、数据准备、数据分析、结果展示和讨论。

---

[1] 回归稀释偏倚：回归模型中，由于自变量 x 存在测量误差，导致 y 对 x 回归的斜率趋向于 1。

（一）研究背景

既往研究显示，抑制人类前蛋白转化酶枯草溶菌素 9（proprotein convertase subtilisin/kexin type 9，PCSK9）能够显著降低血中低密度脂蛋白（low-density lipoprotein，LDL）胆固醇酯的水平，但抑制 PCSK9 是否可以像他汀类药物一样降低心血管病的发病风险，研究证据仍不足。既往开展的一些临床试验表明，PCSK9 抑制剂可以使 LDL 水平降低约 1.81 mmol/L，这意味着可能使心血管病发病风险降低达 50% 之多；然而，这些临床试验的样本量较小，有心血管病相关结局的人数不到 120 人，此外有关糖尿病结局的数据也比较有限。因此，需要开展大样本且随访期较长的实验研究，用以证实 PCSK9 抑制剂的干预效果。由于孟德尔随机化法类似于实验研究设计，它是一个真正的"自然实验"，按照不同基因型进行的分组是遵循随机原则的，又由于孟德尔随机化研究通常是在一个有代表性的人群中进行，与实验研究不同，不需要对研究对象制定严格的纳入和排除标准，因此运用孟德尔随机化方法进行病因推断比传统的实验研究更有优势。

（二）研究方法

研究人群是 14 个前瞻性队列研究和病例对照研究中的 112 772 名研究对象，其中 14 120 人有心血管病结局事件，10 635 人有糖尿病结局事件。这些研究数据是美国国家生物技术信息中心基因型 - 表型研究项目的组成部分，所以在本研究中，个体水平的数据可供分析。研究者使用 PCSK9 基因和另外一个与他汀类药物作用有关的基因——3- 羟 -3- 甲基戊二酰辅酶 A 还原酶基因（3-hydroxy-3-methylglutaryl-coenzyme A reductase，HMGCR）上的多态性位点，建立了遗传评分作为工具变量，根据遗传评分中位数将研究对象进行分组。研究者比较了 PSCK9 基因和 HMGCR 基因所决定的 LDL 水平，以及心血管病和糖尿病的发病风险。研究者同时选择 HMGCR 基因上的多态性位点作为工具变量，是为了模拟他汀类药物的作用，并将 PSCK9 抑制剂与他汀类药物的效果进行同步比较，以判断其在预防心血管病和糖尿病发病风险上的作用。

（三）研究结果

由表 8-4 可以看出，按照 PCSK9 的遗传风险评分中位数对研究对象分组，遗传评分与血脂指标高度相关（关联均有统计学意义），而与非血脂指标但可能与心血管病和糖尿病发病风险相关的因素不存在有统计学意义的关联，该结果说明工具变量的选择是合理的。

PCSK9 基因与 HMGCR 基因作为工具变量，与心血管病发病风险呈现几近相同的负向关联效应，即由遗传所决定的 LDL 水平降低 0.26 mmol/L（10 mg/dl），PCSK9 与心血管病关联的 OR 值为 0.81（95% CI：0.74 ~ 0.89），HMGCR 与心血管病关联的 OR 值为 0.81（95% CI：0.72 ~ 0.90）。两个基因作为工具变量与糖尿病发病风险的关联效应也几近相同：遗传决定的 LDL 水平降低 0.26 mmol/L（10 mg/dl），PCSK9 与糖尿病关联的 OR 值为 1.11（95% CI：1.04 ~ 1.19），HMGCR 与糖尿病关联的 OR 值为 1.13（95% CI：1.06 ~ 1.20）。两个基因对于心血管病和糖尿病发病风险具有相加的交互作用（表 8-5）。

表8-4 依据PCSK9遗传评分分组的研究对象特征比较

研究对象基线特征	遗传评分低于中位数 （N = 57 064）	遗传评分高于中位数 （N = 55 708）	P值
血脂水平（mg/dl）			
低密度脂蛋白胆固醇	132.6 ± 35.2	128.4 ± 35.4	5.6×10^{-16}
高密度脂蛋白胆固醇	52.4 ± 15.6	52.9 ± 15.8	5.4×10^{-5}
甘油三酯（三酰甘油）			
中位数	121.4	116.1	6.8×10^{-10}
四分位数间距	82 ~ 164	79 ~ 158	
非高密度脂蛋白胆固醇	157.6 ± 37.5	153.1 ± 38.2	1.8×10^{-16}
非血脂指标			
年龄（岁）	61.3 ± 7.2	61.4 ± 7.2	0.24
女性（%）	58.2	58.1	0.68
血压（mmHg）			
收缩压	127.7 ± 17.5	127.8 ± 17.2	0.43
舒张压	74.9 ± 9.9	75.0 ± 10.3	0.36
体重	76.9 ± 16.7	76.9 ± 16.2	0.75
体质指数	27.5 ± 5.3	27.7 ± 5.0	0.17
既往吸烟比例（%）	54.1	54.3	0.28

表8-5 遗传决定的LDL水平降低与心血管病和糖尿病发病风险的关联及其交互作用（工具变量法）

	OR（95% 置信区间）	
	心血管病风险	糖尿病风险
由遗传评分决定的 LDL 水平降低 10mg/dl		
PCSK9 遗传评分	0.81（0.74 ~ 0.89）	1.11（1.04 ~ 1.19）
HMGCR 遗传评分	0.81（0.72 ~ 0.90）	1.13（1.06 ~ 1.20）
交互作用		
PCSK9 和 HMGCR 遗传评分均高于中位数（对应 LDL 降低 7.1mg/dl）	0.88（0.83 ~ 0.93）	1.11（1.04 ~ 1.19）
只 PCSK9 遗传评分高于中位数（对应 LDL 降低 4.4mg/dl）	0.93（0.90 ~ 0.98）	1.07（1.00 ~ 1.13）
只 HMGCR 遗传评分高于中位数（对应 LDL 降低 3.3mg/dl）	0.95（0.91 ~ 0.99）	1.06（1.01 ~ 1.11）

（四）研究结论

降低相同程度的 LDL 水平，PCSK9 基因与 HMGCR 基因具有相同的降低心血管病和糖尿病发病风险的作用，这些作用既是独立的，也可以相互促进。

第三节　工具变量法在使用过程中的若干问题

一、弱工具变量

前面几节讨论了工具变量法的原理和应用，本节将讨论当工具变量与暴露之间的关联效应较小或者为弱工具变量时存在的各种问题（Martens et al.，2006）。

（一）标准误变大

弱工具变量意味着工具变量与暴露因素之间的协方差较小，即式 8-13 中的分母较小，那么分母发生小幅度变化，将会引起工具变量估计值发生较大的改变，即工具变量估计值对较小的分母改变更敏感，标准误变大。

（二）样本量小导致偏倚存在

即便工具变量的前提假设均得到满足，工具变量估计值仍仅仅是接近无偏估计，这意味着当样本量较小时，工具变量估计值仍将是有偏的。这一偏倚出现的原因是，实际情况下，并不知道工具变量与暴露因素的真实关联是什么，而不得不通过构建数学模型进行估计。通常在回归模型中，过度拟合会导致偏倚产生，该偏倚的大小取决于样本量以及工具变量与暴露因素的关联强度。该偏倚的方向与暴露因素和结局的回归模型中得到的关联效应方向一致，而偏倚的大小通过第一阶段回归的 F 值来判断。如果 F 值接近 1，说明会发生比较大的小样本量偏倚；如果 F 值大于 10，意味着小样本量偏倚可以忽略。

（三）工具变量的主要假设不能被完全满足所导致的偏倚

工具变量法的每个前提假设都应该得到充分的满足，否则在弱工具变量的前提下，哪怕是微小的不满足，例如工具变量与误差项存在弱相关，或者工具变量导致结局发生还有除了暴露因素之外的其他通路（如基因多效性），即便样本量很大，工具变量估计值也将会产生很大的偏误。

二、工具变量法的报告规范

Davies 等（2013）综述了 2012 年以前已发表的工具变量法研究中存在的若干问题，并提出了工具变量法研究的报告规范，为研究者提供指导和建议，具体如下：

1. 文中需指明研究的结局变量，以及研究假设。
2. 文中需报告工具变量与暴露因素的关联效应，即 F 值。
3. 文中需报告暴露因素和工具变量与观测到的混杂因素之间的关联效应。
4. 如果是复合工具变量，文中需报告过度识别约束检验的结果。
5. 对于结局变量、暴露变量和工具变量是二分类变量的情况，文中需报告工具变量、暴露变量和结局变量的两两组合的频数分布，以便读者对基础数据形成大致印象。
6. 对于结局变量是二分类变量的情况，如果使用广义线性模型进行估计，通常需要使用 robust 或 bootstrapped 的标准误。如有必要，也需要考虑研究对象的多水平特征。

针对日益增多的孟德尔随机化研究，Boef 等（2015）综述了该类研究的质量，并提出了孟德尔随机化研究的报告规范，即需要重点阐述和核查的内容，具体如下：

1. 方法部分　如果研究中计算了基因型与结局之间期望的关联结果，那么作者应该报告这一期望值及相应的置信区间是如何计算的。需要同时考虑研究中基因型 - 暴露和暴露 - 结局之间的关联效应的方差大小。

如果研究做了工具变量分析，那么文中需要详细报告该方法的步骤及置信区间的计算方法。对于非标准的工具变量法，需要讨论这些方法的特征。

如果数据来源于多个研究人群，那么文中需要清晰地描述数据或估计值是如何进行合并的。

2. 结果部分　文中需要报告基因工具变量与暴露因素之间的关联强度大小。如果可能，请使用 F 统计量。

文中需报告基因工具变量与可测量到的混杂因素之间的关联强度大小。如果是多个研究人群的 meta 分析，请报告混杂因素的信息在哪个人群是可以获得的。

文中需报告基因型与结局变量的关联效应。

3. 讨论部分　文中需讨论孟德尔随机化法的前提假设是否得以满足，以及讨论基因多效性、连锁不平衡、基因网络、人群分层以及未知混杂因素可能对结果造成的影响（有关孟德尔随机化法涉及的相关概念，请参见有关书籍和文献）。

小　结

本章详细介绍了工具变量法在处理遗漏变量、因果倒置和测量误差方面的原理，在医学大数据分析中的应用，在实际应用过程中应该注意哪些问题，以及报告规范问题。在实际应用过程中，尤其应当注意工具变量法应用的前提条件是否均能最大程度地得以满足，否则工具变量法将由于标准误变大、偏倚等问题造成效应估计严重偏离真实情况，而背离了使用工具变量法的初衷。鉴于工具变量法的精确性常低于常见回归模型，它适用于当未知混杂是研究中的主要问题以及工具变量的前提假设能够得到最大程度满足的情况。在评估工具变量法研究结果的准确性时，研究者需要同时报告工具变量与暴露因素之间的相关性估计以及 F 值；当两者均比较小时，工具变量法的效应估计值将是有偏的。此外，研究者还需要讨论工具变量法前提假设的满足情况，尤其是工具变量需要通过暴露因素导致结局产生这一假设。虽然这一假设不能通过统计学方法进行检验，但研究者需从理论、机制层面对这一假设的满足情况进行判断。最后，由于工具变量法与非工具变量法（如回归、倾向性评分法）的假设不同，因此工具变量法的关联效应结果应与其他非工具变量法的分析结果进行比较。如果得到基本一致的结果，则将进一步证实暴露与结局之间的因果关联是正确的；如果结果不一致，研究者需分析不同方法前提假设的满足情况，以及必要时做敏感性分析。总之，工具变量法在处理未知混杂因素方面具有明显的优势，在医学大数据日益发展的今天，通过对数据的挖掘、模拟和深入分析，很多疾病的病因将得以清晰地呈现出来，为疾病预防和治疗做出贡献。

（秦雪英　段芳芳 编，陈大方 审）

参考文献

伍德里奇，2003. 计量经济学导论 . 北京：中国人民大学出版社 .

Boef A G，et al.，2015. Mendelian randomization studies：a review of the approaches used and the quality of reporting. International Journal of Epidemiology，2：496-511.

Davies N M，et al.，2013. Issues in the reporting and conduct of instrumental variable studies: a systematic review. Epidemiology，24：363-369.

Ertefaie A，et al.，2017. A tutorial on the use of instrumental variables in pharmacoepidemiology. Pharmacoepidemiology and Drug Safety, 26：357-367.

Ference B A，et al.，2016. Variation in PCSK9 and HMGCR and risk of cardiovascular disease and diabetes. New England Journal of Medicine，375：2144-2153.

Hausman J，1978. Specification tests in econometrics. Econometrica，46（6）：1251-1271.

Martens E P，et al.，2006. Instrumental variables application and limitations. Epidemiology，17：260-267.

Snider J T，et al.，2015. Effect of hospital use of oral nutritional supplementation on length of stay，hospital cost，and 30-day readmissions among Medicare patients with COPD. CHEST，147（6）：1477-1484.

第九章 倾向性评分在医学大数据分析中的应用

第一节 背景概述

当人们试图从庞大的数据库中分析行为、治疗或干预措施的效果时，遇到的困难之一便是这些数据库的数据来源往往是通过观察性研究而不是实验性研究获得的，即大多数数据库中的数据都不是随机临床试验结果。观察性研究成本低，更容易完成，结果的可推广性更高，但很难做到研究对象在组间均衡可比，而组间不均衡可能造成混杂。传统的分析方法可针对混杂因素进行匹配、分层分析或协变量调整，但这些方法可控制的混杂因素通常较少。

倾向性评分法（propensity score method）是由 Rosenbaum 和 Rubin（1985）首次提出的一种控制混杂偏倚的方法。该方法将多个混杂因素（或协变量）综合为一个变量——倾向性评分（propensity score，PS），通过平衡组间倾向性评分，有效地均衡混杂变量的分布，控制混杂偏倚。

2000 年之后，这一方法日益受到人们关注，并应用在各个领域。在流行病学研究中，由于该方法可以在分析阶段有效平衡混杂从而提高各组间的可比性，因而得到了广泛的应用。

第二节 倾向性评分的原理和应用条件

一、基本概念

Rosenbaum 和 Rubin 定义的倾向性评分为，研究对象 i（$i=1$，$\cdots$，N）按照给定的一组特征变量（X_i）划分到处理组（$Z_i=1$）或对照组（$Z_i=0$）的条件概率，可以表达为：

$$e(x_i) = P(Z_i=1 \mid X_i=x_i)$$

假定在给定的一组特征变量 X_i 下，分组变量 Z_i 是独立的，则：

$$P(Z_1=z_1, \cdots, Z_N=z_n \mid X_1=x_1, \cdots, X_N=x_N) = \prod_{n=1}^{N} e(x_i)_i^{z} \{1 - e(x_i)\}_i^{1-z}$$

P 就是所定义的倾向性评分。

PS 是评价两组间特征变量 x_i 均衡性的近似函数。如果从处理组选出研究对象 i，则倾向性评分 P_i（$z_i=1 \mid X_i=x_i$），再从对照组选出一个研究对象 j，那么 P_j（$z_j=0 \mid X_j=x_j$）；如果 $P_i=P_j$，则必然有 $x_i=x_j$，如果我们尽量使 $P_i \approx P_j$，则 x_i 和 x_j 必然十分接近。由此可见，PS 最大限度地概括了特征变量 x_i 的作用，因而可以有效地保持处理组和对照组间 x_i 的均衡性，使两组间特征变量均衡一致，即使得两组有可比性。多数情况下 Z_i 均为二分类变量，因此可以运用判别分析或 logistic 回归的方法，估计出各个研究对象的 PS。如果特征变量 x_i 均为正态分布的计量数值，宜选用判别分析法估计出各个观察对象的 PS；在大多数情况下，尤其是医学研究资料，x_i 中都包含有一些二分类变量或等级变量，多选用 logistic 回归的方法，即：

$$P_i = e^{(\alpha + \beta_i \cdot x_i)} / \left[1 + e^{(\alpha + \beta_i \cdot x_i)} \right]$$

这里 P_i 就是根据分组特征变量 x_i 估计出的 PS，α 和 β_i 是运用 logistic 回归估计出的模型参数。这时根据每个观察对象的 x_i 和估计的模型参数计算出 PS_i。

使用倾向性评分分析的目的是得到一组在预处理条件上（例如数值变量的均值和标准差，分类变量的取值分布）没有统计学差异的处理组和对照组。换言之，倾向性评分分析可以通过模拟随机对照试验的分配结果对处理组和对照组进行后随机化处理，从而保证因果推断结果的有效性。

例如，一位接受研究药物或治疗的患者（处理组）和一位接受安慰剂或标准治疗的患者（对照组）。如果他们具有相似的预处理条件，那么他们被分配到处理组中的机会（概率）将是相同的。因此，这个过程相当于两位患者被随机分配给处理组或对照组。当发现两个具有相似倾向性评分的患者，其中一个接受治疗，另一个接受安慰剂治疗时，可将他们直接进行配对。这个过程便是"倾向性评分匹配"。通过这种方法得到一对倾向性评分分布或预处理条件分布相近的处理组和对照组。

除了平衡组间预处理条件的差异，倾向性评分法还可以用于识别某些效应修饰因子或变量之间的交互作用，以及识别具有某些特征的极端个体或特殊人群。

二、应用条件

倾向性评分有两个应用条件：①条件独立性；②组间评分分布具有足够大的重叠区域。

1. 条件独立性　条件独立性是指研究对象对处理的选择只受观察到的协变量的影响，不受遗漏协变量的影响。假设协变量 X 不影响是否接受处理，则结局 Y 也不受处理因素分配 Z 的影响，如果 Y_i^T 代表处理组结局，Y_i^C 代表对照组结局，那么条件独立性表示为：

$$\left(Y_i^T, Y_i^C \right) \perp Z_i \mid X_i$$

条件独立性只是一种假设，与研究项目自身的特征有关，而非可以直接检验的标准。如果遗漏的协变量影响受试对象对处理的选择，则不符合条件独立性，通过倾向性评分分析所得结果就值得怀疑。

2. 组间评分分布具有足够大的重叠区域　在使用倾向性评分匹配法时，需要通过处理组和对照组的评分进行匹配，因此样本量够大而且协变量取值相近，才能使两组的评分分布存在较大的重叠区域。在重叠区域外的观察数据将被剔除。若无法匹配的处理组数据过多，会增加抽样偏倚。因此，为了估测研究的偏倚程度，应当充分分析被剔除个体的数据。

第三节　倾向性评分的步骤

倾向性评分分析的主要步骤包括：①数据预处理；②估计倾向性评分；③倾向性评分的应用；④评估协变量均衡程度；⑤估计处理因素效应；⑥敏感性分析。各步骤的目的和方法如表9-1所示。

表9-1　倾向性评分分析步骤

步骤	目的	方法举例
1．数据预处理	获得完整数据以便进一步分析	选择协变量 判断异常值 填补缺失数据
2．估计倾向性评分	获得处理组和对照组的倾向性评分	logistic 回归 判别分析 随机森林 广义提升模型
3．倾向性评分的应用	应用倾向性评分平衡处理组和对照组协变量的分布	匹配法 分层法 变量调整 加权法
4．评估协变量均衡程度	评估使用倾向性评分调整后处理组和对照组协变量的均衡程度	计算标准化均数差 计算方差比
5．估计处理因素效应	估计治疗或暴露的效应及标准差	标准化均数差 广义线性模型
6．敏感性分析	估计未纳入的变量对处理因素效应的显著性检验的影响	Rosenbaum（2002）方法 Carnegie 等（2016）方法

一、数据预处理

数据预处理阶段包括检查数据的来源和可及性，以及处理（如治疗、暴露）组和对照组协变量分布。样本量的大小取决于研究人群以及处理组和对照组的定义。此外还需检查缺失数据的缺失比例及缺失模式，并处理缺失，因为数据缺失将影响多个倾向性评分分析步骤。在选择协变量时，应包括与治疗和结局同时相关的混杂因素，注意协变量应是治疗的前因变量而非治疗的结果。还应纳入结局的代理变量（Kelcey，2011）以及其他仅和结局相关性很强的变量，这将增加检验处理因素效应的统计学效力（Brookhart et al.，2006；Cuong，2013）。

二、倾向性评分的估计

在数据预处理结束后,有很多模型可以估计倾向性评分,目前用于估计倾向性评分的方法有 logistic 回归、Probit 回归以及机器学习方法。目前常用的机器学习方法有神经网络、支持向量机、随机森林和 Boosting 等。Lee 等(2011)比较了各种方法在倾向性评分时的性能,认为综合的分类算法例如随机森林、Boosting 等具有一定的优势,特别是在变量较多而样本量偏小或变量间存在多重共线性时,使用综合的分类算法计算倾向性评分值产生的偏倚更小,结果更为稳定。

选择纳入倾向性评分模型的协变量十分重要。由于倾向性评分的应用前提条件是处理因素的分配是随机的,要求没有遗漏的混杂因素,因此研究者需要尽可能地纳入影响处理因素分配和结局的混杂因素。除此之外,还应纳入与处理因素的分配无关但能够预测结局的变量,因为这些协变量能够增加治疗效应检验的效力(Brookhart et al.,2006)。

倾向性评分的估计是否成功要等到检查组间倾向性评分的重叠范围、应用倾向性评分分析方法以及检验组间协变量均衡程度完成后才能知晓。倾向性评分的第一个诊断方法是检查估计方法是否收敛且有无研究个体的得分为 0 或 1。第二个方法是通过作图检查组间倾向性评分的重叠范围,也就是处理组和对照组倾向性评分相同的区域。作图可采用直方图、核密度图、箱式图来检验处理组和对照组倾向性评分的分布。

三、应用倾向性评分的方法

(一)匹配法(matching)

匹配法是最能均衡组间样本分布和构成的方法,也最能体现流行病学研究各观察组间均衡可比的思想。首先将包含有倾向性评分 P_i 的全部观察对象按照处理措施有无划分为两个数据文件,并分别按照 PS 的数值大小排序。然后依次从试验组选出一个个体,并从对照组寻找出和该个体的 PS 最为接近的全部个体(小于设定的选择标准),再随机从这些选定的对象中抽取一个或 R 个作为对照,一个试验组对象匹配一个对照(1:1),或一个试验组对象匹配 R 个对照(1:R)(建议 R 不超过 4);依次抽取,直至符合选择标准的观察对象全部抽取。最后对抽取好的样本分析结果变量和处理变量的联系。

这里选择标准的设定和观察资料的利用是一个值得关注的问题。选择标准定得越严格,能够完成匹配的对子数就越少,甚至出现匹配不上的现象,浪费研究对象的信息;反之,如果匹配的标准很宽泛,则观察组间样本的匹配效果就差一些,有可能出现两组人群在匹配后依然存在混杂因素分布不均衡的现象。如某研究对象的倾向性评分是 0.7,如果设定匹配标准为 ±0.03,则需要匹配倾向性评分在 0.67 ~ 0.73 之间的对照,可能出现无法匹配的情况;若设定匹配标准为 ±0.3,则可匹配倾向性评分在 0.4 ~ 1.0 之间的对照,可能出现混杂因素不均或错误匹配。对于这个阈值的选择,Austin(2011)的文章给出了建议,即使用整体倾向性评分标准差的 0.2 倍。具体案例见本章第四节。

倾向性评分匹配有很多种方法,一般来讲可以分为贪婪匹配法和非贪婪匹配法以及复合匹配法(complex matching)。贪婪匹配法就是在条件允许下尽可能多地进行匹配,而非贪婪匹配法则相反。在统计分析中最常用的方法为贪婪匹配法,贪婪匹配法之中又包括最近邻匹配（nearest neighbor matching）、卡钳匹配（caliper matching）、5 to 1 digit 匹配等方法。除此之外，复合匹配法则结合了多种匹配方法，一般在模型理论研究中常见，而很少应用于实际数据分析中。

（二）分层法（stratification）

传统分层法是利用原始的混杂因素分层。当有 K 个混杂因素时，需要将样本分为 2^K 个层。K 较大时，某些层中的样本可能很少甚至为 0，这使传统的分层分析容易出现偏倚。这时倾向性评分分层法是应用较多且简单易行的方法。首先构建回归模型，利用 K 个混杂因素计算倾向性评分的分值 PS。仅用 PS 一个变量进行分层，避免出现分层过多的问题，同时每一层中的研究对象同质性较好。分层法成为常用的处理选择偏倚的方法。Thoemmes 和 Kim 的综述（2011）显示，研究者一般按照 PS 将研究对象分为 5 ~ 20 层，5 层是最常用的选择。然后依次分析各个观察结果变量（因变量）和处理变量及分层变量的关系，即在均衡了各个特征变量的条件下分析结果变量与分组处理的关系。在样本量较小，无法应用倾向性评分匹配法的时候，可以考虑使用倾向性评分分层法对数据进行分析。

（三）加权法（weighting）

倾向性评分加权法的原理类似于标准化法。标准化的基本思想是制定一个统一的"标准人口"，按照"标准人口"中混杂因素构成的权重来调整两组观察效应的平均水平，从而消除两组之间由于内部混杂因素分布不同对效应的影响。使用倾向性评分加权时，可以将多个主要混杂变量的信息综合为一个 PS，然后将 PS 作为需要平衡的混杂因素，通过标准化法的原理加权，使各对比组中 PS 分布一致，从而达到使各混杂因素分布一致的目的。该方法将每个研究对象看作一层，不同 PS 值预示这一研究对象在两组中的概率不同。在假定不存在未识别混杂因素的条件下，加权调整是基于在一定条件下的两种相反事件的比来对数据进行调整的，这两种相反情况即假设每个观察对象均接受处理因素和每个观察对象均不接受处理因素。利用倾向性评分估计的权重对各研究对象加权，产生一个虚拟的标准人群，在虚拟人群中，两组的混杂因素趋于一致，均近似于某一预先选定的标准人口分布。

实际应用中，倾向性评分加权法可分为逆处理概率加权法（the inverse probability of treatment weighting，IPTW）和标准化死亡比加权法（the standardized mortality ratio weighting，SMRW）。IPTW 是以所有研究对象作为标准人群进行调整。Robins 等（2000）给出的加权系数（W）计算方法是：处理组研究对象的加权系数 $W_t=1/PS$，对照组研究对象的加权系数 $W_c=1/(1-PS)$。此方法得到的人群往往与真实研究对象的数量不同，因此虚拟人群各变量的方差大小可有变化。为了得到与研究对象的样本量相同的标准人群，Hernan 等（2000）建立了稳定加权系数（stabilized weights）。具体方法是：处理组各研究对象的加权系数为 $W_t=P_t/PS$，对照组各研究对象的加权系数为 $W_c=(1-P_t)/(1-PS)$（P_t 为整个研究人群中处理组的比例）。SMRW 法是以处理组研究对象作为标准人群进行调整，处理组各研究对象的加权系数为 $W_t=1$，对照组各研究对象的稳定加权系数为 $W_c=[PS(1-P_t)/(1-PS)P_t]$。当每个研究对象的加权系数计算出来后，就可以对每个观察对象加权后使用直接效应比较或回归的方法来估计处理因素的效应值。

一般情况下，选择 IPTW 和 SMRW 两种方法调整混杂因素的结果基本一致。但当混杂因素对处理效应具有较强的效应修饰作用时，IPTW 和 SMRW 两种方法的调整结果之间将存在较大的差异。在这种情况下，SMRW 调整后的 OR 值与倾向性评分匹配法及随机对照研究的结果相似。这是因为匹配法和 SMRW 均以处理组作为参照，而随机对照研究由于规定了部分入选条件，其研究对象也趋于与处理组一致。而 IPTW 是以整个人群为参照，更全面地考虑了一般人群的特征，因此在效应估计上可能不及前面几种方法稳定，但在识别效应修饰因子、遗漏的重要变量和交互项方面则具有较大优势。

（四）变量调整法（adjustment）

变量调整法是将倾向性评分与传统回归相结合的一种方法。在传统的因变量为分类变量的回归分析中，控制混杂因素的个数主要取决于发生结局事件的多少，控制的混杂因素越多，所需要的发生结局事件的例数就越多。当结局事件为罕见病或样本中收集到的结局事件很少时，采用多因素调整的方法很可能出现偏倚，导致无法控制多个混杂因素。

变量调整法的优势在于可以将多个混杂因素的影响用一个综合的 PS 来表示，减少了自变量个数。构建回归模型时，直接将 PS 作为协变量引入模型，分析结局与处理因素的联系。这样通过控制倾向性评分一个变量就达到了控制多个混杂因素的效果。

四、评估协变量的均衡程度

评估协变量的均衡程度，即比较经过倾向性评分调整后处理组和对照组间特征的分布，是检验倾向性评分分析是否成功的主要方法。可使用作图分析、描述性分析和假设检验。作图分析包括对连续变量采用 QQ 图，对分类变量采用条形图。QQ 图比较的是处理组和对照组的分位数，如果近似分布在 45° 的直线上，证明协变量的平衡程度较好。在条形图上，分类变量在处理组及对照组的取值重叠部分代表平衡的协变量，未重叠部分表示仍存在分布不均。

在 QQ 图中，可以用标准化均数差、方差比、平均距离和最大距离来量化协变量的平衡性。均数差可以用合并标准差或其中一组的标准差来标化。R 程序包 MatchIt 和 twang 都使用处理组的标准差计算标准化均数差。严格的标准是标准化均数差绝对值应低于 0.1 个标准差，而较宽松的标准则规定标准化均数差的绝对值应小于 0.25 个标准差。方差比是处理组和对照组在调整倾向性评分后的残差方差之比。协变量的方差比是通过对倾向性评分的协变量进行回归，得到残差，并计算处理组和对照组残差的方差比得到的。严格的标准要求方差比在 0.8 ~ 1.2 之间（Rubin，2001），较宽松的标准则要求在 0.5 ~ 2.0 之间（Stuart，2010；Stuart & Rubin，2007）。

用于评估协变量平衡性的假设检验方法包括组间平均值的 t 检验、Hotelling t（多元 t 检验）和 Kolmogorov-Smirnov 检验。检验结果没有统计学显著性表明协变量分布平衡。但是，一些研究者不建议使用假设检验来评估协变量平衡性。首先是因为协变量平衡性是样本的属性，假设检验针对的是总体（Ho et al.，2007）。其次，假设检验的结果取决于样本量，效力不足的检验可能无法证明小样本存在协变量分布不平衡，而强的统计效力可能会使大样本难以实现平衡，即使组间协变量差异非常小，也会得到有显著性的统计结果。

五、估计处理因素效应

一旦达到协变量平衡，就可使用各种参数或非参数估计方法（Imbens，2004；Lunceford et al.，2004；Schafer et al.，2008）以及复杂的统计模型，如多级模型（Leite et al.，2015）和结构方程模型（Leite et al.，2012）来估计处理因素的效应。倾向性评分法可以被视为去除选择偏倚的预处理方法（Ho et al.，2007），因此倾向性评分法对估计处理因素效应的方法的选择几乎没有限制。

六、敏感性分析

敏感性分析旨在检测遗漏的协变量对处理效应的显著性检验的影响程度（Miratrix & Rosenbaum，2014；Rosenbaum & Rubin，1983）。遗漏的混杂因素是选择偏倚的来源之一，敏感性分析帮助研究者确定处理因素效应对隐藏偏倚的稳健程度。评估对隐藏偏倚的敏感性很重要，因为倾向性评分法只能消除已观察到的混杂因素产生的选择偏倚。尽管只有在不存在遗漏的混杂因素时，才能严格满足条件独立性假设，但敏感性分析可以显示处理因素效应的显著性检验对处理分配假设强可忽略性的敏感程度。有着严格纳入和排除标准的研究可能有许多遗漏的变量，如果研究人员能够证明治疗效果的显著性检验在有隐藏偏倚时也不会改变，则对治疗效果的信心将大大增强。

目前已有多种适用于敏感性分析的分析方法。Rosenbaum（2002）提出了基于 Wilcoxon 符号秩检验的配对样本和连续性结局变量的敏感性分析方法。如果存在隐藏偏倚，可以使用不同大小的隐藏偏倚来获得显著性检验的上限和下限 P 值。这个方法可以确定隐藏偏倚多大时处理因素的效应将失去统计学显著性。

第四节　倾向性评分法在医学大数据分析中的实际应用

一、应用范围

在基于电子健康记录（EHR）或其他大数据进行研究时，往往会得到大量协变量，例如患者的人口统计学资料和物理检测（例如生命体征和体格检查）、实验室检测、用药情况、患病情况等。考虑暴露和结果之间的关联时，所有协变量都可能会造成混杂偏倚。统计模型可以解释这种混杂效应，并建立暴露与所求的结局变量之间的关联，而当协变量数量较大时，倾向性评分分析则尤为有利。在 EHR 数据研究中，可以从数据库中提取大量预处理协变量来建立倾向性评分模型。虽然不能使用无限数量的协变量来模拟一个可以解释所有不可观察变量的真正 RCT，但可以通过使模型包含更多的变量来使结论更为可靠。倾向性评分分析是模型包含大量预处理条件时，简化最终模型的有力工具。

倾向性评分更大的优势在于，通过倾向性评分分析，提高各研究组间的可比性，很大程度上增加了结论的可靠性。它适合于所有非随机化研究资料，或者说存在混杂偏倚的研究资料的处理。其中主要包括下面一些数据类型：

1. 观察性研究数据　包括现况研究、病例对照研究以及队列研究等。在观察性研究中，处理因素不是人为给予的，而是自然存在的。每个个体暴露于处理因素的机会往往不是随机的，因此不可避免地存在混杂偏倚。但观察性研究包括的研究对象反映实际人群特征和暴露状况，因此其结果的外推性强。

随着信息技术的发展，观察性数据无论是数量还是准确性都在不断增加。因此，倾向性评分法在观察性研究中具有广阔的应用前景。

2．非随机干预研究数据　非随机干预研究也是流行病学研究中常用的研究方法，是介于队列研究和随机对照研究中间的一种研究方法。与观察性研究不同的是，非随机干预研究中处理因素是人为给予的，但每个个体接受处理因素与否不是随机的，一般是由个体在知情同意的基础上自己选择。因此，此类研究也存在混杂偏倚。

3．存在较大偏倚的研究数据　某些随机对照研究，如药物临床试验，由于研究对象未按试验方案接受处理而导致随机化分组方案失败。对于上述非随机对照研究或随机化分组方案失败的随机对照研究，与结局变量和处理因素相关联的混杂因素的分布在比较的两组间往往是不均衡的，而忽视这种不均衡，直接对研究因素的效果进行估计将可能得到有偏倚的结果。

除了随机对照失败的研究资料，在研究对象的选择、调查过程中，如果产生了较大的选择偏倚等偏倚，最终获得的数据中各组间的影响变量不均衡，这个时候都可以应用倾向性评分法，均衡各组间的协变量，提高各组的可比性。

二、应用举例

（一）倾向性评分匹配

Schramm 等（2011）评估了与二甲双胍相比，使用胰岛素促泌剂（包括瑞格列奈、格列美脲、格列本脲、格列吡嗪和甲苯磺丁脲）的糖尿病患者的全因死亡和心血管病死亡风险。他们对居住在丹麦、大于 20 岁并在 1997—2006 年之间接受单一口服降糖药治疗（应用胰岛素促泌剂或者二甲双胍单药治疗）的 2 型糖尿病患者的临床注册资料进行统计分析。这是一项大型、回顾性、非随机分组的观察性研究，所以基线特征并不均衡。

因此，该研究采用倾向性评分匹配。倾向性评分模型中 Y 值的定义为：出现在某促泌剂组则 $Y=1$，出现在二甲双胍组则 $Y=0$。以基线信息中可能的影响因素（起始年份 X_1、年龄 X_2、性别 X_3、治疗时长 X_4、共患疾病 X_5、合用心血管药物 X_6）为解释变量，利用某促泌剂组和二甲双胍组的资料作二分类 logistic 回归，获得每个研究对象的倾向性评分分值，反映此个体使用促泌剂倾向。根据促泌剂组中患者的倾向性评分，到服用二甲双胍的人群中找到一个倾向性评分与促泌剂组该成员最接近的"匹配对象"（若可选对象很多，随机抽取一位）。这样，促泌剂组中每一个成员都找到一个服用二甲双胍的"匹配对象"，二者具有相近的使用促泌剂的倾向。经过倾向性评分匹配后，基线特征在组间的分布变得较为均衡。

匹配后该研究通过 Cox 比例风险分析，结果显示与二甲双胍相比，在无心肌梗死的 2 型糖尿病患者中，最常使用的促泌剂单药治疗，包括格列美脲、格列本脲、格列吡嗪和甲苯磺丁脲治疗，可能增加患者全因死亡和心血管病死亡风险，而瑞格列奈不增加全因死亡和心血管病死亡风险。

（二）倾向性评分加权

Gao 等（2019）的一项研究探讨了中国煤矿员工睡眠质量与工作倦怠的关系。3832 名受试者来自中国山西省的一个煤矿。工作倦怠通过马斯拉赫倦怠量表进行评估，并通过自我报告问卷调查睡眠质量。随机临床试验（RCTs）是确定潜在危险因素与结果之间关系的最佳方法，但在该研究中不可行，因为无法根据受试者的睡眠质量随机分配受试者。

因此，该研究使用倾向性评分对受试者进行加权。首先利用广义增强模型（generalized boosted model，GBM）进行倾向性评分估计，因为 GBM 在各种 PS 估计方法中表现出鲁棒性和较低的预测误差。在 PS 估计模型中，暴露（良好睡眠质量 / 较差睡眠质量）作为因变量，人口统计学和与工作相关的协变量作为自变量进行回归。然后采用倾向性评分法对样本加权过程进行 IPTW 分析，加权后两组之间的差异显著减小。所有协变量的标准化差异均小于 0.05，符合随机试验中协变量差异的预期，从而达到了均衡组间协变量的目的。

下一步是估计睡眠质量和工作倦怠与加权样本的相关性。对分类因变量使用 logistic 模型，对连续因变量使用线性模型。结果发现，与较差睡眠者相比，良好睡眠者发生工作倦怠的风险较低（OR=0.70，95%CI 为 0.60 ～ 0.82，$P=6.02 \times 10^{-6}$）。此外，良好的睡眠质量与疲劳得分下降 0.21（95%CI 为 –0.29 ～ –0.12，$P=5.00 \times 10^{-6}$）及消极倦怠得分下降 0.13（95%CI 为 –0.21 ～ –0.04，$P=3.73 \times 10^{-6}$）显著相关。敏感性分析表明，该结果对估计模型的选择以及未测量的混杂具有鲁棒性。分层分析显示，男性和女性员工的睡眠质量与工作倦怠的关系在很大程度上是异质的。这项研究表明，良好的睡眠质量有利于减轻工人的工作倦怠。

第五节　倾向性评分匹配法在统计软件中的实现

倾向性评分匹配可以通过以下软件及相应模块实现（Schuler，2015）：

- R packages：MatchIt（Ho et al.，2011）。
- SAS macros：Gmatch（Bergstralh，1996）。
- SAS procedures：CAUSALTRT & PSMATCH（SAS Institute Lnc 网站）。
- Stata modules：Psmatch2（Leuen & Sianesi，2018）。
- SPSS modules（Theommes，2012）。

第六节　倾向性评分的局限性

首先，由于倾向性评分分析的条件独立性，该方法只能调整观察到的变量，而不能像随机化那样同时平衡所有观察到和未观察到的变量的分布。此外，由于要求组间 PS 有足够的重叠范围，需要较大的样本量且组间的协变量取值相近，否则无法做出有效的平衡。在使用匹配法时，在重叠区域外的观察数据将被剔除，这些无法匹配的处理组数据会增加抽样偏倚的可能性。对于某些样本含量较小的研究或混杂变量组间差异过大的研究（倾向性评分重叠范围小），即使使用倾向性评分法，也可能仍然无法消除组间的不均衡性。

其次，使用匹配法时，即使满足以上应用条件，通过筛选后进行匹配的对象不一定能代表原有的研究对象。由于倾向性评分是指受试者因预处理条件不同而被分配到特定处理组或对照组的条件概率，即处理因素的所有协变量的一个代理变量，因此不难推测，使用一个倾向性评分来代表一个主体的所有特征可能会引入偏倚。因此，在统计分析模型中使用 PS 时，必须同时考虑到分析中所包含的研究项目、数据集以及协变量。此外，使用了倾向性评分模型的结果，都必须使用敏感性分析进行检验。

最后，倾向性评分分析的前提是根据处理因素可以将研究对象分为处理组和对照组，因此无法进行"剂量依赖性分析"，也就是说无法研究暴露强度对结局的影响。除此之外，倾向性评分分层只能为研究变量建立关联，其他的倾向性评分分析法则主要作为降维的一种方式，一般不能用于因果推断。

小　结

在本章中，我们论述了倾向性评分法调整混杂因素的原理和应用条件、分析步骤、在医学大数据挖掘中的应用，以及该方法的局限性。倾向性评分法将多个混杂因素综合为一个倾向性评分，通过平衡组间评分，有效平衡混杂因素，从而提高各组间的可比性。此外，还可以用于识别某些效应修饰因子或变量之间的交互作用，以及识别具有某些特征的极端个体或特殊人群。主要步骤包括：①数据预处理；②估计倾向性评分；③倾向性评分的应用；④评估协变量均衡程度；⑤估计处理因素效应；⑥敏感性分析。倾向性评分应用广泛，可用于分析观察性研究数据、非随机干预研究数据和存在较大偏倚的研究数据。

虽然倾向性评分可以有效调整混杂因素，但仍需注意该方法的前提条件和局限性。使用倾向性评分的数据需要满足条件独立性，且组间评分分布应具有足够大的重叠区域。倾向性评分调整的协变量仅限于观察到的变量，而不能达到随机化同时平衡所有观察到和未观察到的变量分布的效果。对于某些样本含量较小的研究或混杂变量组间差异过大的研究，使用倾向性评分法可能无法消除组间的不均衡性。另外，在使用倾向性评分时，要同时考虑到分析中所包含的研究项目、数据集以及协变量，分析结果须使用敏感性分析进行检验。

（车前子　陈　思 编，陈大方 审）

参考文献

焦明旭，等，2016. 倾向性评分匹配在非随机对照研究中的应用. 中国卫生统计，33（2）：350-352.

李智文，等，2010. 倾向评分法概述. 中国生育健康杂志，21（1）：62-64.

李智文，等，2010. 倾向评分加权分析法. 中国生育健康杂志，21（4）：251-253.

Austin P C，2011. An introduction to propensity score methods for reducing the effects of confounding in observational studies. Multivariate Behavioral Research，46（3）：399-424.

Austin P C，et al.，2015. The performance of inverse probability of treatment weighting and full matching on the propensity score in the presence of model misspecification when estimating the effect of treatment on survival outcomes. Statistical Methods in Medical Research，72（s1-2）：61-86.

Bergstralh E J，et al.，1996. Software for optimal matching in observational studies. Epidemiology，7（3）：331-332.

Brookhart M A，et al.，2006. Variable selection for propensity score models. American Journal of Epidemiology，163（12）：1149-1156.

Brookhart M A，et al.，2013. Propensity score methods for confounding control in nonexperimental research. Circ Cardiovasc Qual Outcomes，6（5）：604-611.

Carnegie N B，et al.，2016. Assessing sensitivity to unmeasured confounding using a simulated potential confounder. Journal of Research on Educational Effectiveness，9（3）：395-420.

Cousens S，et al.，2011. Alternatives to randomisation in the evaluation of public-health interventions：statistical analysis and causal inference. Journal of Epidemiology and Community Health，65（7）：576-581.

Cuong N V，2013. Which covariates should be controlled in propensity score matching? Evidence from a simulation study. Statistica Neerlandica，67（2）：169-180.

Gao X，et al.，2019. Association of sleep quality with job burnout among Chinese coal mine staff：a propensity score weighting analysis. Scientific Reports, 9: 8737. doi：10.1038/s41598-019-45329-2.

Glass T A，et al.，2013. Causal inference in public health. Annual Review of Public Health，34：61-75.

Hernan M A，et al.，2000. Marginal structural models to estimate the causal effect of zidovudine on the survival of HIV-positive men. Epidemiology，11（5）：561-570.

Hernan M A，2012. Beyond exchangeability：the other conditions for causal inference in medical research. Statistical Methods in Medical Research，21（1）：3-5.

Ho D E，et al.，2007. Matching as nonparametric preprocessing for reducing model dependence in parametric causal inference. Political Analysis，15（3）：199-236.

Ho D E，et al.，2011. MatchIt：nonparametric preprocessing for parametric causal inference. Journal of Statistical Software，42（8）：1-28.

Imbens G W，2004. Nonparametric estimation of average treatment effects under exogeneity：a review. Review of Economics & Statistics，86（1）：4-29.

Kelcey B，2011. Covariate selection in propensity scores using outcome proxies. Multivariate Behavioral Research，46（3）：453-476.

Lee B K,et al.,2011. Improving propensity score weighting using machine learning. Statistics in Medicine,29（3）：337.

Leite W L，et al.，2012. An evaluation of latent growth models for propensity score matched groups. Structural Equation Modeling：a Multidisciplinary Journal，19（3）：437-456.

Leite W L，et al.，2015. An Evaluation of Weighting Methods Based on Propensity Scores to Reduce Selection Bias in Multilevel Observational Studies. Multivariate Behavioral Research，50（3）：265-284.

Leite W L，2017. Practical Propensity Score Methods Using R. Thousand Oaks，CA：SAGE Publishing.

Leuven E，Sianesi B，2012. PSMATCH2：Stata module to perform full Mahalanobis and propensity score matching，common support graphing，and covariate imbalance testing. Statistical Software Components S432001，Boston College Department of Economics.

Lunceford J K, et al., 2004. Stratification and weighting via the propensity score in estimation of causal treatment effects: a comparative study. Statistics in Medicine, 23 (19): 2937-2960.

Mamlin B W, et al., 2016. The promise of information and communication technology in healthcare: extracting value from the chaos. Am J Med Sci, 351 (1): 59-68.

Miratrix L W, Rosenbaum PR, 2014. Design of observational studies. Psychometrika, 79 (3): 540-542.

Robins J M, et al., 2000. Marginal structural models and causal inference in epidemiology. Epidemiology, 11 (5): 550-560.

Rosenbaum P R, 2002. Attributing effects to treatment in matched observational studies. Publications of the American Statistical Association, 97 (457): 183-192.

Rosenbaum P R, Rubin D B, 1983. Assessing sensitivity to an unobserved binary covariate in an observational study with binary outcome. Journal of the Royal Statistical Society, 45 (2): 212-218.

Rosenbaum P R, Rubin D B, 1985. Constructing a control group using multivariate matched sampling methods that incorporate the propensity score. American Statistician, 39 (1): 33-38.

Rubin D B, et al., 1996. Matching using estimated propensity scores: relating theory to practice. Biometrics, 52 (1): 249-264.

Schafer J L, et al., 2008. Average causal effects from nonrandomized studies: a practical guide and simulated example. Psychological Methods, 13 (4): 279-313.

Schramm T K, et al., 2011. Mortality and cardiovascular risk associated with different insulin secretagogues compared with metformin in type 2 diabetes, with or without a previous myocardial infarction: a nationwide study. Eur Heart J, 32 (15): 1900-1908.

Schuler M, 2015. Overview of implementing propensity score analyses in statistical software//Pan W, Bai H. Propensity Score Analysis: Fundamentals and Developments. New York: Guilford Press: 20-48.

Sr R B D A, 2005. Adjustment Methods: Propensity Score Methods for Bias Reduction in the Comparison of a Treatment to a Non-Randomized Control Group. [S.l.]: John Wiley & Sons, Ltd.

Stuart E A, 2010. Matching methods for causal inference: a review and a look forward. Statistical Science: A Review Journal of the Institute of Mathematical Statistics, 25 (1): 1-21.

Stuart E A, Rubin D B, 2008. Matching with multiple control groups with adjustment for group differences. Journal of Educational & Behavioral Statistics, 33 (3): 279-306.

Stürmer T, et al., 2006. Insights into different results from different causal contrasts in the presence of effect-measure modification. Pharmacoepidemiology & Drug Safety, 15 (10): 698.

Thoemmes F, 2012. Propensity score matching in SPSS. http://arxiv.org/abs/1201.6385.

Thoemmes F J, et al., 2011. A systematic review of propensity score methods in the social sciences. Multivariate Behav Res, 46 (1): 90-118.

第十章 竞争性分析

第一节 竞争风险模型的基本应用

一、竞争风险模型概述

在疾病的预后研究中，生存分析是最常见的统计分析方法之一。研究单一结局事件（single endpoint event）的生存率时，Kaplan-Meier分析法可能是最常用的一种非参数估计法，log-rank检验是标准的组间比较方法，Cox比例风险回归模型（Cox proportional hazard regression model）则被用来分析多个预后因素。上述经典的生存分析的前提假设是删失时间与失效时间独立，即结局不存在竞争风险，该结局是单一终点。然而，在医学研究中，研究对象出现感兴趣事件（interesting event）的同时还会出现其他结局事件，这些结局事件将阻止感兴趣事件的出现或使其发生的概率降低，各结局事件间形成所谓的"竞争"关系，这一系列事件称作竞争风险事件（competing risk events，也称竞争事件）。特别是在当今医学大数据时代，伴随医院电子病历系统、疾病登记系统、死亡登记系统等数字化手段和多个数据库间的整合，所能采集到的患者结局事件也越来越丰富，如何从中进行甄别并针对感兴趣的结局事件进行准确估计，成为研究者必须要面对的难题。所谓的"竞争风险"指的是在观察队列中，存在某种已知事件可能会影响另一事件发生的概率或者完全阻碍其发生，则可认为前者与后者存在竞争风险（江一涛 等，2009）。例如，在研究器官移植后疾病的发展变化中，以"复发"作为研究终点事件时，"死亡"就成为"复发"的竞争风险事件：患者在复发前可能就死亡了，死亡阻止了复发的出现或者使其发生的概率降低，那么死亡就成了复发的竞争对象（图10-1）。

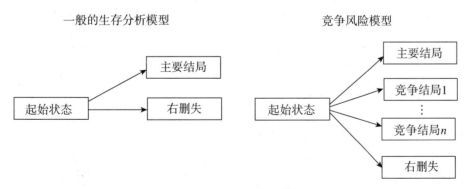

图 10-1 两种模型的终点事件比较

二、医学研究中常见的终点事件

在医学研究中，所关心的研究终点往往依据疾病特征和研究目的的不同而异。例如，肿瘤患者接受的治疗方式包括手术、放疗和化疗这三种中的一种或多种，大部分癌症研究中所选择的终点往往是治疗后疾病复发的时间。复发既包括在最初疾病部位的复发，这种情况称为局部复发，又包括在不同于最初疾病部位的复发，这种情况称为远处复发或转移。化疗作为一种系统性治疗，影响着全身，而手术和放疗都是针对特定疾病部位的治疗。因此，在放疗或手术治疗的研究中，研究者更感兴趣的是局部复发的时间，而不是转移或死亡的时间。然而，在观察到局部复发之前，患者可能因为发生转移而死亡。在这种情况下，远处的复发就妨碍了对局部复发的观察。此外，研究局部复发时不能将转移发生后局部复发的患者与仅发生局部复发的患者直接纳入同一类别，因为针对转移灶的治疗可能会影响局部复发的机会。

更为笼统地说，"复发"一词是指在状况得到初步改善后，任何潜在的慢性疾病或状况又再次出现的现象。例如，在戒烟研究中，"复发"指的是恢复以前的吸烟行为；在双相情感障碍患者的精神病学研究中，"复发"可以认为是反复发作的躁狂症；而在慢性支气管炎患者的临床试验研究中，"复发"又被定义为症状的再次出现。肺结核可以在肺内复发（局部复发），也可以在肺外复发（其他复发）。同样，单纯疱疹病毒的复发可以是皮肤病变（局部复发），也可以是中枢神经系统内的复发（其他复发）。表 10-1 给出了几个常见医学研究终点的定义和它们潜在的竞争风险事件。

表10-1　医学研究终点举例

终点	测量	结局事件	竞争风险事件
生存	任何原因死亡的时间	任何原因死亡	无
无疾病生存	复发或死亡的时间	复发或死亡	无
局部复发发生率	局部复发的时间	局部复发	其他部位复发、局部复发发生前死亡
远处复发发生率	远处复发的时间	远处复发	远处复发发生前死亡
原因别生存	因某疾病死亡的时间	因某疾病死亡	其他原因死亡
非致死性心肌梗死发生率	非致死性心肌梗死发生的时间	非致死性心肌梗死	心脑血管疾病死亡、非心血管原因死亡、非致死性脑卒中、心绞痛

三、竞争风险模型基本原理

（一）估计粗发生率（单因素分析）

1. Kaplan-Meier（KM）边际回归法　传统 KM 法只能处理右删失单一结局的资料。生存函数 $S(t)$，又称生存率，表示某个体经历时间 t 后尚未发生结局事件的概率。在无删失值时，$S(t) = \Pr(T > t)$；若有删失值，$S(t) = P_1 \times P_2 \times \cdots \times P_i = S(t_{i-1}) \times P_i$，其中 T 为真实失效时间，$P_i (i = 1, 2, \cdots, i)$ 为各时段的生存概率。累积发生函数 $F(t) = 1 - S(t) = \Pr(T < t)$，是某个体在时刻 t 前发生结局事件的概率。KM 法可以估计生存曲线，组间差异性检验采用 log-rank 检验。当存在竞争风险时，采用传统 KM 法会高估各变量的累积发

生率。

2．累积发生函数（cumulative incidence function，**CIF**）　又称累积发生率，$CIF_k(t)$ = $Pr(T < t, D = k)$。函数 $CIF_k(t)$ 表示在时间 t 及其他类事件之前发生第 k 类事件的概率，D 表示发生事件的类型。当存在竞争风险时，结局不再仅仅是生存、死亡，此时 $CIF \ne F(t)$，而 CIF 意为各自的关心事件累积发生函数、竞争风险事件累积发生函数。CIF 假设事件每次发生有且仅有一种，具有期望属性，即各类别 CIF 之和等于复合事件 CIF。CIF 曲线对应 Nelson-Aalen 累积风险曲线，差异性检验对应 Gray 检验。当存在竞争风险时，应该采用 CIF 估计粗发生率。

（二）风险函数回归（多因素分析）

1．比例风险模型　比例风险模型一出现就迅速得到了广泛应用，它解决了许多 KM 法不能解决的问题，最重要的是修正了 KM 法最大的一个缺陷：KM 法认为风险率只与时间长短有关，这不大符合实际情况。比例风险模型认为每个具有不同协变量的观察个体在相同的时间点应该具有不同的风险率，这才比较符合实际。比例风险模型的基本表达式为：

$$\lambda(t) = \lambda_0(t) \exp(\beta_1 x_1 + \beta_2 x_2 + \cdots \beta_k x_k)$$

式中 $\lambda_0(t)$ 为基础函数，$x_1, x_2, \cdots, x_k$ 为协变量，β_i 为协变量 x_j 的回归系数（$j=1, 2, \cdots, k$）。经典比例风险模型要求各结局事件之间的发生互不影响，即"删失独立"。若存在竞争风险，此时"删失独立"条件不满足，可使用另外两种模型：原因别风险模型（cause-specific hazard function，CS）和部分分布风险模型（sub-distribution hazard function，SD）。

2．原因别风险模型　原因别风险模型解决了比例风险模型的最大缺陷，即不能同时较准确地考虑多个终点事件，但原因别风险模型仍有一些不足，如它要求观察个体之间及协变量之间独立，对结果的解释不是很直观等。尽管它有这些缺点，但这并不影响它对竞争风险研究所起的作用。原因别风险模型应用非常普遍，使竞争风险研究前进了一大步。其基本表达式为：

$$\lambda_k(t) = \lambda_{k0}(t) \exp(\beta_k^T X)$$

其中 $\lambda_k(t)$ 表示观察个体在时间 t 上发生第 k 种终点事件的风险率，$\lambda_{k0}(t)$ 表示终点事件 k 在时间 t 上的基础风险率，β_k 是协变量 X 的系数向量。具有特定协变量的观察就有随时间 t 变化的各种终点事件的风险率。生存率估计为：

$$S(t) = \exp\{-\sum_{1 \le k \le K} \Lambda_{k0}(t) \exp(\beta_k^T X)\}$$

其中 $\Lambda_{k0}(t)$ 表示累积基础风险函数。

由于这种方法把主要结局事件定义为兴趣事件，而把竞争结局事件定义为删失，估计的协变量回归系数仅仅考虑了主要结局事件 k 的瞬时危险概率，在时间 t 之前的竞争事件都不考虑，因此回归模型的结果必须谨慎解释。由于未考虑到竞争事件的影响，该模型不能直接用来评价竞争风险型数据中主要结局事件的累积发生率，以及协变量对主要结局事件累积发生率的影响。

3．部分分布风险模型　原因别风险模型将竞争事件作为删失数据处理，不能对特定的结局事件有一个直接的生存概率解释。1999 年，Fine 和 Gray 提出了部分分布的半参数比例风险模型，这种直接将回归系数与累积发生函数连接在一起的回归模型也称为 Fine-Gray 模型。在 Fine-Gray 模型中，事件 k 的部分分布风险定义为在一个无穷小的时间间隔 t 死于事件 k 的概率，假定观察对象在时间 t 之前没有发生事件 k。

$$\lambda_k^*(t) = \lim_{\Delta t \to 0} \frac{P(t \leq T < t + \Delta t, D = K \mid T \geq t \cup \{T < t, D \neq k\}}{\Delta t}$$

在时间 t 之前死亡的个体，如果不是死于主要结局事件，仍然保留在风险集里。如果事件是以离散的时间记录并且没有删失，则在时间 t_i 的部分分布风险可估计为：$\hat{\lambda}_k^*(t_i) = \frac{d_{ki}}{n_i^*}$。这里 d_{ki} 表示在时间 t_i 死于原因 k 的对象数量，n_i^* 表示修正风险集人数，包括所有在时间 t_i 之前没有经历任何事件的对象和在时间 t 之前经历了一个不同于事件 k 的对象。部分分布风险回归模型类似于 Cox 模型：$\lambda_k^*(t \mid X) = \lambda_{k,0}^*(t) \exp(\beta_k^{*T} X)$。$\lambda_{k,0}^*(t)$ 表示部分分布基线风险函数，将部分分布风险与事件的累积发生函数直接联系在一起：

$$F_k(t, Z) = 1 - \exp\{-\int_0^t \lambda_{k0}(s) \exp[Z^T(s)\beta] df\}$$

其中 $F_k(t, Z)$ 表示协变量 Z 在时间 t 上发生事件 k 的累积风险，$\lambda_{k0}(s)$ 为时间 s 上发生事件 k 的基础风险，β 为协变量的系数向量。该模型的主要优点在于可以直接估计协变量对边际风险的影响。模型用部分似然函数和加权得到估计值，然后再利用边际风险估计出个体的累积风险及其置信区间。

4．原因别风险模型与部分分布风险模型　由于原因别风险模型假设终点事件之间具有独立性，它在计算某个所关心的终点事件风险率时并未考虑到其他竞争终点事件。而部分分布风险模型在计算某个所关心的终点事件风险率时能同时考虑到其他竞争终点事件，这与事实更加接近，因此它的结果比原因别风险模型的结果要更准确些。如图 10-2 所示，主要结局事件为 A，竞争事件为 B，风险集为 t 时未观察到事件且具有 A 风险的对象合集，原因别风险模型与部分分布风险模型的差异在于风险集是否包含竞争终点事件 B。例如，时间点 0 风险集为 10 个观察对象；时间点 2 风险集原因别风险模型为 8 人 $=10 - 1_A - 1_B$，部分分布风险模型为 9 人 $=10 - 1_A$，事件 A 风险分别为 0/9、0/8；时间点 3 风险集原因别风险模型为 6 人 $= 8 - 0_A - 2_B$，部分分布风险模型为 9 人 $= 9 - 0_A$，事件 A 风险分别为 2/9、2/6。有学者提出，原因别风险模型适合回答病因学问题，回归系数反映了协变量对无事件风险集对象中主要终点发生率增加的相对作用；部分分布风险模型适合建立临床预测模型及风险评分，因为它仅对主要终点绝对发生率感兴趣（聂志强 等，2017；Pintilie，2006；Beyersmann et al.，2012）。

四、竞争风险模型的软件实现

统计软件中，SPSS、SAS、Stata、R 均可以实现竞争风险模型。R 软件中多个软件包（package）可以实现竞争风险模型，其中以 cmprsk 包和 timereg 包最常用。SAS 软件宏 %CumInc、%CIF 以及在最新的 SAS 9.4 版本中的 PROC PHREG 过程步也可以实现竞争风险模型的数据分析。Stata 软件 Competing-risks regression 菜单和 stcrreg 命令可以实现竞争

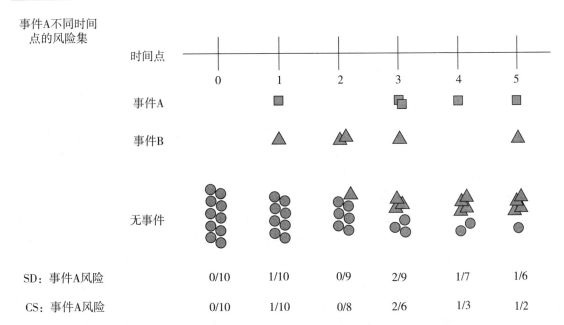

图 10-2 原因别风险模型（CS）与部分分布风险模型（SD）示意图

风险模型（卢梓航 等，2013）。

第二节 竞争风险模型的应用实例

一、关于广泛期小细胞肺癌患者因肺癌或其他原因死亡的风险预测研究

美国国家癌症研究所"监测、流行病学和结果数据库"（Surveillance，Epidemiology，and End Results，SEER）是北美代表性的大型肿瘤登记注册数据库之一，覆盖大约 26% 的美国人口，收集了大量循证医学相关数据，为临床医师的循证实践及临床医学研究提供了系统的证据支持和宝贵的第一手资料。SEER 记录了美国部分州县 40 年来肿瘤患者的相关信息，包括了上百万名已确诊患者的发病、患病和死亡等信息。数据记录包括患者的注册编号、个人信息、原发病灶部位、肿瘤大小、肿瘤编码、治疗方案、死亡原因等信息。数据库所涉及的肿瘤划分为 9 类：乳腺、结直肠、其他消化系统、女性生殖系统、淋巴及血液系统、男性生殖系统、呼吸系统、泌尿系统肿瘤以及其他尚未明确的肿瘤类型。

（一）研究背景

小细胞肺癌是最致命、也是最具侵袭性的肺癌类型之一。几十年来，铂类化疗一直是广泛期小细胞肺癌的一线治疗方案。然而，尽管在初期对化疗较为敏感，但大多数患者在治疗 3 个月后仍复发，甚至治疗期间就出现癌症进展迹象。广泛期小细胞肺癌患者总生存率较低，预后差异较大。因此，作者为了提供一个具有临床实用价值的预测工具，使用 SEER，在个体层面上计算死亡概率，估计肺癌、非肺癌原因在广泛期小细胞肺癌患者中的累积死亡概率，并建立可视化的列线图（nomogram）（Zhong et al.，2019）。

（二）研究方法

研究对象选取了 SEER 中 2004—2014 年间被诊断为广泛期小细胞肺癌的患者进行研究，仅纳入经过组织学证实的小细胞肺癌恶性肿瘤。排除标准为：通过尸检或死亡证明诊断的癌症、生存状态未知、肿瘤大小未知、肿瘤范围未知、淋巴结转移情况未知、转移状态未知、死亡原因缺失的患者。最终，18 027 名符合标准的广泛期小细胞肺癌患者被纳入到本次研究中。末次随访时间定义为 2014 年 12 月 31 日，仍然存活的患者判定为删失，死亡患者按照死亡原因分为肺癌引起的死亡和非肺癌引起的死亡两类。分析的变量包括年龄、性别、种族、婚姻状态、解剖部位、原发肿瘤位置、肿瘤范围、肿瘤大小、淋巴结转移、远处转移、分级、是否手术、是否化疗和是否放射治疗。年龄按照 < 60 岁、60 ~ 75 岁和 > 75 岁分组处理。肿瘤大小按照分类变量处理，分为 ≤ 3cm、3 ~ 5cm 以及 > 5cm 三类。肿瘤范围定义为局部（局限于腺体）、区域（延伸至邻近组织或淋巴结转移）和远处（转移）。淋巴结浸润包括无淋巴结浸润、局部浸润和远处浸润。用 CIF 来描述死亡的概率，使用限制性立方样条函数处理连续变量与结局间的关联。采用 Fine-Gray 部分分布风险模型建立竞争风险预测模型，为避免过度拟合，在建立模型时，采用基于贝叶斯信息准则的方法进行变量筛选。采用 C 统计量评价模型区分度，用校准图评价模型校准度。区分度和校准度使用 1000 次重抽样的内部验证得到 95% 置信区间。

（三）研究结果

该队列以欧洲裔（87.1%）和 60 岁以上（74.8%）人群为主，大多数接受了化疗（69.4%）但没有进行手术（99.1%）；中位生存时间是 5 个月（四分位间距为 1 ~ 10 个月）。随访期内共采集到 16 554 例死亡，其中 15 683 例死于肺癌，871 例死于其他原因；其他死因主要包括心脏疾病（28.0%）、慢性阻塞性肺疾病（11.4%）、脑血管病（3.8%）和意外事件（3.3%）。

表 10-2 列出了根据患者一般人口学特征和肿瘤特征对肺癌和其他原因造成死亡的概率估计。因肺癌和其他原因导致死亡的 6 个月概率分别为 51.2% 和 3.1%，1 年死亡概率分别为 75.7% 和 4.0%，3 年死亡概率分别为 92.3% 和 5.0%。6 个月、1 年和 3 年的死亡概率随年龄增加而增加，男性患者的累积死亡率高于女性患者，欧洲裔患者的累积死亡率高于其他人种。在因肺癌导致死亡的患者中，解剖部位、肿瘤大小、淋巴结转移、远处转移和分级均与累积死亡率显著相关。进行手术治疗、化疗和放射治疗的患者的累积死亡率显著降低。对于死于其他原因的患者，只有远处转移、化疗和放射治疗与累积死亡率显著相关。

使用列线图建立可视化的 3 个月、6 个月和 1 年的原因别死亡概率预测模型（图 10-3）。例如，一位 60 岁的中国男性、美国癌症联合委员会癌症分期为 T3N2M1a、并只进行了化疗的广泛期小细胞肺癌患者，基于列线图预测死于肺癌的 3 个月、6 个月和 12 个月的概率分别为 14%、24% 和 42%。针对预测模型进行模型评价，基于 1000 次重抽样的内部验证，死于肺癌和其他原因的 C 统计量分别是 0.714（95% CI 为 0.712 ~ 0.716）和 0.638（95% CI 为 0.628 ~ 0.649）。校准图显示预测概率与实际观察之间具有较高的一致性。

表 10-2 广泛期小细胞肺癌患者累积死亡率

特征	样本数量（构成比，%）	死亡数量（构成比，%）	肿瘤导致的死亡率				其他原因导致的死亡率			
			6个月	1年	3年	P值	6个月	1年	3年	P值
总体	18 027	16 554	51.2%	75.7%	92.3%		3.1%	4.0%	5.0%	
发病年龄						< 0.001				< 0.001
< 60 岁	4 551 (25.2%)	4 102 (24.8%)	41.1%	70.6%	92.5%		1.8%	2.8%	3.7%	
60 ～ 75 岁	9 785 (54.3%)	8 953 (54.1%)	50.0%	75.4%	92.1%		3.0%	4.0%	5.0%	
> 75 岁	3 691 (20.5%)	3 499 (21.1%)	67.2%	82.8%	92.4%		4.7%	5.6%	6.2%	
性别						< 0.001				0.014
女性	8 453 (46.9%)	7 690 (46.5%)	49.1%	73.4%	92.0%		2.7%	3.6%	4.5%	
男性	9 574 (53.1%)	8 864 (53.5%)	53.2%	77.7%	92.5%		3.4%	4.5%	5.3%	
种族						< 0.001				< 0.001
欧洲裔	15 709 (87.1%)	14 465 (87.4%)	51.7%	76.3%	92.7%		2.9%	3.9%	4.7%	
非洲裔	1 604 (8.9%)	1 459 (8.8%)	48.6%	72.9%	90.7%		3.6%	4.4%	6.1%	
其他	714 (4.0%)	630 (3.8%)	47.7%	67.8%	86.3%		5.2%	6.1%	8.4%	
婚姻状态						< 0.001				0.010
已婚	9 134 (50.7%)	8 378 (50.6%)	48.2%	74.3%	92.4%		2.8%	3.7%	4.6%	
其他	8 893 (49.3%)	8 176 (49.4%)	54.3%	77.2%	92.1%		3.3%	4.4%	5.4%	
解剖部位						0.009				0.203
上	9 369 (52.0%)	8 563 (51.7%)	50.4%	74.9%	92.3%		3.0%	3.8%	4.7%	
中	746 (4.1%)	695 (4.2%)	50.3%	73.2%	92.2%		2.9%	4.1%	5.1%	
下	4 011 (22.2%)	3 695 (22.3%)	51.4%	76.2%	92.0%		3.3%	4.7%	5.6%	
支气管 / 其他	3 901 (21.6%)	3 601 (21.8%)	53.3%	77.6%	92.5%		3.0%	3.9%	4.8%	
原发部位						0.702				0.720

续表

特征	样本数量（构成比，%）	死亡数量（构成比，%）	肿瘤导致的死亡率				其他原因导致的死亡率			
			6个月	1年	3年	P值	6个月	1年	3年	P值
左侧	7 764 (43.1%)	7 131 (43.1%)	51.2%	75.9%	92.4%		3.1%	4.1%	4.9%	
右侧	10 263 (56.9%)	9 423 (56.9%)	51.3%	75.5%	92.2%		3.1%	4.0%	5.0%	
肿瘤大小						< 0.001				0.319
3 cm	4 747 (26.3%)	4 351 (26.3%)	48.2%	72.4%	91.1%		3.3%	4.2%	5.3%	
3 ~ 5 cm	5 016 (27.8%)	4 634 (28.0%)	51.8%	76.3%	92.3%		3.1%	4.2%	5.0%	
> 5 cm	8 264 (45.8%)	7 569 (45.7%)	52.6%	77.2%	92.9%		2.9%	3.8%	4.7%	
肿瘤浸润						< 0.001				0.487
局部	7 741 (42.9%)	7 023 (42.4%)	48.6%	73.9%	91.5%		3.1%	4.1%	5.1%	
区域	7 304 (40.5%)	6 599 (39.9%)	51.1%	75.7%	92.4%		3.0%	3.9%	4.8%	
远端	2 982 (16.5%)	2 932 (17.7%)	58.4%	80.2%	93.7%		3.3%	4.2%	4.8%	
淋巴结分期						0.002				0.366
N0	2 338 (13.0%)	2 136 (12.9%)	52.1%	72.2%	90.4%		3.2%	3.8%	4.9%	
N1	1 246 (6.9%)	1 148 (6.9%)	50.1%	73.7%	90.7%		3.3%	4.5%	5.8%	
N2	10 695 (59.3%)	9 899 (59.8%)	52.0%	76.5%	92.7%		3.0%	4.1%	4.9%	
N3	3 748 (20.8%)	3 371 (20.4%)	48.9%	76.4%	92.8%		3.2%	3.8%	4.8%	
转移						< 0.001				< 0.001
M1a	1 514 (8.4%)	1 326 (8.0%)	38.6%	60.6%	83.7%		4.7%	5.9%	7.4%	
M1b	16 513 (91.6%)	15 228 (92.0%)	52.4%	77.1%	93.1%		2.9%	3.9%	4.7%	
分级						0.024				0.846
高 / 中	82 (0.5%)	74 (0.4%)	37.0%	65.1%	89.3%		3.7%	3.7%	3.7%	
低	1 464 (8.1%)	1 342 (8.1%)	50.2%	74.5%	91.9%		2.9%	4.1%	4.9%	

续表

特征	样本数量（构成比，%）	死亡数量（构成比，%）	肿瘤导致的死亡率				其他原因导致的死亡率			
			6个月	1年	3年	P值	6个月	1年	3年	P值
未分化	3 399 (18.9%)	3 193 (19.3%)	50.2%	74.7%	91.8%		3.0%	4.4%	5.3%	
未指明	13 082 (72.6%)	11 945 (72.2%)	51.7%	76.2%	92.4%		3.1%	3.9%	4.9%	
手术						< 0.001				0.566
是	171 (0.9%)	141 (0.9%)	35.8%	57.8%	81.1%		2.4%	3.7%	5.2%	
否	17 856 (99.1%)	16 413 (99.1%)	51.4%	75.9%	92.4%		3.1%	4.0%	5.0%	
化疗						< 0.001				0.015
是	12 513 (69.4%)	11 199 (67.7%)	37.1%	69.4%	91.6%		2.2%	3.5%	4.7%	
否	5 514 (30.6%)	5 355 (32.3%)	83.4%	90.0%	93.9%		4.9%	5.3%	5.4%	
放疗						< 0.001				< 0.001
是	7 587 (42.1%)	6 752 (40.8%)	40.3%	68.4%	91.1%		2.0%	3.0%	4.3%	
否	10 440 (57.9%)	9 802 (59.2%)	59.2%	81.0%	93.1%		3.9%	4.8%	5.5%	

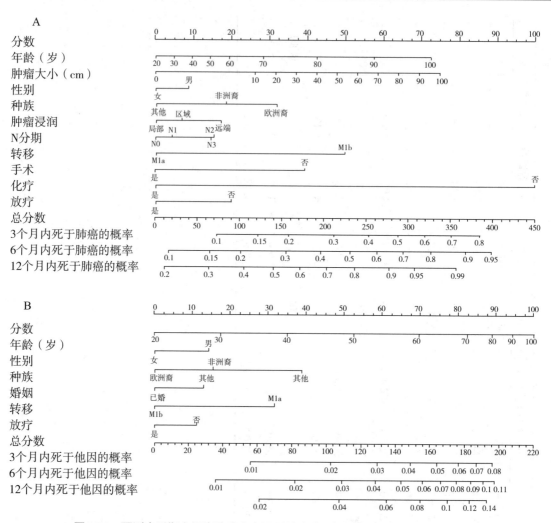

图 10-3　预测广泛期小细胞肺癌患者死于肺癌（A）和他因死亡（B）的列线图

（四）研究结论

本研究根据大样本、以人群为基础的队列确定了广泛期小细胞肺癌患者因肺癌和其他原因导致死亡的概率，并构建了一个可视化的基于竞争风险的预测模型。该列线图有助于帮助临床医生识别肺癌死亡风险较高的个体，并提供个性化的治疗计划。该模型具有良好的区分度和校准度，被认为是一种准确的临床预后预测工具。

二、针对儿童新发克罗恩病复杂病程的预测研究

（一）研究背景

克罗恩病（Crohn's disease）是一种以复发和缓解交替发作作为特征的慢性胃肠道炎症性疾病。有证据表明宿主遗传学和微生物失调在克罗恩病的发病机制中起着重要作用，儿童期是发病最快的时期，大多数儿童仅表现为炎症性表型（非穿透、非狭窄）。然而其中有一

个亚组进展迅速，发展为复杂性表型。该表型伴随肠狭窄、肠梗阻或穿透性肠瘘，进而导致腹腔内败血症。既往关于克罗恩病自然病程的报道显示，诊断后 5 年内发展为复杂性表型的比例为 48%～52% 不等，而复杂性表型又包括狭窄型、穿透型等，各表型呈现竞争关系，因此需要使用竞争风险模型。目前认为，与复杂性表型相关的因素包括诊断年龄、回肠疾病位置、对各种微生物抗原的血清学反应以及潜在的遗传学风险。本研究旨在建立一个基于临床、宿主生物学、微生物学以及治疗方法的风险分层模型（Subra et al., 2017）。

（二）研究方法

研究者于 2008 年 11 月 1 日至 2012 年 6 月 30 日期间在美国和加拿大等地区的 28 个医学中心进行研究对象的招募工作。年龄小于 18 岁的疑似炎症性肠病患者入选。在内镜检查中没有肠道炎症的患者作为对照。排除标准为诊断为克罗恩病以外的炎症性肠病、疾病位置信息不完整、90 天内出现并发症以及一次随访都未完成的患者。在患者开始治疗前，采集检测微生物和基因表达所需的生物样本。早期抗肿瘤坏死因子 α 暴露定义为在诊断后 90 天内无并发症且开始治疗，并成功完成两个诱导剂量和至少一个维持剂量。依据蒙特利尔分类系统定义疾病行为和位置。B1 是无狭窄无穿透疾病状态；狭窄型疾病（B2）定义为小肠造影所示的持续腔内狭窄伴狭窄前扩张；穿透型疾病（B3）定义为腹腔内瘘管形成导致腹腔或盆腔或瘘管邻近器官脓肿。使用免疫芯片进行基因分型并计算与克罗恩病和其他炎症性肠病相关的 137 个单核苷酸多态性的加权遗传风险评分。从回肠和直肠活检及粪便样本中提取 DNA，并对其进行 16SrRNA 扩增序列测定肠道菌群。考虑到并发症发生部位以回肠为主，将取自回肠部位的活检标本进行 RNA 测序确定基因表达。自然病程中可能会产生多个并发症类型，因此统计分析模型使用竞争风险模型。临床变量包括诊断年龄、性别、种族、疾病部位、小儿克罗恩病活动指数、肛周疾病、身高 Z 评分、体重 Z 评分和体质指数 Z 评分。实验室检测相关变量包括 NOD2 基因型、克罗恩病遗传风险评分、白蛋白、血红蛋白、红细胞沉降率（血沉）、C 反应蛋白、GM-CSF 自身抗体、抗菌血清学、pANCA 和回肠基因表达。在倾向性评分匹配的分析中，通过 logistic 回归建立早期使用抗肿瘤坏死因子 α 治疗倾向的模型，纳入的变量包括年龄、种族、性别、疾病部位、肛周疾病、身高 Z 评分、体重 Z 评分、小儿克罗恩病活动指数、结肠镜检查中的任何深部溃疡以及年龄和小儿克罗恩病活动指数之间的交互作用。基于贪婪匹配的算法，按照 10% 标准差的卡钳，将每个早期接受抗肿瘤坏死因子 α 的患者与未早期接受抗肿瘤坏死因子 α 的患者进行配对。

（三）研究结果

913 例具有完整临床资料和实验室检测结果，且符合纳入和排除标准的研究对象入选本研究分析。中位确诊年龄为 12.4 岁，565 例（62%）为男性，681 例（75%）为白人。随访期内 54 例发生狭窄型并发症，24 例发生穿透型并发症。

诊断后 90 天内，共 191 例患者接受了抗肿瘤坏死因子 α 治疗，采用 1 : 1 倾向性评分匹配的方法，选取了未接受抗肿瘤坏死因子 α 治疗但基线齐同可比的另一组 191 例患者进行生存分析。结果发现发生狭窄型并发症与是否早期接受抗肿瘤坏死因子 α 治疗无关（$P = 0.75$）；而与未早期接受抗肿瘤坏死因子 α 治疗的患者相比，早期接受抗肿瘤坏死因子 α 治疗的患者发生穿透型并发症的风险下降了 2/3，但未达到显著性水平（$P = 0.07$）。基于临床和血清学变量的竞争风险模型。显示，NOD2 基因型和遗传风险评分均未达到统计学意义。仅 CBir1 血清阳性与狭窄型并发症显著相关。年龄大、非裔美国人、ASCA IgA 和 CBir1 血清阳性与穿透型并发症有关。

作者测试了模型的区分度，方法是将队列随机分成人数相等的测试组和验证组，并计算 1000 次迭代下的平均预测性能。其灵敏度为 66%（95% CI 为 51% ~ 82%），特异度为 63%（95% CI 为 55% ~ 71%），阳性预测值为 14%（95% CI 为 12% ~ 17%），阴性预测值为 95%（95% CI 为 94% ~ 97%）。在调整竞争风险模型中因素的差异后，对早期抗肿瘤坏死因子 α 治疗的相对有效性进行评估。早期抗肿瘤坏死因子 α 治疗与狭窄型并发症的减少无关（HR=1.13，95% CI 为 0.51 ~ 2.51，$P = 0.76$），而与穿透型并发症的减少有关（HR=0.30，95% CI 为 0.10 ~ 0.89，$P = 0.03$）。研究还鉴定了 14 个与小儿克罗恩病有关的菌属，其中瘤胃球菌属与狭窄型并发症有关，韦荣球菌属与穿透型并发症有关。通过比较组间基因表达模式上的差异，发现在狭窄型并发症的患者中富集了调节细胞外基质积聚的基因，而穿透型并发症的患者富集了调节对微生物急性炎症反应的基因。细胞外基质分子功能基因的第一主成分与发生狭窄型并发症显著关联（HR=1.70，95% CI 为 1.12 ~ 2.57，$P = 0.01$）。交叉验证表明，该基因信息的加入有助于提高模型预测效果，曲线下面积为 0.72，灵敏度为 69%，特异度为 71%。

（四）研究结论

克罗恩病的并发症发生率高、消耗大量医疗资源，有效的危险分层有助于更有针对性地开展治疗和预防工作。该研究是一项大型的多中心队列研究，建立并验证了疾病并发症的预测模型，发现了年龄增长、非裔美国人、回肠疾病的位置、ASCA IgA 和 CBir1 血清阳性增加了疾病并发症发生的风险。高风险患者可以优先考虑早期抗肿瘤坏死因子 α 治疗，因为这样做可以减少穿透型并发症的发生，而穿透型并发症恰恰是克罗恩病的并发症中发病率高且消耗大量医疗资源的并发症之一。而该模型的高阴性预测值可以用来对具有高置信度的低并发症风险患者进行分类。

小　结

对于竞争风险数据，研究者最关注的是发生这几类结局的概率分别有多高，也就是累积风险概率。通俗点讲，单一结局的生存分析主要关注研究对象的生存概率或者死亡风险，这里的生存概率仅仅是这一个结局的生存概率；而竞争风险模型中，这个生存概率不再是简单的一个结局的生存概率，可能是多个结局共同的总生存概率或者总死亡风险等，而研究的兴趣事件的生存概率是这个总生存概率的一部分（在概率论中，这称为边际函数或者边际概率等）。

处理单终点事件数据时，Kaplan-Meier 估计、log-rank 检验和 Cox 比例风险回归模型可分别作为非参数估计、生存曲线比较和半参数多因素分析的标准方法而被广泛应用。但是在有竞争结局的数据中，这几类方法不再适用（考虑各结局事件的关系）。因为 Kaplan-Meier 法高估了兴趣事件的发生率，随着随访时间的延长，该种方法得出的兴趣事件的累积发生率与竞争分析下估计的累积发生率的差别也逐渐增大。这是因为 Kaplan-Meier 法仅关心某一个终点的情况，做分析时要求个体删失情况与个体终点事件相互独立。然而，很多临床试验中，终点事件不止一个，并且多个终点之间成"竞争"态势（不独立）。当存在竞争风险事件时，一般认为事件之间是互相排斥的，即兴趣事件发生后竞争事件就不可能发生，此时需要运用处理多终点事件的竞争风险模型，否则可能会产生错误的结果（估计是有偏的）。单终点分析方法虽然不再适用，但是大体思路一样，同样关心结局事件的累积生存函数、生存曲线之间的差异，以及各协变量对结局事件的影响。在竞争风险存在的情况下运用 CIF 估计兴趣事件的累积发生率，组间比较采用 Gray 检验，多因素分析时用部分分布风险模型和原因别风险模型分别估计各协变量对兴趣事件累积发生率的影响。

（郑启文 编，陈大方 审）

参考文献

江一涛，等，2009．竞争风险模型的发展与应用．中国卫生统计，26（4）：445-447.

卢梓航，等，2013．竞争风险型数据的统计处理及应用．现代预防医学，40（5）：804-807.

聂志强，等，2017．临床生存数据新视角：竞争风险模型．中华流行病学杂志，38（8）：1127-1131.

Beyersmann J，et al.，2012. Competing Risks and Multistate Models with R. New York：Springer.

Pintilie M，2006. Competing Risks：A Practical Perspective. Chichester：John Wiley & Sons Ltd.

Subra K，et al.，2017. Prediction of complicated disease course for children newly diagnosed with Crohn's disease：a multicentre inception cohort study. Lancet，389：1710-1718.

Zhong J，et al.，2019. Nomogram to predict cause-specific mortality in extensive-stage small cell lung cancer：a competing risk analysis. Thoracic Cancer，10（3）：1788-1797.

第十一章　大数据挖掘常用的机器学习算法

第一节　医学数据挖掘与机器学习

一、机器学习在医学数据挖掘中的应用

2019 年初，著名医学期刊 *Nature Medicine* 同期刊登 8 篇论文，探讨机器学习与人工智能在医学领域的应用，这正是机器学习等技术在医学领域迅速兴起的一个印证。实际上，机器学习被认为是数据挖掘领域的两大重要支撑之一，目前在医学数据挖掘领域的应用已有一定的基础。例如，对于机器学习在疾病辅助诊断、医学信息处理、医疗质量管理、药物开发、医学图像等方面的研究，国内外均有不少相关报道。下面我们举一些具体的例子。

众所周知，血型的检测和鉴定在临床中十分重要。常规的 ABO 血型定型包括正向定型（检测红细胞上的抗原）和反向定型（检测血浆中的特异性抗体），通过相互验证正反向定型结果来确保血型鉴定结果的准确性。然而，这种血型鉴定方法会耗费较多的时间。2017年，顶级期刊 *Science Translational Medicine* 刊登了中国第三军医大学罗阳团队的研究成果：借助人工智能技术可在 30 秒内以超过 99.9% 的准确率鉴定 ABO 血型和 Rh 血型，并且在 2分钟内可以完成包括罕见血型在内的正反向同时定型。这项技术大大缩短了血型鉴定的时间耗费，从而增加急需输血抢救病人的生还概率，因为它能够为病人节省 3 ～ 15 分钟的黄金抢救时间。研究者们认为，该技术有望发展为一个便捷高效的血型检测平台。

2019 年欧洲心脏病学会年会上，一种可以提前 5 年预测心脏病发病风险的人工智能工具让人印象深刻。这种人工智能工具是由英国牛津大学的研究人员使用机器学习方法对大量血管扫描数据进行深度分析所开发的生物标志物，它可以检测与冠状动脉相关的血管周围间隙的细微异常，从而预测未来心脏病发作的可能性。研究者表示，这一基于人工智能技术的新工具，在早期心脏病风险预测评估方面具有很大潜力，有望帮助潜在的心脏病患者尽早进行预防和干预。相关研究已于 2019 年 9 月发表在心血管领域权威杂志 *European Heart Journal* 上。

这些基于机器学习的技术在医学领域成功应用是非常鼓舞人心的，对于医学领域长久以来存在的一些问题，有望通过机器学习等人工智能技术带来根本性的解决方案。随着机器学习在医药领域中应用的兴起，一些国家的相关部门和卫生组织也陆续出台相关政策。2016 年，我国国务院公布了《关于促进和规范健康医疗大数据应用发展的指导意见》，标志着我国首度将医疗大数据提上战略层面；2019 年，我国《人工智能医疗白皮书》发布。此外，英国医疗保健局宣布将建立世界最大癌症患者数据库，为个性化的癌症治疗提供基础支撑；美国发布了《美国联邦政府医疗信息化战略规划 2015—2020》，提出了共享健康医疗数据的目标。在医疗大数据被日益重视的今天，作为数据挖掘技术的幕后功臣，机器学习

在医学数据挖掘中将有更大的用武之地。

下面我们简要讨论机器学习技术在生物医学研究中的应用以及未来的研究方向。

1. 机器学习辅助诊疗及分析　　机器学习在计算机辅助诊断中起到的作用是：通过高效地"学习"海量的详细病例，从而辅助临床医生准确、高效地进行临床决策。疾病的鉴别和诊断是目前机器学习技术在医学中应用最为成熟的领域，其中在医学图像的诊断方面应用最为广泛。

2. 个性化治疗　　个性化治疗可让临床医生对不同患者进行用药评估，以做出更好的临床决策。目前，有监督的机器学习算法在这一研究领域发挥了主要作用，形成基于个体健康数据与预测性分析相结合的更有效的疗法。

3. 药物开发　　在药物发现的诸多环节，如靶标验证、生物标志物的鉴定和临床试验中数字病理学数据的分析等，都可使用机器学习技术。借助机器学习，可以快速、准确地挖掘和筛选出合适的化合物，以缩短新药研发周期、降低药物的研发成本以及提高药物研发成功率等。

4. 临床试验研究　　众所周知，临床试验不仅费用昂贵而且非常耗时，借助机器学习技术可以改善其中的若干环节。例如，应用先进的预测分析技术可以精确匹配合适的临床试验候选人，提高临床试验招募入组的效率；使用智能电子健康记录可以减少数据错误并且节约成本；使用基于机器学习的数字化处理工具可以远程监控和实时随访数据。

5. 智能电子健康记录　　目前，在电子健康信息采集和数字化方面，主要包括使用支持向量机等对医疗文档进行分类和字符识别。另外，一些前沿的研究正在开发下一代内嵌机器学习算法的智能电子健康记录，这些新一代的电子健康记录可以辅助临床诊断、临床决策和个性化治疗。

6. 流行病暴发预测　　基于大数据和互联网技术，如卫星数据、网络的历史信息、实时的社交媒体等，借助机器学习技术可以对某些传染性疾病进行较为及时、准确的监控和预测。在进一步建立一些数据库和智能分析模型后，可以使流行病暴发的监控和预测更为便捷和迅速。

二、常用的机器学习算法

根据算法类型，机器学习可以划分为两大类。一种是基于数学模型的机器学习方法。顾名思义，这类算法背后有着严格的数学模型作为支撑，具有传统统计模型所具有的容易解释、运行快、适用于小规模数据集的特点。因此，这类方法也被称为传统统计学习算法，它包括 k-最近邻算法、支持向量机、logistic 回归、LASSO 算法、决策树等。另一种是基于神经网络的机器学习方法，也就是目前十分流行的深度学习算法，包括前馈神经网络、卷积神经网络、递归神经网络等。相比传统统计学习算法，深度学习算法的可解释性较差，对数据集规模依赖性强，但是它在自然语言、视觉、语音等领域的应用非常成功。

本章立足于传统统计学习算法，结合具体实例，简要介绍几种经典的机器学习算法，并对它们在医学数据挖掘中的应用问题进行讨论。在介绍算法之前，我们先简单介绍机器学习中的一些基本概念。

要进行医学数据挖掘，首先要有医学数据。本章使用一个乳腺癌诊断的数据集来对算法进行辅助说明。该数据来源于 R 软件 MASS 包的 biopsy 数据集（http：//127.0.0.1：

10904/library/MASS/html/biopsy.html）。该数据汇总了 699 例乳腺肿瘤活检信息，9 种属性中的每一种都以 1 ～ 10 的分值进行评分，并且诊断结果也是已知的（良性或者恶性）。该数据集的数据结构及部分信息见表 11-1。

表11-1 实例数据集的部分信息

ID	V1	V2	V3	V4	V5	V6	V6	V8	V9	诊断
1	5	1	1	1	2	1	3	1	1	良性
2	5	4	4	5	7	10	3	2	1	良性
3	3	1	1	1	2	2	3	1	1	良性
4	6	8	8	1	3	4	3	7	1	良性
5	4	1	1	3	2	1	3	1	1	恶性
					...					
699	4	8	8	5	4	5	10	4	1	恶性

其中，V1 至 V9 分别为团块厚度，细胞大小的均匀性，细胞性状的均匀性，边际附着力，单层上皮细胞大小、裸核、染色质、核仁及有丝分裂这 9 种属性的评分。

9 个属性评分反映了乳腺癌的性质，这种可以反映事物某种特性或表现的事项在机器学习中称为特征。数据集中特征的个数被称为特征维度，所有特征及其取值构成了特征空间。如乳腺癌中的特征维度为 9，9 种属性以及它们的取值构成了该数据集的特征空间。表 11-1 中，每一行中的 9 个属性评分值对其所属个体的乳腺癌性质进行了描述，它们构成了一个样本或实例。实例所指向的结果是"良性"或"恶性"，一个实例 $\bar{x}_i$ 及其所指向的结果 $\bar{y}_i$ 构成一个样本标记对 $(\bar{x}_i, \bar{y}_i)$。

对于有监督的学习算法，训练集是由样本标记对 $(\bar{x}_i, \bar{y}_i)$ 构成的集合，通过训练数据的特征 $\bar{X}$ 来获得这些特征指向的结果 $\bar{Y}$；对于无监督的学习算法，训练集则不包含 $\bar{Y}$。

机器学习算法中误差是不可避免的。对于特定模型，模型误差为：

$$模型误差 = 偏差（bias）+ 方差（variance）+ 数据本身的误差$$

其中，数据本身的误差可能是记录过程中的一些不确定性因素所导致的，这样的误差不可避免。偏差和方差是模型的两个主要误差来源，偏差表示预测结果与真实值之间的差异，而方差是指多个预测结果之间的离散差异。我们可以通过不断优化模型参数来权衡偏差和方差，使模型误差尽可能降到最低。

在处理实际问题时，我们需要基于机器学习算法构建模型。如果模型对训练集"学习"不足，无法在训练集上获得良好的性能，我们认为模型是欠拟合的；如果模型在训练集上的表现较好，但在测试集的表现较差，造成训练误差与测试误差的差距过大，则认为模型是过拟合的。

第二节　k-最近邻算法

一、k-最近邻算法的基本原理

(一) k-最近邻算法概述

k-最近邻（k-nearest neighbor，kNN）算法是数据挖掘技术中基本的模式分类和回归方法。我们选择 kNN 算法作为第一个介绍的算法，是由于它实现的简单性，以及良好的预测性能。kNN 算法实现的简单性体现在：与支持向量机、基于树的算法模型相比，kNN 算法的学习过程是"惰性的"，即它仅通过存储训练集并依靠对训练集的记忆功能进行预测，而没有真正意义上的训练过程。尽管如此，kNN 算法在处理诸多复杂的分类和回归问题时仍十分有效，它的简单和有效性使得它被认为是十大最有影响力的算法之一。

(二) k-最近邻算法的基本思想

kNN 算法的基本思想是：对于训练数据集 D，给定新查询实例 $\bar{x}_t$，根据某种距离函数计算 $\bar{x}_t$ 和每个训练样本点的距离，选择与 $\bar{x}_t$ 距离最小的 k 个样本作为它的 k 个最近邻，最后根据这 k 个最近邻的信息来对 $\bar{x}_t$ 的目标变量进行预测。

对于分类问题，常使用投票法来进行预测，即把 k 个最近邻中出现次数最多的类别作为预测结果。对于回归问题，通常使用平均法来进行预测，即把 k 个最近邻的目标函数的均值作为预测结果。

以乳腺癌数据集为例，我们想要根据查询实例 $\bar{x}_t$ 来确定该实例的乳腺癌是良性的还是恶性的。kNN 算法先读取训练集 D，然后输入新查询实例 $\bar{x}_t$，并依靠对训练集的记忆功能搜索出与 $\bar{x}_t$ 最近邻的 k 个训练样本，使用投票法来预测 $\bar{x}_t$ 的目标分类标签是良性还是恶性。

(三) k-最近邻算法的三要素

k-最近邻算法有 3 个基本的要素，分别是 k 值的选择、距离度量和决策规则。当 3 个要素确定后，对于任何一个新的查询实例 $\bar{x}_t$，它所对应的 $\bar{y}_t$ 值就可以被确定。下面将介绍三要素的含义。

1. k 值的选择　k 值决定了使用多少样本的信息来进行预测。我们通过一个简化的示意图来说明 k 值大小对 kNN 算法的影响。假设 kNN 算法存储了乳腺癌训练数据集，部分训练样本的相对位置见图 11-1（为了方便，我们用二维平面来标记样本的相对位置），其中实心圆点代表良性实例，空心圆点代表恶性实例，正方形表示一个新查询实例 $\bar{x}_t$。预测 $\bar{x}_t$ 的类别时，3-最近邻算法把 $\bar{x}_t$ 预测为良性的，而 11-最近邻算法把 $\bar{x}_t$ 预测为恶性的。

若采用较小的 k 值，意味着使用小范围邻域的训练样本进行预测。这种情况下，预测结果对少数近邻的样本点较为敏感。当这些近邻的训练样本点中存在异常点时，则预测容易出错。若采用较大的 k 值，相当于用较大的邻域中的训练样本进行预测，这时离查询实例较远的训练样本也有预测作用，可能导致预测偏离真实的结果，造成 kNN 算法的"学习"偏差增大。在实际应用中，通常采用交叉验证的方法来确定合适的 k 值。

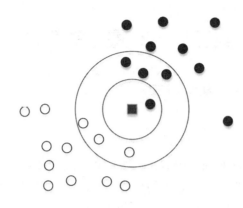

图 11-1　kNN 分类算法示意图

实线圆对应 3- 最近邻算法，虚线圆对应 11- 最近邻算法；实心圆点代表良性实例，空心圆点代表恶性实例

2．距离度量　特征空间中，两两样本间的相似程度以距离的形式来度量，距离越近，认为两样本就越相似。k- 最近邻模型的特征空间一般是 n 维实数向量空间 R^n，其距离通常采用欧氏距离，也可以采用一般的范式距离（L_d）。式 11-1 给出了范式距离的定义：

$$L_d(\vec{x}_i, \vec{x}_j) = (\sum_{q=1}^{n} |x_{i,q} - x_{j,q}|^d)^{\frac{1}{d}}, d \geqslant 1 \qquad （式 11-1）$$

$$(\vec{x}_i, \vec{x}_j) \in R^n, \ \vec{x}_i = (x_{i,1}, x_{i,2}, \cdots, x_{i,n})^T$$

式中 $x_{i,q}$ 表示实例 $\vec{x}_i$ 的第 q 个特征值。

L_1 范式距离也称为曼哈顿距离：

$$L_1(\vec{x}_i, \vec{x}_j) = (\sum_{q=1}^{n} |x_{i,q} - x_{j,q}|) \qquad （式 11-2）$$

L_2 范式距离就是常用的标准欧氏距离：

$$L_2(\vec{x}_i, \vec{x}_j) = (\sum_{q=1}^{n} |x_{i,q} - x_{j,q}|^2)^{\frac{1}{2}} \qquad （式 11-3）$$

在 k- 最近邻算法中，选用的距离度量不同，所确定的最近邻点是不同的。我们可以采用按距离加权的方法，距离越小的样本获得的权重就越大。例如，采用距离平方的倒数作为权重。

3．决策规则

（1）分类决策：k- 最近邻算法中，目标函数值 $\bar{y}$ 是分类标签时，则对应分类决策规则，通常采用投票法或加权投票法。设分类的损失函数为 0 ~ 1 函数：若分类正确，损失值记为 0；分类错误，则把损失值记为 1。分类函数可以表示为式 11-4：

$$f: R^n \rightarrow \{c_1, c_2, \cdots, c_k\} \qquad （式 11-4）$$

给定查询样本 $\vec{x}_t$，其最邻近的 k 个训练样本构成集合 $N_k(\vec{x})$。设涵盖 $N_k(\vec{x})$ 区域的类别为 c_m，c_m 是未知的，并且 $c_m \in \{c_1, c_2, \cdots, c_k\}$，则损失函数为：

$$L = \frac{1}{k} \sum_{\vec{x_i} \in N_k(\vec{x_i})} I(\bar{y}_i \neq c_m) = 1 - \frac{1}{k} \sum_{\vec{x_i} \in N_k(\vec{x_i})} I(\bar{y}_i = c_m) \qquad （式 11-5）$$

式 11-5 中 $I(\cdot)$ 为指示性函数，要使损失函数 L 最小，则使得 $\sum_{\vec{x_i} \in N_k(\vec{x})} I(\bar{y}_i = c_m)$ 最大，这等价于使用投票法进行分类。使 L 最小的 c_m 为：

$$c_m = \underset{c_m}{\mathrm{argmax}} \sum_{\vec{x_i} \in N_k(\vec{x})} I(\bar{y}_i = c_m) \qquad （式 11-6）$$

（2）回归决策：目标函数值 $\bar{y}$ 是连续实数值时，则对应回归决策规则，通常采用均值回归，也可以基于距离的远近进行加权回归。在 kNN 回归算法中，通常使用均方误差来衡量损失风险。给定查询样本 $\vec{x_t}$，其最邻近的 k 个训练样本构成集合 $N_k(\vec{x_t})$，基于 $N_k(\vec{x_t})$ 的预测值为 $\hat{y}$，则损失函数为：

$$L = \frac{1}{k} \sum_{\vec{x_i} \in N_k(\vec{x})} (\bar{y}_i - \hat{y})^2 \qquad （式 11-7）$$

二、k- 最近邻算法流程

假设一个训练集 $\{(\vec{x_t}, \bar{y}_i)\}_{i=1}^n \in D$，$\vec{x_t}$ 为 q 维的向量，$\bar{y}_i$ 为分类标签或连续实数值。现有查询实例 $\vec{x_t}$，通过以下步骤来确定 x_t 所对应的输出目标 $\bar{y}_i$：

1．基于 kNN 对训练样本 D 的记忆，计算 $\vec{x_t}$ 到训练集 D 中每一个训练样本的距离。

2．将计算出的距离按大小顺序进行排列。

3．选择与 $\vec{x_t}$ 距离最小的 k 个样本。

4．基于 $\vec{x_t}$ 的 k 个最近邻样本，使用投票法或平均法预测目标输出值。

三、k- 最近邻算法在 R 软件的实现

R 语言中，通常使用 kknn 包的 kknn（）函数来构建 kNN 模型。kknn（）函数的语法为：

kknn（formula = formula（train），train，test，na.action = na.omit（），k = 7，distance = 2，kernel = "optimal"，ykernel = NULL，scale=TRUE，contrasts = c（'unordered' = "contr. dummy"，ordered = "contr.ordinal"））

【重要参数】
formula：指定模型的形式，即目标变量~特征变量。
train：训练数据集。
test：测试数据集。
na.action：指定缺失值的处理方法，默认为去掉缺失值。
k：指定 k 值，默认 $k=7$。
distance：指定闵可夫斯基距离参数，如 distance=2 时，表示采用欧式距离作为距离度量。

四、k- 最近邻算法在应用过程中的若干问题

kNN 算法是一种惰性学习算法，它的训练时间开销为零，同时具有非常高的容量，这使得它在样本数量较大时具有一定优势。但是，在样本量较大或特征维度较高的情况下，

kNN 算法的效率将大打折扣。这是因为在计算查询实例与训练样本的距离时，需要构建一个 $N \times N$ 的距离矩阵，计算量为 $O(N^2)$（N 为训练集样本的数量），造成计算的时间消耗很大。遇到海量的医学数据时，计算量是不可接受的。在训练集较小时，kNN 算法容易陷入过拟合，使得它的预测能力也有所降低。另外，kNN 算法仅通过距离度量来进行单纯的模式分类和回归，因而无法判断特征的重要性。

针对 kNN 算法处理大数据集低效的缺点，目前已有一些改进的算法。例如 kd 树（k-delimesion tree）算法，主要用于多维空间关键数据的搜索，具有比 kNN 算法更高的搜索效率。另外还有基于 kNN 算法发展而来的 Fuzzy-kNN 算法，该方法适用于数据量非常庞大的数据集。

此外，针对不同的实际问题，还有许多 kNN 算法与其他算法相融合的改进，这些改进提高了传统 kNN 算法的性能，为各种分类和回归问题提供了解决思路和方法，值得学习和研究。

第三节　支持向量机

一、支持向量机的基本原理

（一）支持向量机概述

回到乳腺癌分类问题，我们要根据 9 个特征评分来预测乳腺癌的性质是良性还是恶性，这是一个二分类问题。假设存在一个超平面，这个超平面可以在高维空间中将所有良性乳腺癌样本和所有恶性乳腺癌样本完全分隔开，这样我们就可以使用这个超平面来预测查询实例的类别。这就是支持向量机（support vector machine，SVM）的思想，支持向量机的主要过程就是求解出这个分隔超平面。

和 k- 最近邻算法一样，SVM 也被认为是十大最有影响力的算法之一，可以处理分类、回归及异常检测等任务。考虑到 SVM 算法在分类任务中的应用更为广泛，我们在本节中主要介绍 SVM 分类算法的基本原理，并讨论其在医学数据挖掘中的应用问题。前面我们说到，SVM 的主要过程就是求解分隔超平面的过程，那如何求解出这个分隔超平面呢？通俗地说，SVM 的学习策略是使分类间隔最大化，最终将分类器的优化问题转化为求解一个凸二次规划的问题。

然而，在医学数据挖掘的实际应用中，分隔超平面的存在形式并不是唯一的。通常来说，训练数据集分为 3 种：线性可分数据集、近似线性可分数据集和非线性可分数据集。处理不同类型的数据集所用到的间隔最大化方法、分隔超平面和支持向量机类型有所区别（表 11-2 和图 11-2）。

表11-2 支持向量机的类型划分

数据集类型	间隔最大化	超平面	支持向量机类型
线性可分数据集	硬间隔最大化	线性分隔超平面	硬间隔支持向量机
近似线性可分数据集	软间隔最大化	线性分隔超平面	软间隔支持向量机
非线性可分数据集	核函数 + 硬 / 软间隔最大化	非线性分隔超平面	非线性支持向量机

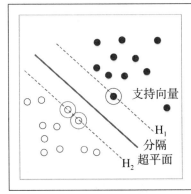 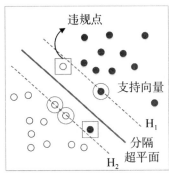 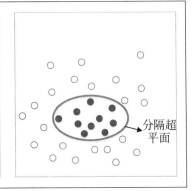

图 11-2 支持向量机示意图

左图为线性可分数据，中间为近似线性可分数据，右图为非线性可分数据。深色实线表示分隔超平面，小圆圈内的点表示支持向量，小方框内的点表示异常点

不同类型的支持向量机构建最优模型的思想和步骤相似，本节详细介绍硬间隔支持向量机，对另外两种类型的支持向量机作简要的文字说明。

（二）硬间隔支持向量机

我们假设乳腺癌数据集 D 是线性可分的，记乳腺癌良性样本的分类标签 $\bar{y} = +1$，乳腺癌恶性样本的分类标签 $\bar{y} = -1$。我们需要使用硬间隔支持向量机来处理该数据集，它通过在特征空间中寻找一个分隔超平面，从而将样本按分类标签分到不同的类别。分隔超平面对应式 11-8：

$$\vec{W} \cdot \vec{X} + b = 0 \qquad （式 11-8）$$

式中的分隔超平面由法向量 $\vec{W}$ 和截距 b 决定，$\vec{W}$ 决定超平面的方向，b 则决定原点与超平面的距离，我们用 $(\vec{W}, b)$ 来表示该分隔超平面。硬间隔支持向量机对应的分类决策函数为式 11-9：

$$L = \text{sign}(\vec{W} \cdot \vec{X} + b = 0) \qquad （式 11-9）$$

如图 11-2 所示，对于线性可分数据，两个类别的支持向量之间应该存在无数个超平面，但是 SVM 需要求解的是最佳的分隔超平面，也就是距离两个类别样本点的间隔最大的分隔超平面。这样求解到的最优分隔超平面是确定且唯一的。

1. 间隔 对于任何样本标记对 $(\bar{x}_i, \bar{y}_i) \in D$，我们使用 $\bar{x}_i$ 与分隔超平面的距离来衡量分类预测的可靠程度：$\bar{x}_i$ 离分隔超平面越远，则它的分类确信度越高。$\bar{x}_i$ 与超平面 $(\vec{W}, b)$

的距离定义为：

$$s = \frac{|\vec{W} \cdot \vec{x}_i + b|}{||\vec{w}||}$$ （式 11-10）

另外，使用 $\vec{W} \cdot \vec{x}_i + b$ 的符号与分类标签 y_i 的符号是否一致能表示对乳腺癌性质的分类是否正确。$\vec{W} \cdot \vec{x}_i + b > 0$ 时，即 $\vec{x}_i$ 位于超平面的上方，会将 $\vec{x}_i$ 预测为良性。此时若 $\tilde{y} = +1$，则分类正确；否则，分类错误。

分类预测的正确性和确信度是两个不同的概念。为了简单起见，是否可用一个数学表达式来衡量这两个指标呢？这就需要我们了解间隔的概念，$(\vec{x}_i, \tilde{y}_i)$ 到分隔超平面的间隔可用数学公式表示为：

$$\gamma_i = \frac{|\vec{W} \cdot \vec{x}_i + b| \cdot \tilde{y}_i}{||\vec{w}||}$$ （式 11-11）

式 11-11 中 γ_i 符号表示分类的正确性：γ_i 符号为正，则分类正确；γ_i 符号为负，则分类错误。γ_i 绝对值的大小表示分类的确信度，其绝对值越大，表示 $(\vec{x}_i, \tilde{y}_i)$ 距离分隔超平面的距离越远，分类确信度也就越高。假设 SVM 通过最优分隔超平面可将训练集 D 正确划分为良性样本集 D_1 和恶性样本集 D_2，定义 D_1 样本点到超平面间隔的最小值与 D_2 样本点到超平面间隔的最小值之和为超平面关于 D 的总间隔：

$$\gamma = \min_{D_1} \gamma_i + \min_{D_2} \gamma_j$$ （式 11-12）

2. 间隔最大化 见图 11-2，最优超平面到良性样本集和恶性样本集的几何间隔是所有分隔超平面中最大的，这就是间隔最大化的思想。通过间隔最大化，不仅可以将容易区分的不同类别的样本点分开，而且也有足够大的确信度来将因距离超平面较近而难以分辨的样本点分开。

在 $(\vec{x}_i, \tilde{y}_i) \in D$ 均能被超平面 $(\vec{W}, b)$ 正确分类的情况下，令

$$|\vec{W} \cdot \vec{X}_1 + b| \geq 1$$ （式 11-13）

则所有良性样本 X_1 满足 $\vec{W}^* \cdot \vec{X}_1 + b^* \geq +1$，所有恶性样本 X_2 满足 $\vec{W}^* \cdot \vec{X}_1 + b^* \leq +1$。

此时 D 中的所有样本点到超平面的距离 $s \geq \frac{1}{||\vec{w}||}$，超平面关于 D 的总距离为 $\frac{2}{||\vec{w}||}$。因此，求解最优分隔超平面可以表示为式 11-14 的约束最优化问题：

$$\max_{(\vec{w}, b)} \frac{2}{||\vec{w}||}$$ （式 11-14）

$$\text{s.t. } \tilde{y}_i(\vec{W} \cdot \vec{x}_i + b) \geq 1, i = 1, 2, \cdots, n$$

考虑到 $\max \frac{2}{||\vec{w}||}$ 等价于 $\min \frac{1}{2}||\vec{w}||^2$，式 11-14 可以改写为：

$$\min_{(\vec{w}, b)} \frac{1}{2}||\vec{w}||^2$$ （式 11-15）

$$\text{s.t. } \tilde{y}_i(\vec{W} \cdot \vec{x}_i + b) \geq 1, \quad i = 1, 2, \cdots, n$$

通过上述步骤，我们已将求解间距最大化的超平面的问题转化为一个凸二次规划问题。

3．支持向量　见图 11-2，支持向量是距离超平面（$\vec{W}$，b）最近的样本点，它们是使式 11-13 等号成立的样本点，也是决定分隔超平面的样本点。

良性样本集的支持向量位于超平面 H_1：$\vec{W} \cdot \vec{X_1} + b = 1$。

恶性样本集的支持向量位于超平面 H_2：$\vec{W} \cdot \vec{X_1} + b = -1$。

超平面 H_1 和 H_2 称为间隔边界，且都平行于最优分隔超平面。它们之间形成一条没有任何实例点的长带，而分隔超平面位于长带的中央。长带的宽度称为 H_1、H_2 之间的距离，等于分隔超平面关于 D 的总距离。

很显然，如果我们在间隔边界以外去掉或移动这些样本点，间隔边界和最优分隔超平面均没有任何变动，这是因为支持向量并没有改变。少部分、重要的样本组成的支持向量决定了分隔超平面，支持向量机的名称也由此而来。

4．硬间隔支持向量机分析步骤

（1）输入线性可分训练数据集，构造并且求解式 11-15 中的约束最优化问题。

（2）求解最优解 $\vec{W}^*$、b^*。

（3）由此得到间距最大化的最优分隔超平面 $\vec{W}^* \cdot \vec{X_1} + b^* = 0$，以及相应的分类决策函数 L= sign（$\vec{W}^* \cdot \vec{X_1} + b^* = 0$）。

（4）通过最优分隔超平面和分类决策函数，对新查询实例 x_t 进行预测。

（三）软间隔支持向量机

见图 11-2，假设乳腺癌数据集 D 是近似线性可分的，此时 D 中存在一些违规点，这些违规点不满足式 11-13 中的条件，但除去违规点后的大部分样本点是线性可分的。这种情况下，我们前面所介绍的硬间隔支持向量机并不适用。为了使违规样本点不影响最优模型的构建，我们需要采用软间隔支持向量机。

对每个样本点（$\vec{x}_i$，$\bar{y}_i$）引进一个松弛变量 δ_i，使式 11-13 转化为式 11-16：

$$|\vec{W} \cdot \vec{x}_i + b| \geqslant 1 - \varphi_i \qquad （式 11\text{-}16）$$

此时，（$\vec{x}_i$，$\bar{y}_i$）的目标函数会相应地增加一个代价 φ_i。对于整个训练集 D 来说，式 11-15 中的目标函数由原来的 $\frac{1}{2}\|\vec{w}\|^2$ 变为 $\frac{1}{2}\|\vec{w}\|^2 + C\sum_{i=1}^{N}\varphi_i$。因此，软间隔支持向量机通过式 11-17 来求解最优分隔超平面：

$$\min_{(\vec{W}, b)} \frac{1}{2}\|\vec{W}\|_2^2 + C\sum_{i=1}^{N}\varphi_i \qquad （式 11\text{-}17）$$

$$s.t. \bar{y}_i(\vec{W} \cdot \vec{x}_i + b) \geqslant 1 - \varphi_i, i = 1, 2, \cdots, n$$

$$\varphi_i \geqslant 0, i = 1, 2, \cdots, n$$

式 11-17 中，$C > 0$ 称作惩罚参数，它的意义类似于正则化参数，控制着模型的间隔和误分类点的重要程度。较大的 C 值使得误分类产生的惩罚变大，较小的 C 值使得误分类产生的惩罚变小，我们可以根据交叉验证的方法确定合理的 C 值。

（四）非线性支持向量机

我们进一步假设，如果引入松弛变量依然无法消除违规样本点的影响，这意味着乳腺癌数据集是非线性可分的，需要用到 R^n 中的一个超曲面才能将良性样本和恶性样本正确分开（图 11-2）。对于这种非线性可分的问题，需要构建非线性支持向量机，这比硬间隔支持向量机和软间隔支持向量机都更为复杂。首先，需要借助核函数将原始特征空间映射到一个更高维的特征空间，使得映射到更高维特征空间中的样本是线性可分的。通过核函数，我们将非线性可分问题转化为线性可分问题，再在更高维特征空间里构建线性支持向量机。

在医学数据挖掘中，非线性可分的问题更为常见，这就需要我们熟练掌握核技巧的运用，在表 11-3 中，我们列出了几种常用的核函数。

表11-3　常用的核函数

类型	数学表达式	相关参数
线性核函数	$k\,(x_i, x_j) = x_i^T x_j$	
多项式核函数	$k\,(x_i, x_j) = (x_i^T x_j)^n$	n 为多项式次数
高斯核函数	$k\,(x_i, x_j) = \exp\left(-\dfrac{\|x_i - x_j\|^2}{2h^2}\right)$	$h > 0$ 为高斯核函数的带宽
神经网络核函数	$k\,(x_i, x_j) = \tanh\,(\beta x_i^T x_j + \theta)$	tanh 为双曲正切函数，其中 $\beta > 0$，$\theta < 0$

二、支持向量机在 R 软件的实现

R 软件中，e1071 包中的 svm（）函数和 kernlab 包中的 ksvm（）函数均可构建 SVM 模型。我们以 svm（）函数为例，它可以用来完成一般的回归和分类任务，以及进行密度估计。该函数的语法如下：

svm（x，y = NULL，scale = TRUE，type = NULL，kernel ="radial"，degree = 3，gamma = if（is.vector（x））1 else 1 / ncol（x），coef0 = 0，cost = 1，nu = 0.5，class.weights = NULL，cachesize = 40，tolerance = 0.001，epsilon = 0.1，shrinking = TRUE，cross = 0，probability = FALSE，fitted = TRUE，...，subset，na.action = na.omit）

【关键参数】

type：指定 SVM 模型是用于回归、分类还是异常检测。在默认情况下，svm（）函数会自动根据目标变量是否为离散变量，选择 type 为分类（C-classification）或回归（eps-regression）。

kernel：指定所使用的核函数，目的在于解决线性不可分问题。有以下 4 个选择：线性核函数（linear）、多项式核函数（polynomial）、径向基核函数（即高斯核函数，radial basis）和神经网络核函数（sigmoid）。

cross：为训练集数据指定 k 重交叉验证。

class.weights：指定类别权重。在实际应用的过程中，为了进一步提高分类效果，可以给不同的类别指定不同的权重。通常的做法是，对与其他类别存在明显差异的类别给予较小的权重，对差异较小的类别给予较大的权重。

另外，我们可以使用 tune.svm（）函数来寻找 svm（）函数的最优参数。

三、支持向量机在应用过程中的若干问题

支持向量机把间隔最大化思想和核函数思想结合在一起，在实际应用中应注意以下问题：

1. 有严格的数学理论支持，可解释性强，但参数调控的过程较为复杂。

2. 处理小样本数据时具有优势，并且能够很好地解决高维度等问题，但是对缺失数据较为敏感。

3. 采用核方法后，可以处理非线性分类或回归任务。然而，对于如何选择核函数依然没有统一的定论。

4. SVM 算法计算复杂度高。因为它需要借助凸规划来求解支持向量以及分隔超平面，计算复杂度为 $O(N^2)$，其中 N 为训练样本的数量，这使得它在处理大样本时处于劣势。针对该问题，主要改进有序列最小优化算法（sequential minimal optimization，SMO）和逐次超松弛迭代法（successive over-relaxation，SOR）。

5. SVM 处理多分类问题存在挑战。本节只介绍了经典的二分类 SVM 算法，而在医学大数据挖掘领域，存在大量的多分类问题。目前的解决方式是，通过结合其他算法的优势来克服 SVM 的缺点，以提高多分类问题的精度。如组合多个二分类支持向量机、SVM 决策树等都是解决多分类问题的途径。

第四节　岭回归和 LASSO 算法

一、医学数据挖掘中的系数压缩方法

我们希望基于 9 个特征来判断乳腺癌的性质，其中有一些特征是非常关键的，比如细胞大小的均匀度、团块的厚度等。但是并非所有特征都能起到预测作用，也就是说在这个分类问题中，部分特征是多余的。我们希望把具有预测作用的特征子集从特征全集中选取出来，这就是特征选择，特征选择的实现通常采用系数压缩的方法。

随着生物医学研究的迅猛发展，大量生物医学数据不断积累而且蕴藏着丰富的信息，稳健地识别其关键信息并进行准确预测具有重要的意义。在统计学方法中，对数据的关键信息进行识别，主要依靠有效的特征选择模型。传统的特征子集选择法的变量筛选与参数估计是分开的，在参数估计等阶段忽略了随机误差的干扰，往往不能确保搜寻到最优特征子集。当数据的样本含量小于特征维度时，这类方法不能正确地估计模型的参数。另外，对于高维数据，传统的特征子集选择法需要测试 2^p（p 为数据维度）个模型，导致效率低下。

医学领域中有着大量的高维数据，高维统计模型也在医学高维数据分析中起到了重要的作用。高维模型指的是模型中未知参数的数目要远远大于样本量。例如，对于致癌基因的研究，需要从成千上万的基因中寻找到那些对特定疾病有显著效应的基因，而研究所包含的样本量相对很小。如果需要进一步考虑基因之间的交互作用，特征的个数将会成倍增长。在这种情况下，传统的特征选择或筛选方法显然是无法实现的，这使得系数压缩方法

在高维统计模型中尤为重要。

作为一种现代的系数压缩方法，基于岭回归（ridge regression）和 LASSO（least absolute shrinkage and selection operator）估计方法的变量选择模型在筛选变量时对系数进行连续收缩与估计。岭回归可有效降低过拟合风险，LASSO 算法可将模型中不稳定变量的系数收缩至 0 值，保留解释性较强的特征子集。

二、基本原理

岭回归和 LASSO 算法可以和多种类型的模型结合。为了便于讨论，本节以线性回归模型进行展开介绍。考虑以下多元线性模型：

$$y = \beta_0 + x_1\beta_1 + x_2\beta_2 + \cdots x_n\beta_n + \varepsilon \qquad （式 11-18）$$

式 11-18 中回归系数向量 β 的估计值为 $\hat{\beta} = (\hat{\beta}_0, \hat{\beta}_1, \cdots, \hat{\beta}_n)$。最常用的参数估计方法就是最小二乘法，通过选择合适的系数，使模型的残差平方和最小。在医学数据挖掘的实际应用场合中，评估回归模型好坏的标准不光是残差的平方和最小，还要求具备良好的预测准确性以及良好的可解释性。

一般来说，数目众多的自变量可以反映更多因变量的信息，从而提高模型预测的正确性，但容易造成模型过拟合，且大大降低了模型的可解释性。显然，最小二乘法在很多场合无法满足以上模型评价的标准。针对上述问题，以岭回归和 LASSO 算法为代表的罚函数回归方法快速发展了起来。

在学习岭回归和 LASSO 算法之前，我们要首先了解范式的概念。在数学上，通常使用 d- 范式的形式表示有限维空间，称为 L^d 空间。式 11-19 给出了向量 $x = \{x_1, x_2, \cdots, x_n\}$ 的 d- 范式的定义：

$$\| x \|_d = (\sum_{i=1}^{n} | x_i |^d)^{1/d} \qquad （式 11-19）$$

1- 范式：向量中各个元素绝对值之和，有着"稀疏规则因子"的美称。

2- 范式：也称为欧几里得范式，对向量各元素平方之和求平方根。

针对模型特征数量多的问题，通常引入范式作为正则化项。1- 范式和 2- 范式正则化均可以降低模型复杂度和过拟合风险。此外，1- 范式更易将作用不大的特征系数压缩至 0，从而获得"稀疏解"。

（一）岭回归

岭回归的基本原理是：在回归模型的损失函数的基础上，限定系数向量的 2- 范式大小，使残差平方和最小化。其参数估计的数学表达式可以表示为：

$$\hat{\beta}_{\text{bridge}} = \underset{\beta}{\text{argmin}} \| y - \beta_0 - \sum_{i=1}^{n} x_i\beta_i \|^2 \qquad （式 11-20）$$

$$\text{s.t.} \sum_{i=1}^{n} \beta_i^2 < t$$

其中调整参数 $t > 0$；对于参数 t 的所有取值，截距 β_0 的估计为 $\hat{\beta}_0 = \bar{y}$，为了更易于理解，我们可以省略 β_0。随着 t 的减小，系数会缩小，趋向于 0 但不会等于 0。同时，模型的方差减小，偏差增大。通过确定 t 的值，可以使模型在偏差和方差之间达到平衡，使模型误差达到一个最优水平。

在特征之间存在多重相关性的情况下，岭回归的回归系数标准差要小于最小二乘法，提供了一个更稳定的参数估计，同时提高了回归模型的稳定性和预测能力。但岭回归无法将任何一个特征的系数压缩为 0，因而无法提高模型的可解释性。

（二）LASSO 算法

早在 1995 年，Breiman 提出变量收缩和系数估计同步进行的 Nonnegative Garrote 方法。该方法获得的系数的普通最小二乘（ordinary least square，OLS）估计值 $\hat{\beta}_i^{\mathrm{OLS}}$ 可表示为：

$$\hat{\beta}_{\mathrm{OLS}} = \underset{\beta}{\mathrm{argmin}} \, \| y - \beta_0 - \sum_{i=1}^{n} c_i x_i \beta_i \|^2 \qquad （式 11-21）$$

$$\mathrm{s.t.} \ c_i \geqslant 0, \sum_{i=1}^{n} c_i < t$$

LASSO 稀疏估计方法基于 Nonnegative Garrote 方法发展而来，其基本原理是以模型系数的绝对值函数为惩罚项，即限定系数向量的 1- 范式大小，把不稳定变量的回归系数压缩至 0 值，从而纠正模型中极端分布变量的影响，实现特征最优子集筛选和特征回归系数估计。基于回归模型式 11-18，LASSO 算法给出的系数估计表示为：

$$\hat{\beta}_{\mathrm{lasso}} = \underset{\beta}{\mathrm{argmin}} \, \| y - \beta_0 - \sum_{i=1}^{n} x_i \beta_i \|^2 \qquad （式 11-22）$$

$$\mathrm{s.t.} \sum_{i=1}^{n} |\beta_i| < t$$

式 11-22 中 $t \geqslant 0$，称为调整参数。与岭回归类似，对于参数 t 的所有取值，截距 β_0 的估计为 $\hat{\beta}_0 = \bar{y}$，为了更易于理解，我们可以省略 β_0。调整参数 $t \geqslant 0$，控制对模型系数收缩的程度。若令 $t_0 = \sum_{i=1}^{n} \hat{\beta}_i^{\mathrm{OLS}}$（$\hat{\beta}_i^{\mathrm{OLS}}$ 为式 11-21 中系数的 OLS 估计值），当 $t < t_0$ 时线性模型的一些回归系数被收缩并逼近 0 值，一些回归系数甚至精确地等于 0 值。因此，可以通过参数 t 来调整系数总体的变化。在参数 t 取最优值的条件下，系数较多取值为 0，可以得到一个稀疏的模型，这样便实现了模型的特征选择。

三、岭回归与 LASSO 算法在 R 软件的实现

在 R 软件中，关于正则化和系数压缩法的 R 包有很多，例如：MASS 包提供了构建线性岭回归模型的 lm.ridge（）函数；ridge 包提供了一种半自动选择参数的方法来构建岭回归模型；LASSO2 包和 lars 包在估计回归系数时加入条件限制；penalized 包则适用于对广义线性模型和 Cox 模型采用 LASSO 方法和岭回归方法；glmnet 包则提供了完整的 LASSO 和弹性网正则化路径分析，适用于线性回归、logistic 回归及多分类回归模型等。我们在这里以几个 R 包为例展开介绍。

（一）岭回归在 R 软件的实现

对于线性回归模型的岭回归，我们选择使用 MASS 包的 lm.ridge（）函数或 ridge 包的 linearRidge（）函数；对于 logistic 回归模型的岭回归，选择使用 ridge 包的 logisticRidge（）

函数。

1. lm.ridge（）函数

【语法】

lm.ridge（formula，data，subset，na.action，lambda = 0，model = FALSE，x = FALSE，y = FALSE，contrasts = NULL，...）

【关键参数】 lambda，通过改变 lambda 的大小从而调控系数压缩的程度。

2. linearRidge（）函数

linearRidge（）函数基于一种半自动的方法来选择参数，该方法通过预测观测值方差来对岭回归参数进行控制。

【语法】

linearRidge（formula，data，lambda = "automatic"，nPCs = NULL，scaling = c（"corrForm"，"scale"，"none"），...）

【关键参数】 lambda，通过改变 lambda 的大小从而调控系数压缩的程度。默认 lambda = "automatic"，即自动选择参数。

3. logisticRidge（）函数

与 linearRidge（）函数一样，logisticRidge（）函数也是基于半自动的方法来选择参数。

【语法】

logisticRidge（formula，data，lambda = "automatic"，nPCs = NULL，scaling = c（"corrForm"，"scale"，"none"），...）

【关键参数】 lambda，通过改变 lambda 的大小从而调控系数压缩的程度。默认 lambda = "automatic"，即自动选择参数。

（二）LASSO 算法在 R 软件的实现

在 R 软件中，lars 包的 lars（）函数可以构建线性回归 LASSO 模型，glmnet 包的 cv.glmnet（）函数可以构建广义线性回归 LASSO 模型。

1. lars（）函数

【语法】

lars（x，y，type = c（"LASSO"，"lar"，"forward.stagewise"，"stepwise"），trace = FALSE，normalize = TRUE，intercept = TRUE，Gram，eps = .Machine$double.eps，max.steps，use.Gram = TRUE）

【关键参数】

type：指定模型的类型。包括 LASSO 回归（LASSO）、最小角回归（lar）、无穷小逐步回归（forward.stagewise）和逐步回归（stepwise）。在构建 LASSO 回归时，我们需要选择 type= "LASSO"。

normalize：指定是否对变量进行归一化，normalize=TRUE 表示对 x 和 y 进行归一化处理。

2．cv.glmnet（）函数

【语法】

cv.glmnet（x，y，family，weights，offset，lambda，type.measure，nfolds，foldid，alignment，grouped，keep，parallel，...）

【关键参数】

family：指定模型形式，可以选择 Cox 比例风险模型（cox）、泊松回归模型（possion）、二分类 logistic 回归（binomial）、多分类 logistic 回归（multinomial）和广义线性模型（guassian）。

四、岭回归与 LASSO 算法在应用过程中的若干问题

与 OLS 估计相比，LASSO 估计方法有两个主要特点：一是该方法通过模型系数的压缩减少预测方差，二是该方法能够确定具有最小规模但其解释性达到最大化的预测特征子集。

与传统特征子集选择法相比，LASSO 算法是一种嵌入式的特征选择过程，可同时进行系数估计和特征选择，大大提高了效率。

与岭回归相比，LASSO 算法可以解决岭回归可以处理的问题：多重共线性问题、过拟合问题等。而且，LASSO 算法还可以获得一个额外的好处，那就是进行特征选择，提高了模型的可解释性。

但是，LASSO 模型对特征的筛选往往是过度的，导致特征选择结果存在不一致。因此，已有一些研究在提高 LASSO 特征选择和系数估计的稳健性方面做出了贡献。例如，在传统 LASSO 算法的基础上开发出 Bootstrap ranking LASSO 改进的特征选择模型。Bootstrap ranking LASSO 模型采用 Bootstrap 随机抽样方法结合分段线性回归技术，构造以特征重要性分数排序的特征集合，求解最优特征子集和估计模型系数。

LASSO 估计方法还可以推断特征相互之间的作用关系，通过构建图模型对特征的效应及其相互关联进行完整的描述。但是，采用传统 LASSO 估计方法构建的图模型是不稳定的，导致对特征的关联性分析存在较大偏倚。针对这个问题，将 Bootstrap ranking LASSO 方法推广到特征关联图模型的估计，可以提高特征关联图模型的分析效果。

第五节　分类与回归树

一、分类与回归树的基本原理

（一）分类与回归树算法概述

在乳腺癌的二分类问题中，我们可以进行一系列的决策：先关注细胞大小的均匀度评分，如果该得分小于 3.5，则再关注核仁评分。如果核仁评分值小于 4.5，则我们得出分类结果：该病例的乳腺癌为良性。这种类似我们进行系列决策来得出最终结果的方法，正是分

类与回归树（classification and regression trees，CART）的思想体现。

CART 包含处理分类任务的分类树（classification tree）和处理回归任务的回归树（regression tree）这两种树模型，是简单、直观但功能强大的算法。在医学数据挖掘中，面对海量的数据，CART 可以生成一个简单易懂的规则。目前，该算法已被广泛应用于辅助医疗决策、病因研究等方面。

CART 算法生成的是一个结构简洁的二叉树，包含一个根结点、若干矢量边、若干内部结点和若干叶结点。根结点中包含样本全集，内部结点中的数据集均是样本全集的子集，这两类结点的数据均可沿着矢量边划分为具有同类分类标签的子集至子结点，而叶结点则不会继续划分。我们绘制了使用 CART 算法进行乳腺癌分类的树状图（图 11-3），在依次使用细胞大小的均匀度、核仁这两个特征划分子集后，模型的结构达到最优。

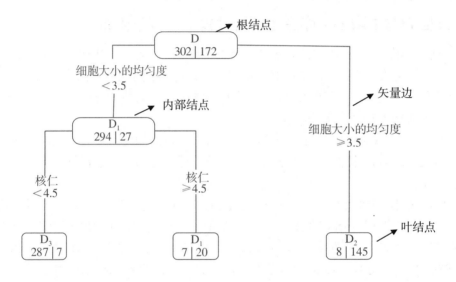

图 11-3　乳腺癌分类的 CART 示意图

D 为根结点，D_1 和 D_2 为内部结点，D_3 和 D_4 为叶结点；每个结点中的数字分别对应该结点良性乳腺癌和恶性乳腺癌的样本数

（二）信息增益

由图 11-3 可以看出，我们通过迭代划分特征从而将样本集分成尽可能同质的子集。例如，在第一次迭代中，选取细胞大小的均匀度作为划分特征，以 3.5 作为划分值，按照该特征值是否小于分隔界点 3.5 来将样本集 D 划分为两个子集 D_1 和 D_2。在这里，划分值的大小是如何确定的呢？这需要使用信息增益（information gain，IG）的方法，根据式 11-23 选择划分值以获得最大化 IG：

$$IG(D_1, D_2) = I(D) - \frac{n_1}{n}I(D_1) - \frac{n_2}{n}I(D_2) \qquad （式 11\text{-}23）$$

式 11-23 中 IG（D_1，D_2）取决于所选取的不纯度函数（impurity function）$I(D)$，$I(D)$ 度量样本集中类别的混乱度。信息增益 IG（D_1，D_2）表示将样本集 D 划分为样本量分别为 n_1 和 n_2 的子集 D_1 和 D_2 后的分类正确度。我们需要通过寻找最佳特征及对应的划分值来最大

化 $IG(D_1, D_2)$，从而将样本全集 D 尽可能正确地划分为与类别相关的同质子集和异构子集。

（三）分类树

1. 基尼系数 分类树预测离散型数据，通常使用基尼系数（gini index）作为不纯度函数指标。结点 D 中基尼系数的数学表达式为：

$$I_g(D) = \sum P_k(1 - P_k) \qquad （式 11\text{-}24）$$

P_k 表示 D 中的样本为第 k 个类别的概率。当在结点 D 中所有样本为同一类时，则 P_k 为 1，而基尼系数最小 $[I_g(D) = 0]$；当所有样本出现在各个类别的概率相同时，基尼系数达到最大 $[I_g(D) = (k-1)/k]$，此时结点 D 的样本混乱度也就最大。

见图 11-3，全集 D 的 P_k 值为（302/474，172/474），子集 D_1 的 P_k 值为（294/321，27/321），子集 D_2 的 P_k 值为（8/153，145/153），进一步可计算对应的基尼系数 $I_g(D) = 0.46$，$I_g(D_1) = 0.15$，$I_g(D_2) = 0.10$。可计算 D 划分为 D_1 和 D_2 的基于基尼系数的信息增益 $I_g(D_1, D_2) = 0.46 - \dfrac{302}{474} \times 0.15 - \dfrac{172}{474} \times 0.10 = 0.33$。

2. 信息熵和错分率 对于分类树，还可以选择信息熵（information entropy）和错分率（misclassification error）作为不纯度函数指标。

信息熵的数学表达式为：

$$I_e(D) = -\sum P_k \log_2(P_k) \qquad （式 11\text{-}25）$$

错分率的数学表达式为：

$$I_m(D) = 1 - \max(P_k) \qquad （式 11\text{-}26）$$

基于基尼系数的信息增益函数和基于信息熵的信息增益函数表现相似，但信息熵的计算量较大。以错分率作为不纯度指标对于修剪决策树很有用，但是对于生长决策树就不那么有用了，因为它对类分布相对不敏感。

3. 划分特征和划分特征值 对于特定的特征集合 V 和特征值集合 Z，我们可以通过最大化信息增益的方法来选择最优划分特征以及对应的最优切分点。若特征为二元变量，则不需要寻找最优划分值；若特征为多元分类、离散或连续数值型变量，则需要寻找出一个最优的划分值。对训练样本的特征选择和特征划分是未知的，分类树遍历特征集合 V 中的所有特征和对应特征的所有可能取值，取使基尼系数最小的那个特征 v_j 和对应的切分点 z_j^*，即通过求解式 11-27 得到：

$$(v_j, z_j^*) = \min_{V, z} I_g(D) \qquad （式 11\text{-}27）$$

4. 分类树的算法步骤

（1）输入训练数据集 $D = \{(\bar{x}_1, \bar{y}_1), (\bar{x}_2, \bar{y}_2), \cdots, (\bar{x}_n, \bar{y}_n)\}$，设定基尼系数阈值。设特征集合为 $V = (v_1, v_2, \cdots, v_q)$，则对应的 $\bar{x}_i$ 为 q 维向量。

（2）处理变量，寻找特征集合 V 中的最优特征 v_j 和对应的切分点 z_j^*，即求解式 11-27。

（3）用选定的 (v_j, z_j^*) 将 D 划分为两个子集 D_1 和 D_2，并使用投票法决定两个子集的输出类别 $\hat{c}_1$ 和 $\hat{c}_2$：

$$D_1(v_j, z_j^*) = \{ \vec{X_1} \mid \vec{x_j} \leqslant z_j^* \} \qquad （式 11-28）$$

$$D_2(v_j, z_j^*) = \{ \vec{X_1} \mid \vec{x_j} > z_j^* \} \qquad （式 11-29）$$

$$\hat{c}_1 = \underset{c_1}{\operatorname{argmax}} \sum_{\vec{x_i} \in R} I(c_1 = \bar{y}_i) \qquad （式 11-30）$$

$$\hat{c}_2 = \underset{c_2}{\operatorname{argmax}} \sum_{\vec{x_i} \in R} I(c_2 = \bar{y}_i) \qquad （式 11-31）$$

（4）对子区域 D_1 和 D_2 递归地划分，即重复步骤（2）、（3），直到无法继续划分，或者满足收敛条件。

（5）最终的 CART 分类树共划分了 M 个区域 D_1，D_2，…，D_M，生成最终的二叉分类树为：

$$F(\vec{X_1}) = \sum_{m=1}^{M} \hat{c}_m I(\vec{X_1} \in D_m) \qquad （式 11-32）$$

（三）回归树

回归树的目标输出为连续型数据，通常使用均方误差（mean square error，MSE）作为不纯度函数指标，使得最小化 MSE 的子集平均值 $\bar{y}$ 作为该子集目标输出。对应地，通过式 11-33 来求解最优的划分特征 v_j 和对应的划分值 z_j^*：

$$(v_j, z_j^*) = \underset{v, z}{\min} \left[\underset{\bar{y}_1}{\min} \sum_{\vec{x_i} \in R_1(v_j, z_j^*)} (\tilde{y}_i - \bar{y}_1)^2 + \underset{\bar{y}_1}{\min} \sum_{\vec{x_i} \in R_2(v_j, z_j^*)} (\tilde{y}_i - \bar{y}_2)^2 \right. \qquad （式 11-33）$$

回归树的原理和思想与分类树是基本一致的，这里不再赘述，而是直接给出它的算法步骤：

（1）输入训练数据集 $D = \{ (\vec{x}_1, \bar{y}_1), (\vec{x}_2, \bar{y}_2), …, (\vec{x}_n, \bar{y}_n) \}$，并设定 MSE 阀值。设变量为 $V = (v_1, v_2, …, v_q)$。

（2）处理变量，寻找特征集合 V 中的最优特征 v_j 和对应的切分点 z_j^*，即求解式 11-33。

（3）用选定的 (v_j, z_j^*) 根据式 11-28 和式 11-29 将 D 划分为两个子集 D_1 和 D_2，并使用决定两个子集的响应输出值 $\bar{y}_1$ 和 $\bar{y}_2$：

$$\bar{y}_1 = \frac{1}{N_1} \sum_{\vec{x_i} \in D_1(v_j, z_j^*)} \tilde{y}_i \qquad （式 11-34）$$

$$\bar{y}_2 = \frac{1}{N_2} \sum_{\vec{x_i} \in D_2(v_j, z_j^*)} \tilde{y}_i \qquad （式 11-35）$$

（4）对子集 D_1 和 D_2 递归地切分，即重复步骤（2）、（3），直到无法继续划分，或者满足收敛条件。

（5）最终的回归树共划分了 M 个区域 D_1，D_2，…，D_M，生成最终的二叉回归树：

$$F(\vec{X}) = \sum_{m=1}^{M} \bar{y}_m I(\vec{X} \in D_m) \qquad （式 11-36）$$

二、分类与回归树在 R 软件中的实现

构建 CART 模型常用 rpart 包的 rpart（）函数。另外，还需要用到 prune（）函数进行剪枝。

1．rpart（）函数

【语法】

rpart（formula，data，weights，subset，na.action = na.rpart，method，model = FALSE，x = FALSE，y = TRUE，parms，control，cost，…）

【重要参数】

method：根据树末端的数据类型选择对应的特征切分函数。有以下 4 种选择：连续型（方差分隔，anova）、离散型（分类分隔，class）、计数型（泊松分隔，possion）及生存分析数据（指数分隔，exp）。在默认情况下，程序可以根据目标变量的类型自动选择合适的方法，但是在实际应用的过程中，我们应该尽量指定该参数。

parms：指定切分函数对应的参数。连续型方差分隔不需要设定该参数；泊松分隔和指数分隔需要指定先验分布的变异系数，默认值为 1；对于分类分隔，需要指定先验概率分布向量、损失矩阵及不纯度指标，默认情况下，先验概率为各类计数占总数的比例，损失矩阵的非零值为 1，不纯度指标为基尼系数。

control：指定每个结点上的最小样本量、交叉验证次数及复杂性参数。

2．prune（）函数

【语法】

prune（tree，cp，…）

其中，参数 tree 表示由 rpart（）函数构建的树模型，参数 cp 表示树模型对应的复杂度参数。函数 prune（）根据复杂度参数，通过递归截断不重要的划分来确定所提供的 rpart（）函数树对象的嵌套子树序列。

三、分类与回归树在应用过程中的若干问题

1．迭代终点　CART 是一个递归的过程，以下 4 种情形可帮助我们停止迭代：

（1）当前结点不包含任何样本，无法进行下一轮划分；或结点包含的样本量低于预定值，意味着树的复杂度已高于预期。

（2）当前结点只包含同一类的样本，无需继续划分。

（3）结点的纯度或错分率达到了阈值，意味着树的性能达到了预期。

（4）树的深度已经达到了预先设定的值。

（5）当前特征集为空集，意味着没有更多的变量特征可供划分。

除此以外，对于分类和回归，一个有用的停止标准是要求每个划分将相对误差至少提高预定值 cp（复杂度参数）。

2．离散特征的处理　在算法步骤中我们讨论了特征均为连续值的情形。那离散特征如何处理呢？式 11-37 给出 CART 划分离散特征的方式：

$$D_1(v_j, z_j^*) = \{ \vec{X} \mid \vec{x}_j = z_j^* \}, D_2(v_j, z_j^*) = \{ \vec{X} \mid \vec{x}_j \neq z_j^* \} \qquad （式 11-37）$$

3. CART 剪枝　为了避免构建的 CART 模型可能出现的过拟合问题，通常需要采取剪枝的方法。有研究证明，原始训练数据中存在的离群点或噪声影响容易使构建的 CART 对训练数据的预测精度较高，而对测试数据的预测精度较低。所以，我们需要从生成的二叉树上去除一些叶结点或子树，这个过程称为 CART 剪枝。该方法可以降低模型的泛化误差，达到精简二叉树并得到最优预测分类结果的目的。

剪枝的方法有预剪枝和后剪枝。预剪枝是在构建树模型的过程中进行的，可以停止那些无法提升树的性能的划分。后剪枝是先构建一棵完整的树 T_0，然后从 T_0 的底端开始依次剪枝，具体步骤为：①每剪枝一次生成一个子决策树 T_i，$i = 1, 2, \cdots, n$；②这一过程直到 T_0 的根结点，形成一个子树序列 $T_0, T_1, \cdots, T_n$；③用交叉验证的方法对所有子树序列进行测试，挑选出最佳子树。

4. CART 的优点　CART 算法通过树结构、判断规则呈现结果，与神经网络之类的黑盒模型相比，更易于理解和解释，甚至比线性回归更直观，并且契合决策思考的思维习惯；CART 算法在特征间存在非线性、交互作用时同样适用；可以直接处理非数值型数据。

5. CART 的缺点　CART 算法很容易过拟合。很多时候即使采取后剪枝也无法避免过拟合。我们可以通过设置树的深度、一个结点的最小样本数、复杂度参数等来进行预剪枝控制，但这一环节比较复杂也比较难以处理。另外，CART 算法对训练样本敏感。训练样本发生微小的改动或调整，也可能导致整个树结构的变化。可以通过集成算法来解决这个问题，如随机森林和梯度提升树。关于集成算法，我们在本章第六、七节进行介绍。

第六节　随机森林

一、随机森林算法概述

在第五节我们详细介绍了单个二叉树的 CART 算法，它对样本的微小变化是很敏感的。我们使用分类树来对乳腺癌进行二分类时，如果对单个分类树预测结果不满意，那我们可以考虑随机抽取样本来生成多个分类树，形成一片森林，然后综合森林中所有树形成单一树的预测结果，这样或许可以提高模型的预测能力，以及避免单棵树对样本变化敏感的问题。

以上做法与基于自助采样法（bootstrap sampling）的 Bagging 集成方法不谋而合。本节中我们将展开介绍 Bagging 算法以及它的一种改进——随机森林（random forest，RF）。

二、Bagging 算法

Bagging 算法是两种著名的集成学习方法之一，它是由多个相对独立的弱学习器组合成的强学习器，本章前面所介绍的 kNN、CART 均可作为弱学习器。作为另一种著名的集成学习方法，Boosting 则是由多个存在强依赖关系的弱学习器构成的。

对于一个特定的样本全集，Bagging 技术通过 bootstrap 抽取不同的样本集来构建多个弱学习器，并将弱学习器的预测合并成一个一致估计的作为目标输出，合并的方法一般是处理分类问题的投票法或者是处理回归问题的平均法。正是这种 bootstrap 抽样技术，使它可以并行地训练数据（图 11-4）。具体的算法步骤如下：

1．对原始样本集 D 进行 k 次 bootstrap sampling，获得 k 个相互独立且与 D 同等大小的 bootstrap 样本集：D_1，D_2，$\cdots$，D_k。因为使用了有放回的抽样，在任何给定 bootstrap 抽样中，一些样本没有被选中，而另一些样本则在同一个样本集中出现多次。这一部分未被选中的样本被称为袋外数据（out of bag，OOB），可用于验证样本评估模型的性能。

2．使用 k 个训练数据集分别建立 k 个弱学习器。在分类问题中，对这 k 个弱学习器的分类结果采用投票法来获得一致分类。在回归问题中，则采用平均值获得一致估计结果。

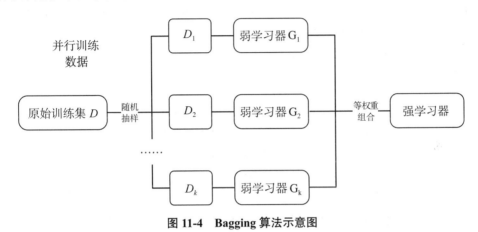

图 11-4　**Bagging 算法示意图**

Bagging 由于采用了投票法或平均法综合多个弱学习器的结果来获得一个一致性估计，相比单个弱学习器，它有效降低了预测的方差。两个不同的 bootstrap 样本所产生的分类或回归拟合存在一定的相关性，因为它们所包含的一部分样本是一样的，这样只能认为弱学习器之间是相对独立。这些 bootstrap 样本的相关性越高，最终的一致性估计在降低模型方差方面的作用就越小。另外，强相关性的特征也会增加不同拟合的相关性，降低了 Bagging 的作用。

三、随机森林的构建步骤

为了限制强相关特征的影响，随机森林对 CART Bagging 算法进行了一个微小但有效的改进：在树的每个结点上，随机地从 Q 维的特征空间中选取 q（$q < Q$）个特征，在结点上只考虑这 q 个特征的划分。这种随机抽取特征的方法降低了来自不同 bootstrap 样本的树的相似性，甚至来自相同 bootstrap 样本的两棵树也可能不同。

作为一种综合了 CART、Bagging 以及随机抽取特征的算法模型，随机森林的构建过程如下：

1．利用 Bagging 算法形成 k 个训练数据集 D_1，D_2，$\cdots$，D_k。

2．构建子树模型，该过程需要用到随机抽取特征的方法。

3．任由步骤 2 中生成的树自由生长，不对其进行任何剪枝操作。

4．将多棵树的预测合并成一致的估计，作为最终的目标输出结果。

值得注意的是，随机森林每个子树都是自由生长的，我们不需要进行任何基于误差测量的剪枝，这意味着每个独立树的方差偏大。但是，通过对所有二叉树结果的平均化处理，可以降低方差，同时又不增加偏差，还可以有效减少异常值的影响。

四、随机森林在 R 软件中的实现

随机森林算法在 R 软件中实现的途径有很多：randomForest 包提供了经典的随机森林回归和分类算法；ipred 包可以对分类、回归及生存分析等问题进行 Bagging 集成学习；randomForestSRC 包则可以对分类、回归及生存分析问题等构建 Breiman 随机森林模型；party 包除了具有可以进行分类、回归及生存分析等递归的功能，还可以构建基于条件推断过程的随机森林算法……我们在这里简单介绍如何使用 randomForest 包建立经典的随机森林模型，该过程主要用到以下 5 个重要的函数。

1. randomForest（）函数　用于构建随机森林模型。

【语法】

```
randomForest（x，y=NULL, xtest=NULL，ytest=NULL，ntree=500,
              mtry=if（!is.null（y）&& !is.factor（y））
              max（floor（ncol（x）/3），1）else floor（sqrt（ncol（x））），
              replace=TRUE，classwt=NULL，cutoff，strata,
              sampsize = if（replace）nrow（x）else ceiling（.632*nrow（x）），
              nodesize = if（!is.null（y）&& !is.factor（y））5 else 1,
              maxnodes = NULL,
              importance=FALSE，localImp=FALSE，nPerm=1,
              proximity，oob.prox=proximity,
              norm.votes=TRUE，do.trace=FALSE,
              keep.forest=!is.null（y）&& is.null（xtest），corr.bias=FALSE,
              keep.inbag=FALSE，...)
```

【重要参数】

ntree：指定随机森林中树的数目。默认值为 500，通常取值为 500 ~ 1000，具体可根据实际情况而定。

mtry：指定分类与回归树分裂时随机选取的特征数量。假设特征维度为 Q，在默认情况下分类问题的 mtry 取值为 $\sqrt{Q}$，回归问题的 mtry 取值为 $\frac{Q}{3}$。

2. importance（）函数　用于计算模型特征的重要性，语法格式为：

importance（rf）

其中参数 rf 表示由 randomForest（）函数所构建的随机森林模型。

3. MDSplot（）函数　随机森林模型作为直观形象的算法模型，我们可以考虑将所构建的随机森林模型进行可视化。MDSplot（）函数则可帮助我们实现这一环节，该函数的用法也较为简单：

MDSplot（rf，fac，k=2，palette=NULL，pch=20，...)

其中，rf 为 randomForest（）函数所构建的随机森林模型，fac 表示指定 rf 中的某一个特征因子，k 表示图像的维度。

4．rfImpute（）函数　可利用随机森林的邻近性来对数据中的缺失值进行填补，并通过多次迭代来修正填补值，尽可能得到最佳的样本拟合值。该函数的语法为：

rfImpute（x，y，iter=5，ntree=300，...）

其中，iter 指定迭代次数，ntree 指定模型中树的数量。

5．treesize（）函数　在完成随机森林模型的构建后，我们还可以使用 treesize（）函数来计算模型中每棵树的结点个数。该函数的语法为：

treesize（rf，terminal=TRUE）

terminal 指定输出根结点的数目（TRUE），还是全部结点的数目（FALSE）。

五、随机森林在应用过程中的若干问题

将 Bagging 集成技术和决策树组合而成的随机森林模型虽然比其他单一树模型增大了计算总量，但是它较大幅度地提高了预测准确性，并且具有以下优点：

1．采用并行方法训练样本。对于大样本数据，在训练速度上具有优势。

2．对训练样本集进行多次随机抽样，使模型方差较小，预测能力好。

3．得益于随机选择决策树结点的特征，这使得模型在处理高维度数据时保持高效，对部分特征缺失不敏感，能够判断不同特征对预测的重要性。

4．另外，在实际的应用过程中，针对实际使用场景的不同，对各类别所占权重方面加以改进，可以使模型的结果精确、高效，且更加符合现实意义。

相比 CART 算法，由于采用了 Bagging 技术，随机森林精度更优，抗过拟合性更好。与支持向量机相比，随机森林在处理大数据时速度更快。与基于 Boosting 框架的 AdaBoost 和梯度提升树相比，随机森林的实现更为简单。与神经网络方法相比，随机森林可以很好地解决统计方法对假设有较强要求的问题。

基于以上特点，随机森林在医学数据挖掘中可发挥重要的作用。但随机森林也存在不足之处，比如当无差异变量的比例增加时，它的预测准确度将有所下降，这需要在今后的应用过程中对其继续进行研究以及改进。随机森林作为一种性能优越的数据分析技术，有待于学者们的进一步研究，从而更好地促进其在医学数据挖掘中的进步与发展。

第七节　Boosting 算法和 AdaBoost 算法

一、算法概述

在第六节中，我们实现了通过并行训练多个相对独立的分类树来对乳腺癌分类的构想。现在，我们不采取一次性生成多棵树的做法，而是先生成一棵树来对乳腺癌进行分类，从第一棵树上获得相关的经验，然后再基于获得的经验来生成第二棵树……以此类推，直到

生成足够的树。然后，根据每棵树的表现性能赋予对应的权重，这样就可以把多个分类树的预测加权组合成一个一致估计，从而实现乳腺癌性质的分类。

以上策略正是 Boosting 集成算法的思想体现。Boosting，也称为增强学习或提升法，与 Bagging 一样，Boosting 是一种重要的集成学习技术，通过依次构建若干个弱学习器，然后采取某种加权组合策略形成一个强学习器。Boosting 技术的应用十分广泛，它能够和多种机器学习算法相结合，以提高原算法的预测性能，如我们前面所介绍的 kNN 算法、CART 算法、SVM 等均可结合 Boosting 技术。AdaBoost 是 Boosting 算法的成功代表。本节从 Boosting 算法的基本思想以及 AdaBoost 算法的基本原理展开介绍。

二、Boosting 算法的步骤

我们在第六节中提到，Bagging 技术是并行训练多个弱学习器从而生成强学习器，它的思想是随机抽取样本，并且各个子模型相对独立，求取最终一致估计时采取平均值法或投票法。不同于 Bagging 技术，Boosting 技术采用串行的方式依次训练多个弱学习器，每一步所产生的弱学习器都会加权累加到最终模型，即认为各个子模型之间是存在依赖关系的。另外，Boosting 对每个子模型采用同一个训练集，不存在重复随机抽样的过程，它通过改变训练样本的权重分布来生成多个不同但强相关的弱学习器。

Boosting 算法的具体步骤为（图 11-5）：

1．给定原始训练集 D，先基于 D 按等样本权重构建首个弱学习器。

2．更新权重：根据新构建的弱学习器的表现计算对应的弱学习器权重以及下一轮的样本权重分布。

3．构建新的弱学习器：使用最新加权样本集构建新的弱学习器。

4．重复步骤 2、3 直到产生足够的弱学习器。把所生成的弱学习器加权相加成强学习器。

Boosting 算法每生成一个学习器都可以获得一定的经验，并把积累的经验应用到下一个学习器中，这就是它可提升性的体现。

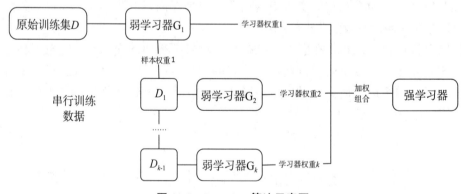

图 11-5　Boosting 算法示意图

三、Boosting 算法的权重

（一）训练数据的权重

我们使用一个简单的示意图来介绍 Boosting 算法中的权重是如何更新样本权重分布的

（图 11-6）。我们首先假设在样本数据权重相等的情形下进行分类，一个良性实例被误分类为恶性实例。医学中的分类问题尤为重要，我们如何才能尽量降低误分类的风险呢？为了使分类结果尽可能正确，我们需要重点关注这些误分类点，通过赋予误分类点更大的权重，使它们向正确的分类边界移动，直到可以获得正确的分类结果。这就是 Boosting 算法更新样本分布的目的。

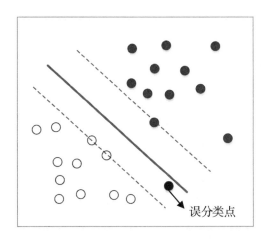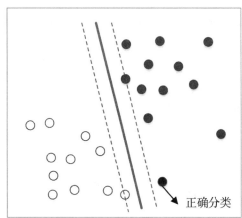

图 11-6　样本权重更新示意图
左图为样本等权重分布的分类示意图，右图为样本加权分布的分类示意图

（二）弱学习器的权重

依次构建足够的弱学习器后，我们如何将它们的预测更好地结合呢？ Boosting 技术使用了更新弱学习器权重的思想，具体的做法体现在：泛化能力越好的学习器，对应的权重就越大，即更加重视表现出色的学习器。进一步将弱学习器的预测按权重合并为一致估计，就是强学习器的目标输出。

四、AdaBoost 算法

AdaBoost（adaptive boosting），也称为自适应增强算法，是 Boosting 集成技术与自适应方法的结合。自适应方法的基本思想是：在训练各个学习器时，采用按顺序依次生成的方法，每构建一个新的学习器时需要在一定程度上依赖前一个学习器的经验。

我们以分类树作为弱学习器为例，介绍 Adaboost 模型的原理和构建步骤：

1．对于给定训练集 $\{(\bar{x}_i, \bar{y}_t)\}_{i=1}^{n} \in D$，首先要初始化训练样本的权值分布，赋予每个样本相同的初始权重。以 w_h（$h = 1, 2, \cdots, H$）表示第 h 轮权重向量，则初始化的权重向量 w_1 见式 11-38：

$$w_1 = (w_{11}, w_{12}, \cdots, w_{1n}) \tag{式 11-38}$$

$$w_{1i} = \frac{1}{n}, \, i = 1, 2, \cdots, n$$

2．初始化样本权重后，借助 Boosting 技术开始依次构建子分类树。在每一轮迭代的过程中，通过种树和剪枝过程，获取低误差率的分类树作为子分类树。如在第 h 轮迭代中的

子分类树记为 $F_h(x)$。

3. 计算在第 h 轮迭代中 $F_h(x)$ 的误差率 e_h，见式 11-39：

$$e_h = \sum_{i=1}^{n} w_{hi} I\left[G_h(\vec{x_i}) \neq y_i\right] \qquad （式 11-39）$$

式 11-39 中，$I(\cdot)$ 为指示性函数。可以看出，$G_h(x)$ 中错分类样本的权重之和等于它的误差率。

4. 基于 $G_h(x)$ 的误差率 e_h 来计算它在最终分类器中的权重 a_h，见式 11-40：

$$a_h = \frac{1}{2} \ln \frac{1-e_h}{e_h} \qquad （式 11-40）$$

式 11-40 中，当 $e_h \leq \frac{1}{2}$ 时，$a_h \geq 0$，且 a_h 随着 e_h 减少而增大，表示分类效果越好的子分类树在最终分类器中的权重也就越大。

4. 基于 $G_h(x)$ 的样本权重 w_h 和子分类树权重 a_h 计算第 $(h+1)$ 轮训练样本权重 w_{h+1}，见式 11-41：

$$w_{h+1} = (w_{h+1,1}, w_{h+1,2}, \cdots, w_{h+1,n}) \qquad （式 11-41）$$

$$w_{h+1,i} = \frac{w_{h,i} \cdot e^{-a_h y_i G_h(\vec{x_i})}}{\sum_{i=1}^{n} w_{h,i} \cdot e^{-a_h y_i G_h(\vec{x_i})}}$$

从式 11-41 可以看出，第 h 轮中如果样本 $\vec{x_i}$ 分类正确，则 $y_i G_h(\vec{x_i}) = 1$，则 $\vec{x_i}$ 在第 $(h+1)$ 轮的权值 $w_{h+1,1}$ 变小。反之，则 $\vec{x_i}$ 在第 $(h+1)$ 轮的权值 $w_{h+1,i}$ 变大。

6. 采用加权线性相加的方式组合所有子分类树（式 11-42），进一步得到最终的分类器（式 11-43）。

$$g(x) = \sum_{h=1}^{H} a_h F_h(x) \qquad （式 11-42）$$

$$G(x) = \text{sign}\left[g(x)\right] = \text{sign}\left[\sum_{h=1}^{H} a_h F_h(x)\right] \qquad （式 11-43）$$

五、AdaBoost 算法在 R 软件的实现

R 软件中，adabag 包中的 Boosting（）函数可以构建 AdaBoost 模型。
【语法】

Boosting（formula，data，boos = TRUE，mfinal = 100，coeflearn = 'Breiman'，control，...）

【重要参数】
boos：是否指定样本权重。boos=TRUE 则使用迭代时更新的权重，boos=FALSE 则表示对每个观测使用相同的权重。

mfinal：指定迭代次数，即弱学习器的个数。

coeflearn：指定弱学习器权重的计算方式，默认情况下采用"Breiman"的方法，此时根据式 11-28 更新学习器权重。

六、AdaBoost 算法在应用过程中的若干问题

AdaBoost 算法在机器学习领域十分重要，它可以与多种机器学习算法相结合以提高预测性能。一方面，AdaBoost 算法通过自适应学习算法来降低误差率，多次迭代后达到预期的效果。在另一方面，它并不需要知道样本空间的精确分布，每个样本经过弱学习器调节后，通过权重的高低更新分布。该算法可以很容易地应用到实际问题，目前该算法在人脸识别和图像检索方面的应用较为成熟。

同时，在使用 AdaBoost 算法时，有以下几点值得注意：首先，需要考虑 AdaBoost 迭代次数，即弱学习器的数量，通常使用交叉验证来确定。其次，相比基于 Bagging 技术的随机森林算法，尽管 AdaBoost 算法以学习器的泛化能力来更新样本权重和学习器权重，从而达到自适应增强学习的目的，但这也使得 AdaBoost 算法容易受到异常点的影响，因为异常点在迭代中会获得较高的权重，这可能会干扰最终的强学习器的目标输出。另外，弱学习器是依次迭代地按照某种依赖关系来生成的，难以并行训练数据，造成计算效率低下。

小　结

在本章中，我们讨论了几种经典机器学习算法的基本原理以及它们在医学大数据挖掘中的应用。

对于分类问题，可以考虑本章中的 kNN、SVM、分类树、随机森林和 AdaBoost 算法。kNN 算法在处理小样本、低特征维度和非线性分类时可作为一种优先选择。它的原理简单且容易实现，对异常点不敏感，预测准确度高，但是计算量大，处理不平衡样本时效果会明显下降。SVM 作为一种传统的二分类算法，面对小样本、大型特征空间和非线性分类的数据具有优势。它可以有效避免过拟合，分类性能好。另外，SVM 在处理多分类问题时也有相对成熟的应用。但是该算法内存消耗大，对大规模的数据集难以实施，对缺失数据敏感，关乎参数调整的问题时也比较复杂。分类树更多被用来分析大型数据集以及用于存在特征缺失等方面的问题时。树模型易于解释，能很好地处理特征间的交互关系，能用较短的时间训练大型的数据集并获得良好的结果，但容易造成过拟合的问题。基于分类树的随机森林算法和 AdaBoost 算法则在保留了分类树优点的同时，还可以有效避免过拟合，提高分类的准确度，但是计算量要大于分类树。

对于回归问题，可以考虑本章中的 kNN、SVM、回归树等算法，这些算法在处理回归任务时的特点和在分类任务中基本一致。另外，我们还可以考虑其他的回归模型，如线性回归、logistic 回归、分位数回归、广义线性回归以及广义相加模型等。当特征维度过高时，考虑使用岭回归或 LASSO 算法进行特征选择，它们可以和上面提到的回归模型相结合，进行系数压缩或变量选择，对于避免过拟合、提高模型可解释性有很大帮助。

随机森林和 AdaBoost 算法是两种著名的集成学习算法。随机森林算法是 CART 与 Bagging 集成技术的结合，AdaBoost 算法则包含了自适应方法和 Boosting 集成技术的思想，是一种高精度学习器。相比 AdaBoost 算法，随机森林算法的优点是更容易实现，可以判断特征的重要性，并行训练的方法使得它在处理相同数量的子模型时效率更高，并且对异常点的敏感度也低于 AdaBoost 算法。AdaBoost 算法相比于随机森林算法的优点则是它可以和多种基学习器相结合，自适应提升的思想使得它不需要生成太多的子模型，就能获得较高

的精度。

　　尽管这些算法非常强大，但在机器学习世界中它们不是万能的。在实际应用的过程中，分析者们尤其要注意根据问题的实际情况来选取合适的机器学习算法。首先，需要明确研究目标，即确定数据挖掘的目标属于分类、聚类、回归以及关联分析中的哪一种。还要充分考虑研究数据的特点，包括数据的样本量、特征维度、特征类型、特征相关性、缺失情况等。此外，也可以考虑我们所能接受的运算时间和空间。综合上述因素以及不同算法的特点，从而选择对特定研究问题更为合理、高效的分析方法。总之，机器学习算法作为数据挖掘的重要途径，在医学数据挖掘日益发展的背景下，通过对数据的学习、积累经验并自动提高性能，将帮助我们从复杂而独特的医学数据中挖掘出重要的信息。

（吴海盛　陈煜亮　郭　貔 编，陈大方 审）

参考文献

范九伦，2012．模式识别导论．西安：西安电子科技大学出版社．

周志华，2016．机器学习．北京：清华大学出版社．

Altman N，et al.，2017. Points of significance：ensemble methods：Bagging and random forests. Nature Methods，14（10）：933-934.

Breiman L，1996．Bagging predictors. Machine Learning，24（2）：123-140.

Breiman L，2001．Random Forests. Machine Learning，45（1）：5-32.

Bzdok D，et al.，2018. Points of significance：machine learning：supervised methods. Nature Methods，15（1）：5-6.

Choi H，et al.，2018. Predicting Cognitive Decline with Deep Learning of Brain Metabolism and Amyloid Imaging. Behavioural Brain Research：S0166432818301013.

Cule E，et al.，2012. A semi-automatic method to guide the choice of ridge parameter in ridge regression. arXiv：1205.0686v1[stat. AP].

Guo P，et al.，2015. Improved variable selection algorithm using a lasso-type penalty，with an application to assessing hepatitis B infection relevant factors in community residents. PLOS ONE，10（7）：e0134151.

Keerthi S S，et al.，2003. SMO algorithm for least-squares SVM formulations. Neural Computation，15（2）：487-507.

Kirk M，2015. Thoughtful machine learning. Cambridge，MA：Oreilly Vlg Gmbh & Co.

Krzywinski M，et al.，2017. Points of significance：classification and regression trees. Nature Methods，14（8）：757-758.

Lantz B，2015. Machine Learning with R. Birmingham: Packt Publishing.

Oikonomou E，2019．A novel machine learning-derived radiotranscriptomic signature of perivascular fat improves cardiac risk prediction using coronary CT angiography. The Europe Heart Journal，40（43）：1-15.

Rätsch G，et al.，2001. Soft margins for AdaBoost. Machine Learning，42（3）：287-320.

Zbancioc M，et al.，2012. Emotion recognition of the SROL Romanian database using fuzzy KNN algorithm// Electronics and Telecommunications（ISETC），2012 10th International Symposium on IEEE.

Zhang H，et al.，2017. A dye-assisted paper-based point-of-care assay for fast and reliable blood grouping. Science Translational Medicine，9（381）：eaaf9209.

第十二章　大数据分析和挖掘的常用软件及平台

第一节　大数据分析和挖掘常用软件介绍

随着大数据时代的到来，对数据的探索、分析和挖掘成为大数据分析领域的基本技能之一。数据的探索和分析离不开数据分析软件，R 和 Python 作为数据分析常用的两种编程语言，在数据分析和挖掘领域受到越来越多用户的青睐和认可。

一、R 语言简介

R 语言由 S 语言演变而来，两者在统计学上均有广泛的应用。S 语言是 20 世纪 70 年代由贝尔实验室开发的用于数据统计分析和绘图的语言，基于 S 语言的商业软件 S-PLUS 是 S 语言的最初实现版本。1995 年由 Auckland 大学统计系的 Robert Gentleman 和 Ross Ihaka 等开始编制 R 语言，目前主要由一批志愿者组成的 R 核心开发团队负责 R 语言的开发与维护。

R 语言是目前最广泛使用的统计编程语言之一，除了免费、开源，还具有如下优点：

1．R 语言有丰富的第三方包，截止到 2019 年 7 月，CRAN 上已累计收录超过 14 000 个 R 包，覆盖数据清洗、分析和挖掘等的各个方面，如用于数据清洗和转换的 dplyr、tidyr、lubridate 和 stringr 包等，用于数据分析和挖掘的 Hmisc、e1071、glmnet、gbm 和 xgboost 包等。丰富的 R 包大大降低了实践数据分析和挖掘的难度。

2．可移植性强。R 语言可以运行在 Windows、Linux、UNIX 和 Macintosh 操作系统之上，能在各平台之间平滑移植。

3．R 语言还具有优秀的数据可视化能力（ggplot、lattice 等），并可兼容不同来源、不同格式的数据，除了传统的逗号或制表符分隔的常见数据格式，还支持其他软件专有的格式，如 Excel、Stata、SPSS、SAS 等，以及网络数据传输或 NoSQL 数据库中广泛使用的 JSON 格式，甚至能连接各种 SQL 或 NoSQL 数据库。

4．R 语言编写的代码能很容易被其他用于数据分析和挖掘的软件平台调用（如 Python、Julia 等）。R 语言也能方便地调用 C、C++、Java、Python 等其他编程语言，使其能更好地为数据挖掘工作服务。

二、R 语言的传统局限性

R 语言也有两个明显的局限性。一是数据通常必须加载到内存，电脑的内存大小可能成为限制 R 语言使用的瓶颈。目前大多数个人电脑的内存大小为 4 G ~ 16 G，同时我们还要考虑数据运算需要花费的内存，所以实际上，加载进内存用于分析的数据最好不要超过电脑内存的 60% ~ 70%，否则电脑会出现卡顿、没有响应等。二是 R 软件的运行速度通常较慢（通常比 Python 要慢），处理大数据需要花费比其他软件更多的时间。虽然 R 语言底层核心很大一部分是由 C 语言编写的，很多算法也由 C 或 Fortran 语言实现，但 R 语言仍然比原本编写它的语言慢很多，除了与 R 软件核心是单线程有关之外，可能还与 R 软件的内存管理有关。

尽管传统 R 语言存在局限性，但针对两个主要的局限性，已经有了相应的解决办法。除了后续章节介绍的分布式计算之外，这里我们主要介绍解决单机上 R 语言局限性的方法。

三、R 及 RStudio Server 的安装

考虑到后续章节我们要介绍的 Hadoop 集群需要在 Ubuntu Linux 上运行，我们直接介绍在 64 位 Ubuntu 14.04 上安装 R 及其集成开发环境（integrated development environment，IDE）RStudio Server 的方法。

RStudio Studio 为服务器版本的 RStudio，具有用户界面友好，支持文本高亮、代码自动补全，可多人远程登录服务器协作编写代码等特点。

（一）R 软件的安装

最简单的 R 软件安装方式是从 http：//www.r-project.org 下载 R 软件安装包，并进行安装，这里不做介绍。本章中，我们介绍 Ubuntu Linux 下另一种安装 R 软件的方法。为了下载较新版本的 R 软件，需先更新软件下载源，在 shell 下执行下面的命令：

$ sudo gedit /etc/apt/sources.list

添加下载源信息并保存，可以下载到较新的 3.4 版本的 R 软件。

$ deb https：//cloud.r-project.org/bin/linux/ubuntu trusty/

更新源信息。

$ sudo apt-get update

下载并安装 R 软件。

$ sudo apt-get install r-base

安装完成后，在 shell 中输入 R，见图 12-1，表示 R 软件安装成功。

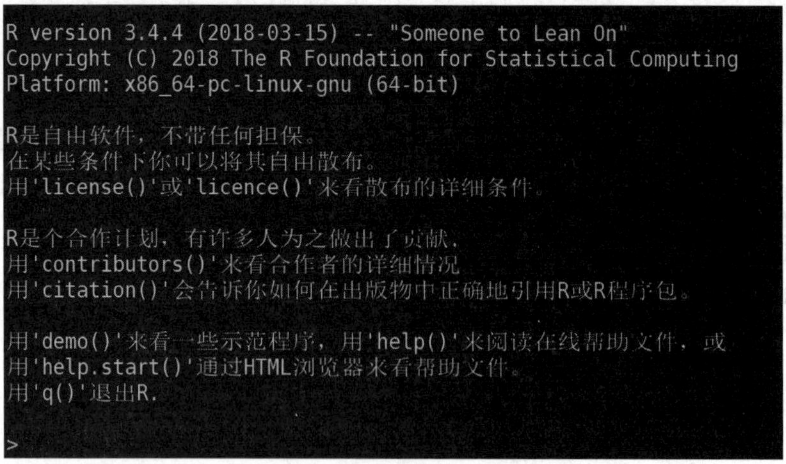

```
R version 3.4.4 (2018-03-15) -- "Someone to Lean On"
Copyright (C) 2018 The R Foundation for Statistical Computing
Platform: x86_64-pc-linux-gnu (64-bit)

R是自由软件，不带任何担保。
在某些条件下你可以将其自由散布。
用'license()'或'licence()'来看散布的详细条件。

R是个合作计划，有许多人为之做出了贡献.
用'contributors()'来看合作者的详细情况
用'citation()'会告诉你如何在出版物中正确地引用R或R程序包。

用'demo()'来看一些示范程序，用'help()'来阅读在线帮助文件，或
用'help.start()'通过HTML浏览器来看帮助文件。
用'q()'退出R.

>
```

图 12-1　R 软件安装成功界面

（二）RStudio Server 的安装

在 shell 中输入如下命令：

$ sudo apt-get install gdebi-core
# 下载 RStudio Server。
$ wget https：//download2.rstudio.org/server/trusty/amd64/rstudio-server-1.2.5001-amd64.
deb
# 安装 RStudio Server。
$ sudo gdebi rstudio-server-1.2.5001-amd64.deb

RStudio Server 安装完成之后可以通过服务器的 8787 端口登录访问，输入 http：//
＜ IPAddress ＞：8787（IPAddress 为服务器地址），访问 RStudio Server 页面见图 12-2。在
登录界面输入服务器的登录账号和密码即可。

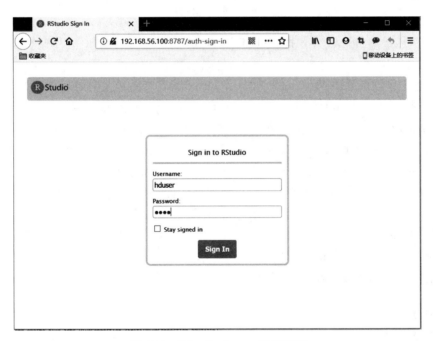

图 12-2　RStudio Server 登录界面

输入服务器登录账号和密码之后，进入 RStudio Server，界面主要由四部分组成，见图
12-3。

四、突破 R 软件的传统局限性

（一）使用 ff 和 ffbase 包解决单机 R 软件内存不足的问题

Adler 等开发的 ff 包，是使用 R 软件处理大数据时内存不足的流行解决方案（Adler et
al.，2018）。它将数据集分块存储在磁盘上，同时在 R 软件中建立 ff 或 ffdf 对象来描述并映
射磁盘上的数据块，起到减少内存使用的效果。

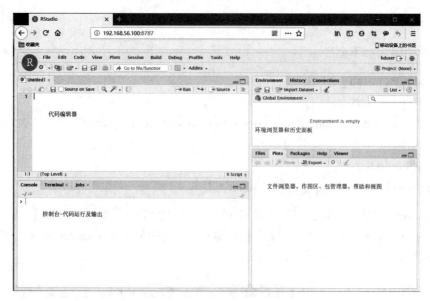

图 12-3　RStudio Server 界面

1. 使用 ff 包读取数据集　示例中使用的 tripdata2015.csv 数据集是花旗共享单车 2015 年的骑行数据，可以从 https：//www.citibikenyc.com/system-data 下载。我们选取了 17 个变量描述每次骑行记录，如 tripduration（骑行时间，秒）、start_station_id（开始站点 ID）、stop_station_id（结束站点 ID）、bikeid（自行车 ID）、usertype（用户类型）、birth_year（出生年份）、gender（性别）、start_time（骑行开始时间）、stop_time（骑行结束时间）、start_year（骑行开始年份）、start_month（骑行开始月份）、start_day（骑行开始日）、start_hour（骑行开始小时）、stop_year（骑行结束年份）、stop_month（骑行结束月份）、stop_day（骑行结束日）、stop_hour（骑行结束小时），共 9 937 969 条记录，数据大小 990M，算不上大数据，但是足够展示 ff 和 ffbase 包的基本用法。

使用 ff 包读取数据集，执行如下代码：

```
> library（ff）
> library（ffbase）
# 新建文件夹 ff_dir，用来保存 ff 读取数据过程中需要保存的二进制数据块。
> ff_dir < - 'ff_dir'
> dir.create（ff_dir）
> options（fftempdir = paste（getwd（），'/'，ff_dir，sep = ''））
> trip_ff < - read.csv.ffdf（file = 'tripdata2015.csv',
                    VERBOSE = TRUE,
                    header = TRUE,
                    next.rows = 100000）
#next.rows 参数表示每个数据块包含的行数。
# 读取数据过程中，控制台中显示的内容：
read.table.ffdf 1..100000（100000）csv-read=0.6sec ffdf-write=0.06sec
```

read.table.ffdf 100001..200000 （100000）csv-read=0.53sec ffdf-write=0.05sec

read.table.ffdf 200001..300000 （100000）csv-read=0.59sec ffdf-write=0.05sec…………

read.table.ffdf 9800001..9900000 （100000）csv-read=1.08sec ffdf-write=0.24sec

read.table.ffdf 9900001..9937969 （37969）csv-read=0.53sec ffdf-write=0.19sec

csv-read=54.19sec　ffdf-write=12.83sec　TOTAL=70.02sec

查看 trip_ff 对象的类型。

> class（trip_ff）

[1] "ffdf"

查看生成的 ffdf 对象大小

> object.size（trip_ff）

83288816 bytes

查看 trip_ff 的数据结构

> str（trip_ff）

图 12-4 展示了数据中的变量与磁盘中的二进制文件是如何映射的。原始数据集的每个变量在磁盘上被单独存储为一个二进制文件。

```
$ physical: List of 17
.. $ tripduration    : list()
..  ..- attr(*, "physical")=Class 'ff_pointer' <externalptr>
..  .. ..- attr(*, "vmode")= chr "integer"
..  .. ..- attr(*, "maxlength")= int 9937969
..  .. ..- attr(*, "pattern")= chr "ffdf"
..  .. ..- attr(*, "filename")= chr "C:/Users/Administrator/Desktop/tmpdir/ff_dir/ffdf48745a0351ba.ff"
..  .. ..- attr(*, "pagesize")= int 65536
..  .. ..- attr(*, "finalizer")= chr "delete"
..  .. ..- attr(*, "finonexit")= logi TRUE
..  .. ..- attr(*, "readonly")= logi FALSE
..  .. ..- attr(*, "caching")= chr "mmnoflush"
..  ..- attr(*, "virtual")= list()
..  .. ..- attr(*, "Length")= int 9937969
..  .. ..- attr(*, "Symmetric")= logi FALSE
..  .. ..- attr(*, "class")= chr "virtual"
.. .. - attr(*, "class") =  chr [1:2] "ff_vector" "ff"
.. $ start_station_id list()
..  ..- attr(*, "physical")=Class 'ff_pointer' <externalptr>
..  .. ..- attr(*, "vmode")= chr "integer"
..  .. ..- attr(*, "maxlength")= int 9937969
..  .. ..- attr(*, "pattern")= chr "ffdf"
..  .. ..- attr(*, "filename")= chr "C:/Users/Administrator/Desktop/tmpdir/ff_dir/ffdf48741eb1684c.ff"
..  .. ..- attr(*, "pagesize")= int 65536
..  .. ..- attr(*, "finalizer")= chr "delete"
..  .. ..- attr(*, "finonexit")= logi TRUE
..  .. ..- attr(*, "readonly")= logi FALSE
..  .. ..- attr(*, "caching")= chr "mmnoflush"
..  ..- attr(*, "virtual")= list()
..  .. ..- attr(*, "Length")= int 9937969
..  .. ..- attr(*, "Symmetric")= logi FALSE
..  .. ..- attr(*, "class")= chr "virtual"
```

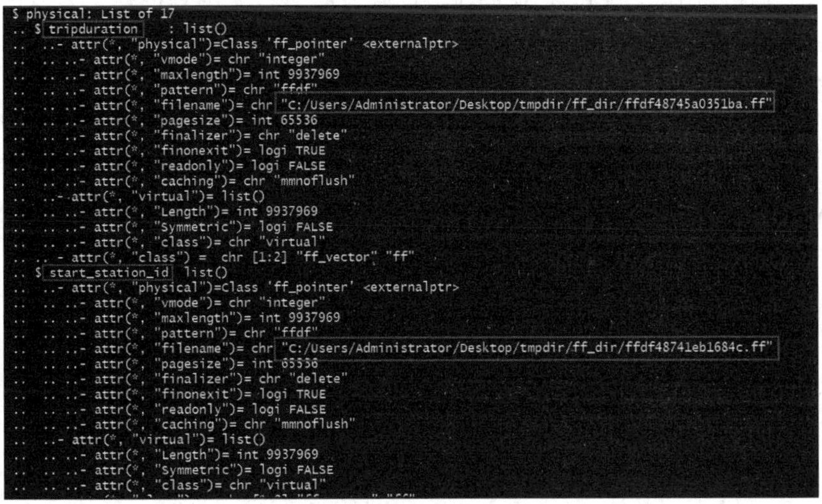

图 12-4　ffdf 数据的结构

从上面的数据读取过程可以看出，骑行数据被分成了 100 块，最后一块包含原始数据的 37 969 行，数据读写共用了 70.02 秒。最后生成的 ffdf 对象 trip_ff 变量约 80M。

读取原始数据过程中，磁盘上生成 17 个 ff 数据文件，对应原始数据的 17 个变量，每个约 38M(图 12-5)，整个读取过程中,R 软件的内存使用量为 300 ~ 360M，没有明显波动。调用垃圾回收方法 gc（）之后，内存使用达到最低，稳定在 295M。我们再用常用的 read.csv（）方法读取相同的数据。

> trip_df < - read.csv（"trip_df.csv"，header = TRUE）

名称	类型	大小
ffdf28ec1a2a429e.ff	FF 文件	38,821 KB
ffdf28ec2e191321.ff	FF 文件	38,821 KB
ffdf28ec2f2024d7.ff	FF 文件	38,821 KB
ffdf28ec3f735780.ff	FF 文件	38,821 KB
ffdf28ec4f5d2cc4.ff	FF 文件	38,821 KB
ffdf28ec5eb133d9.ff	FF 文件	38,821 KB
ffdf28ec6c032590.ff	FF 文件	38,821 KB
ffdf28ec6e442b96.ff	FF 文件	38,821 KB
ffdf28ec29cc377d.ff	FF 文件	38,821 KB
ffdf28ec52f7b89.ff	FF 文件	38,821 KB
ffdf28ec215176d5.ff	FF 文件	38,821 KB
ffdf28ec634132c0.ff	FF 文件	38,821 KB
ffdf28ec6641177.ff	FF 文件	38,821 KB
ffdf28ec53301482.ff	FF 文件	38,821 KB
ffdf28eca5b72de.ff	FF 文件	38,821 KB
ffdf28eca667f6e.ff	FF 文件	38,821 KB
ffdf28ecce2670e.ff	FF 文件	38,821 KB

图 12-5　ff 数据文件

使用 read.csv（）方法，数据读取过程用了 68.42 秒，生成的 data.frame 对象 trip_df 变量约 750M，读取过程中内存使用量在 1.3G ~ 1.9G 之间震荡，最高时达到 3.3G，读取完成之后 R 软件的内存使用量为 1.8G。使用垃圾回收方法 gc（）清理内存之后，内存使用量稳定在 900M。

相较传统的 read.csv（），ff 包导入数据生成的 R 变量的内存占用大小大约只有前者的 1/10，且读取过程中更少占用内存。虽然 ff 包在数据读取过程中有频繁的磁盘读写，但整体读取时间只比 read.csv（）多了不到 2 秒，在内存不足的情况下可以考虑使用 ff 包导入数据。本章只介绍了 ff 包的一些基本用法，可以访问 http：//ff.r-forge.r-project.org/ 了解更多 ff 包的使用方法。

2. 使用 ffbase 包操作 ffdf 对象　由 de Jonge 等开发完成的 ffbase 包对 ff 包进行了扩展，允许用户对 ff（类似于 R 中的向量）或 ffdf（类似于 R 中的 data.frame）对象进行更多的统计和数据运算，包括基本统计描述、数据转换和聚合等操作（de Jonge et al.，2016）。对于 ff 或 ffdf 对象，可以直接使用许多基本的核心 R 方法或者第三方包，而不需要转换成 vector 或 data.frame。例如可以通过如下命令查看 ffdf 对象的列名：

> names（trip_ff）

查看 trip_ff 列名（图 12-6）。

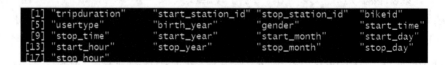

```
 [1] "tripduration"    "start_station_id" "stop_station_id"  "bikeid"
 [5] "usertype"        "birth_year"       "gender"           "start_time"
 [9] "stop_time"       "start_year"       "start_month"      "start_day"
[13] "start_hour"      "stop_year"        "stop_month"       "stop_day"
[17] "stop_hour"
```

图 12-6　trip_ff 的列名

可以通过 mean 查看平均骑行时间：

> mean（trip_ff$tripduration）

[1] 968.0877

可以使用 quantile 查看骑行时间的分位数（图 12-7）：

> quantile（trip_ff$tripduration，c（0，0.25，0.50，0.75，1））

```
 0%      25%     50%      75%      100%
 60      389     629      1049     5864661
```

图 12-7　骑行时间的分位数

也可以使用 ffbase 中的方法，按照月份分组统计单次骑行的平均时间（图 12-8）：

> ff_sub < - subset.ffdf（trip_ff，gender == 1 & start_month == 1）
> mean_tripdur_by_month < - ffdfdply（x = trip_ff，

split = as.character.ff（trip_ff$start_month），

    FUN = function（x）{

        data.frame（month = x$start_month［1］，mean_dur = mean（x$tripduration））

                },

BATCHBYTES = 5000）

```
ffdf (all open) dim=c(12,2), dimorder=c(1,2) row.names=NULL
ffdf virtual mapping
           PhysicalName VirtualVmode PhysicalVmode  AsIs VirtualIsMatrix
month            month       integer       integer FALSE          FALSE
mean_dur      mean_dur        double        double FALSE          FALSE
           PhysicalIsMatrix PhysicalElementNo PhysicalFirstCol PhysicalLastCol
month                 FALSE                 1                1               1
mean_dur              FALSE                 2                1               1
           PhysicalIsOpen
month                TRUE
mean_dur             TRUE
ffdf data
      month   mean_dur
1    9.0000  1050.8498
2   10.0000  1079.9535
3    8.0000  1017.4787
4    7.0000   967.6701
5   11.0000   972.0187
6    5.0000  1000.2338
7    6.0000   904.6028
8   12.0000   945.7116
9    4.0000   929.8845
10   3.0000   734.3167
11   1.0000   654.3256
12   2.0000   649.3832
```

图 12-8　按月份分组的单次骑行平均时间

如需了解更多 ffbase 包的使用方法，可以访问 https：//github.com/edwindj/ffbase。

（二）使用 data.table 提升 R 软件性能

下面介绍一个极为高效灵活的 R 包——data.table。它由 Dowle 等开发（Dowle et al.，2019）。data.table 语法简单灵活，提供了非常快速的数据读取、筛选、转换和聚合功能，且与 data.frame 之间过渡非常平滑。如果找不到 data.table 中的方法，可以直接使用 data.frame 的方法对 data.table 进行操作，而不需要显示转换数据结构。data.table 与 data.frame 一样，依然需要将数据和创建的 data.table 对象存储在内存之中，不过它在内存管理方面做了极大的优化。相较 data.frame，其数据操作过程减少了内存使用，并且加快了数据处理速度，尤其在处理大数据时更具优势。下面亲自体验一下 data.table。

1．使用 fread（）导入数据　为了展示 data.table 对 R 软件性能的提升，我们继续采用前面章节测试 ff 和 ffbase 包用的数据集“花旗共享单车 2015 年骑行数据”，通过 data.table 包的 fread（）函数来读入该数据集（图 12-9）。

> library（data.table）

> trip_dt < - fread（'tripdata2015.csv'，sep = '，'，stringsAsFactors = FALSE，verbose = TRUE）

```
==============================
   0.002s (  0%) Memory map 0.967GB file
   0.006s (  1%) sep=',' ncol=17 and header detection
   0.000s (  0%) Column type detection using 10047 sample rows
   0.039s (  3%) Allocation of 10935690 rows x 17 cols (0.815GB) of which 9937969 ( 91%) rows used
   1.073s ( 96%) Reading 996 chunks (0 swept) of 0.994MB (each chunk 9977 rows) using 12 threads
   +    0.159s ( 14%) Parse to row-major thread buffers (grown 0 times)
   +    0.886s ( 79%) Transpose
   +    0.028s (  2%) Waiting
   0.000s (  0%) Rereading 0 columns due to out-of-sample type exceptions
   1.120s        Total
```

图 12-9　fread（ ）读取数据

> str（trip_dt）# 查看 trip_dt 的内部结构（图 12-10）。

```
Classes 'data.table' and 'data.frame':  9937969 obs. of  17 variables:
 $ tripduration    : int  1346 363 346 182 969 496 152 1183 846 576 ...
 $ start_station_id: int  455 434 491 384 474 512 498 405 450 160 ...
 $ stop_station_id : int  265 482 505 399 432 383 474 174 488 174 ...
 $ bikeid          : int  18660 16085 20845 19610 20197 20788 19006 17640 15691 17837 ...
 $ usertype        : chr  "Subscriber" "Subscriber" "Subscriber" "Subscriber" ...
 $ birth_year      : int  1960 1963 1974 1969 1977 1969 1972 1985 1991 1991 ...
 $ gender          : int  2 1 1 1 1 2 1 2 1 1 ...
 $ start_time      : chr  "2015-01-01 00:01:00" "2015-01-01 00:02:00" "2015-01-01 00:04:00" "2015-01-01 00:04:00" ...
 $ stop_time       : chr  "2015-01-01 00:24:00" "2015-01-01 00:08:00" "2015-01-01 00:10:00" "2015-01-01 00:07:00" ...
 $ start_year      : int  2015 2015 2015 2015 2015 2015 2015 2015 2015 2015 ...
 $ start_month     : int  1 1 1 1 1 1 1 1 1 1 ...
 $ start_day       : int  1 1 1 1 1 1 1 1 1 1 ...
 $ start_hour      : int  0 0 0 0 0 0 0 0 0 0 ...
 $ stop_year       : int  2015 2015 2015 2015 2015 2015 2015 2015 2015 2015 ...
 $ stop_month      : int  1 1 1 1 1 1 1 1 1 1 ...
 $ stop_day        : int  1 1 1 1 1 1 1 1 1 1 ...
 $ stop_hour       : int  0 0 0 0 0 0 0 0 0 0 ...
 - attr(*, ".internal.selfref")=<externalptr>
```

图 12-10　trip_dt 内部结构

从上面数据导入过程可以看出，data.table 的 fread（）函数导入数据花费的时间为 1.12 秒（图 12-9），而导入相同的数据集，read.csv.ffdf（）和 read.csv（）分别用了 70.02 秒和 68.42 秒，即 fread（）导入数据的速度相较 read.csv.ffdf（）和核心 R 方法的 read.csv（）有近 60 倍的提升。

2．使用 data.table 操作数据　data.table 可以通过［］括起来的索引操作进行子集筛选和数据聚合操作，其默认格式如下：

> dt［i，j，by］

上面的调用方式类似 SQL 查询。其中的 i 表示在哪些行上进行操作，即 SQL 中的

WHERE；j 表示是要进行什么操作，生成什么变量，类似 SQL 中的 SELECT；by 表示按照什么分组，类似 SQL 中的 GROUP BY。data.table 操作数据示例如下。

返回只有 a 列的 data.table：

> DT［, .（a）］

按照变量 c 分组统计 a 变量的和：

> DT［, .（sum（a）), by = c］

提取所有男性 2015 年 1 月 8：00 到 20：00 的骑行记录（以开始骑行时间为准）：

> subset1 < - trip_dt［gender == 1 & start_month == 1 & start_hour > = 8 & start_hour < = 20, ］

按用户类型和月份分组，统计单次平均骑行时间（图 12-11）：

> agg1_dt < - trip_dt［, .（mean_trip_dur = mean（tripduration）), by = .（usertype, start_month）]

	usertype	start_month	mean_trip_dur
1:	Subscriber	1	635.5291
2:	Customer	1	1589.2223
3:	Subscriber	2	639.7371
4:	Customer	2	1478.4185
5:	Subscriber	3	691.8304
6:	Customer	3	1821.9301
7:	Subscriber	4	812.5683
8:	Customer	4	1968.4727
9:	Subscriber	5	812.5814
10:	Customer	5	1890.0232
11:	Subscriber	6	775.4860
12:	Customer	6	1707.5784
13:	Subscriber	7	797.4683
14:	Customer	7	1821.9858
15:	Subscriber	8	824.2613
16:	Customer	8	1855.1024
17:	Subscriber	9	873.8278
18:	Customer	9	1960.4417
19:	Subscriber	10	911.1834
20:	Customer	10	2307.6388
21:	Subscriber	11	831.3714
22:	Customer	11	2211.6775
23:	Subscriber	12	797.3177
24:	Customer	12	2555.3098
	usertype	start_month	mean_trip_dur

图 12-11 单次平均骑行时间（按用户类型、月份分组）

这里只简单介绍 data.table 的使用，更多 data.table 包的介绍可以访问 https：//
Rdatatable.gitlab.io/data.table。除了后面要介绍的大数据处理平台，R 软件还可以与多种关
系型数据库（如 Oracle、MySQL、PostgreSQL、SQLite 等）或非关系数据库（MongDB 等）
结合，增强 R 软件处理和分析大数据的能力，限于篇幅，这里不再介绍。

五、Python 简介

Python 作为目前数据挖掘、机器学习、深度学习等领域最受欢迎的一门编程语言，其
在大数据分析和挖掘中的优势也凸显出来。在数据分析和挖掘、探索和数据可视化方面，
Python 不可避免地接近甚至优于其他开源或商业的编程语言或工具，如 R、SAS、MATLAB
和 Stata 等。近年来，Python 不断增加和改良的用于数据科学计算、数据分析和挖掘、数
据可视化及深度学习的库和框架越来越多，如 Numpy、Pandas、Matplotlib、Scikit-Learn、
Keras 和 TensorFlow 等；同时，主流的大数据处理平台也提供了 Python 接口，如 Hadoop、
Spark 等，使得 Python 在数据处理方面越来越得心应手。我们完全可以只使用 Python 这一
种语言完成数据分析、挖掘、可视化等一系列任务。

（一）Linux 上 Python 环境的安装

Python 安装方法很多，但是如果是将 Python 主要用于数据分析和挖掘，我推荐大
家使用 Python 发行版之一的 Anaconda，可以选择从清华大学的 TUNA（https：//mirrors.
tuna.tsinghua.edu.cn/anaconda/archive/）镜像下载适合自己电脑系统的版本。为什么选择
Anaconda 呢？ Anaconda 中集成了数百个用于科学计算的程序包，避免了多个程序包之间版
本不兼容的问题。Anaconda 还支持自定义开发环境（可根据工作需要搭建不同 Python 版本
的环境等）。同时，Anaconda 中还集成了许多方便好用的 IDE，如 Jupyter Notebook、Spyder
等。本章中，我们介绍下载 Ubuntu Linux 上安装 Anaconda 的方法。

在 shell 中执行下面的命令，下载 Anaconda 安装文件：

```
$ anaconda https：//mirrors.tuna.tsinghua.edu.cn/anaconda/archive/Anaconda3-2019.07-
Linux-x86_64.sh
```

进入 Anaconda 下载目录，给文件添加执行权限：

```
$ sudo chmod +x Anaconda3-2019.07-Linux-x86_64.sh
```

执行安装：

```
$ ./ Anaconda3-2019.07-Linux-x86_64.sh
```

添加环境变量：

```
$ vi /etc/profile
export ANACONDA_PATH=/home/hduser/anaconda3
export PATH=$ANACONDA_PATH/bin：$PATH
$ source /etc/profile
```

安装完成之后打开 Anaconda。

$ anaconda-navigator

Anaconda 界面见图 12-12，默认安装多种 Python IDE，如 Jupyter Lab、Jupyter Notebook 和 Spyder 等。Jupyter Notebook 界面见图 12-13，可以通过单击右上角的"新建"打开 Jupyter Notebook 代码编写页面（图 12-14）。

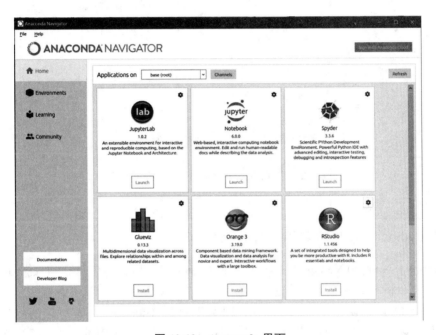

图 12-12　Anaconda 界面

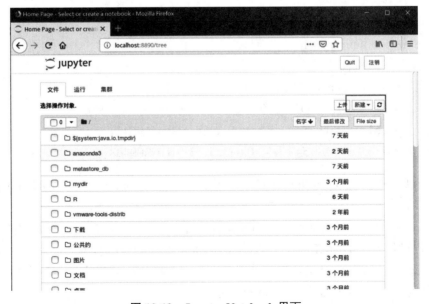

图 12-13　Jupyter Notebook 界面

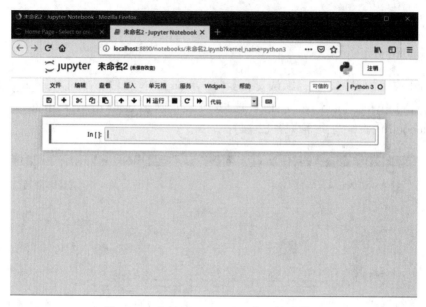

图 12-14　Jupyter Notebook 代码编写界面

（二）Python 中常用的数据分析和挖掘的库

1．Numpy　Numpy（Numerical Python）是 Python 中高性能科学计算和数据分析的基础，Python 中数据分析相关的库大多构建于其上。

Numpy 中最重要的一个特点就是其 N 维数组对象（ndarray），该对象是一个快速而灵活的大数据容器，具有矢量运算和复杂广播的能力，无需通过循环，可使用标准函数对整个数组快速进行运算。下面介绍一些 Numpy 的简单示例。

```
# 用 np 作为别名导入 numpy。
In〔1〕: import numpy as np
# 生成 3 行 4 列随机数组。
In〔2〕: np.random.random（（3，4））
Out〔2〕: array（〔〔0.9520727，0.16287597，0.43097028，0.86360106〕，
        〔0.31261717，0.93544248，0.11284288，0.42196431〕，
        〔0.90121505，0.11543204，0.63625195，0.99309438〕〕）
```

限于篇幅，本章只提供 Numpy 的简单介绍，获得详细介绍可以访问 https：//numpy.org/。

2．Pandas　Pandas 是构建于 Numpy 之上的新程序库，提供了一种高效的 DataFrame 数据结构（类似 R 中的 data.frame）。DataFrame 是一种带行、列标签，同列变量类型相同且支持缺失值的多维数组。同样以共享单车骑行数据为例，筛选出用户类型为 Customer，开始骑行时间为 8：00 ～ 17：00 之间的骑行记录：

```
In〔1〕: import pandas as pd
```

In［2］: df = pd.read_csv（"tripdata2015.csv"）

In［3］: df_sub = df.loc［（df［'usertype'］== 'Customer'）&（df［'start_hour'］> = 8）&（df［'start_hour'］< = 17），］

查看 df_sub 的前 5 行数据（图 12-15）

In［4］: df_sub.head（）

	tripduration	start_station_id	stop_station_id	bikeid	usertype	birth_year	gender	start_time	stop_time	start_year	start_month	start_day	start_hour	s
674	1180	430		313	16183	Customer	NaN	0	2015-01-01 08:28:00	2015-01-01 08:48:00	2015	1	1	8
719	1160	433		382	21510	Customer	NaN	0	2015-01-01 08:59:00	2015-01-01 09:19:00	2015	1	1	8
783	790	507		401	21609	Customer	NaN	0	2015-01-01 09:32:00	2015-01-01 09:46:00	2015	1	1	9
800	650	394		293	14994	Customer	NaN	0	2015-01-01 09:41:00	2015-01-01 09:52:00	2015	1	1	9
808	5007	281		457	15185	Customer	NaN	0	2015-01-01 09:46:00	2015-01-01 11:09:00	2015	1	1	9

图 12-15　df_sub 的前 5 行数据

3. Scikit-Learn Scikit-Learn 库集成了多种机器学习算法，如贝叶斯分类、支持向量机和随机森林等，极大地方便了在 Python 环境实现多种机器学习算法。在此不再详细介绍，推荐阅读 Jake Vander Plas 编写的 *Python Data Science Handbook* 了解更多 Python 分析和挖掘数据的方法。

第二节　大数据分析和挖掘的平台介绍

Apache Hadoop 是 Apache 软件基金会旗下一套开源、免费、集成，用于大数据存储与处理的框架。Hadoop 分布式文件系统和 MapReduce 组成了 Hadoop 大数据处理框架的核心组件。

一、Hadoop 分布式文件系统

Hadoop 分布式文件系统（Hadoop distributed file system，HDFS）的思想主要源于 2003 年 Ghemawat 等发表的题为"The Google file system"的论文（Ghemawat et al.，2003）。

HDFS 的一些特点：

1．HDFS 是一种分布式、具有高可扩展性的文件系统。当我们需要扩充容量时，不需要更换整个系统，只需要增加新的数据节点服务器即可。Hadoop 集群的节点数可高达几千个，其高可扩展性使得 HDFS 可以支持 TB、PB 级别海量数据的存储。

2．HDFS 具有高容错性和鲁棒性。它将每个文件分块（block，每个块大小通常为 64MB）存储，并在多个节点上进行复制。当一个节点宕机之后，可以从其他节点找到副本。

3．HDFS 具有高可访问性。HDFS 支持多种编程语言的接口（Java、Python、Scala、R 等），方便对 HDFS 进行操作和管理。

HDFS 的示意图见图 12-16。集群的服务器节点主要分为两类，NameNode 节点和 DataNode 节点。NameNode 节点负责维护与管理 HDFS 目录系统并控制文件的读写操作，配置文件系统的副本策略，管理 HDFS 的命名空间信息、块信息等。多个 DataNode 节点负责文件的分布式存储。本章的后续章节将会讲解如何用 R 语言管理 HDFS 上的文件和目录。

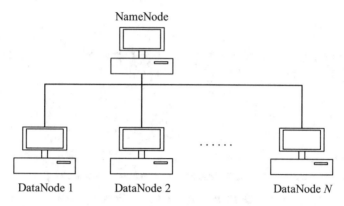

图 12-16　HDFS 分布式文件系统示意图

二、MapReduce 组件

MapReduce 的思想主要来源于 Google 发表的关于 MapReduce 的论文（Dean et al，2004）。HDFS 仅对数据进行分布式存储和管理，数据的分析和处理则需要 MapReduce 来完成。MapReduce 采用分布式计算技术对数据进行分析处理，处理过程分为两个阶段：Map 和 Reduce。

在 Map 阶段，将任务分成更小的任务，分至各个服务器节点分别运行，并使用 Mapper 函数并行处理。Mapper 根据用户的需求对数据进行映射，并返回键值对作为输出。在 Reduce 阶段，Reducer 接受 Mapper 的输出，将所有服务器节点的运算结果聚合汇总，并返回最终结果。通过 MapReduce 方式，可以在上千台机器上并行处理海量数据。

为了更好地理解 MapReduce 过程，下面我们将通过一个简单的单词计数示例来介绍 MapReduce 过程。本次示例中，我们需要统计下面 3 个句子中字 / 单词重复的次数：

Xiaoming is taller than Xiaohong.

Xiaohong is shorter than Xiaoli.

Xiaoli is taller than Xiaoming.

每个句子是一个字符串，我们将通过 MapReduce 方式进行单词计数统计。

1. Mapper 会识别输入文件格式，将文本的每一行拆分成单个字 / 单词（键），并为每个字 / 单词分配值 1。

2. 提取相同的字 / 单词存储到相同的键中。Reducer 对每个键的值进行求和，并返回所有字 / 单词求和的结果，得到最终输出（图 12-17）。

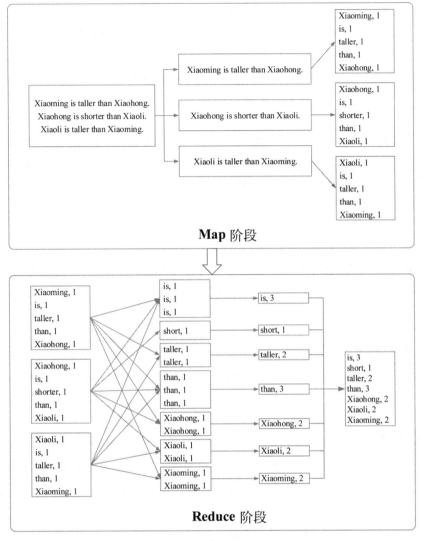

图 12-17　MapReduce 数据处理过程

三、YARN

从 0.23 版本开始，Hadoop 重构了 MapReduce 框架，新的 MapReduce 框架命名为 MapReduce V2 或 YARN（yet another resource negotiator）。YARN 主要由两部分服务组成：ResourceManager 和 NodeManager。ResourceManager 一般运行在 NameNode 之上，负责整个集群计算资源的管理与作业调度；具体在每个 DataNode 节点上，ResourceManager 将资源分配安排给 NodeManager，由 NodeManager 监督单个节点上每个任务（task）和应用的运行，并且向 ResourceManager 汇报节点状态。可以访问 http：//hadoop.apache.org/docs/current/hadoop-yarn/hadoop-yarn-site/YARN.html 获取更多 YARN 的详细介绍。

四、Hadoop 生态圈的其他成员

随着云计算、大数据处理等新兴技术的不断融合，Hadoop 不再仅仅是一个大数据的处

理框架，而已经发展成一个较为完善的大数据与云计算结合的生态圈，不但支持海量离线数据的批处理，还支持在线的基于内存的实时流式处理。Hadoop 生态圈的成员日益增多，功能也越发强大，限于篇幅，这里仅简单介绍几种常用的大数据处理框架，读者可以访问 https：//hadoop.apache.org/ 获取更多大数据处理框架的介绍。

（一）Hive

Apache Hive 是基于 Hadoop 的数据仓库，可以将结构化的数据映射为数据表，并支持类似 SQL 的 HQL（hive query language）查询语言（Thusoo et al.，2009）。Hive 的本质是将 HQL 转化为 MapReduce 程序，其处理的数据存储在 HDFS 上，执行程序运行在 YARN 或 MapReduce 之上。

（二）HBase

受谷歌 BigTable 的影响（Chang et al.，2008），HBase 是一个开源、高可靠性、分布式、面向列、可扩展的 NoSQL 数据库，可实现对大量数据的实时读写。可以访问 http：//hbase.apache.org/ 了解更多 Hbase 的相关知识。

（三）Zookeeper

Zookeeper 主要负责监控 Hadoop 集群中各节点的状态，管理整个集群的配置，维护节点间数据的一致性。

（四）Mahout

Apache Mahout 是 Apache 基金会旗下的一个开源项目，是 Hadoop 上用于机器学习和预测分析的引擎，实现了一些可扩展的经典机器学习算法，旨在帮助开发人员更加方便快捷地在大数据上创建智能应用程序。

（五）Spark

Spark 是加州大学伯克利分校 AMP 实验室开发的通用大数据处理框架（Zaharia et al.，2010）。Spark 的中文意思是"电石火花"，顾名思义，其运行速度很快。官方提供的数据表明，如果是从磁盘读取数据，即 Spark 运行在 Hadoop 之上，采用 Spark on YARN 模式，其速度是 MapReduce 的 10 倍以上；如果采用 Spark Stand Alone 模式从内存中读取数据，其速度可高达后者的 100 多倍。围绕着 Spark，推出了 Spark SQL、Spark Streaming、MLib、GraphX 和 SparkR 等组件，这些组件逐渐形成大数据处理一站式解决平台。

1. SparkR SparkR 是一个 R 语言包，可以看做是 R 版 Spark 轻量级前端，允许用户在 R 中运行 Spark 任务和操作数据（Venkataraman et al.，2019）。SparkR 的出现解决了 R 语言在集群中无法级联扩展的难题，同时 SparkR 可以使用 Mlib 在大数据上运用机器学习算法。DataFrame 组成了 SparkR 的核心数据结构，是带有列名的分布式数据集，与关系型数据库中数据表及 R 中的 data.frame 相似。DataFrame 可以通过多种数据源进行构造，如本地的结构化数据、外部数据库、Hive 表数据或 R 中的 data.frame 等。SparkR 基于 DataFrame 提供了一系列对大数据进行查询、过滤、聚合和统计分析的操作方法。

2．Spark SQL　　SparkSQL 是 Spark 的一种重要编程模块，它将 SQL 与 Spark 程序无缝对接，允许用户使用 SQL 处理海量结构化数据（Armbrust et al.，2015）。

五、其他 Hadoop 发行版

除了我们上面介绍的 Apache Hadoop 之外，Hadoop 还有许多第三方发行版，如 Cloudera 公司的 CDH 和 Hortonworks 的 HDP（hortonworks data platform）等。这些发行版均是基于 Apache Hadoop 衍生而来的。相较 Apache Hadoop，其他第三方发行版主要有如下三方面的优势：①提供了集群安装、部署工具，能在较短的时间内完成集群搭建；②第三方发行版通常都经过了大量的测试验证，在兼容性、安全性和稳定性上有所增强；③提供了监控、管理、诊断和配置修改的工具，使集群运营维护工作更加简单、高效。

六、Hadoop 集群使用演示

为了演示大数据平台的基本使用方法，同时考虑到搭建 Hadoop 集群通常需要多台安装 Linux 系统的计算机，但是通常大多数读者使用的是单台 Windows 系统电脑，最终我们选择在单台 Windows10 系统物理主机上通过虚拟机搭建 Hadoop 集群。

我们使用的物理主机配置如下：64 位 Windows 10 系统，内存 32G，CPU 为 Intel I7-8700，频率 3.20GHz，硬盘 2T。使用 VMware 软件（下载地址 https：//www.vmware.com/cn.html），在物理主机上搭建三台虚拟机，虚拟机系统均为 64 位 Ubuntu 14.04 LST 操作系统（链接到 https：//www.ubuntu.org.cn/download 进行下载）。

（一）Hadoop 集群配置清单

Hadoop 集群的具体搭建方法过于繁杂，不再赘述，表 12-1 仅列出集群中各节点（服务器）的配置、安装的软件及服务等信息。我们已将本教程使用的 3 台配置好的虚拟主机打包，因文件过大（超过 20G），不方便在网上传播，如需获取可以联系作者（wangli3740@126.com）。

表12-1　示例用Hadoop集群配置清单

服务器名称	配置	IP	安装的软件	HDFS	YARN
master	内存：12G 硬盘：100G 处理器内核数量：4	192.168.56.100	Hadoop Hive Spark	NameNode	ResoureManager
data1	内存：8G 硬盘：100G 处理器内核数量：4	192.168.56.101	Hadoop Spark	DataNode	NodeManager
data2	内存：8G 硬盘：100G 处理器内核数量：4	192.168.56.102	Hadoop Spark	DataNode	NodeManager

（二）HDFS 操作命令介绍

表 12-2 列出了 HDFS 中常用的文件操作命令，在 master 虚拟机的 shell 终端输入如下命令启动 Hadoop 集群：

$ start-dfs.sh

$ start-yarn.sh

运行后，屏幕显示见图 12-18。

表12-2　HDFS基本操作命令

命令	说明
hadoop fs -ls	列出 HDFS 目录
hadoop fs -mkdir	创建 HDFS 目录
hadoop fs -rm	删除 HDFS 文件或目录
hadoop fs -put	从本地复制文件到 HDFS
hadoop fs -copyFromLocal	从本地复制文件到 HDFS
hadoop fs -get	将 HDFS 上的文件复制到本地
hadoop fs -copyToLocal	将 HDFS 上的文件复制到本地
hadoop fs -cp	在 HDFS 上复制文件

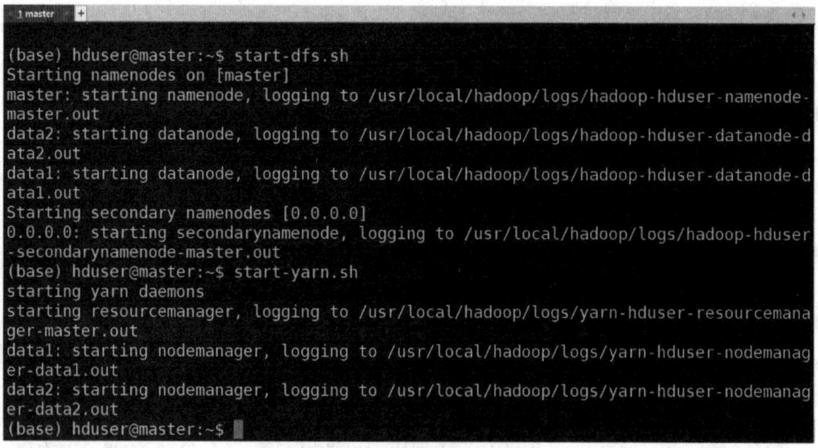

图 12-18　启动 Hadoop 集群

Hadoop 启动之后可以通过 http：// ＜ IPAddress ＞：50070 打开 HDFS Web UI 页面，其中＜ IPAddress ＞是虚拟主机的 IP，通过点击页面上的"Datanodes"，可以查看集群上所有 DataNode 节点的基本信息（图 12-19）。也可以通过点击页面上的"Utilities"，选择"Brower the file system"浏览 HDFS 文件系统目录结构（图 12-20）。

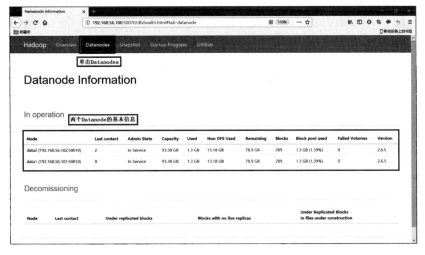

图 12-19　HDFS Web UI 界面

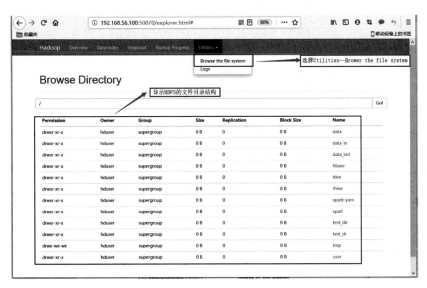

图 12-20　HDFS 文件系统目录结构

我们通过 http：//＜IPAddress＞：8088 可以打开 Hadoop Resource Manager Web 界面，查看集群中各节点的基本配置信息（图 12-21）。

（三）HDFS 命令简单示例

创建 test_dir 目录：

$ hadoop fs -mkdir /test_dir

将当前目录的 news.txt 文件上传到 HDFS 中的 test_dir 目录：

$ hadoop fs -ls put news.txt /test_dir

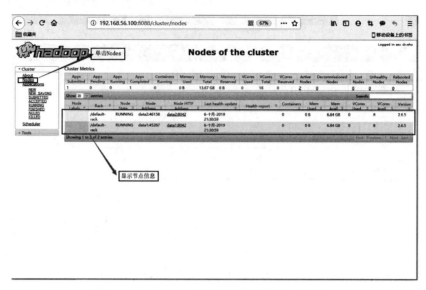

图 12-21　Hadoop 集群中各节点基本配置信息

（四）使用 R 操作 Hadoop 集群——Rhadoop

RHadoop 是 5 个 R 包的集合（表 12-3），允许用户基于 Hadoop 处理和分析大数据。

表12-3　RHadoop基本功能介绍

R包名称	描　　　述
rhdfs	提供 R 对 HDFS 的连接和基本操作，可以在 R 中浏览、读取、写入和修改 HDFS 中存储的文件。该包只需要安装在运行 R 客户端的节点（示例中的 master 服务器）上（Revolution Analytics，2015）。
rmr2	允许通过 R 在 Hadoop 上执行 MapReduce 操作。集群上所有节点都需要安装此包（Revolution Analytics，2013）。
plyrmr	允许通过 R 在 Hadoop 集群上对大数据执行常见的转换和操作，类似于 R 中的 plyr 和 reshape2 包。集群上所有节点都需要安装此包（Revolution Analytics，2014a）。
rhbase	提供了连接到 HBASE 分布式数据库的支持，允许从 R 中对存储在 HBase 中的表进行操作。该包仅需要在运行 R 客户端的服务器节点（master 服务器）上安装（Revolution Analytics，2014b）。
ravro	增加了从本地和 HDFS 文件系统读取写和写入 avro 文件的支持，只需要在运行 R 客户端的节点上（master 服务器）安装该包（Olson，2014）。

接下来在 R 中演示 HDFS 文件系统的操作和 MapReduce 过程。此次仅需用到 RHadoop 中的 rmr2 和 rhdfs 包。

1. rmr2 包的安装　rmr2 包安装之前需先安装好 rJava 包。在 shell 中输入如下命令，完成 rJava 包中安装前的准备工作：

```
$ sudo mkdir -p /usr/lib/jvm/default-java
$ sudo cp -r /usr/local/jdk8/* /usr/lib/jvm/default-java
$ sudo R CMD javareconf
```

下载 rmr2 包：

$ wget https：//github.com/RevolutionAnalytics/rmr2/releases/download/3.3.1/rmr2_3.3.1.tar.gz

安装 rmr2 包的依赖包

$ sudo Rscript -e 'install.packages（c（"rJava"，"Rcpp"，"RJSONIO"，"digest"，
"functional"，"reshape2"，"stringr"，"plyr"，"caTools"））'

在 /etc/profile 中添加环境变量：

$ sudo gedit /etc/profile
export HADOOP_CMD=/usr/local/hadoop/bin/hadoop
export HADOOP_STREAMING=/usr/local/hadoop/share/hadoop/tools/lib/hadoop-streaming-
2.6.5.jar

安装 rmr2 包

$ sudo R CMD INSTALL rmr2_3.3.1.tar.gz

2．rhdfs 包的安装　通过下面的命令下载 rhdfs 包：

$ wget https：//raw.githubusercontent.com/RevolutionAnalytics/rhdfs/master/build/
rhdfs_1.0.8.tar.gz

执行如下命令安装 rhdfs：

$ R CMD INSTALL rhdfs_1.0.8.tar.gz

3．R 中实现 HDFS 管理与 MapReduce 过程　下面我们通过一个示例演示 R 语言的
HDFS 管理与 MapReduce 过程。打开 http：// < IPAddress >：8787，输入服务器登录账号
和密码，连接到 RStudio Server（图 12-22）。

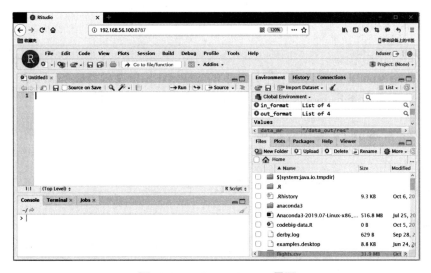

图 12-22　RStudio Server 界面

示例用的 news.txt 是从 https：//www.kaggle.com/mrisdal/fake-news 下载的标记假新闻的数据集。我们对原始数据进行了筛选，只保留了其中新闻的内容字段，用于后续 MapReduce 过程的演示。我们将 news.txt 存放在 /home/hduser 目录下。

先设置 R 的工作目录：

> setwd（'/home/hduser'）

在使用 RHadoop 软件包之前需要先设置 HADOOP_CMD 和 HADOOP_STREAMING 两个环境变量：

> Sys.setenv（HADOOP_STREAMING = "/usr/local/hadoop/share/hadoop/tools/lib/hadoop-streaming-2.6.5.jar"）
> Sys.setenv（HADOOP_CMD = "/usr/local/hadoop/bin/hadoop"）

加载之前安装的 2 个 RHadoop 包——rmr2 和 rhdfs，以及一个处理字符串的 R 包 stringr：

> library（rmr2）
> library（stringr）
> library（rhdfs）

启动 hdfs 包，并初始化 R 与 HDFS 的连接：

> hdfs.init（）

我们在 HDFS 上使用 hdfs.mkdir（）创建 data_in 目录用于存储上传的示例文件，hdfs.mkdir（）跟 Hadoop 的原生命令 hadoop fs -mkdir 作用是一样的：

> hdfs.mkdir（"/data_in"）

[1] TRUE
返回 TRUE 表示在 HDFS 上已经成功创建目录。

> hdfs.mkdir（"/data_out"）

[1] TRUE

我们使用 hdfs.put（）将当前工作目录下的 news.txt 示例文件传入 HDFS 的 data_in 目录内，Hadoop 的原生命令 hadoopfs -put 与 hdfs.put（）的作用一样：

> hdfs.put（"news.txt"，"/data_in"）

[1] TRUE
返回结果为 TRUE，说明数据上传成功。

> in_path < - '/data_in/news.txt'

R 允许用户通过 make.input.format（）和 make.output.format（）函数自定义输入和数据

文件的格式：

```
> in_format 〈 - make.input.format（format = 'text'，mode = 'text'）
> out_path 〈 - '/data_out/res'
> out_format 〈 - make.output.format（format = 'csv'，sep = '，'）
```

本教程中，我们执行一个简单的 MapReduce 作业，统计文本中单词出现的次数。Mapper 负责将每一行文本分割成单独的单词（姑且认为符号或者空白字符将文本分割成单词）。每行的每个单词为一个键，数值为 1。R 中的 Mapper 定义如下：

```
map_f 〈 - function（key，val）{
    # 标点符号或者空白字符分割文本。
    val 〈 - unlist（str_split（val，'[[：punct：]] +|\\s+'））
    val 〈 - val [val != "]
    # 去掉不含有字母的字 / 单词。
    val 〈 - val [str_detect（val，'[^a-zA-Z]'）== F]
    # 转化为小写。
    val 〈 - str_to_lower（val）
    keyval（val，1）
}
```

Reducer 接受 Mapper 的输出，并将相同键的值进行求和。Reducer 在 R 中的定义如下：

```
reduce_f 〈 - function（key，val）{
# 统计相同单词的合计数量。
keyval（key，sum（val））
}
```

通过 R 中的 mapreduce（）函数向集群提交 MapReduce 作业：

```
data_mr 〈 - mapreduce（input = in_path，
        output = out_path，
        map = map_f，
        reduce = reduce_f，
        input.format = in_format，
        output.format = out_format）
```

我们可以通过 http：// < IPAddress >：8088 查看提交的作业（图 12-23）。R 控制台也显示 MapReduce 作业的实时进度信息（图 12-24）。

输出的结果保存在 HDFS 上，需要通过 hdfs.get（）函数将结果文件从 HDFS 文件系统上复制到本地系统。

```
> res_files 〈 - hdfs.ls（out_path）$file
```

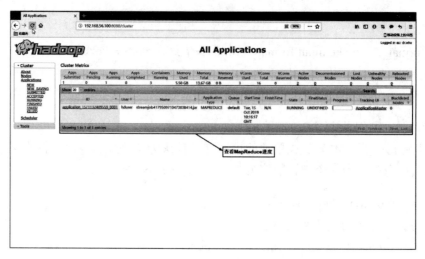

图 12-23   MapReduce 作业进度查看

```
packageJobJar: [/tmp/hadoop-unjar3743381699881666371/] [] /tmp/streamjob2265007077449810519.jar tmpDir=null
19/10/07 11:49:52 INFO client.RMProxy: Connecting to ResourceManager at master/192.168.56.100:8050
19/10/07 11:49:52 INFO client.RMProxy: Connecting to ResourceManager at master/192.168.56.100:8050
19/10/07 11:49:52 INFO mapred.FileInputFormat: Total input paths to process : 1
19/10/07 11:49:52 INFO mapreduce.JobSubmitter: number of splits:2
19/10/07 11:49:52 INFO mapreduce.JobSubmitter: Submitting tokens for job: job_1570412096790_0005
19/10/07 11:49:53 INFO impl.YarnClientImpl: Submitted application application_1570412096790_0005
19/10/07 11:49:53 INFO mapreduce.Job: The url to track the job: http://master:8088/proxy/application_1570412096790_0005/
19/10/07 11:49:53 INFO mapreduce.Job: Running job: job_1570412096790_0005
19/10/07 11:49:57 INFO mapreduce.Job: Job job_1570412096790_0005 running in uber mode : false
19/10/07 11:50:07 INFO mapreduce.Job:   map 0% reduce 0%
19/10/07 11:50:07 INFO mapreduce.Job:   map 54% reduce 0%
19/10/07 11:50:09 INFO mapreduce.Job:   map 75% reduce 0%
19/10/07 11:50:10 INFO mapreduce.Job:   map 100% reduce 0%
19/10/07 11:50:20 INFO mapreduce.Job:   map 100% reduce 71%
19/10/07 11:50:26 INFO mapreduce.Job:   map 100% reduce 88%
19/10/07 11:50:29 INFO mapreduce.Job:   map 100% reduce 92%
19/10/07 11:50:32 INFO mapreduce.Job:   map 100% reduce 97%
19/10/07 11:50:35 INFO mapreduce.Job:   map 100% reduce 100%
19/10/07 11:50:36 INFO mapreduce.Job: Job job_1570412096790_0005 completed successfully
19/10/07 11:50:36 INFO mapreduce.Job: Counters: 50
```

图 12-24   R 控制台中 MapReduce 实时作业信息

> hdfs.get（res_files［2］, '/home/hduser'）

（五）Hive 示例

Hive 环境的配置不再详细介绍，这里主要介绍 hive 命令的用法。在 shell 中输入 hive 命令启动 Hive shell：

$ hive

几秒钟之后就能看到 Hive shell 的命令提示符：

hive >

HiveQL 类似标准 SQL，基本功能与 SQL 非常相似。为了演示 Hive 的操作，我们先将数据上传到 HDFS 文件系统：

$ hadoop fs -mkdir /trip_dir；
$ hadoop fs -put tripdata2015.csv /trip_dir/；

我们使用 show databases 查看 Hive 中已经创建的数据库：

```
hive ＞ show databases；
OK
default
```

Hive 中只有一个名为 default 的数据库存在。创建一个名为 trip 的数据库，用来保存共享单车骑行数据：

```
hive ＞ create database trip；
OK
```

接下来创建数据表，创建数据表之前需要指定数据库：

```
hive ＞ user trip；
OK
```

现在 trip 数据库是空的，但也可以用 show tables 来查看数据库包含的数据表：

```
hive ＞ show tables；
OK
```

数据库创建好之后，我们可以进一步创建数据表。用于示例的共享单车骑行数据集包含 17 个变量，我们将在 Hive 中创建包含 17 个变量的表格：

```
hive ＞ create table trip_data（tripduration int，start_station_id string，stop_station_id string，bike_id string，usertype string，birth_year int，gender int，start_time string，stop_time string，start_year int，start_month int，start_day int，start_hour int，stop_year int，stop_month int，stop_day int，stop_hour int）row format delimited fields terminated by "，" tblproperties（"skip.header.line.count" = "1"）；
```

因我们读入的是 csv 文件，上面的代码中我们采用逗号分隔数据。数据的第一行是变量名，需要跳过。数据表格式定义好之后，我们就可以使用存储在 HDFS 中的文件来填充表格了：

```
hive ＞ load data inpath /trip_dir/tripdata2015.csv into table trip_data；
OK
```

表格数据加载完成。可以查看 trip 数据库中的数据表。

```
hive ＞ show tables；
OK
trip_data
```

通过 describe 可以查看 trip_data 数据表中的变量信息：

hive ＞ describe trip_data；

trip_data 表格变量信息见图 12-25。

```
hive> describe trip_data;
OK
tripduration              int
start_station_id          string
stop_station_id           string
bike_id                   string
usertype                  string
birh_year                 int
gender                    int
start_time                string
stop_time                 string
start_year                int
start_month               int
start_day                 int
start_hour                int
stop_year                 int
stop_month                int
stop_day                  int
stop_hour                 int
Time taken: 0.049 seconds, Fetched: 17 row(s)
```

图 12-25　Hive 数据表中的变量信息

使用 HiveQL 查看表格有多少条记录：

hive ＞ select count（＊）from trip_data；

Hive 通过 MapReduce 作业的形式运行查询语句（图 12-26）。trip_data 数据表共有 9 937 969 条记录，查询耗时 68.421 秒，查询时间较长与虚拟机配置有关。同时，Hive 主要用于处理大数据，小数据集处理上并没有优势。

我们还可以查看数据表的前 5 条记录：

hive ＞ select * from trip_data limit 5；

前 5 条记录查询结果见图 12-27。

继续使用 HiveQL，这次按月份分组统计单次骑行的平均时间，并按照月份升序排列，查询结果见图 12-28：

hive ＞ select start_month，avg（tripduration）as avg_tripduration from trip_data group by start_month order by start_month；

```
Query ID = hduser_20191007150124_c0c59130-8c02-473f-b8ee-c70ba94c5c0d
Total jobs = 1
Launching Job 1 out of 1
Number of reduce tasks determined at compile time: 1
In order to change the average load for a reducer (in bytes):
  set hive.exec.reducers.bytes.per.reducer=<number>
In order to limit the maximum number of reducers:
  set hive.exec.reducers.max=<number>
In order to set a constant number of reducers:
  set mapreduce.job.reduces=<number>
Starting Job = job_1570412096790_0006, Tracking URL = http://master:8088/proxy/application_15
70412096790_0006/
Kill Command = /usr/local/hadoop/bin/hadoop job  -kill job_1570412096790_0006
Hadoop job information for Stage-1: number of mappers: 4; number of reducers: 1
2019-10-07 15:01:34,471 Stage-1 map = 0%,  reduce = 0%
2019-10-07 15:02:13,711 Stage-1 map = 25%,  reduce = 0%, Cumulative CPU 41.37 sec
2019-10-07 15:02:22,903 Stage-1 map = 25%,  reduce = 8%, Cumulative CPU 41.64 sec
2019-10-07 15:02:30,088 Stage-1 map = 100%,  reduce = 8%, Cumulative CPU 90.18 sec
2019-10-07 15:02:32,151 Stage-1 map = 100%,  reduce = 100%, Cumulative CPU 91.4 sec
MapReduce Total cumulative CPU time: 1 minutes 31 seconds 400 msec
Ended Job = job_1570412096790_0006
MapReduce Jobs Launched:
Stage-Stage-1: Map: 4  Reduce: 1   Cumulative CPU: 91.4 sec   HDFS Read: 1038437982 HDFS Writ
e: 107 SUCCESS
Total MapReduce CPU Time Spent: 1 minutes 31 seconds 400 msec
OK
9937969
Time taken: 68.421 seconds, Fetched: 1 row(s)
```

图 12-26　Hive 通过 MapReduce 执行查询

```
hive> select * from trip_data limit 5;
OK
1346    455     265     18660   "Subscriber"    1960    2       2015-01-01 00:01:00     2015-01-
01 00:24:00     2015    1       1       0       2015    1       1       0
363     434     482     16085   "Subscriber"    1963    1       2015-01-01 00:02:00     2015-01-
01 00:08:00     2015    1       1       0       2015    1       1       0
346     491     505     20845   "Subscriber"    1974    1       2015-01-01 00:04:00     2015-01-
01 00:10:00     2015    1       1       0       2015    1       1       0
182     384     399     19610   "Subscriber"    1969    1       2015-01-01 00:04:00     2015-01-
01 00:07:00     2015    1       1       0       2015    1       1       0
969     474     432     20197   "Subscriber"    1977    1       2015-01-01 00:05:00     2015-01-
01 00:21:00     2015    1       1       0       2015    1       1       0
Time taken: 0.075 seconds, Fetched: 5 row(s)
```

图 12-27　Hive 数据表查询结果

```
Total MapReduce CPU Time Spent: 24 seconds 160 msec
OK
1       654.3255834313891
2       649.3832072309958
3       734.3166728101431
4       929.8844816750717
5       1000.2337674352849
6       904.6027831992342
7       967.670092182198
8       1017.4786674627919
9       1050.8498285258809
10      1079.953503201001
11      972.0186701376051
12      945.7116194621483
Time taken: 35.823 seconds, Fetched: 12 row(s)
```

图 12-28　Hive 查询结果

（六）Spark 示例

还是以前面的 news.txt 数据为例，这次通过 IPython 运行 Spark，统计单词出现次数。news.txt 存在 HDFS 文件系统的 data_in 目录下。

读取文本文件 news.txt：

［In 1］：news_file = sc.textFile（'hdfs：//master：9000/data_in/news.txt'）

使用空格符分隔每个单词：

［In 2］：news_rdd = news_file.flatMap（lambda line：line.split（' '））

通过 MapReduce 计算每个单词出现次数：

［In 3］：words_count = news_rdd.map（lambda word:（word, 1））.reduceByKey（lambda x, y：x + y）

保存计算结果，部分结果见图 12-29：

［In 4］：words_count.saveAsTextFile（'/data_out/words_count'）

```
1   ('should', 6467)
2   ('all', 18347)
3   ('the', 420081)
4   ('back', 4768)
5   ('plus', 406)
6   ('and', 194366)
7   ('everyone', 1295)
8   ('who', 22059)
9   ('with', 47894)
10  ('need', 4399)
11  ('to', 218620)
12  ('be', 41416)
13  ('deported', 64)
14  ('asap.', 1)
15  ('Why', 1275)
16  ('did', 4959)
17  ('it', 38005)
18  ('Here', 1049)
```

图 12-29　Spark 单词计数结果

本章只提供入门级的 Spark 示例，更多 Spark 使用相关文献通过 http：//spark.apache. org/ 查阅。

小　结

在本章中，我们对大数据分析和挖掘的常用软件及平台进行了介绍。在第一节，我们主要介绍大数据分析和挖掘常用软件 R 及其集成开发环境 RStudio Server、Python 发行版 Anaconda 在 Ubuntu Linux 中的安装配置方法。讲解了利用 ff、ffbase 及 data.table 包解决单机 R 在处理大数据时出现内存不足、速度较慢等传统局限性问题的方法。在实际工作中，我们还可以将 R 与多种关系型数据库（如 SQLite、Oracle、MySQL、PostgreSQL 等）或非关系型数据库（如 MongDB 等）结合，采用并行方法或通过第三方 R 包，如 Rcpp 等调用 C++ 突破传统 R 语言在单机上运行易出现的传统局限性。对于数据科学计算常用的 Python 语言，我们简单介绍了 Python 中常用于数据分析和挖掘的库：Numpy、Pandas 和 Scikit-Learn。其中的 Numpy 是 Python 中高性能科学计算和数据分析的基础，Python 中数据分析和挖掘的库大多构建于其上。Pandas 提供了类似 R 中 data.frame 的数据结构 DataFrame，方便对数据进行筛选、转换与聚合等操作。Scikit-Learn 则集成了多种机器学习算法，降低了实现机器学习算法的难度。

第二节介绍了大数据处理平台 Hadoop，重点介绍了 Hadoop 的核心组件——HDFS 分布式存储系统和 MapReduce 分布式计算框架（MapReduce V2 又称为 YARN），并对 Hadoop 生态圈的其他几种常用的大数据处理框架进行了简单介绍，如 Hive、HBase、Spark 等。Hive 作为 Hadoop 集群的数据存储仓库，可以使用类似标准 SQL 的 HiveQL 语句对存储在 HDFS 上的大数据进行查询操作。RHadoop 实现了 R 与 Hadoop 的结合。RHadoop 是 5 个 R 包的集合（rhdfs、rmr2、plyrmr、rhbase 和 ravro），其中的 rhdfs 和 rmr2 分别对应 Hadoop 的核心：HDFS 和 MapReduce。我们使用 R 中的 rhdfs 和 rmr2 包实现了 Hadoop 中 HDFS 文件的操作和 MapReduce 单词计数。作为对照，我们还在 IPython 中使用 Spark 实现单词计数。本章中的示例大多是入门级的。实际工作中，Hadoop 提供了丰富的 Python 和 R 接口，将 Python、R 与 Hadoop 结合起来，互相补充，能充分发挥 Python、R 的数据筛选、转换、聚合和分析能力以及 Hadoop 的大数据存储与计算的能力。

（王　力　吴海盛　郭　巍 编，陈大方 审）

参考文献

Adler D，et al.，2018. ff：Memory-Efficient Storage of Large Data on Disk and Fast Access Functions. R package version 2.2-14. https：//CRAN.R-project.org/package=ff.

Armbrust M，et al.，2015. Spark SQL：Relational Data Processing in Spark. AcmSigmod International Conference on Management of Data.

Chang F，et al.，2008. Bigtable：a distributed storage system for structured data. ACM Transactions on Computer Systems，26（2）：1-26.

de Jonge E，et al.，2016. ffbase：Basic Statistical Functions for Package'ff'. R package version 0.12.3. https：//CRAN.R-project.org/package=ffbase.

Dean J，et al.，2004. MapReduce：Simplified Data Processing on Large Clusters. Proceedings of Sixth Symposium on Operating System Design and Implementation（OSD2004）. USENIX Association.

Dowle M,et al.,2019. data.table：Extension of'data.frame'. R package version 1.12.0. https：//CRAN.R-project. org/package=data.table.

Ghemawat S，et al.，2003. Proceedings of the nineteenth ACM symposium on Operating systems principles，-SOSP 03 - The Google file system. ACM：29.

Olson J F，2014. ravro：Read and write Avro data files from R. R package version 1.0.4.

Revolution Analytics，2013. rhdfs：R and Hadoop Distributed Filesystem. R package version 1.0.8.

Revolution Analytics，2014a. plyrmr：Data manipulation backed by rmr2 andHadoop.R package version 0.6.0.

Revolution Analytics，2014b. rhbase：R and HBase Connector. R package version 1.2.1.

Revolution Analytics，2015. rmr2：R and Hadoop Streaming Connector. R package version 3.3.1.

Thusoo A，et al.，2009. Hive：a warehousing solution over a Map-Reduce framework. Proceedings of the VLDB Endowment，2（2）：1626-1629.

Venkataraman S，et al.，2019. SparkR：R Front End for 'Apache Spark'. R package version 2.4.4. https：// CRAN.R-project.org/package=SparkR.

Zaharia M，et al.，2010. Spark：Cluster Computing with Working Sets. Usenix Conference on Hot Topics in Cloud Computing.

第十三章　回归方程在医学大数据挖掘中的应用

第一节　背景概述

在医学研究中，常需要分析两个或两个以上变量之间的关系，如身高与体重、年龄与血压等。常用的统计分析方法为回归分析（regression analysis）。回归分析研究因变量（dependent variable）Y 如何随着一个或多个自变量（independent variable）X 的改变而改变。因变量是在研究中所要解释或者影响的变量，又称为结果（outcome）或响应（response）变量。自变量是用于解释、预测因变量，或由实验者操纵的变量，又称为解释变量（explanatory variable）或预测变量（predictor）。

回归模型可分为不同的种类。根据变量间的关系是否为线性，可分为线性回归（linear regression）与非线性回归（non-linear regression）；根据自变量的个数，可分为自变量个数为一的简单回归（single regression）与含有两个或两个以上自变量的多元回归（multiple regression）。

因变量的数据类型影响着回归模型的选择。数据类型一般可分为连续型和离散型。连续型变量是指在一定区间内可以任意取值的变量，如病人的血压。离散型变量则是只取有限个数数值的变量，如二分类的发病与不发病，多分类的癌症分期等。另一类较为特殊的数据类型同时含有连续与离散两种成分，这种数据类型多出现在事件发生时间（time to event）数据中，如死亡的发生。其离散型的成分是在随访观察期间死亡事件是否发生，而连续型的成分是到死亡发生所经历的时间。这两者都是研究所感兴趣的内容，所以在分析过程中需要综合考虑。在实际研究中，需要根据变量的数据类型，选择合适的回归模型。线性回归可以用于分析因变量为连续型变量时的情况，logistic 回归可研究离散型二分类因变量与自变量之间的关系，而生存分析可用于对同时考虑生存结局和生存时间的生存数据进行分析。

本章主要从适用条件、参数估计、假设检验、模型选择等方面介绍线性回归、logistic 回归以及生存分析。在 logistic 回归部分，对于自变量为有序分类变量的情况，将进一步介绍趋势分析。此外，本章将以探索住院病人数据中用于脑卒中风险评估的 CHA2DS2-VASc 评分以及其他因素与关节置换术后 30 天内静脉血栓栓塞发病率之间的关系为例，展示线性回归、logistic 回归、趋势分析以及生存分析在医学大数据分析中的具体应用。

第二节　线性回归

线性回归是回归分析中最基础的类型，可研究变量之间的线性关系。线性回归分析的主要目的在于确定最能反映因变量与自变量线性关系的直线方程。我们称该直线方程为线性回归方程。确定线性回归方程后，可通过假设检验验证变量间线性关系的显著性，继而可得出统计学意义下因变量与自变量的关系，并且使用自变量的变化来预测因变量的变化。根据自变量的个数，线性回归可分为简单线性回归与多元线性回归。

一、简单线性回归

1. 线性回归方程　简单线性回归方程含有一个自变量 X，其一般表达式为：

$$\hat{Y} = b_0 + b_1 X$$

其中，$\hat{Y}$ 代表给定 X 的值时对 Y 的平均估计值；b_0 为回归常数（constant），是回归直线在 Y 轴上的截距（intercept），它表示自变量 X 取值为 0 时对 Y 的平均估计值；b_1 为回归系数（regression coefficient），也称为斜率（slope），它表示 X 每增加一个单位时，$\hat{Y}$ 相应的改变量。若 $b_1 > 0$，Y 随 X 的增大而增大；若 $b_1 < 0$，Y 随 X 的增大而减小；若 $b_1 = 0$，直线与 X 轴平行，即 X 与 Y 无线性关系。

2. 线性回归的参数估计　假设 (x_1, y_1)，(x_2, y_2)，$\cdots$，(x_n, y_n) 是取自总体的 n 个样本。在考虑误差时，每一个样本点 (x_i, y_i) 的回归直线的数学模型可表示为：

$$y_i = \beta_0 + \beta_1 x_i + \in_i \ (i = 1, 2, \cdots, n)$$

其中，$\in_1$，$\in_2$，$\cdots$，$\in_n$ 为误差项。在线性回归中，一般假定它们为相互独立的随机变量，且都服从正态分布 $N(0, \sigma^2)$。式中的 β_0 和 β_1 分别为回归方程中截距 b_0 与回归系数 b_1 对应的总体参数。回归方程的确定就是根据样本观察值 (x_1, y_1)，(x_2, y_2)，$\cdots$，(x_n, y_n) 求解总体参数 β_0 和 β_1 的估计值 b_0 和 b_1。一般使用最小二乘法求解参数 b_0 和 b_1。观察值 y_i 与回归估计值 $\hat{y}_i$ 之差 $(y_i - \hat{y}_i)$ 被称为残差（residual），其中 $\hat{y}_i = b_0 + b_1 x_i$。为了使建立的回归直线尽可能地靠近各观测点，需要使残差平方和 Q 达到最小。Q 可表示为：

$$Q = \sum_{i=1}^{n} (y_i - \hat{y})^2 = \sum_{i=1}^{n} (y_i - b_0 - b_1 x_i)^2$$

为使 Q 达到最小，需分别令 Q 对 b_0 和 b_1 的偏导数为 0，参数估计的结果为：

$$\begin{cases} b_0 = \bar{y} - b_1 \bar{x} \\ b_1 = \dfrac{\sum_{i=1}^{n} (x_i - \bar{x})(y_i - \bar{y})}{\sum_{i=1}^{n} (x_i - \bar{x})^2} \end{cases}$$

其中 $\bar{y} = \sum_{i=1}^{n} y_i$，$\bar{x} = \sum_{i=1}^{n} x_i$。

令 $S_{xy} = \sum_{i=1}^{n} (x_i - \bar{x})(y_i - \bar{y})$，$S_{xx} = \sum_{i=1}^{n} (x_i - \bar{x})^2$，则 $b_1 = \dfrac{S_{xy}}{S_{xx}}$。可以证明，计算得到的 b_0 与 b_1 分别是 β_0 和 β_1 的无偏估计，即 $E(b_0) = \beta_0$，$E(b_1) = \beta_1$，且 b_0 与 b_1 的方差分别为：

$$\mathrm{Var}(b_0) = \sigma^2 \left(\frac{1}{n} + \frac{\bar{x}^2}{S_{xx}} \right) \qquad \mathrm{Var}(b_1) = \frac{\sigma^2}{S_{xx}}$$

将方差估计 $\hat{\sigma}^2 = S_{yy} - S_{xy}^2 / S_{xx}$ 代入，可得到 b_0 与 b_1 的方差估计，其中 $S_{yy} = \sum_{i=1}^{n}(y_i - \bar{y})^2$。$b_0$ 与 b_1 的方差可用于后续对参数进行假设检验和区间估计。

3. 线性回归的假设检验　由样本观察值计算得到的回归系数 b_1 只是总体回归系数 β_1 的估计值。然而，由于存在抽样误差，即使总体回归系数 $\beta_1 = 0$，其样本回归系数 b_1 也不一定为 0。所以，用样本求得的回归系数 b_1 不等于 0，还不能直接得出 X 与 Y 之间存在线性回归关系的结论，必须对 β_1 是否为 0 进行假设检验。回归系数的假设检验可使用方差分析或 t 检验。在简单线性回归中，两种检验方法本质上是相同的。

（1）方差分析：方差分析的基本原理是将因变量 Y 的总方差分解为能被回归方程解释的部分和不能被回归方程解释的部分，通过对两部分方差大小进行比较来检验整体回归方程是否有统计学意义。

首先建立检验假设：

H_0：$\beta_1 = 0$，即自变量与因变量没有线性回归关系。

H_1：$\beta_1 \neq 0$，即自变量与因变量存在线性回归关系。

因变量 Y 的总方差用总离均差平方和（total sum of squares，SST）反映。可以证明，SST 可以分解为回归平方和（sum of squares regression，SSR）和残差平方和（sum of squares error，SSE）两部分，并且 SSR 与 SSE 两部分相互独立。以下为 SST 与 SSR、SSE 的计算公式及相互关系：

$$\text{SST} = \sum_{i=1}^{n}(y_i - \bar{y})^2 \quad \text{SSR} = \sum_{i=1}^{n}(\hat{y}_i - \bar{y})^2 \quad \text{SSE} = \sum_{i=1}^{n}(y_i - \hat{y}_i)^2$$

$$\text{SST} = \sum_{i=1}^{n}(y_i - \bar{y})^2 = \sum_{i=1}^{n}(\hat{y}_i - \bar{y})^2 + \sum_{i=1}^{n}(y_i - \hat{y}_i)^2 = \text{SSR} + \text{SSE}$$

回归平方和 SSR 反映了因变量 Y 总方差中可以用 X 与 Y 的线性回归关系解释的那部分变异。回归平方和在总离均差平方和中占的比例越大，说明回归模型的拟合效果越好。该比例被称为决定系数（determinant coefficient），记为 R^2，其计算公式为 $R^2 = \dfrac{SSR}{SST}$。R^2 越接近于 1，说明回归模型越好。残差平方和 SSE 则反映了 Y 的总方差中不能用回归模型解释的部分。残差平方和在总离均差平方和中占的比例越大，说明回归模型的拟合效果越差。

由于平方和的大小与自由度有关，所以在对 SSR 与 SSE 的大小进行比较时，需要先除以各自的自由度得到均方，再进行比较。因变量 Y 总的自由度为 $v_T = n - 1$，它可以分解为回归项自由度 $v_R = 1$ 和残差项自由度 $v_E = n - 2$。若 X 与 Y 无线性回归关系，则 SSR 与 SSE 都只包含随机因素对 Y 变异的影响，因此均方回归（mean square regression，MSR）与均方误差（mean square error，MSE）应近似相等。如果两者差特别大，则认为回归方程具有统计学意义。MSR 和 MSE 的计算公式如下：

$$\text{MSR} = \frac{\text{SSR}}{v_R} \quad \text{MSE} = \frac{\text{SSE}}{v_E}$$

该假设检验使用 F 检验统计量：

$$F = \frac{\text{MSR}}{\text{MSE}} = \frac{\text{SSR} \cdot (n - 2)}{\text{SSE}}$$

在 H_0 成立的条件下，F 统计量服从 $F_{\alpha, (1, n-2)}$ 分布。当 $F > F_{\alpha, (1, n-2)}$ 时，在 α（一般取 0.05）的水平上拒绝 H_0，即自变量 X 与因变量 Y 存在线性回归关系；当 $F < F_{\alpha, (1, n-2)}$ 时，不能拒绝 H_0，不能认为自变量 X 与因变量 Y 存在线性回归关系。

（2）回归系数的 t 检验：对直线关系的检验也可通过对回归系数 b_1 进行 t 检验来完成。

检验假设：

H_0：$\beta_1 = 0$，

H_1：$\beta_2 \neq 0$

t 检验统计量：

$$t = \frac{b_1 - \beta_1}{s(b_1)}$$

其中，$s(b_1)$ 为 b_1 的标准误（standard error），用于衡量样本回归系数 b_1 抽样误差的大小。标准误越小，则用样本回归系数 b_1 估计总体回归系数 β_1 的误差越小；反之则误差越大。进行参数估计时已得到样本回归系数 b_1 的方差为 $\frac{\sigma^2}{S_{xx}}$。在 σ^2 未知时，用均方误差 MSE 来估计 σ^2，则 b_1 的标准误为：

$$s(b_1) = \sqrt{\mathrm{Var}(b_1)} = \sqrt{\frac{\mathrm{MSE}}{S_{xx}}} = \sqrt{\frac{\mathrm{SSE}}{(n-2)S_{xx}}}$$

当 H_0 成立时，$\beta_1 = 0$，统计量 t 服从 $t_{\alpha/2, n-2}$ 分布。当 $|t| > t_{\alpha/2, n-2}$ 时，在 α（一般取 0.05）的水平上拒绝 H_0，认为 $\beta_1 \neq 0$，即自变量 X 与因变量 Y 存在线性回归关系；当 $|t| < t_{\alpha/2, n-2}$ 时，不能拒绝 H_0，不能认为自变量 X 与因变量 Y 存在线性回归关系。

此外，可以利用回归系数和标准误构建总体回归系数的置信区间，用于对总体回归系数进行区间估计。β_1 的 $(1-\alpha)$ 置信区间为：

$$(b_1 - s(b_1) \cdot t_{\alpha/2, n-2}, \ b_1 + s(b_1) \cdot t_{\alpha/2, n-2})$$

二、多元线性回归

简单线性回归只探究单一自变量与因变量的关系，但在实际研究中，因变量往往受多个因素的影响，如病人的血压可能受患者的年龄、基因、生活习惯、情绪状态等因素共同影响。如果这些因素与因变量之间的关系是线性的，则可以运用多元线性回归来研究。

1. 多元线性回归模型 假设有 m 个自变量，记为 X_1，X_2，$\cdots$，X_m，收集到的 n 组样本数据 $(y_i, x_{i1}, x_{i2}, \cdots, x_{im})$，$i = 1, 2, \cdots, n$。回归模型表示为：

$$y_i = \beta_0 + \beta_1 x_{i1} + \beta_2 x_{i2} + \cdots + \beta_m x_{im} + \in_i \quad (i = 1, 2, \cdots, n)$$

其中，β_0 为回归常数，β_j 是第 j 个自变量 X_j（$j = 1, 2, \cdots, m$）对 Y 的偏回归系数（partial regression coefficient）。它表示在控制其他自变量固定不变的情况下，自变量 X_j 每增加一个单位时所引起的因变量 Y 的改变量。与简单线性回归相同，我们一般假定随机误差项 $\in_i$（$i = 1, 2, \cdots, n$）服从正态分布 $N(0, \sigma^2)$，且 $\in_i$ 之间相互独立。

多元线性回归模型也可用矩阵表示为：

$$Y = \begin{pmatrix} y_1 \\ y_2 \\ \vdots \\ y_n \end{pmatrix}, \ X = \begin{pmatrix} 1 & x_{11} & \cdots & x_{1m} \\ 1 & x_{21} & \cdots & x_{2m} \\ \vdots & \vdots & & \vdots \\ 1 & x_{n1} & \cdots & x_{nm} \end{pmatrix}, \ \in = \begin{pmatrix} \in_1 \\ \in_2 \\ \vdots \\ \in_n \end{pmatrix}, \ \beta = \begin{pmatrix} \beta_1 \\ \beta_2 \\ \vdots \\ \beta_n \end{pmatrix}$$

即：

$$Y = X\beta + \in$$

总体回归系数 β_j 是未知的，可使用样本观察值拟合回归方程得到总体偏回归系数的估计值 b_j，则线性回归方程可表示为：

$$\hat{Y} = b_0 + b_1 X_1 + b_2 X_2 + \cdots + b_m X_m$$

2．多元线性回归的参数估计　与简单线性回归相同，多元线性回归模型的参数估计可以使用最小二乘法，使残差平方和达到最小。此时，残差平方和 Q 可表示为：

$$Q = \sum_{i=1}^{n} (y_i - \hat{y}_i)^2 = \sum_{i=1}^{n} (y_i - b_0 - b_1 x_{1i} - b_2 x_{2i} - \cdots - b_m x_{mi})^2$$

将 Q 分别对参数 $\beta_0, \beta_1, \cdots, \beta_m$ 求偏导数，令它们为 0 并求解方程组可得到参数估计值。方程组可由向量与矩阵表示为：

$$X^T X \beta = X^T Y$$

若矩阵 $X^T X$ 可逆，则对向量 β 的估计值 b 可表示为：

$$b = (X^T X)^{-1} X^T Y$$

3．多元线性回归的假设检验　与简单线性回归的情形相同，需要对建立的多元回归方程进行假设检验，以判断它是否具有统计学意义。与简单线性回归不同的是，多元线性回归方程的假设检验分为模型检验和单个回归系数检验。

（1）模型检验：模型检验是检验因变量 Y 与 m 个自变量之间线性关系的整体模型是否具有统计学意义，可使用方差分析。

检验假设如下：

H_0：$\beta_1 = \beta_2 = \cdots = \beta_m = 0$，即所有自变量都与因变量没有线性回归关系。

H_1：$\beta_0, \beta_1, \cdots, \beta_m$ 不全为 0，即至少有一个自变量与因变量存在线性回归关系。

在有 m 个自变量的情况下，因变量总离均差平方和 SST 同样可以分解为相互独立的回归平方和 SSR 和残差平方和 SSE。因变量总的自由度为 $v_T = n - 1$，回归项自由度为 $v_T = m$，残差项自由度为 $v_E = n - m - 1$。

则 F 检验统计量为：

$$F = \frac{\text{MSR}}{\text{MSE}} = \frac{\text{SSR}/m}{\text{SSE}/(n - m - 1)}$$

在 H_0 成立条件下，统计量 F 服从 $F_{\alpha, (m, n-m-1)}$ 分布。当 $F > F_{\alpha, (m, n-m-1)}$ 时，在 α 的水平上拒绝 H_0，认为 m 个自变量 $X_1, X_2, \cdots, X_m$ 与因变量存在线性回归关系；否则，不能拒绝 H_0，即因变量与 m 个自变量的线性关系无统计学意义。

（2）偏回归系数检验：回归方程具有统计学意义只能说明整体的情况，并不能保证每个自变量与因变量间的线性回归关系都具有统计学意义，因此需要对每个自变量的偏回归系数逐一进行假设检验，以找出回归模型中具有统计学意义的自变量。对多元线性回归模型的偏回归系数进行检验可以使用 t 检验。

检验假设如下：

H_0：$\beta_j = 0$

H_1：$\beta_j \neq 0$ (j=1，2，…，m)

t 检验统计量为：

$$t = \frac{b_j - \beta_j}{s(b_j)}$$

当 H_0 成立时，$\beta_j = 0$，检验统计量 t 服从 $t_{\alpha/2, n-m-1}$ 分布。当 $|t| t_{\alpha/2, n-m-1}$ 时，在 α 的水平上拒绝 H_0，认为自变量 X_j 的总体偏回归系数有统计学意义；否则，不能拒绝 H_0，不能认为自变量 X_j 的总体偏回归系数有统计学意义。

三、模型选择

在多元线性回归中，当自变量较多时，可能存在自变量共线性的问题，即自变量之间存在线性关系。另外，有一些自变量可能对因变量影响很小。如果纳入回归模型的自变量过多，在实际研究中运用起来较为麻烦，所以模型选择是回归分析中非常重要的问题。通常情况下，研究者更希望回归方程包含有统计学意义的自变量，且方程较为简单，容易解释。下面简要介绍模型选择的几种方法。

1. 全局法　全局法的思想是对自变量各种不同的组合所建立的回归方程按特定标准进行比较，从而选出"最优"的回归方程。回归方程优劣的判断标准有校正决定系数、Akaike 信息准则（Akaike information criterion，AIC），贝叶斯信息准则（Bayesian Information Criterion，BIC）等统计量。

（1）校正决定系数：前文已经提到决定系数 R^2 可用于评价回归模型的优劣。R^2 越接近于 1，说明回归模型越好。但 R^2 是随自变量个数的增多而增大的，即使加入对因变量无显著作用的自变量，也能使 R^2 轻微增大，所以在自变量的个数不一致时，决定系数不是衡量回归方程拟合效果的最佳指标。此时，可将回归模型中参数的个数同时纳入考虑，用校正决定系数（adjusted determination coefficient）R^2_{adj} 作为评价标准。R^2_{adj} 越大，模型越优。计算公式如下：

$$R^2_{adj} = 1 - \frac{SSE/(n-m-1)}{SST/(n-1)} = 1 - \left(\frac{n-1}{n-m-1}\right)(1-R^2)$$

（2）AIC：回归模型的残差平方和 SSE 也可用于衡量模型的优劣。在多元线性回归方程中，加入模型的自变量越多，残差平方和 SSE 越小，即使加入模型的自变量无显著作用，SSE 也会减小。为同时考虑 SSE 和自变量个数，可使用 AIC 作为评判标准（Akaike，1987）。

$$AIC = n \cdot \ln\left(\frac{SSE}{n}\right) + 2 \cdot m$$

其中，n 为样本量，m 为模型中自变量的个数。当引入模型的自变量有显著贡献时，SSE 会明显下降，AIC 也下降；当引入没有明显贡献的自变量时，SSE 只会轻微下降，但公式中 $2 \cdot m$ 的存在使 AIC 增大。所以 AIC 也可用于模型选择，AIC 越小的模型越优。

（3）BIC：BIC（Schwarz，1978）同样考虑 SSE 和自变量个数：

$$BIC = n \cdot \ln\left(\frac{SSE}{n}\right) + 2m \cdot \ln(n)$$

BIC 与 AIC 类似，但是对于模型中自变量个数的惩罚项更大。同样，BIC 越小，模型越优。

2. 逐步筛选法 当自变量个数为 n 时，共有 2^{n-1} 个模型。若使用全局法，需要对每一个模型都进行计算。当 n 较大时，计算量较大，而且全局法并不能保证最优模型中每个自变量都有统计学意义。因此，对于多元线性回归，进行模型选择更常用的是逐步筛选法。常见的方式有以下 3 种。

（1）向前选择法：向前选择法即每一步向模型中加入一个自变量。预先设定自变量进入模型中的标准，如以对偏回归系数进行 t 检验的 P 值小于 0.05 作为纳入标准。模型选择开始时，回归方程只有常数项，没有自变量。之后每次引入一个具有统计学意义，并且使模型的 AIC 减小最多的自变量。模型中的自变量个数由少到多逐步增加，直到模型外的自变量均无统计学意义为止。这种方法的局限性是，先进入方程的变量可能受到后进入方程的变量的影响而变得统计学意义不显著。

（2）向后剔除法：向后剔除法即每次从模型中剔除一个自变量。预设标准是将自变量从模型中剔除的标准，如偏回归系数进行 t 检验的 P 值大于 0.05。第一步先建立一个包含所有自变量的回归方程，然后对各个自变量的偏回归系数分别进行假设检验，每次剔除一个无统计学意义，并且剔除后模型 AIC 增加最少的自变量，直到不能剔除为止。向后剔除法的局限是只能考虑剔除变量，当某个自变量被剔除后，不再检验它在方程外的统计学意义。因此一旦被剔除，该自变量就不可能再回到方程中了。

（3）逐步法：逐步法是在上述两种方法的基础上进行双向筛选的一种方法，在进行变量选择时同时设置纳入标准和剔除标准。回归方程仍然以只有截距项、没有自变量的模型为起点，开始向前引入变量，但引入一个新自变量后都要对先前已选入的自变量重新进行检查，以评价其是否符合剔除标准。如果已选入的自变量在回归模型中无统计学意义，则对其进行剔除。如此反复纳入，反复剔除，直到没有符合纳入标准的新变量，也无符合剔除标准的自变量时为止。

四、回归诊断

回归诊断是对数据以及回归模型中的假设进行的分析与检验，是判断回归模型结果是否可靠、有效的重要步骤。下面简要介绍残差、回归假设检验、异常值以及共线性。

1. 残差 残差是观测值 y_i 与回归模型得到的估计值 $\hat{y}_i$ 之间的差：

$$\hat{\epsilon}_i = y_i - \hat{y}_i \qquad i = 1, 2, \cdots, n$$

使用矩阵的形式，残差可表示为：

$$\hat{\epsilon} = Y - \hat{Y} = Y - Xb = Y - X(X^TX)^{-1}X^TY$$

令矩阵 $H = X(X^TX)^{-1}X^T$，则 $\hat{\epsilon} = Y - HY = (1 - H)Y$。

在回归模型中，我们假设随机误差 $\epsilon_i(i=1, 2, \cdots, n)$ 服从正态分布 $N(0, \sigma^2)$，且

ϵ_i之间相互独立。在该假设成立的条件下，残差$\hat{\epsilon}$的期望值和方差为：

$$\mathrm{E}(\hat{\epsilon}) = 0, \qquad \mathrm{Var}(\hat{\epsilon}) = \sigma^2(I - H)$$

其中，第i个数据点残差的方差为$\mathrm{Var}(\hat{\epsilon}_i) = \sigma^2(1 - h_{ii})$，$h_{ii}$是矩阵$H$的第$i$个对角元素，也被称为第$i$个数据点的杠杆值，我们将在后文对其进行介绍。由此可以看出，$\hat{\epsilon}_i$（i=1，2，…，n）之间是相关的，而且方差不相等。为此，我们常对残差进行一定转化，如计算得到学生化残差（Studentized residuals）：$r_i = \dfrac{\hat{\epsilon}_i}{S\sqrt{1 - h_{ii}}}$。其中，$h_{ii}$是杠杆值，$S$是残差$\hat{\epsilon}$的标准差。在假设条件成立时，学生化残差$r_i$的分布近似为$\mathrm{N}(0.1)$。

残差图是回归诊断的一种直观工具。它是以残差或学生化残差为纵坐标，以估计值$\hat{Y}$、自变量X或者观测序号为横坐标的散点图。当数据符合回归模型假设时，学生化残差r_i的期望值为0，方差为定值，所以残差图中的n个点应散布在r=0两侧（如图13-1）。如果残差图呈现明显的规律或趋势，则说明回归模型存在问题。

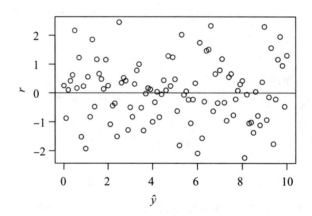

图 13-1　模型假设成立时的残差图

2. 回归假设检验　对于线性回归模型，我们有如下假设（Kleinbaum et al.，1988）：

（1）线性假设：$E(Y)$是X_1，X_2，…，X_m的线性函数。

（2）同方差假设：随机误差的方差相同，即$\mathrm{Var}(\epsilon_i) = \sigma^2$，$i = 1$，2，…，$n$。

（3）独立性假设：随机误差ϵ_i（$i = 1$，2，…，n）之间相互独立。

（4）正态性假设：随机误差ϵ_i（$i = 1$，2，…，n）服从正态分布。

若线性假设不成立，则残差不是随机散布在$r = 0$的两侧，而是呈现出一定的趋势，但方差近似为定值，例如以自变量X为横坐标的残差图（图13-2）。当X较小或者较大时，残差为正；而取中间位置的值时，残差为负。此时线性假设不成立，可根据残差图呈现的趋势对Y或X进行非线性变换。在图13-2所呈现的例子中，可以考虑在回归模型中引入x^2项。

若同方差假设不成立，则残差随机散布在$r = 0$的两侧，但方差不为定值。例如残差图图13-3，此时同方差假设不成立，可以考虑对Y进行方差稳定性变换或使用加权最小二乘法。

若独立性假设不成立，以观测时间或者观测序号为横坐标的残差图会呈现一定趋势（如图13-4）。相邻的观测时间或者观测序号的点之间残差值较为接近，表明相邻观测点之间可能存在相关性，不符合独立性假设。若相邻观测时间的数据点有强相关性，可考虑进

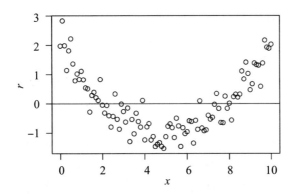

图 13-2　线性假设不成立时残差图举例

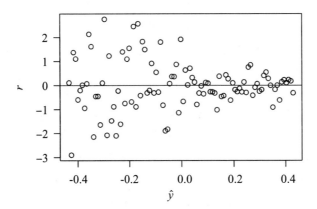

图 13-3　同方差假设不成立时残差图举例

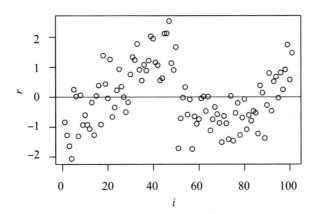

图 13-4　独立性假设不成立时残差图举例

行时间序列分析。

当正态性假设成立时，残差也应当为正态分布。对残差进行正态分布检验，如 Kolmogorov-Smirnov 检验，可判断正态性假设是否成立（Kolmogorov，1933；Smirnov，1948）。

3. 异常值　异常值（outlier）是与其余数据有明显区别，与模型偏离较大的数据点。

异常值可能来源于数据输入错误、抽样错误等。异常值的存在会影响回归分析结果的准确性和可靠性。

对异常值的检验可使用残差图。异常值偏离模型较大，所以它们相较于其他数据点具有较大的残差。在残差图中具有较大残差的数据点有理由被怀疑为异常值。

除残差外，与异常值相关的还有两个重要概念：杠杆值（leverage；Weisberg，2005）和 Cook 距离（Ingle et al.，1977）。第 i 个观测点的杠杆值 h_{ii} 是矩阵 $H = X (X^TX)^{-1}X^T$ 的第 i 个对角元素。它可用于衡量第 i 个观测点的自变量与其他观测点的偏离情况。h_{ii} 的取值范围为 $[0, 1]$，杠杆值越接近于 1 表明偏离程度越强，该数据点也被称为高杠杆点。Cook 距离可用于衡量第 i 个观测点对回归模型的影响。它测量了将第 i 个观测点从数据中删除后所导致的回归系数的变化。第 i 个观测点的 Cook 距离为：

$$D_i = \frac{(b_{(i)} - b)^T (X^TX) (b_{(i)} - b)}{m\hat{\sigma}^2}$$

其中，m 是自变量的个数，b 是使用所有数据点进行回归分析后得到的回归系数；$b(i)$ 是将第 i 个数据点删除后，从新拟合回归模型得到的回归系数。Cook 距离综合反映了第 i 个观测点杠杆值和残差的大小。Cook 距离大的数据点被认为是强影响点。

对于数据中可能的异常值，需重新检查是否存在数据录入错误等问题。若存在错误，需删除该数据点。但异常值并非都来源于错误，也可能是数据本身存在极端的情况，删除异常值反而丢失了数据的信息，所以需谨慎处理异常值，可以考虑使用加权最小二乘法。

4. 共线性　在多元线性回归中，当自变量 X_1，X_2，$\cdots$，X_m 之间存在强相关性时，回归模型会存在共线性问题。共线性会导致不稳定且不可靠的参数估计。方差膨胀因子（variance inflation factor，VIF）可用于衡量共线性的程度。

$$\text{VIF}_j = \frac{1}{1 - R_j^2}(j = 1, 2, \cdots, m)$$

其中，R_j^2 表示以 X_j 作为因变量，其余 $m - 1$ 个变量作为自变量建立回归方程后的决定系数。VIF 越大表明共线性程度越强，一般认为 VIF 大于 10 的自变量与其余自变量有很强的共线性。共线性问题的解决方法为删除部分变量，可使用岭回归或主成分分析法。

五、医学大数据分析中的应用举例

本章介绍的 3 种回归模型以及趋势分析将使用相同的数据进行实例分析，数据来源于我国电子住院病案首页（the electronic Hospitalization Summary Reports，HSRs）。

静脉血栓栓塞（venous thromboembolic events，VTE）为关节置换手术后出现的常见并发症，包括深部静脉血栓（deep vein thrombosis，DVT）和肺栓塞（pulmonary embolism，PE）。当与脑血管病联合时，PE 能够将致死性结局的概率提高近 40 倍（Memtsoudis et al.，2010），所以建立 VTE 在关节置换手术后是否出现的预测模型在临床中有重要意义。

在本实例中，研究者研究了 CHA2DS2-VASc 评分及其他因素与关节置换手术后出现 VTE 风险的预测模型。CHA2DS2-VASc 评分是 2010 年欧洲心脏病学学会（ESC）公布的心房颤动指南中，对非瓣膜病性心房颤动患者进行脑卒中风险评估的两个评分系统之一。CHA2DS2-VASc 评分法的内容为：①主要危险因素：脑卒中或短暂性脑缺血发作，年龄 >

75 岁（每项 2 分）。②非主要危险因素：心力衰竭、年龄 65～74 岁、高血压、糖尿病、血管疾病、女性（每项 1 分）（EHRA et al., 2010；Saliba et al., 2014）。

本实例的数据来源于中国 26 家医院的病案首页记录。在 93 272 名接受关节置换手术的病人中，术后 30 天内有 625 人出现 VTE。下面以这 625 人的数据作为数据集，将从手术完成到确诊出现 VTE 的时间作为连续型因变量，进行简单线性回归以及多元线性回归分析。

1. 简单线性回归　将 CHA2DS2-VASc 评分作为预测变量 X，与时间 T（关节置换手术完成至确诊出现 VTE 的时间）建立简单线性回归方程，结果见表 13-1。

表13-1　简单线性回归结果

	参数估计值	标准误	t统计量	P值
b_0	30.955	0.009	3306.5	$< 2 \times 10^{-16}$
b_1	−0.05	0.005	−11.6	$< 2 \times 10^{-16}$

F 统计量 F =134.6，P 值 $< 2 \times 10^{-16}$。

得到回归方程：$T = 30.955 - 0.053X$。

常数项 b_0 与回归系数 b_1 的标准误分别为 0.009 和 0.005。对回归系数进行假设检验，F 统计量为 134.6，$P < 2 \times 10^{-16}$，t 检验的 $P < 2 \times 10^{-16}$，说明在关节置换手术后，出现 VTE 的时间与 CHA2DS2-VASc 评分所建立的回归方程有统计学意义，即 CHA2DS2-VASc 评分与关节置换手术后是否会出现静脉血栓栓塞显著相关。CHA2DS2-VASc 评分的回归系数 b_1 符号为负，说明 CHA2DS2-VASc 评分越高，术后可能出现 VTE 的时间越早。

2. 多元线性回归　在纳入 CHA2DS2-VASc 评分的基础上加入其他自变量，进行多元线性回归，研究多种因素对时间 T 的影响。自变量所代表的影响因素以及变量名见表 13-2。其中，X1 至 X7 所代表的自变量为二分类变量，患者未患该疾病记为 0，患该疾病记为 1。多元回归得到的结果见表 13-3。

表13-2　可能影响术后出现VTE时间的因素及变量名

因素	变量名
CHA2DS2_VASc 评分	X
年龄	age
性别	gender
心房颤动和扑动	X1
急性心肌梗死（AIM）	X2
瘫痪	X3
下肢静脉曲张	X4
慢性阻塞性肺疾病（COPD）	X5
缺血性心脏病（IHD）	X6
心血管疾病	X7

表13-3 多元线性回归结果

	回归系数	标准误	t统计量	P值	显著性
常数项	31.019	0.032	958.205	$< 2 \times 10^{-16}$	***
X	−0.039	0.009	−4.148	3.36×10^{-5}	***
age	−0.002	0.0006	−2.644	0.0082	**
gender	0.031	0.015	2.048	0.0406	*
X1	−0.483	0.081	−5.981	2.22×10^{-9}	***
X2	−0.197	0.198	−0.993	0.3208	
X3	0.172	0.272	0.631	0.5279	
X4	−0.058	0.080	−0.726	0.4677	
X5	−0.111	0.053	−2.087	0.0369	*
X6	0.233	0.197	1.186	0.2355	
X7	−0.032	0.018	−1.804	0.0712	.

F统计量 $F = 20.06$，P值 $< 2.2 \times 10^{-16}$。

显著性：***，$P < 0.001$；**，$P < 0.01$；*，$P < 0.05$；·，$P < 0.1$。

使用方差分析对回归模型进行假设检验，F统计量为 134.6，$P < 2.2 \times 10^{-16}$，说明整个模型具有统计学意义。t检验的结果表明，变量 CHA2DS2_VASc 评分、年龄、性别、是否出现心房颤动和扑动以及 COPD 的偏回归系数具有统计学显著性，其余变量的偏回归系数不具有统计学意义。

3. 模型选择 为了对时间 T 做更好的预测，可使用逐步筛选法对变量进行选择。在此案例中使用向后剔除法，并以 AIC 作为评判标准。

【第一步】

回归模型：T30 = X + age + gender + X1 + X2 + X3 + X4 + X5 + X6 + X7

此时的 AIC=101429。

从回归模型中剔除一个变量，计算得到剔除不同变量后模型的 AIC 值（表 13-4）。

表13-4 向后剔除法第一步结果

剔除变量	自由度	残差平方和	AIC
X3	1	276647	101427
X4	1	276647	101428
X2	1	276649	101428
X6	1	276650	101428
常数项		276646	101429
X7	1	276655	101430
gender	1	276658	101431
X5	1	276659	101431
age	1	276667	101434
X	1	276697	101444
X1	1	276752	101463

剔除自变量 X3 后，回归模型的 AIC 值最小。该结果说明剔除自变量 X3 后模型最优，所以第一步剔除变量 X3。

【第二步】

回归模型：T30 = X + age + gender + X1 + X2 + X4 + X5 + X6 + X7

此时的 AIC= 101427.4。

从回归模型中剔除一个变量，计算得到剔除不同变量后模型的 AIC 值（表 13-5）。

表13-5 向后剔除法第二步结果

剔除变量	自由度	残差平方和	AIC
X4	1	276649	101426
X2	1	276650	101426
X6	1	276651	101427
常数项		276647	101427
X7	1	276657	101429
gender	1	276659	101430
X5	1	276660	101430
age	1	276668	101432
X	1	276698	101443
X1	1	276753	101461

由结果得到，第二步剔除变量 X4。

以此类推，进行后续步骤，直至剔除任何一个变量都无法使 AIC 值减小。最终得到的回归模型为：

$$T30 = 31.01 - 0.0390 \cdot X - 0.0015 \cdot age + 0.0308 \cdot gender - 0.4792 \cdot X1 - 0.1076 \cdot X5 - 0.0263 \cdot X7$$

该模型包含自变量年龄、性别、CHA2DS2_VASc 评分、心房颤动和扑动、COPD 以及心血管疾病。变量心房颤动和扑动、COPD 以及心血管疾病的回归系数都为负，说明患有这些疾病时，术后出现静脉血栓栓塞的时间越短。由此可知，医生在预测关节置换手术后患者出现 VTE 的时间时，除了 CHA2DS2_VASc 评分外，还可以综合考虑患者是否患有心房颤动和扑动、COPD 以及心血管疾病。

4．R 代码

（1）简单线性回归：

```
lm.model < - lm（T30 ~ X）
summary（lm.model）
```

（2）多元线性回归：

lm.model2 〈 - lm（T30 ~ X+age+gender+X1+X2+X3+X4+X5+X6+X7）
summary（lm.model2）

（3）模型选择：

step（lm.model2）

第三节　logistic 回归

在线性回归模型中，由于对随机误差 ϵ 的假定，因变量 Y 必须为连续型变量，且服从正态分布或近似服从正态分布。然而在医学研究中，常出现因变量为二分类变量的情况，如发病与不发病、死亡与生存等。离散型因变量不满足正态分布的条件，不适合使用线性回归分析，这时可采用 logistic 回归，对因变量进行一定的数学变换后再进行回归分析。logistic 回归模型可在事件发生的概率与影响事件的因素间建立联系，并且具有明确的实际意义。

一、logistic 回归模型

假设因变量 Y 为二分类变量，其表示某一事件是否发生。事件发生时 $Y=1$，事件未发生时 $Y=0$。我们将事件发生的概率 P（$Y=1$）记为 P，若要研究自变量 X_1，X_2，$\cdots$，X_m 对事件发生概率 P 的影响，则需要建立 P 与自变量的回归方程。但是考虑到概率 $P \in [0,1]$，而 $\beta_0+\beta_1X_1+\cdots+\beta_mX_m \in (-\infty,+\infty)$，两者取值范围不同，不能直接建立联系，所以需要对概率 P 进行数学变换。统计学中常对概率 P 进行 logit 变换（logit transformation）。logit P 定义为：

$$\text{logit } P = \ln\frac{P}{1-P}$$

概率 P 的取值范围为 0 到 1，相对应的 logit P 的取值范围为 $(-\infty,+\infty)$，所以可以使用 logit P 对 m 个自变量建立回归关系，此时 logistic 回归方程为：

$$\text{logit } P = \ln\frac{P}{1-P} = \beta_0+\beta_1X_1+\beta_2X_2+\cdots+\beta_mX_m$$

其中，β_0 为截距项，β_j（$j=1,2,\cdots,m$）是自变量 X_j 的偏回归系数。由运算可得，事件发生的概率为：

$$P = \frac{\exp(\beta_0+\beta_1X_1+\beta_2X_2+\cdots+\beta_mX_m)}{1+\exp(\beta_0+\beta_1X_1+\beta_2X_2+\cdots+\beta_mX_m)}$$

二、logistic 回归参数的意义

进行 logit 变换后建立的 logistic 回归模型不仅数学上处理方便，而且有一定实际意义。如果把 logistic 模型中的 P 看作是在某些因素影响下发病的概率，则常数项 β_0 表示当所有影响因素均为 0 时，发病与不发病概率之比的自然对数，反映了疾病的基准状态。偏回归

系数 β_j（$j=1$，2，$\cdots$，m）表示在其他自变量固定的条件下，自变量 X_j 改变一个单位时，logit P 的改变量，它与发病的比数比（odds ratio，OR）有着对应关系。

$\dfrac{P}{1-P}$ 为事件发生的概率与事件不发生的概率的比值，被称为发生比（odds）。两种不同情况下概率 P_0 和 P_1 的发生比的比值被称为比数比。

控制其他变量不变，假设某影响因素 X_j 有两个不同影响水平 C_0 和 C_1，用 P_0 和 P_1 表示在 C_0 和 C_1 水平下的发病概率，则两个水平下的发病比数比的自然对数为：

$$\ln(OR_j)=\ln\left(\frac{P_1/(1-P_1)}{P_0/(1-P_0)}\right)=\ln\left(\frac{P_1}{1-P_1}\right)-\ln\left(\frac{P_0}{1-P_0}\right)=\beta_j(C_1-C_0)$$

变换后得：

$$OR_j=\exp(\beta_j(C_1-C_0))$$

如果自变量 X_j 为连续型变量，则 X_j 每增加一个单位，$OR_j=\exp(\beta_j)$，即 X_j 增加一个单位后，患病的发生比是增加前的 $\exp(\beta_j)$ 倍。如果 X_j 为二分类变量，且 $C_0=0$ 表示不出现该因素，$C_1=1$ 为出现该因素，则两组的发病比数比为 $OR_j=\exp(\beta_j)$。

若 $\beta_j=0$，则 $OR_j=1$，说明因素 X_j 对疾病发生不起作用；若 $\beta_j>0$，则 $OR_j>1$，说明因素 X_j 是一个危险因素，因素 X_j 的增加或出现使患病的概率增加；若 $\beta_j<0$，则 $OR_j<1$，说明因素 X_j 是一个保护因素，因素 X_j 的增加或出现使患病的概率降低。

三、logistic 回归的参数估计

logistic 回归通常采用最大似然法（maximum likelihood estimate，MLE）估计回归系数。最大似然法的基本思想是首先根据样本建立一个似然函数，然后求出似然函数达到最大值时参数的取值。似然函数是一种关于统计模型参数的函数，等于给定参数后样本结果出现的概率。

假设 n 个独立样本服从 Bernoulli 分布，用 P_i 表示第 i 个样本在自变量的作用下发生事件的概率，则第 i 个样本的似然函数 L_i 可表示为：

$$L_i=P_i^{Y_i}(1-P_i)^{1-Y_i}$$

当 $Y_i=1$ 时，$L_i=P_i$；当 $Y_i=0$ 时，$L_i=1-P_i$。n 个相互独立样本的似然函数是每个样本似然函数的乘积：

$$L=\prod_{i=1}^{n}L_i=\prod_{i=1}^{n}P_i^{Y_i}(1-P_i)^{1-Y_i}$$

为了求似然函数 L 最大值时的参数取值，通常取 L 的对数形式简化计算，即：

$$\ln(L)=\sum_{i=1}^{n}\left[Y_i\ln P_i+(1-Y_i)\ln(1-P_i)\right]$$

式中的 Y_i 是 n 例样本的结果，P_i 中含有需要估计的参数，由 β_j 表示为：

$$P_i=\frac{\exp(\beta_0+\beta_1X_{i1}+\beta_2X_{i2}+\cdots+\beta_mX_{im})}{1+\exp(\beta_0+\beta_1X_{i1}+\beta_2X_{i2}+\cdots+\beta_mX_{im})}$$

分别求 $\ln L$ 对 β_j（j =1，2，…，m）的一阶偏导数，并令它们为 0，可得到参数 β_0，β_1，…，β_m 的最大似然估计值 b_0，b_1，…，b_m。

四、logistic 回归的假设检验

与多元线性回归类似，logistic 回归模型的假设检验包含模型检验和单个回归系数的检验。常用的检验方法有似然比检验和 Wald 检验。

1. 似然比检验　似然比检验（likelihood ratio test）既可用于对整个模型的检验，也可用于对单个回归系数的检验。其主要思想是比较在两种不同假设条件下对数似然函数值的差别大小。

首先求出不包含准备检验自变量在内的 logistic 模型的对数似然函数值 $\ln(L_0)$，然后把需要检验的自变量加入模型中去，再得到一个新的对数似然函数值 $\ln(L_1)$。假设前后两个模型分别包含 p 个自变量和 q（$q > p$）个自变量，则似然比统计量 G 为：

$$G = 2 \cdot \left[\, \ln(L_1) - \ln(L_0)\,\right]$$

当样本量较大且零假设为真时，G 统计量近似服从自由度为 $q - p$ 的卡方分布。当 p=0，$q = m$ 时，就是对含 m 个自变量的整个模型进行检验；若 $q = p+1$，就是对单个回归系数进行检验。

2. Wald 检验　Wald 检验适用于对单个回归系数进行假设检验。

检验假设：

H_0：$\beta_j = 0$

H_1：$\beta_j \neq 0$（j=1，2，…，m）

其检验统计量为：

$$\chi^2 = \left(\frac{b_j - \beta_j}{s(b_j)}\right)^2$$

在样本量较大且零假设为真的情况下，该统计量近似服从自由度为 1 的卡方分布。

另外，也可对偏回归系数 β_j 进行区间估计，其 $1 - \alpha$ 置信区间为：

$$(b_j - Z_{\alpha/2}\, s(b_j),\ b_j + Z_{\alpha/2}\, s(b_j))$$

变换后得到比数比 OR 的 $1 - \alpha$ 置信区间为：

$$(\exp(b_j - Z_{\alpha/2}\, s(b_j)),\ \exp(b_j + Z_{\alpha/2}\, s(b_j)))$$

五、趋势分析

当因变量为二分类变量，而自变量为一个有序型 k 分类变量时，可进一步进行趋势分析以研究它们的关联性。趋势分析通常采用 Cochran-Armitage 线性趋势检验，又可以称为趋势性卡方检验。Cochran-Armitage 线性趋势检验是由 Cochran（1954）提出的，由 Armitage（1955）完善，因此该方法以两个人的名字命名。

假设有序分类变量的 k=3，根据数据可列出各分类下的频数以及各项之和（表 13-6）。

表13-6　各分类下的频数以及各项之和

	$X=1$	$X=2$	$X=3$	总和
$Y=0$	N_{11}	N_{12}	N_{13}	R_1
$Y=1$	N_{21}	N_{22}	N_{23}	R_2
总和	C_1	C_2	C_2	N

趋势检验的统计量为：

$$T = \sum_{i=1}^{k} t_i (N_{1i} R_2 - N_{2i} R_1)$$

其中，t_i 代表权重；$N_{1i} R_2 - N_{2i} R_1$ 可以看成是对每行的总和调整，使其具有相同的总数后 N_{1i} 和 N_{2i} 的差异。

统计量的方差为：

$$\mathrm{Var} (T) = \frac{R_1 R_2}{N} (\sum_{i=1}^{k} t_i^2 C_i (N - C_i) - 2 \sum_{i=1}^{k-1} \sum_{j=i+1}^{k} t_i t_j C_i C_j)$$

在样本量足够大且认为 X 与 Y 无相关性的零假设下，$\dfrac{T}{\sqrt{\mathrm{Var} (T)}} \sim \mathrm{N} (0, 1)$。若计算得到的 P 值小于 0.05，则拒绝零假设，认为 X 与 Y 相关。权重 t_i 的取值根据研究目的不同而不同。例如，当我们要研究频率的线性趋势时，t 应该被赋值为 $(0, 1, 2)$；当我们要研究是否 $k=3$ 组与 $k=1$ 或 2 组频率不同（$k=1$ 和 $k=2$ 组频率相同）时，t 应该被赋值为 $(1, 1, 0)$。

六、医学大数据挖掘中的应用举例

1．logistic 回归　使用与线性回归中相同的例子，把 93 272 名接受关节置换手术的患者在术后 30 天内是否出现 VTE 作为二分类因变量（出现 VTE 记为 1，未出现 VTE 记为 0）。将 CHA2DS2-VASc 评分按 0、1、2、3、4、≥ 5 分划分为 6 个等级，该 6 个等级可以使用 5 个哑变量来表示。对 5 个哑变量以及因变量进行 logistic 回归分析，其结果见表 13-7。

表13-7　logistic回归结果

	β	标准误	OR（95% CI）	P值	显著性
CHA2DS2-VASc					
常数项	-6.676	1.001	1.00		
1	1.004	1.004	2.95（0.43，2.12）	0.280	
2	1.716	1.003	5.56（0.77，3.96）	0.087	·
3	2.048	1.004	7.75（1.08，5.44）	0.041	*
4	2.245	1.007	9.44（1.31，6.79）	0.026	*
≥ 5	2.822	1.012	16.82（2.31，12.2）	0.005	**

显著性：***，$P < 0.001$；**，$P < 0.01$；*，$P < 0.05$；·，$P < 0.1$。

logistic 回归的结果分别给出了 6 类 CHA2DS2-VASc 评分（0、1、2、3、4、≥ 5）的

参数估计、发病比数比 OR 值、95% 置信区间以及假设检验 P 值。结果表明与 CHA2DS2-VASc 评分为 0 相比，CHA2DS2-VASc 评分为 3、4、≥ 5 这 3 个等级的 OR 值显著大于 1，即出现 VTE 的风险增加。

2．趋势分析 CHA2DS2-VASc 评分分级后可看作是一个有序型分类变量。为进一步探究 CHA2DS2-VASc 评分的分级与关节置换手术后出现静脉血栓栓塞的关系，我们对其进行趋势分析。

首先，对数据的基本情况进行描述。进行关节置换术后的 93 272 例病人中，静脉血栓栓塞的发病人数为 625 人，发病率 0.67%。关节置换术后的病人中，CHA2DS2-VASc 评分为 0、1、2、3、4 和 ≥ 5 分者分别占总病人数的 0.8%、43.3%、27.1%、18.9%、7.6% 和 2.3%；而发生了静脉血栓栓塞的病人中，CHA2DS2-VASc 评分为 0、1、2、3、4 和 ≥ 5 分者分别占发病人数的 0.13%、0.37%、0.70%、0.97%、1.18% 和 2.07%。接下来对不同 CHA2DS2-VASc 评分分组的肺栓塞发病人数占总发病人数的比例进行 Cochran-Armitage 趋势检验。结果见表 13-8。

表13-8　关节置换术后病人按照CHA2DS2-VASc评分分层后VTE的发生情况

	合计	CHA2DS2-VASc 评分					
		0	1	2	3	4	≥5
病人频数	93 274	794	40 368	25 271	17 668	7 052	2 119
病人百分比（%）		(0.8)	(43.3)	(27.1)	(18.9)	(7.6)	(2.3)
VTE 病人频数	625	1	150	176	171	83	44
发病率（%）	(0.67)	(0.13)	(0.37)	(0.70)	(0.97)	(1.18)	(2.07)
趋势 P 值 *							< 0.001

*Cochran-Armitage 检验

趋势检验的 $P < 0.001$，说明 CHA2DS2-VASc 评分的分级与关节置换手术后出现静脉血栓栓塞显著相关，且 CHA2DS2-VASc 评分越高，关节置换术后病人静脉血栓栓塞发生率越高。

3．R 代码

（1）Logistic 回归：

```
Logistic.model < -glm（VET ~ CHA2DS2-VASc，family='binomial'）
    summary（Logistic.model）
```

（2）Cochran-Armitage 检验：

```
library（DescTools）
x < -matrix（c（794，40368，25271，17668，7052，2119，1，150，176，171，83，
44），nrow=2，byrow=T）
CochranArmitageTest（x，alternative='two.sided'）
```

第四节 生存分析

生存数据是医学研究中一种常见的数据，其两个主要的特点为：不仅要考虑终点事件是否出现，还要考虑观察对象达到终点事件所经历的时间长短；数据中会出现因研究对象失访或研究终止等导致的信息不完整的情况。由于生存数据的特殊性，传统的统计分析方法并不完全适用。对于此种情况，可使用生存分析（survival analysis）的方法，综合考虑事件的发生和事件发生所经历的时间。同时，生存分析还可以充分利用完整信息和不完整信息来描述生存时间分布的特征，以及分析生存过程的影响因素。生存分析在生物医学研究中的应用非常广泛。

一、生存分析的基本概念

1. 起点事件与终点事件 起点事件是反映随访起始的事件，如进行了手术、首次用药等。终点事件，又可称为死亡事件，指研究者所关心的研究对象出现的特定结局，如患者死亡、疾病复发等。起点事件与终点事件需要根据研究目的而确定，在研究中必须有明确的规定。

2. 生存数据 从起点事件到终点事件所经历的时间称为生存时间（survival time），反映生存时间的数据为生存数据，可分为两种类型。

（1）完全数据（complete data）：如果观察记录到终点事件发生的具体时间，则能准确知道研究对象的生存时间。这类数据被称为完全数据，它能为研究提供完整信息。

（2）删失数据（censored data）：在实际情况中，常因多种原因，难以观察到终点事件发生的具体时间，以至于不能准确地获得研究对象的生存时间。这类数据被称为删失数据，具体又可分为右删失、左删失以及区间删失。

1）右删失（right censoring）：在进行随访中，起点事件发生时间已知，但终点事件发生的时间未知，只知道生存时间大于观察时间，这种类型的生存时间称为右删失。出现右删失数据的主要原因包括：失访，即与研究对象失去联系，无法得知研究对象是否出现终点事件；退出，即研究对象退出研究，如因意外死亡、死于其他与研究疾病无关的原因而退出研究；随访截止，即在随访结束时，仍未观察到终点事件的发生。为了与完全数据进行区分，右删失数据的右上角一般会标记"+"，表示真实的生存时间未知，只知道其生存时间比观察到的删失数据要长。右删失是在实际研究中最为常见的删失类型，后文所介绍的分析方法主要应用于右删失数据。

2）左删失（left censoring）：起点事件发生时间已知，假设研究者在某一时刻开始进观察，但是在该时间点之前，终点事件已经发生。研究者只知道研究对象的实际生存时间小于观察时间，但无法确定具体时间，这种类型的删失数据被称为左删失。例如，在某项手术一周后开始观察病人的病症是否复发，但观察到一位病人在 1 周时已经复发，此时无法获得准确的复发时间，仅知道小于 7 天，该病人的生存时间即为左删失数据。

3）区间删失（interval censoring）：在无法进行连续观察随访的研究中，观察的时间点有限。研究者只能记录到研究对象在两次随访期间内是否发生终点事件，并不知道准确的发生时间，所以研究对象的生存时间为区间，这种类型的删失数据被称为区间删失。

二、生存分析常用的函数

1. 死亡概率　死亡概率表示观察对象从开始到时间 t 为止死亡的概率，常用 $F(t)$ 表示。$F(t) = P(T \leq t)$，$F(t)$ 是一个随时间递增的函数。当 $t=0$ 时，死亡概率为 0；当观察期为无穷大时，死亡概率为 1。

2. 生存函数　生存函数（survival function）又称为生存率，表示观察对象的生存时间 T 大于某个时刻 t 的概率，常用 $S(t)$ 表示。$S(t) = P(T > t)$，生存函数与死亡概率的关系是 $S(t) = 1 - F(t)$。当无删失数据时，其估计值为：

$$\hat{S}(t) = \frac{t \text{ 时刻仍存活的人数}}{\text{观察对象总人数}}$$

3. 风险函数　风险函数（hazard function）指生存时间已达到 t 的观察对象在时刻 t 到 $t + \Delta t$ 这一段很短时间内死亡的概率与 Δt 之比的极限值，常用 $h(t)$ 表示。$h(t)$ 是一个条件概率，又称为条件死亡率或瞬时死亡率。

$$h(t) = \lim_{\Delta t \to 0} \frac{P(t < T < t + \Delta t \mid T \geq t)}{\Delta t}$$

三、生存率曲线

1. Kaplan-Meier 法的生存率估计　当生存数据中出现删失数据时，因其终点事件发生时间的信息不完整，t 时刻仍存活的人数难以界定，所以给生存率的估计带来了麻烦。Kaplan 和 Meier（1958）提出了一种非参数方法，它利用条件概率先求出各个时段的生存概率，然后根据概率乘法定理计算生存率，这一方法称为 Kaplan-Meier 法。

下面使用具体的数据说明 Kaplan-Meier 法计算生存率的过程。

假设一组含有删失值的生存数据为 15、30⁺、34、23、15⁺、18，其中的数字代表手术后到疾病复发的时间（月）。

首先，将生存时间 t_i 由小到大排序。若完全数据与删失数据数值相同，则将删失数据排在完全数据后，得到 15、15⁺、18、23、30⁺、34。0 时刻生存率的估计值为 1。根据条件概率的关系，两个相邻时刻生存率的对应关系为：

$$\hat{S}(t_i) = P(T > t_i) = P(T > t_i \mid T > t_{i-1}) \cdot P(T > t_{i-1}) = \left[1 - \frac{d_i}{n_i}\right]\hat{S}(t_i - 1)$$

其中，n_i 为 t_i 时刻之前的生存人数，即初期观察人数；d_i 为在时刻 t_i 死亡的人数。

代入具体数据得：

$$\hat{S}(0) = 1$$

$$\hat{S}(15) = \left[1 - \frac{1}{6}\right]\hat{S}(0) = \frac{5}{6}\hat{S}(0)$$

$$\hat{S}(18) = \left[1 - \frac{1}{4}\right]\hat{S}(15) = \frac{3}{4}\hat{S}(15)$$

$$\hat{S}(23) = \left[1 - \frac{1}{3}\right]\hat{S}(18) = \frac{2}{3}\hat{S}(18)$$

$$\hat{S}(30) = \left[1 - \frac{0}{2}\right]\hat{S}(23) = \hat{S}(23)$$

$$\hat{S}(34) = \left[1 - \frac{1}{1}\right]\hat{S}(30) = 0$$

所以，每个时刻的生存率估计为：

$$\hat{S}(t_i) = \prod_{t_j \leqslant t_i}\left(1 - \frac{d_j}{n_j}\right) = \left(1 - \frac{d_1}{n_1}\right) \cdot \left(1 - \frac{d_1}{n_1}\right) \cdot \cdots \cdot \left(1 - \frac{d_i}{n_i}\right)$$

得到：

$$\hat{S}(0) = 1,\ \hat{S}(15) = \frac{5}{6},\ \hat{S}(18) = \frac{5}{8},\ \hat{S}(23) = \frac{5}{12},\ \hat{S}(30) = \frac{5}{12},\ \hat{S}(34) = 0$$

需要注意的是，若 t_i 时刻的数据为删失数据，则死亡人数 d_i 为 0，其对应的生存率与前一个非删失值的生存率相同，所以生存函数为阶梯函数，函数值仅在 d_i 为 1 的时刻发生变化。

2．生存率的区间估计　生存率标准误的近似计算公式为：

$$\hat{s}(S(t_i)) = \hat{S}(t_i)\sqrt{\sum_{t_j \leqslant t_i}\frac{d_j}{n_j(n_j - d_j)}}\quad (j = 1, 2, \cdots, i)$$

生存率估计值的抽样分布近似服从正态分布，则可由样本生存率及其标准误来计算 t_i 时刻总体生存函数的 $1 - \alpha$ 置信区间：

$$(\hat{S}(t_i) - Z_{\alpha/2}s(\hat{S}(t_i)),\ \hat{S}(t_i) + Z_{\alpha/2}s(\hat{S}(t_i)))$$

3．生存曲线　计算得到每一时刻的生存率后，以生存时间为横轴，生存率为纵轴，可绘制出一条生存曲线。添加每一时刻的置信区间后，可绘制出生存曲线的置信带，用以描述其生存过程。生存曲线又称为 K-M 曲线，是一条下降的曲线。平缓的生存曲线表示高生存率或较长的生存期，陡峭的生存曲线表示低生存率或较短的生存期。

四、log-rank 检验

若比较两组及多组生存曲线之间是否有显著性差异，可以使用 log-rank 检验。log-rank 检验是一种非参数检验法，最先由 Mantel（1966）提出。其基本思想是，在假定两条生存曲线相同的零假设下，根据在各个时刻尚存活的患者数和实际死亡数计算理论死亡数（E）。如果零假设成立，则实际死亡数（O）与理论死亡数（E）应相差不大，否则应认为零假设不成立，即认为生存率曲线差异有统计学意义。

下面以两组生存曲线的 log-rank 检验为例。假设共有 J 个时间点，对于每一个时刻 i，令 O_{1i} 和 O_{2i} 分别代表两组在该时刻实际观察到的死亡数，令 $O_i = O_{1i} + O_{2i}$。同时，令 n_{1i} 和 n_{2i} 分别代表两组在该时刻处于风险中的人数，令 $n_i = n_{1i} + n_{2i}$。则在时刻 i，第 1 组的理论死亡人数为 $E_{1i} = \frac{n_{1i}}{n_i}O_i$，其方差 $V_i = \frac{n_{1i}}{n_i}\left(1 - \frac{n_{1i}}{n_i}\right)\left(\frac{n_i - O_i}{n_i - 1}\right)O_i$（$i = 1, 2, \cdots, J$）。

log-rank 检验的统计量为：

$$\chi^2 = \frac{\left(\sum_{i=1}^{j}(O_{1i} - E_{1i})\right)^2}{\sum_{i=1}^{j}V_i}$$

在样本量足够大且两组生存曲线无差别的零假设成立时，统计量 χ^2 近似服从自由度为 1 的卡方分布。若 $\chi^2 > \chi^2_{\alpha,1}$，则拒绝零假设，认为不同组之间的生存曲线有显著差异。若对 k 组生存曲线进行 log-rank 检验，其统计量近似服从自由度为 $k-1$ 的卡方分布。由于统计量与方差的公式较为复杂，一般由统计软件完成计算。

五、Cox 比例风险回归

log-rank 检验只能进行单因素的分析，无法分析多个因素对生存时间的影响，而且生存时间往往不服从正态分布的要求，不适合使用多元线性回归。英国统计学家 Cox（1972）提出了比例风险（Cox）回归模型，可用于多因素生存分析。该模型对生存时间的分布形式没有任何假定，因而比较灵活，可分析多个因素对生存时间的影响，所以这一回归模型广泛应用于生存数据的分析中。

1. Cox 回归模型　Cox 回归模型用风险函数 $h(t, X)$ 作为因变量，可以表示为：

$$h(t, X) = h_0(t) \exp(\beta_1 X_1 + \beta_2 X_2 + \cdots + \beta_m X_m)$$

$h_0(t)$ 为 $X_1 = X_2 = \cdots = X_m = 0$ 时在 t 时刻的风险函数，称为基础风险函数。β_j 为自变量 $X_j (j = 1, 2, \cdots, m)$ 的偏回归系数，是一组待估计的参数。

Cox 回归模型对 $h_0(t)$ 未做任何假定，但假设各危险因素的作用下，$\dfrac{h(t,X)}{h_0(t)}$ 不随时间的变化而变化，因此该模型又称为比例风险模型。

2. Cox 回归参数的意义　与 logistic 回归模型的回归系数相同，Cox 回归系数也有一定的医学与生物学意义。

Cox 模型经过变换，可以写成：

$$\ln\left(\frac{h(t, X)}{h_0(t)}\right) = \beta_1 X_1 + \beta_2 X_2 + \cdots + \beta_m X_m$$

Cox 模型回归系数 $\beta_j (j = 1, 2, \cdots, m)$ 表示当因素 X_j 改变一个单位时，$\ln\dfrac{h(t,X)}{h_0(t)}$ 的改变量。它与衡量危险因素作用大小的风险比（hazard ratio，HR）有对应关系。

若 t 表示死亡事件发生的时间，控制其他影响因素不变，假设某影响因素 X_j 有两个不同的影响水平 C_0 和 C_1，则两个水平下的风险比 HR_j 的自然对数为：

$$\ln HR_j = \left(\frac{h(t, X)}{h(t, X')}\right) = \ln\left(\frac{h(t, X)/h_0(t)}{h(t, X')/h_0(t)}\right) = \beta_j(C_1 - C_0)$$

变换后得：

$$HR_j = \exp(\beta_j(C_1 - C_0))$$

如果自变量 X_j 为连续型变量，则 X_j 每增加一个单位，终点事件发生的风险是原来的 $\exp(\beta_j)$ 倍。如果 X_j 为二分类变量，且 $C_0 = 0$ 表示不出现该因素，$C_1 = 1$ 表示出现该因素，则两组的风险比 $HR_j = \exp(\beta_j)$。

若 $\beta_j = 0$，则 $HR_j = 1$，说明因素 X_j 对生存时间不起作用；若 $\beta_j > 0$，则 $HR_j > 1$，说明 X_j 是一个危险因素，X_j 的增加或者出现使死亡事件发生的风险增大；若 $\beta_j < 0$，则 $HR_j < 1$，

说明 X_i 是一个保护因素，X_i 的增加或者出现使死亡事件发生的风险减小。

3. Cox 回归模型参数估计与假设检验　Cox 回归模型中的偏回归系数可以通过建立偏似然函数，利用 New-Raphson 迭代法求得。似然比检验、Wald 检验和计分检验可用于对偏回归系数进假设检验，其检验统计量均服从卡方分布。参数估计和假设检验计算较为复杂，可使用统计软件完成。

六、医学大数据中的应用举例

延续使用之前的例子，在 93 272 名患者进行关节置换手术后，追踪 30 天内患者是否出现 VTE（出现 VTE 记为 1，未出现 VTE 记为 0），并记录患者从手术完成至确诊出现 VTE 所经历的时间 T30。由于在 30 天结束时，仍有患者未出现 VTE，他们确切的发病时间未知，所以 T30 属于生存数据。下面对 T30 进行生存分析。

1. 生存率与生存曲线　首先计算 30 天内的生存率、标准误及 95% 置信区间（表 13-9）。

表13-9　生存率计算表

时间（天）	初期观察人数n	出现VTE人数d	生存率	标准误	95% CI上限	95% CI下限
0	93 274	23	1	5.14×10^{-5}	1	1
1	93 251	6	1	5.77×10^{-5}	0.999	1
2	93 245	12	1	6.86×10^{-5}	0.999	1
3	93 233	31	0.999	9.09×10^{-5}	0.999	0.999
4	93 202	32	0.999	1.09×10^{-4}	0.999	0.999
5	93 170	48	0.998	1.32×10^{-4}	0.998	0.999
6	93 122	51	0.998	1.53×10^{-4}	0.998	0.998
7	93 071	44	0.997	1.68×10^{-4}	0.997	0.998
8	93 027	48	0.997	1.84×10^{-4}	0.996	0.997
9	92 979	28	0.997	1.92×10^{-4}	0.996	0.997
10	92 951	21	0.996	1.98×10^{-4}	0.996	0.997
11	92 930	15	0.996	2.03×10^{-4}	0.996	0.997
12	92 915	21	0.996	2.09×10^{-4}	0.996	0.996
13	92 894	18	0.996	2.13×10^{-4}	0.995	0.996
14	92 876	48	0.995	2.26×10^{-4}	0.995	0.996
15	92 828	28	0.995	2.33×10^{-4}	0.994	0.995
16	92 800	20	0.995	2.38×10^{-4}	0.994	0.995
17	92 780	12	0.995	2.41×10^{-4}	0.994	0.995
18	92 768	12	0.994	2.43×10^{-4}	0.994	0.995
19	92 756	16	0.994	2.47×10^{-4}	0.994	0.995
20	92 740	6	0.994	2.48×10^{-4}	0.994	0.995
21	92 734	10	0.994	2.51×10^{-4}	0.994	0.995

续表

时间（天）	初期观察人数n	出现VTE人数d	生存率	标准误	95% CI上限	95% CI下限
22	92 724	16	0.994	2.54×10^{-4}	0.993	0.994
23	92 708	6	0.994	2.56×10^{-4}	0.993	0.994
24	92 702	5	0.994	2.57×10^{-4}	0.993	0.994
25	92 697	5	0.994	2.58×10^{-4}	0.993	0.994
26	92 692	6	0.994	2.59×10^{-4}	0.993	0.994
27	92 686	6	0.994	2.60×10^{-4}	0.993	0.994
28	92 680	4	0.994	2.61×10^{-4}	0.993	0.994
29	92 676	4	0.994	2.62×10^{-4}	0.993	0.994
30	92 672	2	0.994	2.63×10^{-4}	0.993	0.994
31	92 670	21	0.993	2.67×10^{-4}	0.993	0.994

　　根据各时间点的生存率及 95% 置信区间，可画出生存曲线及置信带（图 13-5）。

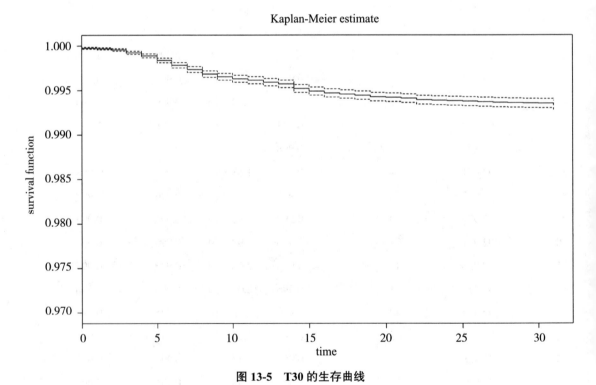

图 13-5　T30 的生存曲线

　　2. log-rank 检验　现将 CHA2DS2_VASc 评分划分为 3 组（0 ~ 2，2 ~ 4，≥ 4），分别计算出每一组的生存率和置信区间，画出 3 组的生存曲线（图 13-6）。

　　由 3 组的生存曲线可以看出，CHA2DS2_VASc 评分越高的组，其生存曲线下降越快，说明 CHA2DS2_VASc 评分越高，患者术后越容易出现 VTE，且出现时间越短。

　　为进一步判断 3 组间的生存曲线是否有统计学显著性差异，下面对 3 组的生存率进行

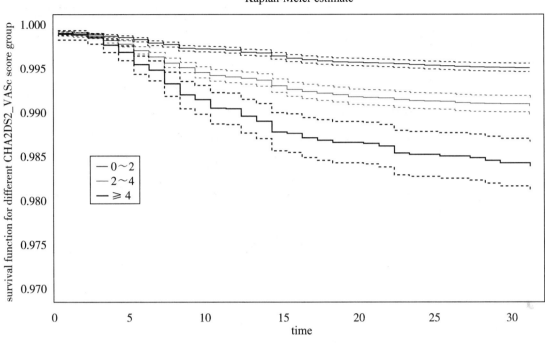

图 13-6　3 组的生存曲线

log-rank 检验，检验结果见表 13-10。

表13-10　log-rank检验结果

	患者数	实际死亡数O	理论死亡数E	χ^2统计量的估计值	χ^2统计量的估计方差
CHA2DS2_VASc 0 ~ 2	48 447	197	325.1	50.5	105.2
CHA2DS2_VASc 2 ~ 4	37 490	315	251.0	16.3	27.3
CHA2DS2_VASc ≥ 4	7 335	113	48.9	83.8	91.0

$\chi^2 = 151$，自由度为 2，$P < 0.001$。

　　log-rank 检验的 P 值小于 0.05，认为 3 组的生存曲线有显著性差异。该结果说明 CHA2DS2_VASc 评分与生存时间有显著性关联，即 CHA2DS2_VASc 评分可作为预测变量用于诊断患者术后是否会出现 VTE。

　　3．Cox 回归　使用 Cox 回归研究多因素对生存时间的影响，研究的自变量包含分为 3 组的 CHA2DS2_VAScg 评分、年龄、性别、心房颤动和扑动、COPD 以及心血管疾病。Cox 回归的结果见表 13-11。

　　使用似然比检验、Wald 检验以及计分检验进行模型检验的结果见表 13-12。

表13-11 Cox回归结果

	回归系数	HR	标准误	95%CI（HR）	P值	显著性
CHA2DS2_VASc 2 ~ 4	0.206	1.229	0.137	(0.939，1.608)	0.1327	
CHA2DS2_VASc ≥ 4	0.476	1.609	0.207	(1.073，2.414)	0.0215	*
age	0.027	1.027	0.005	(1.017，1.037)	1.42×10^{-7}	***
gender	0.016	1.016	0.0990	(0.837，1.234)	0.8705	
X1	1.253	3.501	0.243	(2.173，5.641)	2.60×10^{-7}	***
X5	0.488	1.630	0.242	(1.014，2.619)	0.0436	*
X7	0.251	1.286	0.106	(1.044，1.583)	0.0178	*

显著性：***，$P < 0.001$；**，$P < 0.01$；*，$P < 0.05$；·，$P < 0.1$。

表13-12 模型检验结果

	统计量	自由度	P值
似然比检验	195.4	7	< 0.001
Wald 检验	209.9	7	< 0.001
计分检验	242.1	7	< 0.001

分析结果显示，以 T30 作为因变量建立的 Cox 回归方程具有统计学意义。其中，变量 CHA2DS2_VASc ≥ 4、年龄、心房颤动和扑动、COPD 以及心血管疾病的回归系数有统计学显著性，且为正值。对这些变量的回归系数进行指数变换后得到风险比 HR 大于 1，说明它们为关节置换手术后出现 VTE 的危险因素。

4．R 代码　用二分类变量 status 表示数据是否为删失（完全数据记为 1，删失数据记为 0）。

（1）Kaplan-Meier 法估计生存率：

```
library（survival）
survive.rate 〈 - survfit（Surv（T30，status）~ 1）
summary（survive.rate）
plot（survive.rate, main="Kaplan-Meier estimate", xlab="time", ylab="survival function"）
```

（2）log-rank 检验：

```
survdiff（Surv（T30，status）~ CHA2DS2_VASc）
```

（3）Cox 回归：

```
cox.model 〈 -coxph（Surv（T30，status）~ CHA2DS2_VASc+age+gender+X1+X5+X7）
summary（cox.model）
```

小　结

回归是数据分析中探究变量之间关系的常用方法。本章根据因变量的数据类型分别介绍了线性回归、logistic 回归、趋势分析以及生存分析。线性回归是研究连续型因变量的有力工具，可根据研究目的建立简单线性回归模型或多元线性回归模型，并进行模型选择。但在应用时需要注意，线性回归模型仅适用于因变量为连续型变量且为正态分布或接近于正态分布的情况。若因变量的分布与正态分布有较大偏离，需使用其他回归模型，或者对因变量进行一定的变换，使其接近于正态分布后再建立线性回归模型。logistic 回归可用于研究二分类型因变量。logistic 回归模型通过 logit 变换在事件发生的概率与自变量之间建立联系。其回归参数与比数比存在数学关系，在生物及医学中有明确的实际意义。在自变量为有序多分类变量时，可在 logistic 回归的基础上进一步使用 Cochran-Armitage 检验进行趋势分析，以研究有序多分类自变量与因变量之间的关系。生存数据是一种较为特殊的数据类型。其既考虑事件发生与否，也考虑事件发生所经历的时间，同时还可能存在删失数据。对生存数据的研究需要采用生存分析，包括 Kaplan-Meier 法估计生存函数、log-rank 检验以及 Cox 比例风险回归模型等。本章通过实际案例展示了回归模型在医学大数据中的具体应用。在实际使用时，需充分考虑自变量与因变量的数据类型以及研究目的，选择合适的回归模型来进行数据分析。

（王诗莹　编，陈大方　审）

参考文献

Akaike.，1987 Factor analysis and AIC. Psychometrika，52（3）：317-332.

Armitage P，1955. Tests for linear trends in proportions and frequencies.Biometrics，11（3）：375-386.

Cochran W G，1954. Some methods for strengthening the common χ^2 tests.Biometrics，10（4）：417-451.

Cox D R，1972. Regression models and life-tables.Journal of the Royal Statistical Society：Series B（Methodological）34（2）：187-202.

European Heart Rhythm Association（EHRA），et al.，2010. Guidelines for the management of atrial fibrillation：the Task Force for the Management of Atrial Fibrillation of the European Society of Cardiology（ESC）. European Heart Journal，31（19）：2369-2429.

Ingle D,et al.,1977. The effect of viewing distance upon size preference of frogs for prey.Vision Research,17（9）：1009-1013.

Kaplan E L，Meier P，1958. Nonparametric estimation from incomplete observations. Journal of the American Statistical Association，53（282）：457-481.

Kleinbaum D G，et al.，1988.Applied Regression Analysis and Other Multivariable Methods. 5th ed. Belmont，CA：Duxbury Press：352-357.

Kolmogorov A，1933. Sulla determinazione empirica di una lgge di distribuzione. Inst Ital Attuari Giorn，4：83-91.

Mantel N，1966. Evaluation of survival data and two new rank order statistics arising in its consideration.Cancer

Chemother Rep, 50: 163-170.

Memtsoudis S G, et al., 2010. Risk factors for perioperative mortality after lower extremity arthroplasty: a population-based study of 6, 901, 324 patient discharges.The Journal of Arthroplasty, 25 (1): 19-26.

Saliba W, et al., 2014. CHA2DS2-VASc score is directly associated with the risk of pulmonary embolism in patients with atrial fibrillation.The American Journal of Medicine, 127 (1): 45-52.

Schwarz G, 1978. Estimating the dimension of a model. The Annals of Statistics, 6 (2): 461-464.

Smirnov N, 1948. Table for estimating the goodness of fit of empirical distributions.The Annals of Mathematical Statistics, 19 (2): 279-281.

Weisberg S, 2005.Applied Linear Regression. 4th ed. John Wiley & Sons: 206-207.

第十四章 基于变量选择的数据降维模型

第一节 回顾多元线性回归

多元线性回归模型可用矩阵表示为：

$$Y = \begin{pmatrix} y_1 \\ y_2 \\ \vdots \\ y_n \end{pmatrix}, \ X = \begin{pmatrix} 1 & x_{11} & \dots & x_{1p} \\ 1 & x_{21} & \dots & x_{2p} \\ \vdots & \vdots & & \vdots \\ 1 & x_{n1} & \dots & x_{np} \end{pmatrix}, \ \epsilon = \begin{pmatrix} \epsilon_1 \\ \epsilon_2 \\ \vdots \\ \epsilon_n \end{pmatrix}, \ \beta = \begin{pmatrix} \beta_1 \\ \beta_2 \\ \vdots \\ \beta_n \end{pmatrix}$$

即：

$$Y = X\beta + \epsilon$$

其中，β_0 为回归常数，β_j 是第 j 个自变量 X_j（$j = 1, 2, \cdots, p$）对 Y 的偏回归系数（partial regression coefficient）。我们一般假定随机误差项 ϵ_i（$i = 1, 2, \cdots, n$）服从正态分布 $N(0, \sigma_i^2)$，且 ϵ_i 之间相互独立。使用最小二乘法估计多元线性回归模型的参数，使残差平方和达到最小。此时，残差平方和 Q 可表示为：

$$Q = \sum_{i=1}^{n} (y_i - \hat{y}_i)^2 = \sum_{i=1}^{n} (y_i - \hat{\beta}_0 - \hat{\beta}_1 x_{1i} - \hat{\beta}_2 x_{2i} - \cdots - \hat{\beta}_p x_{pi})^2$$

将 Q 分别对参数 $\beta_0, \beta_0, \cdots, \beta_p$ 求偏导数，令它们为 0，并求解方程组可得到参数估计值。方程组可由向量与矩阵表示为：

$$X^T X \beta = X^T Y$$

若矩阵 $X^T X$ 可逆，则对向量 β 的估计值 b 可表示为：

$$\hat{\beta} = (X^T X)^{-1} X^T Y$$

最小二乘估计易于计算，在满足模型假设的条件下，模型估计满足 BLUE 性质（最优线性无偏估计，best linear unbiased estimation），即在一定假设下是最优估计，因此被成功地使用了 150 多年。

但是当自变量个数多且无法采集大量的样本时，最小二乘估计的方差变大，预测精度下降，且难以进行模型解释。特别是在二代基因测序技术的突飞猛进之后，出现了自变量个数远远大于样本个数的问题（即 $N \ll p$ 问题），此时模型估计中的逆矩阵 $(X^T X)^{-1}$ 无解。因此，高维数据降维是上述问题的解决方案之一，下面我们将介绍基于变量选择的数据降维模型。

第二节　最优子集法

假设有 p 个自变量，由于每个自变量 X_j 都有入选与不入选两种可能，这样因变量 y 关于这些自变量的所有回归方程就有 $2^p - 1$ 个，-1 表示模型至少包含一个自变量。如果把模型中只包含常数项的情况也算在内，那就是 2^p 个候选回归子集。最优子集法（best-subset selection）就是在 2^p 个候选回归子集中，根据选择准则选择一个最优的回归子集。常见的选择准则有：自由度调整复相关系数达到最大，AIC 或 BIC 达到最小，C_p 统计量达到最小等。

但是最优子集法在算法实现上无法在多项式时间内解决非确定性多项式（non-deterministic polynomial，NP）问题，即随着自变量个数的增加，运算复杂度成几何指数上升。为了减少损耗，退而求其次，使用贪心算法在有限时间尽可能找到接近最优子集的结果。逐步回归是使用率最高的贪心算法，在本书第 13 章多元回归模型的变量选择部分已经介绍。但是逐步回归方法忽略了随机误差，因此通常无法求得全局最优解，而模拟退火算法（simulated annealing algorithm）则是利用马氏链求得全局最优解的一种近似算法。

第三节　压缩估计（惩罚的最小二乘估计）

最小二乘估计具有 BLUE 性质，即是最优线性无偏估计。但是在自变量个数较多的情况下，为了保证估计无偏，估计方差可能变大。如引入估计的均方误差和作为准则函数，记为 SMSE，公式如下：

$$\text{SMSE} = \sum_{j=1}^{p} E(\hat{\beta}_j - \hat{\beta}_j) = \sum_{j=1}^{p} \{\text{var}(\hat{\beta}_j) + [\text{bias}(\hat{\beta}_j)]^2\}$$

从上面的公式可以看出，在牺牲无偏性的前提下，尽量减少估计方差，可以进一步最小化 SMSE。因此，可以通过惩罚的最小二乘估计得到有偏的压缩估计，即使部分估计值 $\hat{\beta}_j$ 直接被压缩为 0，从而降低 SMSE。对最小二乘函数引入惩罚项，即：

$$\min_{\beta} \left\{ \sum_{i=1}^{n} (y_i - \beta_0 - \sum_{j=1}^{p} x_{ij}\beta_j)^2 + \lambda \sum_{j=1}^{p} P_j(|\beta_j|) \right\}$$

其中 $P_j(|\beta_j|)$ 为惩罚函数。引入正交设计（Orthonormal Design Case），假设 X 正交，则引入惩罚项的最小二乘函数为：

$$\min_{\beta} \left\{ \sum_{i=1}^{n} (y_i - \hat{y}_i)^2 + \frac{1}{2} \sum_{j=1}^{p} (z_j - \beta_j)^2 + \lambda \sum_{j=1}^{p} P_j(|\beta_j|) \right\}$$

其中 $X^T X = E$，$Z = X^T Y$，$\hat{Y} = XX^T Y$，且 Z 是在正交设计下最小二乘的估计。

一、岭回归（ridge regression）

岭回归估计由 Hoerl 和 Kennard（1970）于 1970 年提出，等价于在最小二乘函数上引入惩罚项 β_j^2，即岭估计为：

$$\hat{\beta}^{ridge} = \arg\min_{\beta} \left\{ \sum_{i=1}^{n} (y_i - \beta_0 - \sum_{j=1}^{p} x_{ij}\beta_j)^2 + \lambda \sum_{j=1}^{p} \beta_j^2 \right\}$$

在正交设计下，岭估计为：

$$\hat{\beta}_j^{ridge} = \left(\frac{1}{1+c} \right) Z_j$$

即在正交设计下，岭估计将最小二乘估计值同比例压缩了一个常数倍 $\left(\frac{1}{1+r\lambda} \right)$。

二、Lasso 算法

Donoho 和 Johnston（1994）于 1994 年提出了 L_1 惩罚 $|\beta_j|$，又称为软门限（soft thresholding），即估计量为：

$$\hat{\beta}^{L_1} = \arg\min_{\beta} \left\{ \sum_{i=1}^{n} (y_i - \beta_0 - \sum_{j=1}^{p} x_{ij}\beta_j)^2 + \lambda \sum_{j=1}^{p} |\beta_j| \right\}$$

在正交设计下，L_1 惩罚估计为：

$$\hat{\beta}_j^{L_1} = \text{sig}(z_j)(|z_j| - \lambda)^+$$

其中 $\text{sig}(z_j)$ 是取 z_j 的正负符号；$(\cdot)^+$ 表示括号内取值大于 0 则保持不变，取值小于 0 则取 0。即在 L_1 惩罚对 z_j 绝对值大的估计压缩得少，对 z_j 绝对值小的直接压缩为 0。

L_1 惩罚有一个著名的求解算法，即由 Tibshirani（1996）提出的 Lasso 算法（最小的绝对缩减和变量选择算法，least absolute shrinkage and selection operator）。而 Lasso 算法之所以如此著名，是因为其提出了稀疏性假设。当模型中存在成百上千的自变量 X 时，假设只有有限个 X 的回归系数不为 0，其余的都是 0。即尽管世界如此复杂，但有用的信息却非常有限。举个例子，在分析基于与疾病的关系时，对于我们放入的 100 000 个可能的基因，我们认为这 100 000 个基因在回归模型中的回归系数只有少量不为 0，即致病基因是少量的。下面我们在二维图形上解释 Lasso 算法如何产生稀疏估计（图 14-1）。图 14-1 的左侧为 L_1 惩罚，Lasso 算法的估计值为椭圆形与下方菱形的交点。当交点正好落在纵轴上时，横轴对应变量参数的估计值将被压缩到 0，即该变量被剔除出模型。图的右侧为岭回归，岭回归的估计值是椭圆形与下方圆形的交点。可以看出椭圆形与下方圆形的交点通常不会在纵轴上，因此岭回归不会产生稀疏解。对比岭回归，Lasso 算法的约束条件用的是绝对值，在几何上解释为一个菱形。随着椭圆增大，椭圆与菱形突出的顶点相交的概率很大（即回归系数压缩等于 0 的概率很大），容易产生稀疏解。

（一）SCAD 连续可微的惩罚函数

由于 Lasso 算法在理论上并不完美，估计结果无法满足渐进无偏性，即估计值的绝对值偏小。于是 2001 年 Fan 和 Li 提出了 SCAD（Fan et al., 2001），即建立了一个连续可微的惩罚函数 $I(|\beta_j| \leq \lambda) + \frac{(a\lambda - |\beta_j|)^+}{(a-1)\lambda} I(|\beta_j| \leq \lambda)$，其中 $a > 2$，$|\beta_j| > 0$，即估计量为：

$$\hat{\beta}^{SCDA} = \arg\min_{\beta} \left\{ \sum_{i=1}^{n} (y_i - \beta_0 - \sum_{j=1}^{p} x_{ij}\beta_j)^2 + \lambda \sum_{j=1}^{p} I(|\beta_j| \leq \lambda) + \frac{(a\lambda - |\beta_j|)^+}{(a-1)\lambda} I(|\beta_j| > \lambda) \right\}$$

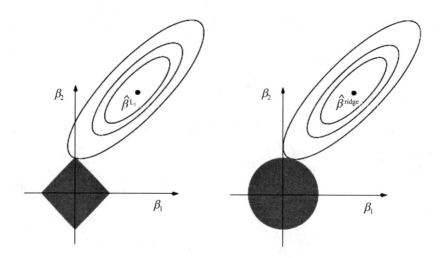

图 14-1　二维图形上的稀疏估计

在正交设计下，SCAD 估计为：

$$\hat{\beta}_j^{SCDA} = \begin{cases} \mathrm{sig}\,(z_j)(\,|z_j| - \lambda\,)^+ & \text{当 } |z_j| \leq 2\lambda \text{ 时} \\ \{(a-1)z_j - \mathrm{sig}\,(z_j)a\lambda\}/(a-2) & \text{当 } 2\lambda < |z_j| \leq a\lambda \text{ 时} \\ z_j & \text{当 } |z_j| > a\lambda \text{ 时} \end{cases}$$

SCAD 估计满足 ORACLE 性质，即满足：①无偏性：当未知参数的真实值比较大时，所得的解应该近似无偏，这样可以避免不必要的模型偏差。②稀疏性：估计值能自动地将小的估计系数压缩为零，以降低模型的复杂度。③连续性：所得的解保证其与最小二乘估计值 z_j 之间的连续性，避免模型在预测时不稳定。ORACLE 性质也成为变量选择方法的最优准则。

（二）最小角回归

在我们了解压缩估计的原理后，下面的问题是如何在高维下求解优化问题，即如何求解增加惩罚项后最小二乘估计。事实上 Tibshirani 发现 Lasso 求解算法运算效率低，于是其找到自己的恩师 Efron，Efron 加入后发明了最小角回归（least angle regression，LARS）算法（Efron et al.，2004）。这一算法大大减小了 Lasso 算法的计算复杂度。最小角回归算法是前向梯度算法和前向选择算法的一个折中算法，该算法可以在 $O(n^2p)$ 步内求解出 Lasso 回归的估计值，大大提高了求解效率。下面将简单介绍前向选择、前向梯度和最小角算法。

1. 前向选择算法　前向选择算法（forward selection）是一个典型的贪心算法。对于求解目标函数 $\min\limits_{\beta}\{\sum\limits_{i=1}^{n}(y_i - \beta_0 - \sum\limits_{j=1}^{p} x_{ij}\beta_j)^2 + \lambda\sum\limits_{j=1}^{p} p_j(|\beta_j|)\}$，初始迭代从 0 开始。

第一步：选取使目标函数减少最多的一个自变量 X_{k1}，估计 $\hat{\beta}_{k1}$；

第二步：将自变量 X_{k1} 从候选集中去除，固定估计值 $\hat{\beta}_{k1}$，目标函数减去 X_{k1} 方向后的剩余部分称为剩余目标函数残差，在剩余 $p-1$ 个变量中选取使剩余目标函数残差减少最多的一个自变量 X_{k2}，估计 $\hat{\beta}_{k2}$；

第三步：将自变量 X_{k1} 和 X_{k2} 从候选集中去除，固定估计值 $\hat{\beta}_{k1}$ 和 $\hat{\beta}_{k2}$ 在剩余 $p-1$ 个变量中选取使剩余目标函数残差减少最多的一个自变量 X_{k3}，估计 $\hat{\beta}_{k3}$。

重复上述过程直至剩余目标函数残差小于固定阈值或自变量都用完了。在二维空间上，算法如图 14-2 所示。

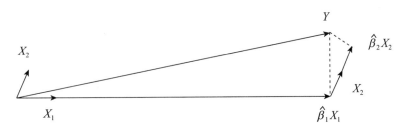

图 14-2　前向选择算法

假设有两个自变量，其中 X_1 方向目标函数下降较快，因此第一步在 X_1 方向估计参数 $\hat{\beta}_1$；对于剩余的残差，在 X_2 方向估计参数 $\hat{\beta}_2$；$\hat{\beta}_1 X_1 + \hat{\beta}_2 X_2$ 为最终迭代结果。此算法对每个变量只需要执行一次，效率高，但是估计精度较差。当自变量不是正交的时候，算法只能给出一个局部最优解，不能直接用于 Lasso 回归求解。

2. 前向梯度算法　前向梯度算法（forward stagewise）类似于前向选择算法，初始迭代从 0 开始，也是在自变量中每次选取一个令目标函数减小最快的方向 X_k，但是每次只向 X_k 方向移动固定长度的一小步。移动后不将 X_k 从候选集合中去除，因为只移动了一小步，还有空间继续前移。同样反复迭代直至剩余目标函数残差减少到小于一定阈值，算法停止。在二维空间上，算法如图 14-3 所示。

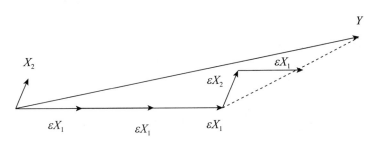

图 14-3　前向梯度算法

假设有两个自变量，其中 X_1 方向目标函数下降较快，因此第一步在 X_1 方向先走了长度为 ε 的一步；剩余目标函数残差又是 X_1 方向下降较快，因此第二步在 X_1 方向又走了长度为 ε 的一步；第三步也是在 X_1 方向，具体同前；第四步是 X_2 方向下降较快，因此向 X_2 方向走了长度为 ε 的一步；第五步又回到 X_1 方向，走了长度为 ε 的一步；剩余目标函数残差小于阈值，迭代算法停止，估计结果是 $4\varepsilon X_1 + \varepsilon X_2$。此算法在 ε 很小的时候可以很精确地给出全局最优解，但是迭代次数很多，运算效率较低。

3. 最小角回归　最小角回归算法是前向梯度算法和前向选择算法的一个折中算法，其在保证精度的前提下简化了算法的迭代过程。类似于前向选择算法，初始迭代从 0 开始，也是在自变量中每次选取一个令目标函数下降最快的方向 X_{k1}，但是前进距离与下一轮 X_{k2} 对剩余目标函数残差的减少量相关。第一步在 X_{k1} 方向前进到剩余目标函数减少量和下一轮 X_{k2} 对目标函数减少量相等的位置，得到参数估计 $\hat{\beta}_{k1}$；第二步向 X_{k1} 与 X_{k2} 的角平分线方向前进，即估计 $\hat{\beta}_{k2}(X_{k1} + X_{k2})$，同样前进距离与下一轮的 X_{k3} 相关；反复迭代，直至残差减少到小于一定阈值，算法停止。在二维空间上，算法如图 14-4 所示。

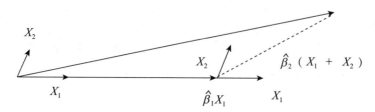

图 14-4　最小角回归

假设有两个自变量，其中 X_1 方向目标函数下降较快，因此第一步在 X_1 方向前进长度 $\hat{\beta}_1$，$\hat{\beta}_1$ 满足 Y 在 X_1 上的剩余投影长度与 Y 在 X_2 的投影长度相同；第二步沿 X_1 与 X_2 的角平分线前进，即估计 $\hat{\beta}_2(X_1 + X_2)$；迭代算法停止，估计结果是 $(\hat{\beta}_1 + \hat{\beta}_2)X_1 + \hat{\beta}_2 X_2$。最小角回归是一个适用于高维数据变量选择的算法，即便在 $N \ll p$ 的情况下依然可以有效运行。但是该算法对样本噪声比较敏感。

（三）压缩估计参数

λ 称为压缩估计参数或惩罚参数，λ 越大对变量较多的线性模型的惩罚力度就越大，从而最终获得一个变量较少的模型。有许多学者研究如何选取 λ，常使用的准则有交叉验证法、AIC、BIC 等。

（四）Cox 模型的压缩估计

首先回顾一下 Cox 模型假设：

$$\ln\left(\frac{h(t, X)}{h_0(t)}\right) = \beta_1 X_1 + \beta_2 X_2 + \cdots + \beta_p X_p$$

其中 $\beta_j(j = 1, 2, \cdots, p)$ 表示当因素 X_j 改变一个单位时 $\ln\left(\frac{h(t, x)}{h_0(t)}\right)$ 的改变量，它与衡量危险因素作用大小的风险比（hazard ratio，HR）有对应关系。Cox 模型使用偏似然函数进行估计，得到的对数似然函数为：

$$l_n(\beta) = \sum_{i=1}^{n} \delta_i \left\{ \beta^T x_i - \log\left[\sum_{j=1}^{n} I(\tilde{T}_j \geq \tilde{T}_l) \exp(\beta^T x_j)\right] \right\}$$

其中 $\tilde{T}_i = \min(T_i, C_i)$，$\delta_i = I\{T_i \leq C_i\}$，$T_i$ 是死亡时间，C_i 是删失时间。

通过给偏似然函数加入惩罚函数构成 Cox 模型的压缩估计：

$$-\frac{1}{n} l_n(\beta) + \lambda \sum_{j=1}^{p} J(\beta_j)$$

当 $J(\beta_j) = |\beta_j|$ 时构成了 Cox 模型的 Lasso 估计（Tibshirani，1996）。

同样，Cox 模型下的 lasso 估计是有偏估计，不满足 Oracle 性质，于是有了 Cox 模型的自适应 Lasso 估计：

$$J(\beta_j) = |\beta_j| \tau_j$$

其中 $\tau_j = 1/|\tilde{\beta}_j|$，$\tilde{\beta} = \arg\min\limits_{\beta} l_n(\beta)$（Zhang et al.，2007）。$\tilde{\beta}$ 为 Cox 模型用最小化偏似然函数得到的一致估计量，这个估计量可以评价对应变量的系数大小，取其倒数放在惩罚函数里面能使本来系数大的变量受惩罚小。自适应 Lasso 估计具有相合性，且满足 Oracle 性质。R 语言里面的 Package 'lars' 用 LARS 算法对 Lasso 估计求解。

第四节　超高维数据降维

前面介绍的压缩估计模型适用于候选变量个数 p 与样本个数 n 大小接近的情况下的数据降维，但是当候选变量个数 p 是样本个数 n 的指数倍时，压缩估计模型将无法运算，这也就是所谓的超高维数据降维问题。

Fan 和 Lv 基于简单相关系数提出确保独立筛选法（sure independence screening，SIS；Fan et al.，2008）。SIS 是一种截断式的选择方法，它将自变量根据其与因变量的边际相关系数进行排列，取前 d 个自变量。并且证明了该方法在样本足够大时，所有重要变量以概率一在筛选后被保留下来。模型具体介绍如下。

对线性回归模型，设 $M = \{1 \leq i \leq p : \beta_i \neq 0\}$ 为真实稀疏模型的变量集，$s = |M|$ 表示 M 中的变量个数，也就是真实模型中回归系数不为 0 的变量个数。由于样本量小而变量个数超高，因此自变量间存在普遍的相关性，所以其余 $p - s$ 个变量由于与 M 中变量的相关性，也出现了与因变量的相关。设 $\omega = (\omega_1, \omega_2, \cdots, \omega_p)^T$，$\omega = X^T Y$，$\omega$ 是因变量 Y 与自变量 X 的边际相关向量。对于任意给定的 $\gamma \in (0,1)$，对向量 ω 的 p 个分量进行降序排列，定义子模型：

$$M\gamma = \{1 \leq i \leq p : |\omega_i| \text{ 按大小排序，取前 } d = [\gamma n] \text{ 个变量}\}$$

即将 p 个自变量压缩到 $d = [\gamma n] < n$ 个子变量。SIS 具有确保筛选性质，即当 $n \to \infty$ 时，$P(M \subset M_\gamma) \to 1$。

SIS 是一种独立特征选择模型，其将超高维 p 个自变量下降到一个相对大的数量 d，且 $d < n$。还有其他的独立特征选择模型，例如基于距离相关性的 DC-SIS（Li et al.，2012）、基于条件分布函数的 MV-SIS（Cui et al.，2015）。Fan 和 Lv（2008）在提出 SIS 的同时给出了处理超高维数据降维问题的解决框架，见图 14-5。首先使用独立特征选择模型将超高维

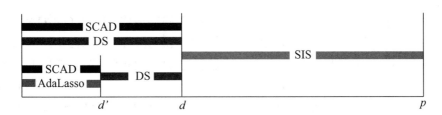

图 14-5　处理超高维数据降维问题的解决框架

数据下降到相对大的 d 维数，然后再使用压缩估计等模型进行二次降维。

第五节　研究实例

　　口腔鳞状细胞癌（oral squamous cell carcinoma，OSCC）是最常见的头颈部鳞状细胞癌类型。尽管 OSCC 的治疗手段在过去几十年内不断进步，但其 5 年生存率仍不足 60%。这可能是由于对 OSCC 的发生、发展、侵袭和转移的分子机制理解有限，致使该病的早期诊断大大延迟。因此，鉴定与 OSCC 相关的癌基因或抑癌基因的分子变化，将有助于改善生存预测和早期治疗。表观遗传变化是可遗传和可逆的，影响 DNA 的空间构象及其转录活性。DNA 甲基化可能影响基因表达并与各种正反馈机制相互作用。因此，异常甲基化 CpG 位点不仅被认为是 OSCC 的潜在预后因素，也被认为是其他癌症的潜在预后因素。综上所述，Shen 等（Shen et al.，2017）将 TCGA 数据库中的 313 例 OSCC 病例数据作为训练集，将两个 GEO 数据集（GSE52793 和 GSE75537）作为验证集，通过挖掘 TCGA 和 GEO 数据库中的基线信息、甲基化位点、基因表达及预后等数据，旨在从多组学的角度建立 OSCC 的最佳预测模型。

　　该研究共分为以下几个步骤建立并评价 OSCC 预后预测模型：

　　1. 筛选差异甲基化位点　在训练集的 313 例 OSCC 病例中，32 例含有癌组织及癌旁组织的配对甲基化数据。甲基化数据利用 Illumina HumanMethylation450 微阵列平台检测，此平台可检测人类全基因组近 45 万个甲基化位点，全面覆盖了 96% 的 CpG 岛。通过全基因组差异甲基化分析，共识别出差异甲基化位点 1490 个，它们的绝对甲基化差异大于 0.4 且配对 t 检验的 P 值小于 1×10^{-7}。

　　2. 筛选与预后相关的差异甲基化位点　使用单因素 Cox 回归，在由 313 例 OSCC 病例组成的训练集中，从 1490 个差异甲基化位点中，筛选出与总生存时间相关的甲基化位点。共识别出 15 个 CpG 位点，它们与 OSCC 的预后存在名义关联（$P < 0.05$）。

　　3. 构建多甲基化位点联合的预测模型　考虑到芯片数据（> 45 万个探针）与样本量（< 320 例）相比的高维性很容易引起过度拟合的问题，本研究使用基于 Cox 模型下 Lasso 回归的确保独立筛选法（SIS），用于建立基于多 CpG 位点联合预测 OSCC 总生存时间的模型。从上述 15 个与预后相关的差异甲基化位点中，共识别出 7 个候选 CpG 位点，分别是：cg13495205、cg07110405、cg03774514、cg09137696、cg19655456、cg03146625 和 cg21546671。通过使用 Cox 模型生成的系数，建立甲基化预后评分模型：prognostic score methylation = $0.0054 \times$ cg13495205$_{AJAP1}$ + $0.0318 \times$ cg07110405$_{SHANK2}$ + $0.0256 \times$ cg03774514$_{FOXA2}$ + $0.0063 \times$ cg09137696$_{MT1A}$ + $0.0013 \times$ cg19655456$_{ZNF570}$ − $0.0297 \times$ cg03146625$_{HOXC4}$ − $0.0157 \times$ cg21546671$_{HOXB4}$。

　　4. 评价甲基化预后评分　在训练集中，用 0.02 的阈值将 313 例 OSCC 病例划分为高风险组和低风险组，较高预后分值和较低的生存期显著相关（HR = 3.23，95% CI 为 2.18 ~ 4.77；$P = 5.52 \times 10^{-10}$）。预后评分阈值 0.02 能显著区分病例的预后在验证集 1（GSE52793）和验证集 2（GSE75537）中也得到成功验证。总体而言，甲基化预后评分预测 OSCC 5 年生存期的 AUC 曲线下面积在训练集、验证集 1 和验证集 2 中分别为 0.76、0.67 和 0.66。

　　5. 甲基化预后评分模型的敏感性评价　合并训练集和验证集病例后，采用多元线性回归，在调整病例的年龄、性别、肿瘤分级、吸烟状况和临床分期后，发现甲基化预后分值与人乳头瘤病毒感染状态无关（$\beta = -0.01$，95% CI 为 $0.23 \sim 0.20$；$P = 0.898$）。根据临床特征（临床分期、年龄、性别、吸烟状态、肿瘤分级）进行分层后，甲基化预后评分的低危组和高危组之间的总生存时间仍存在显著性差异。

6．分析 CpG 甲基化、基因表达及预后之间的关系　在训练集中发现 AJAP1、HOXB4、MT1A、ZNF570、SHANK2 这 5 个基因的甲基化水平和基因表达量显著相关。同时还发现这 7 个基因的表达量均与 OSCC 的总生存时间显著相关。因此，构建基因表达预后评分模型：score expression $= -0.115 \times$ AJAP1 $+ 0.089 \times$ SHANK2 $+ 0.147 \times$ FOXA2 $+ 0.111 \times$ MT1A $- 0.173 \times$ ZNF570 $+ 0.030 \times$ HOXC4 $+ 0.789 \times$ HOXB4。以中位分值作为高、低风险组的划分界值，发现基因表达预后评分分值和预后显著相关（HR $= 2.20$，95% CI 为 $1.47 \sim 3.29$；$P = 1.22 \times 10^{-4}$），并且它能有效预测 5 年生存期（AUC $= 0.65$）。同时结合临床信息、基因表达和甲基化数据，能够更有效地预测 5 年生存期（AUC $= 0.78$）。使用中介效应分析方法（Vander Weele's mediation analysis）分析甲基化、mRNA 表达和总生存时间（OS）之间潜在的中介效应，其中 mRNA 表达为中介变量。结果得到基因的 mRNA 表达可显著调节对应基因甲基化的预后效应 [HR $_{indirect} = 1.08$，95% CI 为 $1.02 \sim 1.15$；$P = 0.008$；中介效应占比（proportion mediated）11.27%]。分别排除每个基因，也发现 mRNA 表达具有显著的中介效应。

本研究综合基因甲基化、基因表达和临床信息来分析 OSCC 的预后，并且在多个数据集中进行了验证。结果显示，多组学模型比单个基因甲基化或基因表达预后模型更具有适用性和意义，提示后续纳入更多组学信息及临床治疗特征的模型将更有助于未来的个性化医疗。

小　结

本章介绍了变量选择的常见模型与算法，特别是大数据情况下常用的压缩估计模型及其算法。传统的变量选择模型已经使用了超过百年，即便是压缩估计模型也创建于 1970 年。但是局限于计算能力与数据量，高维变量选择直到 20 世纪末才成为统计学研究的热点。伴随着基因测序技术的蓬勃发展和个人电脑运算能力的急剧提升，高维数据变量选择以及超高维数据降维问题在理论和算法方面得以快速发展与完善。本章从理论和实例方面介绍了压缩估计、最小角回归算法以及 SIS，但还有大量高维数据降维模型有待我们进一步探索，例如稀疏贝叶斯图模型（Dobra et al.，2004；Friedman et al.，2008）、稀疏主成分分析（Feng et al.，2019）、稀疏非线性模型（Glorot et al.，2011；Jenatton et al.，2010）、Boosting 等。

（刘　徽 编，陈大方 审）

参考文献

Cui H，et al.，2015. Model-free feature screening for ultrahigh dimensional discriminant analysis．Journal of the American statistical Association，110（510）：630-641.

Dobra A，et al.，2004. Sparse graphical models for exploring gene expression data. Journal of Multivariate Analysis，90（1）：196-212.

Donoho D L，Johnstone J M，1994. Ideal spatial adaptation by wavelet shrinkage. Biometrika，81：425-455.

Efron B，et al.，2004. Least angle regression. The Annals of statistics, 32：407-499.

Fan J，et al.，2001. Variable selection via nonconcave penalized likelihood and its oracle properties. Journal of the American statistical Association，96：1348-1360.

Fan J，et al.，2008. Sure independence screening for ultrahigh dimensional feature space. Journal of the Royal Statistical Society：Series B（Statistical Methodology），70：849-911.

Feng C M，et al.，2019. Supervised Discriminative Sparse PCA for Com-Characteristic Gene Selection and Tumor Classification on Multiview Biological Data. IEEE Transactions on Neural Networks and Learning Systems.

Friedman J，et al.，2008. Sparse inverse covariance estimation with the graphical lasso. Biostatistics，9：432-441.

Glorot X，et al.，2011. Deep sparse rectifier neural networks. Proceedings of the Fourteenth International Conference on Artificial Intelligence and Statistics：315-323.

Hoerl A E，Kennard R W，1970. Ridge regression：applications to nonorthogonal problems. Technometrics，12：69-82.

Jenatton R，et al.，2010. Proximal methods for sparse hierarchical dictionary learning. In ICML，2. Citeseer.

Li R，et al.，2012. Feature screening via distance correlation learning. Journal of the American statistical Association, 107：1129-1139.

Shen S，et al.，2017. Seven-CpG-based prognostic signature coupled with gene expression predicts survival of oral squamous cell carcinoma. Clinical Epigenetics, 9：88.

Tibshirani R，1996. Regression shrinkage and selection via the lasso. Journal of the Royal Statistical Society：Series B（Methodological），58：267-288.

Zhang H H，et al.，2007. Adaptive Lasso for Cox's proportional hazards model. Biometrika，94：691-703.

第十五章 关联规则挖掘在医学大数据挖掘中的应用

第一节 背景介绍

学习过数据挖掘相关课程的人几乎都听说过"啤酒与尿布"这一经典故事。美国沃尔玛公司拥有世界上最大的数据仓库系统，为了能够准确了解顾客在其门店的购买习惯，沃尔玛会对其顾客的购物行为进行购物篮分析（market basket analysis），以了解顾客经常一起购买的商品有哪些。沃尔玛数据仓库收集了其各门店的详细原始交易数据。在这些原始交易数据的基础上，沃尔玛的工作人员利用数据挖掘方法对这些数据进行分析和挖掘，进而发现了一个有趣的现象："啤酒"与"尿布"这两件看上去毫无关系的商品经常会出现在同一个购物记录中。经过大量实际调查和分析，他们发现，一些年轻的父亲下班后经常去超市买尿布，其中 30% ~ 40% 的人同时也为自己买啤酒。产生这一现象的原因是：美国的太太们常叮嘱她们的丈夫下班后为小孩买尿布，而丈夫们在买尿布后又会随手带回他们喜欢的啤酒。因此，超市把尿布和啤酒放在一起，同时增加了两者的销售额。虽然有很多人怀疑这一案例的真实性，但是我们要讨论的是这个故事中所应用的购物篮分析，即分析消费者购物篮中各种商品之间的关联。而购物篮分析是关联规则（association rules）挖掘的一个典型应用。

1993 年，Agrawal 等首先提出关联规则概念，同时给出了相应的挖掘算法 AIS。1994 年，他们又建立了项目集格空间理论，并依据上述两个定理，提出了著名的 Apriori 算法（Han et al.，2006）。关联规则挖掘是一种无向数据挖掘方法，它从大量数据项中寻找有意义的关联关系（pattern）。其挖掘步骤一般分为两步：一是从现有的数据库中找到所有的频繁项集（例如啤酒），二是由频繁项集产生强关联规则（例如同时购买尿布和啤酒）。因此，一般意义上所说的关联规则算法就是挖掘频繁模式的算法。目前关联规则的算法有 Apriori、FP-growth、Eclat、DHP、Sampling、DIC、Partition、Piner Search、Clique、MaxEclat、dEclat、Charm++、MaxClique 等，其中 Apriori、FP-growth、Eclat 至今仍是关联规则挖掘算法中最经典的三种算法（刘莉萍　等，2019）。

关联规则的分类（崔妍　等，2016）包括如下 3 种：

1. 基于规则中处理的变量类别分类 关联规则分为布尔型和多值属性型。布尔型关联规则处理的是离散、种类化的数据，它研究项是否在事务中出现；多值属性型关联规则又可分为数量属性和分类属性，它显示了量化的项或属性之间的关系。在挖掘多值属性型关联规则时，通常将连续属性运用离散（等深度桶、部分 K 度完全法）统计学方法划分为有限个区间，每个区间对应一个属性；分类属性的每个类别对应一个属性。之后，再对转换后的属性运用布尔型关联规则算法进行挖掘。

2. 基于规则中数据的抽象层次分类   关联规则分为单层和多层。单层关联规则指规则中的项只涉及一个抽象层，多层关联规则指规则中的项涉及多个抽象层。例如购买了 a 品牌的尿布 ⇒ 购买了 b 品牌的啤酒，这是一个细节层次上的单层关联规则；购买了 a 品牌的尿布 ⇒ 购买了啤酒，这是一个细节层次与较高层次之间的多层关联规则。实际应用中，数据项之间有价值的关联规则常出现在较高的概念层中，因此，挖掘多层关联规则比挖掘单层关联规则能得到更深入的知识。根据规则中对应项目的粒度层次（粒度指数据仓库中数据单元的详细程度和综合程度的级别。数据越详细，粒度越小，层次级别就越低；数据综合度越高，粒度越大，层次级别就越高）。多层关联规则可以划分为同层和层间关联规则。多层关联规则挖掘有两种设置支持度的策略：统一的最小支持度和不同层次设置不同的最小支持度。前者相对而言容易生成规则，但未考虑到各个层次的精度，容易造成信息丢失和信息冗余问题；后者增加了挖掘的灵活性，但使用者需要对研究对象以及挖掘算法有充分的了解。

3. 基于规则中数据的维数分类   关联规则分为单维和多维。单维关联规则处理的对象只是一维的，展示的是属性内联系，即同一属性或维度内的关联，例如"购买啤酒""购买尿布"只涉及"购买"一个维度，"啤酒"和"尿布"都属于购买的物品这一属性。多维关联规则处理的则是属性间的联系，即属性 / 维度之间的关联，例如年龄"25 ～ 30 岁"者购买"啤酒"。

本章节即以 Apriori 算法为例，解释关联规则挖掘的基本原理和在医学大数据研究中的简单应用。

Apriori 算法（Agrawal et al.，1994）是一种挖掘关联规则的频繁项集算法，它主要利用了向下封闭属性：如果一个项集是频繁项集，那么其非空子集必定是频繁项集。它先生成 1- 频繁项集，再利用 1- 频繁项集生成 2- 频繁项集，依此类推，直到生成所有的频繁项集，然后从中找出符合条件的关联规则。该关联规则在分类上属于单维、单层、布尔型关联规则。

为了具体说明这一算法，在这里，我们首先要定义几个基本概念和术语。

一、项集（ItemSet）

$\Omega = \{i\_1, i\_2, \cdots i\_m\}$ 表示所有项的集合（例如沃尔玛销售的所有项目）。

A、B 为 Ω 的子集，称为项集（例如尿布、啤酒）。

D 表示观测到的数据集，其中每一个观测为一个项集（例如一份购物记录）。

$A \Rightarrow B$ 为一个关联规则，满足 $A \cap B \neq \varnothing$。$A$ 称为前项集，B 称为后项集（注意：这里虽然称为前、后项集，但是该算法是没有方向的）。例如：{ 尿布 } $\Rightarrow$ { 啤酒 }。

二、支持度（support）

项集的支持度就是该项集出现的次数除以总的记录数（交易数）。

support（A）：项集 A 的支持度，即数据集 D 的观测中包含 A 的比例，等价于 A 的概率。

support（$A \Rightarrow B$）= support（$A \cup B$）为关联规则 $A \Rightarrow B$ 的支持度，即数据集 D 的观测中同时包含 A 和 B 的比例，等价于 A 和 B 的联合概率。

三、置信度（confidence）

support（$A \Rightarrow B$）= support（$A \cup B$）/ support（A）为关联规则 $A \Rightarrow B$ 的置信度，即数据集 D 中包含 A 的观测中同时包括 B 的比例，等价于 B 给定 A 的条件概率。

四、提升度（lift）

当右边的项集（ItemSet）的支持度已经很显著时，即时规则的置信度较高，这条规则也是无效的。

举个例子：假设在 1000 个要分析的病例中，600 个病例患有高血压，750 个病例患有糖尿病，400 个病例同时患两种病。关联规则 support（高血压 $\Rightarrow$ 糖尿病）为 0.4，看似很高，但这其实是一个误导。

高血压病人有（$400 \div 600$）$\approx$ 0.667 的概率同时患有糖尿病，而在没有任何前提条件时，病人反而有（$750 \div 1000$）=0.75 的概率患有糖尿病。也就是说，患有高血压这样的条件反而会降低患糖尿病的概率，所以在这群被研究的病例中患高血压和糖尿病是相斥的。

为了避免这一误导，我们引入提升度这个概念：lift（$A \Rightarrow B$）= confidence（$A \Rightarrow B$）/ support（B）。

规则的提升度的意义在于度量项集 A 和项集 B 的独立性，即 Lift（$A \Rightarrow B$）= 1 表明 A 和 B 相互独立。[注：P（AB）= P（A）· P（B），如果 A 与 B 相互独立。]

如果该值等于 1，说明两个条件没有任何关联；如果该值小于 1，说明 A 条件（或者说 A 事件的发生）与 B 事件是相斥的。一般在数据挖掘中，当提升度大于 3 时，我们才承认挖掘出的关联规则是有价值的。

五、出错率（conviction）

出错率的意义在于度量规则预测错误的概率，表示 A 出现而 B 不出现的概率。

conviction（$A \Rightarrow B$）= （1 — support（B））/（1 — confidence（$A \Rightarrow B$））

六、频集

所有支持度大于最小支持度的项集称为频繁项集，简称为频集。

七、生成规则

该算法的基本思想是：第一步找出所有的频集，这些项集出现的频繁性大于等于预定义的最小支持度。然后由频集产生强关联规则，这些规则必须大于最小支持度和最小置信度。接着使用第一步找到的频集产生期望的规则，产生只包含集合的项的所有规则，其中每一条规则的右部只有一项。一旦这些规则被生成，那么只有那些大于最小置信度的规则才被留下来。为了生成所有频集，使用了递推的方法。

连接步骤：L_k 表示所有 k- 频繁项集的集合。通过 $L_{(k-1)}$ 与自身的连接来寻找候选的集合 C_k；如果 $L_{(k-1)}$ 中两个（$k-1$）- 频繁项集 l_1 和 l_2 的前 $k-2$ 个项相同，但是 l_1 的第 $k-1$ 项排在 l_2 的第 $k-1$ 项的前面，那么将它们合并在一起可形成一个 k- 项集。C_k 就是如此产生的所有 k- 项集的集合。

修剪步骤：如果 C_k 中一个候选 k- 项集的某个（$k-1$）子项集不在 $L_{(k-1)}$ 中，则将该候

选项集从 C_k 中删除。对仍保留在 C_k 中的任意候选 k- 项集，扫描数据集 D 以计算它的支持度，L_k 包含 C_k 中支持度不小于最小支持度的所有项集。

生成强关联规则：对于每个频繁项集 l，生成它所有的非空子集。对于 l 的每个非空子集 s，如果 [support (l)] / [support (s)] ≥最小置信度，则输出强关联规则 $s \Rightarrow l/s$，其中 l/s 表示 s 在 l 中的补集。

关联规则挖掘和 Apriori 算法被广泛使用于挖掘共存疾病和伴随疾病规律。本章就以挖掘住院病人病案首页数据中的共存疾病为例，展示关联规则挖掘和 Apriori 算法的具体应用。

第二节　数据说明

一、数据来源

本章截取部分病案首页数据进行分析。使用的主要变量为住院病案首页疾病诊断变量。

二、研究预处理

病案首页数据库中疾病诊断变量使用的是 ICD-10 编码，本章截取 ICD-10 编码的前三位作为疾病代码，整理后的数据集格式见图 15-1。每一行代表一次住院记录中的多个疾病诊断（Item）。

S0501	S0502	S0506	S0507	S0508	S0509	S0510	S0511	S0560	S0561	S0562
C34	C77	J98	J44							
H25	Z98	I10								
Q24										
N18	N03	D64	N18	E79	I10	Q23	I50	E78	N40	I70
N85	K80	K76								
N48	N47									
I10	I25	I51	I10	E11	E11	I69	Z98	Z98		
Z51	C50									
O42	O36	O26	Z37							
M84	Z47									

图 15-1　数据集格式

第三节　R 语言实现关联规则计算

本书中我们使用 R 语言来进行关联规则挖掘。本章所使用的 R 软件包为 arules。

一、数据转换

关联规则挖掘具体操作的第一步是进行数据转换，即创建稀疏矩阵。常规的统计分析中，我们保存数据的数据结构为数据框（图 15-2），即每项（Item）一列，每一行代表一个观测。1 表示该观测具有该项，0 表示不具有该项。

当然，数据框是比较直观的一种数据结构，但是一旦项比较多时，这个数据框中大多

	C34	C77	J98	J44	H25	Z98	I10	Q24	N18	N03	...
ID0000001	1	1	0	1	0	0	0	0	0	0	...
ID0000002	0	0	0	1	1	0	0	0	0	0	...
ID0000003	0	0	0	0	0	1	0	0	0	0	...
ID0000004	0	0	1	0	0	0	0	1	0	0	...
ID0000005	0	0	0	0	0	0	1	0	1	1	...

图 15-2 数据框

数单元格的值为 0，大量浪费内存。所以，R 引入了特殊设计的稀疏矩阵，仅保存 1，节省内存。arules 包的函数 read.transactions 可以读入源数据并创建稀疏矩阵。

1．具体代码

```
### 加载函数包
install.packages（"arules"）
### 初始化函数包
library（arules）
### 读入数据集，转化成稀疏矩阵格式
data=read.transactions（"disease_ICD.csv"，format="basket"，sep=","，rm.duplicates=T）
### 数据初步分析
summary（data）
### 矩阵大小
dim（data）
```

2．数据初步分析中得到的结果为

summary（data）的含义：

- transactions as itemMatrix in sparse format with
    1281734 rows（elements/itemsets/transactions）and
    1503 columns（items）and a density of 0.002525393

总共 1 281 734 条住院记录（transaction），1503 个疾病（item）。density=0.002525393 表示在稀疏矩阵中 1 的百分比。

- most frequent items：最频繁出现的疾病（item），以及其出现的次数。

I10	Z51	I25	E11	Z98	（Other）
309283	210940	154046	142035	139094	3909635

- element（itemset/transaction）length distribution：每次住院包含的诊断数目情况。

sizes

0	1	2	3	4	5	6	7
22	244929	270762	208201	155496	115251	83051	59866

8	9	10	11

45731	38220	33713	26492

每次住院包含的诊断数目对应的四分位数和均值的统计信息。

Min.	1st Qu.	Median	Mean	3rd Qu.	Max.
0.000	2.000	3.000	3.796	5.000	11.000

244 929 条住院记录仅包含了 1 个诊断，270 762 条住院记录包含了 2 个诊断。每次住院包含的诊断数目第一四分位数是 2，意味着 25% 的住院记录包含不超过 2 个诊断。中位数是 3 表明 50% 的住院记录的诊断不超过 3 个。均值 3.796 表示所有的住院记录平均有 3.796 个疾病诊断。（因为读入数据时去重复，所以归为同一大类的疾病算一次。）

二、计算支持度

接下来进行支持度的计算：

```
### 每条记录的诊断个数
basketSize=size（data）
### 计算诊断总数（结果为 4 865 033）
sum（basketSize）
### 每个诊断出现的频次
itemFreq=itemFrequency（data）
### 本质上代表"平均一个观测具有的 item 个数"（结果为 3.795 665）
sum（itemFreq）
### 表示每个疾病诊断出现的次数
itemCount=（itemFreq/sum（itemFreq））*sum（basketSize）
### 每个疾病诊断的支持度，降序排列
orderedItemFreq=sort（itemFrequency（data），decreasing=T）
### 查看数据
inspect（data_use［1：10］）
### 按最小支持度大于阈值 0.05 查看各疾病诊断的支持度，结果见图 15-3
itemFrequencyPlot（data，support=0.05）
### 按支持度排列查看各疾病诊断的支持度，结果见图 15-4
itemFrequencyPlot（data，topN=10，horiz=T）
```

三、应用 Apriori 算法

然后应用 Apriori 算法进行分析，代码如下：

```
### 加载关联规则挖掘结果可视化的函数包
install.packages（"arulesViz"）
library（arulesViz）
### 加载设置图像颜色的函数包
```

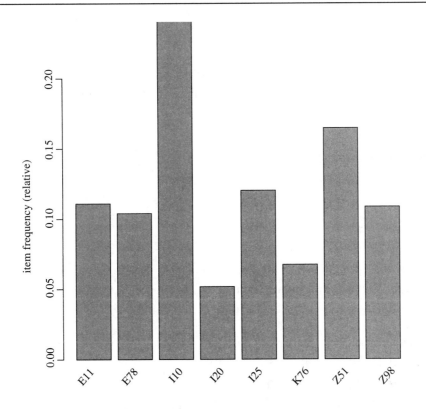

图 15-3　按最小支持度查看各疾病诊断的支持度

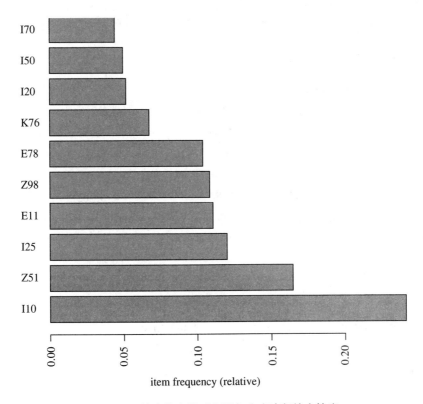

图 15-4　按支持度排列查看各疾病诊断的支持度

```
install.packages（"RColorBrewer"）
library（RColorBrewer）
```
开始应用 Apriori 算法，minlen 为最小的关联变量数
```
Disease_rules=apriori（data，parameter=list（support=0.005，confidence=0.25，
minlen=2））
```
展示结果
```
summary（Disease_rules）
```

以下为结果解释：

共有 468 条规则

- set of 468 rules

规则的长度分布：就是 minlen 到 maxlen 之间的分布。len=2 有 146 条规则，len=3 有 226 条，len=4 有 86 条，len=5 有 10 条。

- rule length distribution（lhs + rhs）：sizes

2	3	4	5
146	226	86	10

###rule length 的分布情况：最大值、最小值、均值、四分位数

- Min.   1st Qu.   Median   Mean   3rd Qu.   Max.

Min.	1st Qu.	Median	Mean	3rd Qu.	Max.
2.000	2.000	3.000	2.915	3.000	5.000

###quality measure 的统计信息

- summary of quality measures：

	support	confidence	lift
Min. ：	0.005005	0.2508	1.093
1st Qu.：	0.006248	0.3602	3.001
Median：	0.008054	0.4938	4.490
Mean ：	0.011553	0.5284	5.963
3rd Qu.：	0.011927	0.6777	7.491
Max. ：	0.078921	0.9901	59.098

挖掘的相关信息

- mining info：

data ntransactions	support	confidence
1281734	0.005	0.25

四、结果展示

对结果进行展示，代码如下：

inspect（Disease_rules）

write（Disease_rules，file="Irules.csv"，sep="，"，quote=T，row.names=F）

本段结果见图 15-5。每一列分别表示规则、支持度、置信度和提升度。例如第二条规则为 {Z31} ⇒ {N97}，前项集为疾病 Z31，后项集为疾病 N97；Z31 和 N97 的支持度即联合概率为 0.011811；置信度即住院记录中疾病诊断包含 Z31 的观测中同时包括 N97 的比例，等价于 N97 给定 Z31 的条件概率为 0.96914213；该规则的提升度为 59.09807，远大于 3，仅从数值上看该规则是有价值的。

rules			support	confidence	lift	count
{O70}	=>	{Z37}	0.005908	0.99006406	32.61705	7573
{Z31}	=>	{N97}	0.011811	0.96914213	59.09807	15138
{N97}	=>	{Z31}	0.011811	0.72020553	59.09807	15138
{C56}	=>	{Z51}	0.006871	0.80569024	4.895613	8807
{O42}	=>	{Z37}	0.00675	0.97520289	32.12745	8652
{O24}	=>	{Z37}	0.005165	0.67703007	22.30433	6620
{O69}	=>	{Z37}	0.007476	0.9676833	31.87973	9582
{C91}	=>	{Z51}	0.007999	0.62680362	3.808645	10252
{O34}	=>	{Z37}	0.006185	0.60576188	19.95645	7927
{C85}	=>	{Z51}	0.007739	0.70855061	4.305364	9919
{C20}	=>	{Z51}	0.007835	0.61103675	3.712841	10043
{D75}	=>	{Z51}	0.005695	0.54550889	3.314674	7300
{Z96}	=>	{H25}	0.009111	0.65614114	19.55265	11678
{H25}	=>	{Z96}	0.009111	0.27150563	19.55265	11678
{Z96}	=>	{I10}	0.005395	0.3885268	1.610137	6915
{E72}	=>	{I10}	0.005086	0.59632272	2.471287	6519
{C16}	=>	{Z51}	0.009635	0.58003758	3.52448	12349
{I27}	=>	{I50}	0.005379	0.54112384	10.89878	6895
{C18}	=>	{Z51}	0.009752	0.64027045	3.890473	12500
{O99}	=>	{O26}	0.006901	0.45592784	19.41391	8845
{O26}	=>	{O99}	0.006901	0.29384406	19.41391	8845
{O99}	=>	{Z37}	0.011128	0.73520619	24.22091	14263
{Z37}	=>	{O99}	0.011128	0.36660155	24.22091	14263

图 15-5 结果展示

对结果进行图形展示：

1．散点图（Scatter Plot）见图 15-6。该图横坐标为支持度，纵坐标为置信度，散点的颜色越深表明其提升度越高，散点的颜色越浅表明其提升度越低。

plot（Disease_rules，control=list（jitter=2，col=rev（brewer.pal（9，"Greens"）[4:9])），shading="lift"）

2．组合矩阵图（Grouped Matrix）见图 15-7。分组矩阵图将有共同点、比较相近的规则聚成类，然后展示聚类规则的大体分布。散点面积表示支持度的大小，散点颜色深浅表示提升度的大小。

plot（second.rules，method="grouped"，control=list（col=rev（brewer.pal（9，"Greens"）[4:9]）)）

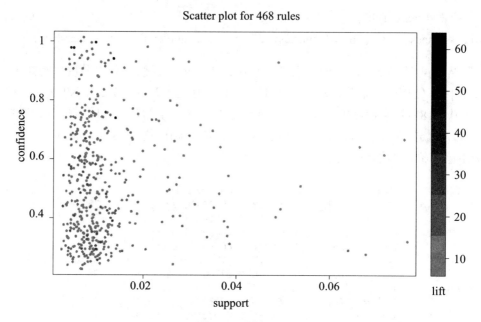

图 15-6 散点图

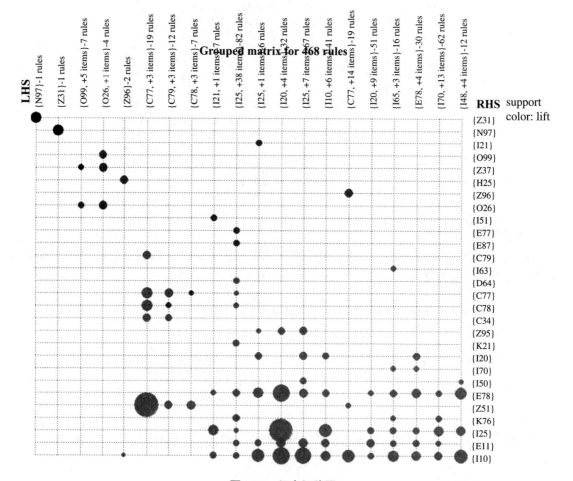

图 15-7 组合矩阵图

3. 关系图（Graph）见图 15-8。关系图功能仅在较少的规则中有比较好的展示。因此在本关系图中仅展示提升度大于 10 的规则。圆圈的面积表示支持度的大小，圆圈的颜色深浅表示提升度的大小。箭头的起点指示前项集疾病，箭头的终点指示后项集疾病。

subrules ＜ - subset（Disease_rules，lift ＞ 10）
plot（subrules，method="graph"，control = list（nodeCol = grey.colors（10），edgeCol = grey（.7），alpha = 1））

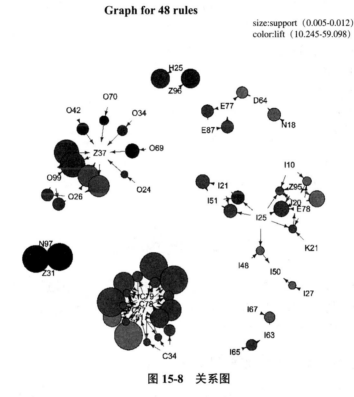

Graph for 48 rules

size:support （0.005-0.012）
color:lift （10.245-59.098）

图 15-8　关系图

第四节　评估规则

在得到关联规则的结果后，我们通常将其分成 3 类：

1. 可行（actionable）的规则　这些规则提供了非常清晰、有用的洞察，可以直接应用在业务上。

2. 平凡（trivial）的规则　包括那些过于明显以至于不值得一提的规则。

3. 令人费解（inexplicable）的规则　这些规则是不清晰的，难以解释，需要额外的研究来判定是否有用。

对于本章实例的结果，一般来说，我们选取提升度较大的规则综合支持度、置信度和专业知识来进行分析。如提升度为 59 的 {Z31} ⇒ {N97}，根据 ICD-10 疾病编码，Z31 为输卵管绝育术后成形术，N97 为女性不孕，进行了输卵管绝育术的女性自然是不孕的。

关联规则挖掘是解决大数据问题的一种方法。作为一种无监督的学习算法，它能够从没有任何关于模式的先验知识的大型数据库中提取知识；美中不足的是，将大量的信息缩减成更小、更易于管理的结果需要更多的努力。当然，本章中的 Apriori 算法可以通过设置置信度的最小值等方法来解决这个问题。

第五节　局限性

Apriori 算法采用了逐层搜索的迭代方法，算法简单明了，没有复杂的理论推导，也易于实现。但其仍然有一些难以克服的缺点（蒋盛益　等，2011；李洪成　等，2015）：

1. 对数据库的扫描次数过多。
2. 会产生大量的中间项集。
3. 采用唯一支持度。
4. 算法的适应面窄。
5. 对于小的数据集不是很有帮助。
6. 需要努力将对数据的洞察和常识区分开。
7. 容易从随机模式得出虚假的结论。

第六节　其他算法

针对 Apriori 算法的缺点，之后又有研究者陆续提出了一系列改进的算法，比如基于散列技术、基于划分、基于采样、FP 增长等串行算法以及并行分布式算法（崔妍　等，2016；蔡伟杰　等，2001；毕建欣　等，2005）。

一、基于散列（hash）技术的算法

采用哈希函数将候选项目集散列到不同的哈希桶中，并对每个桶中的项目子集进行计数，将大于等于最小支持度计数的项目子集称为频繁项集。该方法通过哈希表过滤了 k- 项集连接产生的候选集，有效地删减了数据集。DHP 算法是以生成哈希表和存储数据集的存储空间为开销换取算法性能的提高，当数据库中的项目集较大时，生成哈希表的过程中效率会因计算量大而下降。

二、基于划分（partition）的算法

其主要思想是将数据库划分为几个互不相交的、能完全存储于内存中的分事务数据库，采用挖掘算法求出各部分的频繁项集，再将所有的频繁项集合并生成事务数据库的候选集，通过扫描计算支持度求出整个事务数据库的频繁项集。算法在执行过程中只需扫描两次数据库，克服了 Apriori 算法硬盘读写次数开销大的瓶颈。

三、基于采样思想的 Sampling 关联规则算法

首先从数据库 D 中抽取样本数据 D' 得到一些强关联规则，再用剩余的数据库 D − D' 验

证其是否正确。抽样技术可以快速实现频繁项集的挖掘，但由于 Sampling 算法利用随机抽样法进行采样，容易造成数据扭曲（data skew）问题，导致样本数据库挖掘结果与数据库 D 挖掘结果误差增大。针对这一问题，之后又有学者提出了反扭曲（anti-skew）算法。

四、FP 增长算法

该算法使用一种 FP 树形式的数据结构压缩数据，在产生频繁项集的过程中采用分治策略自底向上生成后缀项集并构造条件 FP 树，进而探索某个特定项结尾的频繁项集。实验证明，生成的 FP 树足够小或路径重叠较多时，FP 增长算法的运算速度比 Apriori 算法快几个数量级。

五、并行分布式算法

实际应用中，关联规则处理的数据量呈现指数级的增长，这使得关联规则挖掘的问题集中在算法效率提高和硬盘读写负载上。即使在单处理器上使用优化后的串行算法，也无法满足挖掘性能的需求。而利用多处理器系统进行并行计算可以提高挖掘效率，这些并行分布式算法包括 CD、DD、CaD、PDM、APM、IDD、HD、Eclat 等算法。

小　结

关联规则挖掘算法作为一种无监督的学习算法，适合从没有任何先验知识的大型数据中学习潜在关联模式。所以关联规则挖掘算法适合作为探索性数据分析中的一步，例如本章中对疾病间共发关系的探索与挖掘。通过关联规则挖掘算法学习出的疾病关系可以提示我们潜在的研究方向，但同时由于该算法不考虑先验信息，因此学习出的疾病关系中也包含了无效和平凡的规则，所以有效结合专业知识解读模型结果是至关重要的。本章通过对算法的介绍与样例的展示，希望使读者能在一定程度上理解算法的原理，从而能更好地结合自身专业背景，将关联规则挖掘算法应用于解决实际问题和数据挖掘中。

参考文献

毕建欣，等，2005. 关联规则挖掘算法综述 . 中国工程科学，（04）：88-94.

蔡伟杰，等，2001. 关联规则挖掘综述 . 计算机工程，（05）：31-33.

崔妍，等，2016. 关联规则挖掘综述 . 计算机应用研究，33（02）：330-334.

蒋盛益，等，2011. 数据挖掘原理与实践 . 北京：电子工业出版社 .

李洪成，等，2015. 机器学习与 R 语言 . 北京：机械工业出版社 .

刘莉萍，等，2019. 基于 Spark 的并行关联规则挖掘算法研究综述 . 计算机工程与应用，55（09）：1-9.

Agrawal R，et al.，1994. Fast Algorithms for Mining Association Rules. Santiago：Proceedings of the 20th International Conference on Very Large Databases.

Han J，et al.，2006. Data Mining：Concepts and Techniques. 2nd ed. San Francisco：Morgan Kanfmann.

（代晓彤 编，刘　徽 审）

第十六章 医学大数据预测模型的评价与验证

2008 年 11 月，互联网时代的王者——谷歌公司（Google），推出了预测流感的模型：谷歌流感趋势（Google Flu Trends，GFT）。该模型采用四折交叉验证的方法，以美国疾病预防控制中心（The Centers for Disease Control and Prevention，CDC）流感监测网络所报告的流感样疾病（influenza-like illness，ILI）就诊比例为因变量，以其数据库中 5000 万个常用检索词的被检索频率为自变量，分别建立线性拟合模型，根据拟合效果对每个检索词打分，并通过自动选择程序对检索词得分进行排序。最终确定以得分最高的 45 个检索词的检索次数总和建立预测模型，预测某地区居民流感样病例的就诊比例，获得该地区流感流行的趋势。在验证过程中，GFT 模型在 2008 年季度预测的结果与美国 CDC 流感样疾病 42 处监测点的监测结果的平均相关系数高达 0.97（最低 0.92，最高 0.99）。CDC 每周发布的监测数据通常会有 1～2 周的报告延迟，而 GFT 模型根据汇总的 Google 搜索数据进行预测，可准确估计美国每个地区每周流感活动的水平，报告滞后仅大约 1 天。GFT 模型是大数据在医学领域应用中一次令人惊艳的尝试，它将理论转化为实际，依托大量数据资源的杠杆作用，开发预测模型，迈出了预测性医疗信息学的第一步。

传统意义上的预测模型包括诊断模型与预后模型。诊断模型估算个体在当前或某一特定时点发生某特定结果或患有某种疾病的概率，多见于横截面研究；预后模型估算患者在未来某一段时间内经历某特定事件（如复发、死亡、发生并发症）的概率，多见于队列研究（Collins et al.，2015）。随着医学大数据的发展和人们对健康的关注度逐渐提高，预测模型的对象由患者拓展至健康人群，模型关注的结局从疾病状态转为更早期的亚健康状态，或疾病早期（表 16-1）。

表16-1　诊断模型、预后模型与预测模型对比

	诊断模型	预后模型	预测模型
对象	可能患病者	患者	健康人或亚健康人群
结局	患病	复发、发生并发症、死亡	亚健康、疾病早期、患病
预防	二级预防	三级预防	一级预防

从建模方法上看，传统建模方法需基于现有经验和知识，因此仅能识别少量的危险因素，很多有预测能力的因素没有被发现，预测能力有限；而医学大数据庞大的数据体量与数据来源允许研究者们从原始数据构造并衍生大量候选特征，并从候选特征中识别变量间的关系，筛选出具有预测能力的风险变量。利用医学大数据建立疾病预测模型，可准确识别高风险或高花费个体，快速实施有效干预，大幅提高医疗效率，改善病人结局。

医学大数据预测模型的拓展完善了疾病的三级预防。传统的诊断模型与预后模型的着重点分别对应了疾病的二级预防与三级预防。应用简单易测、低成本、无创性的指标建立

诊断模型并将其应用于筛检、临床诊断工作中，具有重要的卫生经济学意义；预后模型则可以通过量化复发、死亡、发生并发症的风险改进临床决策，对疾病进行更好的管理，减轻疾病给个体、家庭和社会带来的负担。预测模型更关注在疾病发生前，基于个体的遗传特征和生活行为方式定量估计未来患有某病的风险，从而更好地进行病因预防或辅助人们做出恰当的决策。预测模型在其他医学研究与实践中的应用也非常广泛，如将实际结果与预期结果进行比较，并对差异进行适当调整，可用来进行医疗保健服务的质量管理；预测疾病流行和未来服务需求，使公共卫生与政府部门可以合理地配置医疗资源，具有重要的公共卫生意义（Su et al.，2018）。

但同样值得关注的是，谷歌 GFT 模型的成功并未能持续下去。由于算法固有的缺陷，GFT 模型难以预测到新型流感的发生。2009 年 H1N1 流感暴发时，该模型低估了流感样疾病的就诊比例。升级算法后的 GFT 模型则持续高估了美国流感的流行程度，差错达真实数据的 1 倍多（Butler，2013）。不同学者针对高估的原因给出了不同的解释，但可以确定的是 GFT 模型难以在修改算法后"卷土重来"了。目前 GFT 模型已经不再更新了。GFT 模型的没落提示我们模型的评估同模型的开发一样重要。广义上的模型评估贯穿模型开发的整个生命周期，是一个不断迭代和动态的过程。模型开发者在开发过程中需要重建模型，补充收集数据或修改建模策略，通过对不同模型进行评价从而筛选最优模型。确定最优模型后需要通过区分度、校准度等指标来评估预测模型的区分能力与预测准确性。另外，由于建模时所使用人群和假设不同，模型的预测效果可能因人群、使用背景而异，因此模型还应进行验证来评估预测结果的可重复性与普遍性。除模型的性能外，模型的可行性、收益与成本也是实际应用过程中需要考虑的问题。本章主要介绍医学大数据预测模型在开发过程中常用的评价指标与方法，以及在不同情况下适用的验证方法，并讨论医学大数据预测模型在实际应用中可能面临的问题与阻碍。

第一节　模型的评价

一、评价前的工作

模型以数学的方式对现实问题进行模拟，是用以指导推理和决策的工具。因此，模型的开发和评估都不能脱离所研究的问题和所服务的主体。在对模型进行评价前，应结合研究目的，从以下 3 个层次思考模型的有效性：

- 理论有效性：研究者需要审视建模所使用的理论和假设，以及这些假设在内部和外部环境中应用的适用性和局限性。由于假设的形式各异，甚至一些假设隐含于基础理论中，因此还应考虑理论模型到数学模型的转化是否合理。
- 数据有效性：即建立模型时所使用的数据是否准确、完整、公正（impartiality）、恰当，对原始数据的预处理方法是否合适。
- 应用有效性：没有模型能够精确地再现或准确地预测现实世界的情况，操作有效性即是评估这种预测误差对模型实际应用的影响。研究者需要考虑以下问题：①理论假设与实际应用的不匹配可能会造成哪些错误；②这些错误对结果准确性、可信性的影响程度；③是否由于数据收集过程中成本、时间、准确性和可行性的限制导致纳入模型的变量不恰当。

二、数据说明

(一) 数据说明

示例数据来源于 R 语言 survival 包中自带的 pbc 数据集，可通过"?pbc"来查看数据集的具体信息。该数据集为梅奥诊所 1974—1984 年间原发性胆汁性肝硬化（primary biliary cirrhosis，PBC）患者的临床试验数据。在这 10 年间，梅奥诊所共有 424 名 PBC 患者符合随机安慰剂对照试验的纳入标准，其中前 312 例患者参与了随机临床试验，数据基本完整；后 112 例患者仅记录了基本测量值并进行生存随访。故仅用前 312 例患者的数据进行示例分析，变量的详细说明见表 16-2。

表16-2　示例数据变量说明表

变量	因素	赋值说明
age	年龄（岁）	
sex	性别	0＝女，1＝男
bili	血清胆红素浓度（mg/dl）	
albumin	血清白蛋白含量（g/dl）	
protime	标准化凝血时间（min）	
stage	组织病理学分级	1=1 级，2=2 级，3=3 级，4=4 级
status	是否死亡	结局变量，0= 存活；1= 死亡
time	时间（天）	从登记到死亡、移植或研究分析之间的天数

(二) 示例数据分析前准备

示例数据分析前准备的 R 语言如下：

library（survival）
dat= pbc［1：312，］
dat$sex= ifelse（dat$sex=='f'，1，0）# 将数据中的性别转化为 0-1 变量
dat$status=ifelse（dat$status==2，1，0）# 将死亡设为感兴趣的事件 1，其他则为 0
attach（dat）

#logistic 回归分析如下：

# 构建模型 1 和模型 2，不要遗漏'x=TRUE'，后续分析会用到
model1= glm（status ~ age+bili+protime+stage，family=binomial（logit），x=TRUE）
model2= glm（status ~ age+bili+protime+stage+albumin，family=binomial（logit），

x=TRUE）

#predicted risk，分别计算两个模型的预测风险

p.std= model1$fitted.values

p.new= model2$fitted.values

将两个模型的预测因子提取出来，转化为矩阵

m1=cbind（age，bili，protime，stage）

zm1=as.matrix（m1）

m2=cbind（age，bili，protime，stage，albumin）

zm2=as.matrix（m2）

生存资料分析如下：

构建 Cox 比例风险模型 1 和模型 2

coxmodel1= coxph（Surv（time，status）~ age+bili+protime+stage，x=TRUE）

coxmodel2= coxph（Surv（time，status）~ age+bili+protime+stage+albumin，x=TRUE）

预测 2000 天时间点的死亡风险

p.std= get.risk.coxph（coxmodel1，t0=2000）

p.new= get.risk.coxph（coxmodel2，t0=2000）

三、模型的评价

　　一个理想的预测模型应该可以正确地识别出每一个发生或不发生所感兴趣的事件的人。这种性能可以从区分度（discrimination）和校准度（calibration）两个维度来考量。区分度衡量了预测模型将发生结局事件的个体和未发生结局事件的个体区分开来的能力，良好的区分度意味着可以通过模型将两组人很好地分开。它取决于建模时所用数据的分布特征。若发生结局事件的个体和未发生结局事件的个体之间数据的异质性很强，那么预测模型的区分度就会很好；反之，模型的区分能力就会表现较差。区分度的主要思想是"排序"，它关注预测概率不同组之间的相对位置是否正确，而没有考虑预测概率的绝对数值是否与现实相符。这就需要校准度来进行补充。校准度衡量了模型的绝对风险预测值的准确程度，即模型估计的在特定时间段内产生感兴趣结果的概率与观察到的结果频率之间的一致性（Alba et al.，2017）。

　　好的模型应该兼具良好的区分度与校准度，但现实情况中可能很难做到这一点。从构建预测模型的目的也不难看出，区分度应当是首要关注的目标，是评估预测模型性能的基础。如果预测模型的区分度较差，则没有必要再去考虑模型的校准度了。而若模型区分度较好，校准度表现较差，则可以通过重新校准方法（如 Platt Scaling、Logistic Calibration、Prevalence Adjustment）改进校准度。

　　预测模型的性能还包括独立性、效用等方面，不同的指标对这些方面给予了不同的重视，因此应选取恰当的指标有针对性地评估模型的性能。

（一）模型的整体表现（goodness of fit）

模型整体性能通常用预测结果 $\hat{Y}$ 与实际结果 Y 之间的距离来量化。若结局是连续型变量，则距离定义为 $Y - \hat{Y}$（即预测结果与实际结果在数值上的差异）；若结局是二分类变量，$\hat{Y}$ 等于预测概率 P，在生存分析中则为在给定时间内预测事件发生的概率（或作为时间的函数），则距离定义为事件发生概率的预测值与实际值的差异。模型预测结果和实际结果之间的距离越小，表明该模型整体性能越好，预测价值越高。常见的两个指标为决定系数 R^2 和 Brier 得分，但这两种整体评价指标都较为概括，不能很好地反映模型的性能。

1. 决定系数 R^2   决定系数 R^2，也称为多重相关系数、可释方差，是评估模型整体性能时最常用的指标。它被定义为可被模型"解释"的方差所占比例，取值范围为 0 ~ 1，无单位。R^2 可衡量回归关系强度，反映用自变量预测因变量的成功程度，也可表示为由模型导致的误差减小程度，即：

$$R^2 = \frac{\sum(y - \overline{y})^2 - \sum(y - \hat{y})^2}{\sum(y - \overline{y})^2}$$

其中 $\hat{y}$ 为事件的预测结果，y 为事件的实际结果，$\overline{y}$ 为实际结果的均值。

统计学家参考类似的思想，在 logistic 回归中应用最大似然估计法提出了伪 R^2，最常见的有：

$$\text{Cox \& Snell } R^2 = -1 - (\frac{L_0}{L})^{\frac{2}{n}}$$

$$\text{Nagelkerke } R^2 = \frac{\text{Cox \& Snell } R^2}{1 - (L_0)^{\frac{2}{n}}}$$

其中 L_o 为空模型（只含有截距项，无预测因子）的似然值，L 为预测模型的似然值。

如何对 R^2 做出最好的估计，统计学家们各自有不同的见解。对于广义线性模型，目前最常用的是 Nagelkerke R^2（Nagelkerke，1991）；而有研究表明由 McKelvey 和 Zavoina 提出的 R^2_{MZ} 相较于其他估计方法有更好的无偏性和稳定性（Demaris，2002）。

R^2 与 Brier 得分从本质上来讲殊途同归（Pencina et al.，2017）。通过推导，可得：

$$R^2_{\text{res}} = 1 - \frac{\text{SSD}_{\text{res}}}{\text{SSD}_{\text{tot}}} = 1 - \frac{\text{Brier}得分}{\overline{d}(1 - \overline{d})}$$

其中 SSD_{res} 为残差平方和，SSD_{tot} 为总的离均差平方和，$\overline{d}$ 为个体实际结果的均值。R^2 的计算不局限于模型拟合技术，但比较不同模型的性能时，Brier 得分应用相对更为广泛。

2. Brier 得分   Brier 得分可表示为预测概率与事件实际概率之间距离的平方，即：

$$\text{Brier 得分} = \frac{1}{N} \sum_{t=1}^{N} (\hat{p} - p)^2$$

其中 $\hat{p}$ 为预测概率，p 为事件的实际概率，事件发生为 1，事件不发生则为 0；N 为预测事件数量。该得分由 Brier（1950）提出，其本意是建立一个简单的规则，满足当预测概率取真实状态概率时，得分是最小且唯一的。Brier 得分可用来量化已知事件结局时不同的预测概率所带来的预期损失，取值范围为 0 ~ 1。Brier 得分越小表明预测越好，Brier 得分等于 0 代表完美预测。

对于某些结局指标，Brier 得分不能区分所遭受的损失来源于事件发生还是未发生。为了克服这种局限性，Moskowitz 和 Pepe（2004）进行了修改：

$$\text{Brier 得分} = pf_1(t)(1-\hat{p})^2 + (1-p)f_0(t)\hat{p}^2$$

其中 $f_1(t)$ 和 $f_0(t)$ 表示由假阴性和假阳性所致的成本函数。

Brier 得分的思想很简单，但在生存分析中，其计算难点在于真阳性率和假阳性率是关于时间的函数，因此正确定义不同时间的患病人群和非患病人群是分析的关键。

（二）区分度

1. 受试者工作特征曲线（receiver operating characteristic curve，ROC 曲线）与曲线下面积（area under curve，AUC）　在评价诊断试验时，灵敏度（sensitivity）与特异度（specificity）是两个评价试验真实性的基本指标，分别衡量了试验发现与鉴别排除病人的能力。为了更方便地进行模型间的比较，一些综合指标如约登指数（灵敏度 + 特异度 − 1）、准确率（正确诊断人数与总人数之比）也被广泛应用。但准确率的大小与样本人群的患病率有关，只反映了某个截断值时的情况，且它对漏诊和误诊的考虑相同，难以对两个不同的模型进行客观比较（Obuchowski，2003）。

Obuchowski 等（2003）提出对每一个截断值，计算诊断试验的灵敏度与假阳性率（1 − 特异度）并作图，得到经验 ROC 曲线；通过对结果的分布做出假设（二项分布最常见），从而得到的拟合 ROC 曲线或光滑 ROC 曲线。ROC 曲线不依赖疾病的患病率，常被用来指导截断值的设定：在同等考虑漏诊、误诊所带来的后果时，ROC 曲线左上方的点对应的截断值具有高灵敏度与特异度。但在实际应用中，多需要根据试验的目的，结合灵敏度（sensitivity）、特异度（specificity）、阳性及阴性预测值的意义来确定最佳截断值。其中一种方法是选取截断值使得灵敏度 -m（1- 特异度）最大，其中

$$m = \frac{\text{假阳性所致成本}}{\text{假阴性所致成本}} \times \frac{P}{1-P}$$

P 为疾病的患病率或先验概率（Zweig et al.，1993）。

ROC 曲线被用于评估单个连续型变量的区分能力，并且 ROC 曲线不受变量值单调变换的影响。基于这两点特性，将模型预测的概率看作一个新的"单连续标记"应用在模型预测中，ROC 曲线即成为一个很好的区分能力的指标，反映预测模型在整个风险谱上的表现。

（1）AUC 与 C 指数（C-index）：在 ROC 曲线的应用中，曲线下面积是最常用的指标，计算公式如下：

$$\text{AUC} = \int_0^1 \text{ROC}(\xi) d\xi$$

其中 ξ 为模型预测的概率。在生存分析中，预测概率通常是关于时间的函数。将时间纳入事件预测模型的评估中，需先明确在各个时间点上事件发生与未发生所对应的人群，从而建立与时间相关的真假阳性率的概念。因此，后续通过时间依赖的灵敏度与特异度，推导

出了适用于生存分析的 ROC 曲线与相应的 AUC。

AUC 可解释为随机抽取患者和非患者各 1 人，模型预测患者比非患者患病风险高的概率，反映了风险预测模型在整个风险范围内区分患者的平均能力（Hanley et al.，1982）。Harrel 等（1996）提出了一个一致性指数（concordance index，C-index；也称 concordance C）的概念。在生存分析中，C-index 可简单理解为随机抽取发生了终点事件者和未发生终点事件者各 1 人组成一对，实际生存时间较长者其预测的生存概率较大，反之生存时间较短者其预测的生存概率较小，这两种情况可认为预测结果和实际结果一致，C-index 即为一致的对子数与所有有用的对子数之比。而在二分类 logistic 回归中，从定义上也不难看出，C-index 与 AUC 相等。目前大多数文章中，这两个概念是等价的。

一般认为，AUC 低于 0.60 的模型区分能力较差，AUC 为 0.60～0.75 的模型区分能力一般，AUC 大于 0.75 的模型区分能力好，即 AUC 越接近 1，模型的价值越大（Dagostino et al.，2003）。在对两个模型进行比较时，这个数值仍需根据具体情况具体分析，因为在实际应用中，人们可能会更多地关注高风险人群或低风险人群。Pepe（2003）后续提出了部分 ROC，具体如下：

$$部分\ AUC = \int_a^b ROC\ (\xi)\ d\xi$$

部分 AUC 通过对局部区域的曲线下面积进行标准化，可特定地在某个范围内对两个模型进行比较。

（2）R 语言实现 C 指数的计算

1）logistic 回归：

```
# 法一：画 ROC 曲线，计算 AUC。优点：可画出 ROC 曲线
library（ROCR）
dat$pred=predict（model1）# 计算预测值
pred=prediction（dat$pred，dat$status）
perf=performance（pred，"tpr"，"fpr"）
plot（perf）
abline（0，1，col=3，lty=2）
auc=performance（pred，"auc"）
# 法二：利用 Hmisc 计算
library（Hmisc）
somer2（dat$pred，dat$status）
# 法三：适用 rms 包构建 logistic 回归模型，直接读取 C-index。除此以外还可以读取 R²
和 Brier 得分
library（rms）
fit1=lrm（status ～ age+bili+protime+stage，x=T，y=T）
fit1
```

以上 3 种方法计算出的 C 统计量相同，均为 0.849，表明模型具有较好的区分度。

2）Cox 风险比例模型：

\# 直接 summary 模型，读取 C-index 及其标准误

summary（coxmodel1）

summary（coxmodel2）

模型 1 的 C-index 为 0.828，模型 2 的 C-index 为 0.832，二者均有较好的区分度；加入 albumin 变量后，模型 2 的区分度略优于模型 1。

2. 净重新分类指数（**net reclassification improvement**，**NRI**） 当获得了一个新的有统计学意义的变量时，如何判断是否应当将其纳入已有的模型中？一个常规思路是用 AUC 的变化来衡量新变量对模型的改进程度，然而若想获得一个明显的改进，需要新变量与研究结果之间有非常强的独立关联，这一点在实际工作中是很难达到的。因此，需要除了 ROC 曲线之外的新方法来评估新变量是否具有改进现有模型的能力。

Pencina 等（2008）借助重新分类的思想，对发生事件和未发生事件的亚组分别构建重新分类表，综合考虑新变量所致的改进和错分，对类别中的正确移动进行量化，从而判断该变量对模型的改进情况。

（1）原理：在样本数据中定义以下指标。

$$\hat{p}_{+, \text{events}} = \frac{\#\text{events} - \text{moving} - \text{up}}{\#\text{events}}$$

$$\hat{p}_{-, \text{events}} = \frac{\#\text{events} - \text{moving} - \text{down}}{\#\text{events}}$$

$$\hat{p}_{+, \text{nonevents}} = \frac{\#\text{events} - \text{moving} - \text{up}}{\#\text{nonevents}}$$

$$\hat{p}_{-, \text{nonevents}} = \frac{\#\text{events} - \text{moving} - \text{down}}{\#\text{nonevents}}$$

其中 #events 表示事件发生总数，#nonevents 为未发生事件总数，#events-moving-up 为在新模型中转变为发生的总数，#events-moving-down 为在新模型中转变为未发生的总数。则 NRI 的估计值为：

$$N\hat{R}I = (\hat{p}_{+, \text{events}} - \hat{p}_{-, \text{events}}) - (\hat{p}_{+, \text{nonevents}} - \hat{p}_{-, \text{nonevents}})$$

相应的 z 统计量为：

$$z = \frac{N\hat{R}I}{\sqrt{\dfrac{\hat{p}_{+, \text{events}} + \hat{p}_{-, \text{events}}}{\#\text{events}} + \dfrac{\hat{p}_{+, \text{nonevents}} + \hat{p}_{-, \text{nonevents}}}{\#\text{nonevents}}}}$$

以简单的二分类变量为例，首先根据"金标准"将研究对象分为患病组和非患病组，在两个组内根据新、旧模型的预测分类结果整理为两个配对的四格表（表 16-3）。

表16-3　预测模型的重新分类表

		患病组（N_1）新模型预测结果		非患病组（N_0）新模型预测结果	
		+	−	+	−
旧模型预测结果	+	A_1	B_1	A_0	B_0
	−	C_1	D_1	C_0	D_0

患病组中 C_1 为新模型正确预测而旧模型错误预测的人数，B_1 为新模型错误预测而旧模型正确预测的人数，因此引入新变量后，患病组的正确分类提高比例可表示为 $\dfrac{C_1 - B_1}{N_1}$；同理，在非患病组该比例可表示为 $\dfrac{C_0 - B_0}{N_0}$。则 $\mathrm{N\hat{R}I}$ 的估计值为：

$$\mathrm{N\hat{R}I} = \frac{C_1 - B_1}{N_1} + \frac{B_0 - C_0}{N_0}$$

相应的 z 统计量为：

$$z = \frac{\mathrm{N\hat{R}I}}{\sqrt{\dfrac{C_1 + B_1}{N_1^2} + \dfrac{B_0 + C_0}{N_0^2}}}$$

NRI > 0 表明加入新变量后的模型比旧模型的预测能力好，NRI=0 表明加入新变量后的模型与旧模型的预测能力无差异，NRI < 0 表明加入新变量后的模型比旧模型的预测能力差。通过 z 统计量对零假设 NRI = 0 进行检验，从而判断新变量是否显著改变模型预测能力。

Pencina 等（2011）后续对 NRI 进行了改进，使其可以应用于生存数据分析、竞争风险模型、病例对照数据分析；还可通过加权 NRI 的方式权衡新变量带来的成本与收益，以确定是否有必要纳入该变量。文章中建议可根据事件发生/未发生的概率或因变量分类的阈值来确定权重信息，但其在实际应用中的合理性——特别是需要考虑经济意义上的成本时——还需进一步探讨。

NRI 比 C 指数更敏感，在因变量为简单二分类变量、以 u 为预测截断值时，可证明：

$$\mathrm{NRI}(u) = \Delta \mathrm{Youden}(u) = 2\Delta C(u)$$

NRI 相对于重新分类表的优势在于，它不依赖于风险的分级，而只与如何定义"移动"有关，即预测的风险在新旧模型中差异为多大时，我们会将其视为重新分类。因此，预测概率变动对于 NRI 计算十分重要，需结合实际专业的需求来确定（Pencina et al.，2011）。

（2）R 语言示例

1）logistic 回归 R 语言解读：推荐使用 nricens 包中的 nribin 计算分类结局资料，用 nricens 计算生存资料。二者都支持分类 NRI 与连续 NRI 的计算。

nribin（event = ，mdl.std = ，mdl.new = or z.std = ，z.new = or p.std = ，p.new = ，
updown = "category" or "diff"，cut = c（0.2，0.4）or 0.02　link = "logit"，
niter = 1000，alpha = 0.05，msg = TRUE）

其中 event 为感兴趣的事件。计算模式可选择 3 种：① mdl.std 与 mdl.new 分别为旧模型与新模型；② z.std 与 z.new 分别为旧模型与新模型所用预测因子组成的矩阵；③ p.std 与 p.new 分别为使用旧模型与新模型预测的风险。updown 为定义一个样本的风险是否变动的方式。分类值为 "category"，如设定 0 ～ 20%、20% ～ 40%、40% ～ 100% 分为低、中、高风险，则相应 cut 值即为两个（0.2 与 0.4）；连续值为 "diff"，相应 cut 值只需设 1 个值，如 0.02，即认为当预测风险在新旧模型中相差 2% 时，被认为重新分类了。niter 为迭代次数，是使用 boostrap 重抽样来计算 NRI 的标准误，一般设定为 1000；niter=0 表示不计算标准误，则对应为一个点估计。

2）logistic 回归中代码与主要结果展示

```
# 计算 NRI
library（nricens）
nribin（event=status，mdl.std= model1，mdl.new = model2，cut = c（0.2，0.4），niter =
1000，updown =‘category’）
```

##	Estimate	Std.Error	Lower	Upper
## NRI	-0.013347594	0.03842060	-0.05739662	0.09997449
## NRI+	-0.008000000	0.02595464	-0.05071931	0.05286446
## NRI-	-0.005347594	0.02846941	-0.04392924	0.07673086

NRI 点估计显示新模型较旧模型重分类正确的比例降低了 1.33%，即增加 albumin 这个变量作为预测变量后，模型预测的准确性降低了，新模型更差。区间估计结果显示新模型与旧模型的预测准确性无显著性差异。

3）Cox 比例风险模型 R 语言示例

```
nricens（time=，event = ，mdl.std =，mdl.new = or z.std =，z.new = or p.std =，p.new
=，updown = "category" or "diff"，cut = c（0.2，0.4）or 0.02 t0=  ，point.method =
"km" or 'ipw' link = "logit"，niter = 1000，alpha = 0.05，msg = TRUE）
```

其中 time 为生存数据中的时间变量；t0 为某个时间点；point.method 为估计 NRI 的方法，km 为 Kaplan-Meier 法，ipw 为逆概率加权法。

4）Cox 比例风险模型代码与主要结果展示

```
# 计算 NRI
nricens（time= time，event = status，mdl.std= coxmodel1，mdl.new = coxmodel2，t0 =
2000，cut = c（0.2，0.4），niter = 1000，updown ='category'）
# 主要结果——NRI estimation by KM estimator：
```

##	Estimate	Lower	Upper
## NRI	0.20348935	-0.043062956	0.2540657
## NRI+	0.10979778	-0.076174655	0.1566436
## NRI-	0.09369157	-0.008600455	0.1396564

NRI 点估计显示新模型较旧模型重分类正确的比例提高了 20.35%，即增加 albumin 这

个变量作为预测变量后，模型预测的准确性提高了，新模型更好。但区间估计结果显示这种提高无统计学意义上的显著性。

由于 NRI 原理简单且易转化为专业解释，因此得到了广泛的应用，但同时也有人提出质疑。NRI 易得出假阳性的结果，特别是模型存在过度拟合和错误校准问题时，即使是完全无预测价值的变量，NRI 也依然得出了阳性结果。因此在计算 NRI 前，需要预先确认预测模型的校准性能。另一方面，也应同时参考 ROC 曲线、标准化净收益值等其他参数来进行决策。

3. 综合判别改善指数（integrated discrimination improvement，IDI）　NRI 的计算依赖于如何定义变动，它衡量在某截断值（cut off）下增加一个新变量对模型的改进情况，而不能衡量该变量对模型的整体改进，且在实际应用中，可能难以找到一个明确的截断值。因此，Pencina 等（2008）同时又提出了另一个指标——综合判别改善指数。

（1）原理：IDI 的思想是增加了一个新变量后，在不牺牲特异度的前提下新模型整体或平均灵敏度的改进情况。在样本数据中，IDI 的估计值为：

$$\hat{IDI} = (\hat{p}_{new,\,events} - \hat{p}_{old,\,events}) - (\hat{p}_{new,\,nonevents} - \hat{p}_{old,\,nonevents})$$

相应的 z 统计量为：

$$z = \frac{\hat{IDI}}{\sqrt{(\hat{se}_{events}) + (\hat{se}_{nonevents})^2}}$$

其中 $\hat{P}_{new,\,events} - \hat{P}_{old,\,events}$ 表示在患病组，新旧模型对每个个体预测疾病发生概率均值之差，该值越大越好；$\hat{P}_{new,\,nonevents} - \hat{P}_{old,\,nonevents}$ 则为在非患病组，新旧模型对每个个体预测疾病发生概率均值之差，该值越小越好。

IDI 也可写作：

$$\hat{IDI} = (\hat{p}_{new,\,events} - \hat{p}_{new,\,nonevents}) - (\hat{p}_{old,\,events} - \hat{p}_{old,\,nonevents})$$

其中 $\hat{P}_{new,\,events} - \hat{P}_{new,\,nonevents}$ 表示应用新模型预测事件发生与不发生概率之差，又被称为区分斜率，即 IDI 也可表示为新旧模型区分斜率的差值。

IDI 和 AUC 都是关注校正后平均灵敏度的提升情况：IDI 通过将（1－特异度）作为惩罚项对灵敏度的改进进行修正，而 AUC 则是通过特异度对两个模型的灵敏度进行加权。二者在一定意义上是相互关联的，因此也有人质疑 IDI 只不过是对 ROC 曲线与对角线之间面积的另一种加权方法，只是从数值上来讲 IDI 比 AUC 更为敏感，但该结论是否在所有条件下都适用还是一个未知数。

IDI 的大小与事件的发生率有关。因此，为避免事件发生率过低导致 IDI 估计值过小，Pencina 等（2011）将上述 IDI 定义为绝对 IDI，并提出了相对 IDI 的概念。在样本中相对 IDI 的估计值可表示为：

$$相对\ \hat{IDI} = \frac{\hat{p}_{new,\,events} - \hat{p}_{old,\,events}}{\hat{p}_{new,\,nonevents} - \hat{p}_{old,\,nonevents}}$$

但目前在实际应用中仍以绝对 IDI 为主。

（2）R 语言示例

1）logistic 回归 R 语言示例：

reclassification（data=，cOutcome=，
predrisk1=，predrisk2，cutoff= c（0，...，1））

其中 cOutcome 指定结局变量的列序号。predrisk1、predrisk2 分别对应新、旧 logistic 回归模型。

2）logistic 回归中代码与主要结果展示

```
library（PredictABEL）
# 计算 IDI，IDI 计算与 cutoff 点设置无关
reclassification（data=dat，cOutcome=3，
predrisk1=p.std，predrisk2=p.new，
cutoff=c（0，0.2，0.4，1））
# 主要结果
##   NRI（Categorical）[95% CI]：-0.0133 [-0.075 - 0.0483]；p-value：0.67151
##   NRI（Continuous）[95% CI]：0.1361 [-0.0897 - 0.3619]；p-value：0.23738
##   IDI [95% CI]：0.0051 [-0.003 - 0.0132]；p-value：0.22071
```

增加 albumin 这个变量作为预测变量后，新模型较旧模型预测能力仅改善了 0.51%，且无统计学意义。

3）Cox 比例风险模型 R 语言示例

IDI.INF 函数需输入 4 个参数：①数据集中生存时间与终点所对应的列序号；②旧模型与新模型分别对应的协变量矩阵；③ t0 预定义的时间点；④ npert 迭代次数。

4）Cox 比例风险模型代码与主要结果展示

```
# 定义时间点
t0=365*10
library（survIDINRI）
# 输出结果 IDI.INF 计算结果
x < -IDI.INF（dat [，2：3]，zm1，zm2，t0，npert=1000）
IDI.INF.OUT（x）
```

##	Est.	Lower	Upper	p-value
## M1	0.020	-0.029	0.078	0.414
## M2	0.126	-0.169	0.345	0.436
## M3	0.006	-0.034	0.059	0.759

其中 M1 表示 IDI 的点估计值，M2 为连续 NRI 估计值，M3 为中位改进估计值。结果显示增加 albumin 这个变量作为预测变量后，新模型较旧模型预测能力仅改善了 2%，且无统计学意义。IDI 量化了灵敏度和特异度的总体改善，该指标比 AUC 更加敏感，且较容易解释其临床意义。

4．小结　在评价模型的区分度时，AUC 是最为基础的指标，也是目前被人们广为接受的指标。但当结局变量是多分类时，AUC 的计算则较为复杂，难以解释其实际意义，在这一点上 NRI 与 IDI 则相对有优势。NRI 的计算与我们如何定义"移动"有关，预测概率变动对于 NRI 计算十分重要，需结合实际专业的需求来确定。如果无法确定明确的切点，那么选择 AUC 和 IDI 这种从整体性考虑的指标更为恰当。

（三）校准度

校准度评估包括几个层次：①针对全体人群（平均校准）在不同水平上对预测和观察到的风险进行比较；②根据预测风险对不同类别的人群进行比较；③根据预测因子的组合（协变量）对不同分组进行分析。一个校准良好的模型可以准确显示不同类型人群的不同特征。校准不当的模型会低估或高估感兴趣结果的发生概率。

模型校准度可以从定性和定量两方面来评估。定性的方法多是通过图形的方法（如校准曲线图、校准斜率等），结合实际操作者的经验来进行判断。其优势在于可视化的方式可以直观地展现预测概率与实际概率之间的关系，但由于每个人的侧重或经验不同，有时很难得到一个统一的意见。定量的方法依赖于客观的统计学指标，但是无法判断预测概率与实际概率的形态。*JAMA* 上发表的一篇指南推荐使用校准曲线来呈现结果，并结合指标的临床意义来判断临床实用价值（Alba et al.，2017）。

1．校准曲线　校准曲线以模型预测的概率为 X 轴，以实际概率为 Y 轴绘制图形。通常做法是先将所有个体按模型预测概率从小到大排序，然后按照该顺序将所有个体分为 10 等分的 10 组，分别计算每组预测概率与结局事件发生概率均值后作图。对于线性回归模型，校准曲线即是一个简单的散点图。但多数预测模型关注的结局是二分类变量，此时可通过一些平滑技术如 loess 算法来估计结局发生的概率，并同预测概率做拟合线。完美的预测模型拟合线应与 45°线重合，表明预测值与实际值完全一致；若拟合线高于 45°线，即预测值小于实际值，说明模型低估了风险，反之则是高估。

拟合线可通过截距项和斜率来描述。截距项反映了预测模型系统性高估或低估的程度。斜率理论上应为 1，但在实际验证过程中通常会小于 1，可能的原因是模型在开发过程中存在一定程度的过拟合问题，通常也提示需要降低预测模型的回归系数（Steyerberg et al.，2010）。

（1）R 语言示例

1）logistic 回归（校准曲线见图 16-1）

```
calibrate（模型，predy，
method=c（"boot"，"crossvalidation"，".632"，"randomization"），
B=40，rule=c（"aic"，"p"），bw = FALSE，
type=c（"residual"，"individual"），
sls=.05，aics=0，force=NULL，estimates=TRUE，pr=FALSE，kint）
```

其中，predy 为要校准的预测值的标量或向量；B 为重抽样的次数；method、bw、rule、type、sls、aics、force、estimates 同验证方法有关，详见"validate"；kint 为有序 logistic 回归中指定要使用的截距。

校正曲线绘制程序如下：

```
library（rms）
fit1=lrm（status ~ age+bili+protime+stage，x=T，y=T）
cal1=calibrate（fit1，method ='boot'，B=1000）
plot（cal1，xlim=c（0，1.0），ylim=c（0，1.0））
```

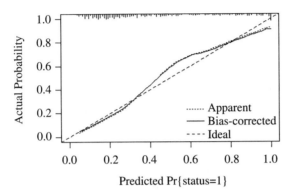

B=1000 repetitions, boot　　Mean absolute error=0.032 n=312

图 16-1　logistic 回归预测模型校准曲线

2）Cox 风险比例模型（校准曲线见图 16-2）

```
calibrate（模型名称，cmethod=c（'hare'，'KM'），
    method="boot"，u=，m=150，pred，cuts，B=40，
    bw=FALSE，rule="aic"，type="residual"，sls=0.05，aics=0，force=NULL，
    estimates=TRUE，
    pr=FALSE，what="observed-predicted"，tol=1e-12，maxdim=5，... ）
```

其中，cmethod 为估计右截尾数据生存预测的方法；u 为验证生存模型预测的时间点；m 为每组的样本量，需根据总样本量来确定，一般总样本量 $n = 3m$。

```
library（rms）
coxm=cph（Surv（time，status==1）~ age+bili+protime+stage，x=T，y=T，surv = T）
# 构建模型
surv=Survival（coxm）
surv1=function（x）surv（1*60，lp=x）# 计算 500 天时的预测风险，时间视数据而定
# 绘制校正曲线
cal=calibrate（coxm，cmethod ='KM'，method ='boot'，u=60，m=100，B=100）
# 修改曲线参数
plot（cal，lwd=2，lty=1，errbar.col=c（rgb（0，118，192，maxColorValue = 255）），
    xlim=c（0.8，1.0），ylim=c（0.92，1.0），
    xlab ='Predicted Probability of 500 Days OS'，ylab='Actual 500 Days OS'，
```

col=c（rgb（192，92，83，maxColorValue = 255）））

lines（cal［，c（"mean.predicted"，"KM"）］，type="b"

lwd=2，col=c（rgb（192，98，83，maxColorValue=255）），pch=16）

abline（0，1，lty=3，lwd=2，col=c（rgb（0，118，192，maxColorValue=255）））

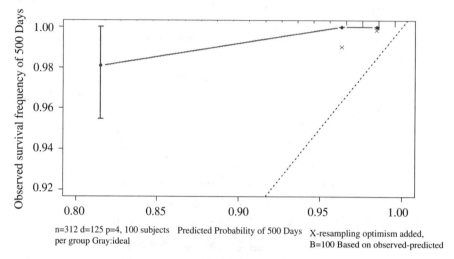

图 16-2　Cox 风险比例预测模型校准曲线

2. 拟合优度检验　Hosmer-Lemeshow 检验多用于 logistic 回归模型，本质上是对分组数据进行卡方拟合优度检验，比较两组数据之间的差异是否具有统计学意义。同校准曲线的绘制过程一样，需根据模型预测的概率值将观测案例按升序排列，然后将其分为 10 个组（可以分组少，每组例数不能太少），每个组的观察案例数大致相等。然后计算 Hosmer-Lemeshow（HL）统计量，该统计量服从自由度 $v = g - 2$（g 为组数）的卡方分布。

$$HL = \sum_{i=0}^{1} \sum_{g=0}^{G} \frac{(O_{ig} - E_{ig})^2}{E_{ig}}$$

较好的模型预测结果和实际结果之间的距离较小。拟合优度和预测性能之间的主要区别在于，前者通常在相同的数据中进行评估，而后者的评估需要新的数据或交叉验证（Steyerberg et al.，2010）。

Hosmer-Lemeshow 检验被广泛应用于模型的开发与验证过程中，但实际上该检验存在很多局限性。首先，它不能定量地衡量模型预测概率与观察概率之间的差异及趋势，更不能检测过拟合问题。其次，它的应用受到样本量的制约。在小样本中，由于样本量过少，很难拒绝原假设；而在大样本中，即使是细微的差别，也会被认定为存在统计学差异（Steyerberg et al.，2010；Walsh et al.，2017）。R 语言示例如下：

model1= glm（status ~ age+bili+protime+stage，family=binomial（logit），x=TRUE）

library（ResourceSelection）

hl=hoslem.test（dat$status，fitted（model1），g=10）# 实际值，预测值，分组数

hl

结果显示 p-value = 0.005873，预测概率同实际概率存在统计学差异，模型校准度差。

3．定量统计量

（1）均方误差（MSE）、均方根误差（RMSE）和平均绝对误差（MAE），它们的计算公式如下：

$$\mathrm{MSE} = \frac{1}{m} \sum_{i=0}^{m} (y_i - \hat{y}_i)$$

$$\mathrm{RMSE} = \sqrt{\frac{1}{m} \sum_{i=1}^{m} (y_i - \hat{y}_i)^2}$$

$$\mathrm{MAE} = \frac{1}{m} \sum_{i=1}^{m} |y_i - \hat{y}_i|$$

这三个统计量适用于评估结局为连续型变量的预测模型。MSE 是估计预测模型性能的最终指标，因为它反映了模型预测概率与实际概率之间的平均偏差，可衡量抽样变异性的大小，但实际应用较少。

（2）Brier 得分：除了可反映模型的预测能力外，在模型验证中也常作为评价校准度的指标。

（3）Spiegelhalter Z 统计量：

$$Z(p, x) = \frac{\sum_{i=1}^{n} (x_i - p_i)(1 - 2p_i)}{\sqrt{\sum_{i=1}^{n} (1 - p_i) \cdot p_i (1 - 2p_i)^2}}$$

由 Spiegelhalter 于 1986 年构建，本质上是 Brier 得分的扩展。分子衡量模型校准度有多差，模型的校准度越好，分子越接近 0。该指标的实际应用也十分有限。

（4）赤池信息准则（Akaike information criterion，AIC）或贝叶斯信息准则（Bayesian information criterion，BIC）：通常用于构建预测模型的变量筛选环节，AIC 或 BIC 较低表示模型拟合或校准更好，但较少从预测角度对模型进行评估。

4．校准漂移　随着时间的推移，预测模型的校准度下降，这种现象被称为校准漂移。引起校准漂移的原因可能来源于疾病发病风险的基准值发生了改变，如肥胖流行加速了糖尿病发病率的上升；还可能是一些潜在的不可测量因素的影响。因此，为了保持预测模型的有效性，需定时对模型进行更新再校准，或者允许预测模型动态运行，以在线的方式不断更新（Su et al.，2018）。

（四）决策

构建预测模型的根本目的是辅助人们进行更好的决策，其中不可避免地涉及如何确定风险阈值的问题。风险阈值是一个确定的截断值。以诊断模型为例，假设人是理性的，若预测风险超过该截断值，则人们就会选择去接受治疗，反之则不会。前面提到，有一种策略是选择 ROC 曲线左上方的点对应的截断值，可以保证预测模型有较好的灵敏度和特异度。但这种方法只关注"模型好不好"，而不能回答"这个模型是否值得使用"这个问题。因为 ROC 曲线没有包含关于后果的信息，也没有一个明确的指南说明敏感性、特异性或 AUC 需要多大才能保证临床使用。且这种方法将假阴性与假阳性所引起的后果看作是同等重要的，但在现实中这种假设可能并不成立。如在癌症诊断中，假阴性结果显然比假阳性结果更有害。此时对比两个模型，即使特异性更高但敏感性稍低的模型的 AUC 更大，对实际临床应用来说却是一种更糟糕的选择（Vickers et al.，2006）。

决策分析试图通过整合模型性能和临床后果来帮助我们回答"模型是否值得使用"的问题。决策分析的核心思想是进行权衡（trade-off；Vickers et al.，2016）。这个思想在诊断模型中最为形象。仍然以癌症为例，模型预测为高风险的人需要接受病理活检。对于那些被正确预测的疾病患者来说，他们得以得到早期诊断和治疗，但多数模型在恰当的风险阈值情况下，不可避免地会出现假阳性和假阴性问题，故那些没有疾病的人将受到不必要的进一步诊断和干预。决策分析就是希望通过权衡这种收益与损失，来确定一个合适的风险阈值，最大化人们的效用，现有的方法包括风险 / 收益比率（risk/benefit-ratio）、由净收益衍生出来的决策曲线分析（decision curve analysis，DCA）和相对效用曲线等。DCA 应用最为广泛，也更被人们所接受。

1．风险 / 收益比率（risk/benefit-ratio）

$$P_t = \frac{1}{\text{LR} \cdot \dfrac{B}{R} + 1}$$

其中 LR 为似然比，B 为患者由于提早诊断或治疗而获得的收益，R 为非患者由于被错误诊断而付出的成本。收益和成本的信息需要从外部数据获取，然后通过风险比例图，将计算的 B/R 与 LR 值连线并延伸，得到风险阈值（Djulbegovic et al.，1996）。

风险 / 收益比率（risk/benefit-ratio）局限性十分明显。首先，计算过程需要额外的数据，如成本或质量调整生命年，这些很难在验证数据集中找到。这意味着在决策分析中，如果没有进一步的信息，就无法对预测模型进行评估。此外，该分析方法通常要求明确评估健康状况或一系列结果的风险 / 收益比率，但这些指标容易受到各种偏倚的影响，并且可能额外增加对受试者的负担。该比率还需要预测模型提供 0-1 变量形式的结果，从而计算真（假）阳性率与真（假）阴性率，但模型通常输出的结果是连续型的预测概率。

2．决策曲线分析　决策曲线分析是对净收益（net benefit）的加权衡量。净收益类似于企业净利润的概念，其思想是先将收益和损失转化到同一个标准后再进行比较，其中涉及一个兑换率（exchange rate）的概念。以前列腺癌活检为例来帮助理解。前列腺特异性抗原（prostate specific antigen，PSA）水平升高的男性更容易患退行性前列腺癌，故 PSA 升高的男性常被转介做前列腺活检。然而，大多数 PSA 水平高的男性都没有发生癌症或者只是患者良性肿瘤，且侵入性的活检除了会引起感官上的不适外，还会有引发感染的风险。这时临床医生会考虑，为了找到 1 例前列腺癌的病人需要对多少个 PSA 阳性的男性进行活检。一个合理的反应是，要找到 1 例患有高度恶性癌症的男性，接受活检的男性不应超过10 名。这可解释为由于延迟诊断癌症而造成的危害是由于不必要的活检而造成的危害的 9倍，兑换率为 1/9。在此基础上，定义净收益 = 收益－损失 × 兑换率。收益通常用真阳性率（true positive rate，TPR）来表示，而损失则用假阳性率（false positive rate，FPR）来反表示，即：

$$\text{净收益} = \text{TPR} - \text{FPR} \times \text{兑换率}$$

在进行模型间比较时，净收益越高表明模型的应用价值越大。一个关于净收益的批评是，兑换率是一个主观变量。但改变兑换率并观察其对结果的影响是很简单的，对所有兑换率计算相应的净收益并绘制成图，即是 DCA 的基础（Vickers et al.，2016）。

（1）DCA 原理：考虑一个病人面临如（图 16-3 中所示的抉择），其中 a、b、c、d 为不同结局对应的值，如质量调整生命年等。

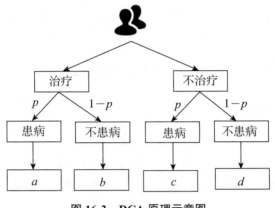

图 16-3　DCA 原理示意图

在风险阈值为 p_t 时，一个人选择治疗与不治疗应当有相同的收益，即：

$$p_t \cdot a + (1 - p_t) \cdot b = p_t \cdot c + (1 - p_t) \cdot d$$

做一些代数转化则有：

$$p_t \cdot a - p_t \cdot c = (1 - p_t) \cdot d - (1 - p_t) \cdot b \Rightarrow p_t(a - c) = (1 - p_t)(d - b) \Rightarrow \frac{a - c}{d - b} = \frac{1 - p_t}{p_t}$$

$a - c$ 代表着实际患病者由于提前诊断与治疗带来的收益，$d - b$ 则为实际无病者由于接受不必要的检查而带来的损失。由此可将收益与损失的考量转化为假阳性和假阴性之间的比较。DCA 不需要额外的数据，只应用现有的数据即可进行评估。此时定义净收益为：

$$净收益 = \frac{真阳性数}{N} - \frac{假阳性数}{N} \times \frac{1 - p_t}{p_t}$$

对每一个 p_t 计算相应的净收益，以净收益为 y 轴，p_t 为 x 轴绘制而成的图形即为决策曲线图。当然，若有相关的数据可以衡量侵入性检查所引起的损失，则也可以通过下式来绘制决策曲线：

$$净收益 = \frac{真阳性数}{N} - \frac{假阳性数}{N} - 检查损失$$

Vickers 等（2008）后续对 DCA 曲线进行了一些改进，包括应用 10 折交叉验证来修正过拟合问题，使其应用于截尾数据分析和竞争风险模型。Talluri 等（2016）则针对 DCA 曲线在感兴趣的概率范围内交叉的问题，提出了加权 DCA 曲线，从而可以更好地在不同风险概率区间内进行恰当的决策。

几种确定风险阈值的方法比较见表 16-4。

表16-4 风险阈值确定方法比较

	ROC曲线	风险/收益比率（risk/benefit-ratio）	决策曲线分析
数学计算	简单	可能很复杂	简单
是否需要其他数据	不需要	需要，如患者偏好、治疗费用、治疗有效性/质量调整生命年	不需要
是否有临床价值	无	有	有

（2）R 语言示例

1）logistic 回归 R 语言解读

```
decision_curve（formula, data,　family = binomial（link = "logit"），
               policy = c（"opt-in"，"opt-out"），fitted.risk = FALSE，
               thresholds = seq（0，1，by = 0.01），confidence.intervals = 0.95，
               bootstraps = 500，study.design = c（"cohort"，"case-control"），
               population.prevalence）
```

其中 formula 为预测模型的结构。policy 可选 "opt-in"（默认）或 "opt-out"。选择 "opt-in" 时表示人群标准是不给任何人分配特定的"治疗"，但对模型预测为"高风险"者进行一些干预；"opt-out" 适用于人群标准为向整个群体推荐治疗，而模型预测为"低风险"者退出治疗。thresholds 用于设置横坐标阈概率的范围，一般是 0 ~ 1；但如果在某种具体情况下，大家一致认为阈概率达到某个值以上（比如 40%），则必须采取干预措施，那么 0.4 以后的研究就没什么意义了，可以设为 0 ~ 0.4。by 是指每隔多少距离计算一个数据点。study.design 设置研究类型。当研究类型为"case-control"（即病例对照研究）时，还应加上患病率 population.prevalance 参数，因为在"case-control"研究中无法计算患病率，需要事先提供。

2）logistic 回归中代码与主要结果（图 16-4）展示

```
library（survival）
library（rmda）
simple < - decision_curve（status ~ age+bili+protime+stage，data= dat，
                family = binomial（link ='logit'），
                thresholds= seq（0，1，by = 0.01），
                confidence.intervals = 0.95，
                study.design ='cohort'）
```

还可通过 summary（simple, measure= 'NB'）查看曲线上的各点数据，NB 也可以改成 sNB，表示经过标准化。

3）Cox 比例风险模型 R 语言解读：专门用来分析生存数据决策曲线的 R 包还未开发，

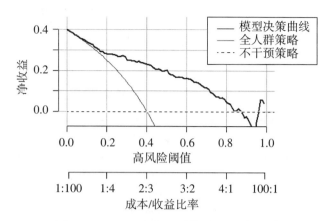

图 16-4　logistic 回归预测模型 DCA 曲线图

但方法的原作者提供了源代码，可将源代码下载至当前工作路径后分析。下载网址如下：
https：//www.mskcc.org/departments/epidemiology-biostatistics/biostatistics/decision-
curve-analysis。

```
stdca（data，outcome，predictors，timepoint，
    xstart=0.01，xstop=0.99，xby=0.01，ymin=-0.05，
    probability=NULL，harm=NULL，graph=TRUE，
    intervention=FALSE，interventionper=100，
    smooth=FALSE，loess.span=0.10，cmprsk=FALSE）
```

其中 outcome 代表结局变量，必须是 data 中包含的一个变量。predictors 为预测变量，
也必须是 data 中包含的一个变量；因此，若想分析整个预测模型的性能，可将模型预测未
发生率作为因子放入 stdca 中。timepoint 为进行决策曲线分析的特定时间点。probability 判
断 predictors 是否为概率，默认值为 TRUE。xstart 为起始值轴（阈概率），在 0 和 1 之间，
默认值是 0.01；xstop 为 x 轴停止值（阈概率），在 0 和 1 之间，默认值是 0.99；xby 为增加
阈概率，默认值是 0.01；ymin 为 y 轴最小值，默认值是 − 0.05。cmprsk 用于判断是否应用
竞争风险评估结果，默认值为 FALSE。

4）Cox 比例风险模型代码与主要结果（图 16-5）展示

```
source（"stdca.R"）
library（survival）
dat$nonevent_to_predict 〈 - c（1 -（summary（survfit（coxmodel1，newdata=dat），
                times=1000）$surv））
stdca（data=dat，outcome="status"，ttoutcome="time"，timepoint=1000，
predictors="nonevent_to_predict"，xstop=0.5，smooth=TRUE）
```

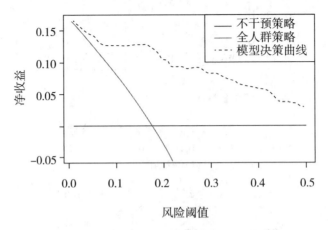

图 16-5　Cox 比例风险预测模型 DCA 曲线图

第二节　模型的验证

一个常见的现象是预测模型在用于模型开发的数据样本中表现良好，在新的但具有可比性的数据中却表现欠佳。这是因为模型被设计成最适合开发样本，常常会出现过度拟合问题，故在新的但是相似的个体中进行测试时，模型的准确性就会降低。特别是开发样本中的结果 / 事件数量较少，或候选预测因子的数量相对于事件数量较多时，过度拟合问题会更加严重。另一方面还必须确认，任何已开发的模型也能很好地预测"相似但不同"的模型开发队列人群之外的个体，即模型的"可推广性"。模型适合的其他情况下的群体与模型开发队列人群的差异越大，模型的可推广性就越强（Moons et al.，2012a，2012b）。因此，模型验证是构建模型不可或缺的一部分。模型评估侧重于评价模型的性能，如能否把不同人群区分开，预测概率是否准确等，是针对建模目标的考核；而模型验证则更加注重考核模型结果的一致性与可信性。

一、内部验证

使用模型开发队列人群的数据进行的验证被称为内部验证。内部验证是模型开发的必要部分，是对模型数学结构的正确性（如逻辑上有没有错误）和计算实现过程（如软件运行过程有没有错误，算法是否适用）的评估，侧重于考查模型开发过程的可重复性，防止由于过度拟合问题高估模型性能。在内部验证过程中发现的过度拟合和错误校准问题可通过自助重抽样（例如 Bootstrap 法）或引入惩罚项（例如岭回归或 Lasso 回归）的方式来改进（Collins et al.，2015）。

（一）随机分组法

将数据集随机分为训练集与验证集两个子集，通常二者的比例为 1 : 1 或 2 : 1，使用训练集构建预测模型，使用验证集进行内部验证。但由于并不是所有可用的数据都用于生成预测模型，随机分组法的统计效率低下，特别是在开发队列样本量较小的情况下，是对数据的严重浪费（Vanni et al.，2011；Steyerberg，2018）。此外，还有"复制不稳定性"的问题，即不同的随机分割会产生不同的结果。

（二）重抽样法

重抽样法的出发点是更准确地获得"有代表性的样本"。早期的重抽样思想是如果无法搜集到自然模型中的全部样本，那么就从中搜集大量且具有代表性的子集计算模型的参数。如果数据具有足够的代表性，则计算出的参数将与自然模型的参数相同（毕华 等，2009）。使用重抽样法进行内部验证时不仅很好地克服了统计效率低下的问题，同时还可发掘模型潜在的改进空间。

1．k 折交叉验证法（k-fold cross-validation） k 折交叉验证法是对随机分组法的一种改进。其步骤是把初始开发队列数据随机分成 k 组，按照顺序每次使用其中 k − 1 组样本数据训练模型，把剩余的 1 组当作验证集，最终计算 k 次测试的均值作为模型性能的参考值（宋一鸣，2017）。

2．刀切法（Jack knife） 刀切法的原始动机是降低估计的偏差。应用到预测模型的验证中常用做法是：每次从开发队列中删除一个或者几个样本，剩余的样本被称为"刀切"样本，作为训练集构建模型，将模型开发队列作为验证集对模型进行评价，重复该过程 n 次（毕华 等，2009）。

3．Bootstrap 法 在开发队列中进行有放回的简单随机抽样，构造同模型开发队列相同样本量的 Bootstrap 重抽样样本作为训练集，将模型开发队列作为验证集对模型进行评价，重复该过程 n 次（Efron，1992）。有几种不同的策略计算模型性能参考值（Steyerberg et al.，2001）：

（1）直接法：直接将 n 次测试结果的均值作为模型性能参考值。

（2）将 Bootstrap 重抽样样本中构建的模型分别在 Bootstrap 重抽样样本和模型开发队列中估计，这是最为常见的方法。记模型的表现分别为 apparent_performance 与 test_performance，二者的差值为高估值（optimism），重复 n 次后对所有的高估值进行平均得到稳定的估计量。则模型性能参考值（estimated performance）为：

$$\text{estimated performance} = \text{apparent\_performance} - \frac{1}{n} \cdot \text{optimism}$$

（3）0.632 法

$$\text{estimated performance} = 0.368 \times \text{apparent\_performance} + 0.632 \times \text{test\_performance}$$

后续在 0.632 法的基础上又提出 0.632 + 法：

$$\text{estimated performance} = (1 - w) \times \text{apparent\_performance} + w \times \text{test\_performance}$$

其中 $w = \dfrac{0.632}{1 - 0.368R}$，R 为相对过拟合系数，衡量了 apparent_performance 与 test_performance 之间差异的大小。

Bootstrap 法是对刀切法的拓展，刀切法是 Bootstrap 法线性展开的结果。遇到不光滑（Smooth）参数（如中位数）估计时，刀切法会失效，而 Bootstrap 法可以有效地给出估计。对于线性统计量的方差估计这个问题，刀切法或者 Bootstrap 法会得到同样的结果。但在非线性统计量的方差估计问题上，刀切法严重依赖于统计量线性的拟合程度，远不如Bootstrap法有效，同时Bootstrap法也优于k折交叉验证法（Efron，1992）。

Steyerberg等（2001）使用logistic回归构建了一个模型，预测急性心肌梗死后30天死亡率，同时比较随机分组法、k折交叉验证法和Bootstrap法评价结果的准确性与稳定性。结果显示，1∶1随机分组法会低估模型性能，2∶1随机分组法虽然有所改善，但结果的变异性增大。10折交叉验证结果兼具准确性与稳定性，但不适用于估计非正态分布的参数，如校准斜率、R^2。Bootstrap法的估计结果稳定且偏性小，被认为是logistic回归预测模型内部效度的最佳估计方法。但也有人质疑使用重抽样法时，有影响的个体很有可能被取样多次，非参数Bootstrap法的表现被高估了（Jaki et al.，2018）。

（三）"内部 - 外部"交叉验证

类似于k折交叉验证，只不过是按照数据的不同来源对数据进行分组，而非随机分组。适用于多中心研究，即按照顺序每次将一个中心的数据作为验证集，其余所有中心的数据作为训练集。最终汇总每次"内部 - 外部"交叉验证的结果作为模型性能的参考值。同外部验证中的空间验证不同，"内部 - 外部"交叉验证中所有数据均会用于构建模型，因此仍是一种内部验证。

二、表面验证（facial validation）——专家评判

表面验证指邀请相应领域的专家检查模型的结构和结果，并判断这些是否与他们的期望一致，同时描述并解释那些与直觉相反的模型结果。通常的形式是向模型使用者提供模型预测的结果（例如发病率、死亡率、不同阶段的患者分布）和相应的实际数据。然后，类似于人工智能研究中的图灵测试，专家被要求识别哪些结果是"真实的"，哪些是模型生成的，从而评估给定模型的可信度。表面验证可以提醒模型开发人员模型结构或数据中存在的缺陷。

三、外部验证

内部验证只使用开发数据，不能反映模型在实际应用中遇到异质性数据时的表现，因此需要外部验证——利用模型开发过程中没有使用过的数据来评估模型的性能，检查模型在外部数据中的执行情况。外部验证更关注模型在不同时间、不同地区、不同人群中的外推性。

（一）时段验证

时段验证所使用的数据来源于模型开发队列，但是同开发数据所属的时间段不同，通常是按纳入时间对数据集进行简单的非随机分割，使用队列中继续收集的新数据对模型进行验证。这些数据未被用于模型开发，但同开发数据拥有相同的纳入和排除标准、相同的预测因子和结果定义以及相同的测量方法。

（二）空间验证

空间验证，也称为地理验证，考查模型在其他研究所或国家的预测性能。同时段验证

一样，地理验证也可以通过对现有研究数据集（例如多中心研究中的中心或国家）进行非随机分割来完成，或者通过验证先前在另一个中心或国家中开发的模型来完成，而该模型并没有包含在最初的开发研究中。此外，地理验证也可以追溯性地进行，即利用来自其他研究所或国家的现有数据集，或者前瞻性地将新个体包括在专门预先设计的验证研究中。由于通常采用不同的纳入和排除标准、预测因子和结果定义以及测量方法，空间验证比时段验证能更好地考查模型的可移植性或可推广性。

（三）领域验证

领域验证可以看作是一种特定的、更为严格的空间验证，其用于验证的数据来源于与开发数据完全不同的人群。如利用健康人群数据开发模型，预测 10 年内心血管事件的发病风险，使用糖尿病患者的数据进行验证；使用儿童数据验证基于成人数据开发的模型等。同空间验证一样，领域验证也可以回溯性地使用现有的数据集，或者前瞻性地将新个体包括在特定的预先设计的验证研究中进行。

外部验证需严格按照原始模型的结构计算预测概率以确保验证结果的公平客观（Bennett et al.，2012）。因此，2015 年 Collins 等提出了专为报告开发或验证多变量预测模型的研究而设计的指南"Transparent reporting of a multivariable prediction model for individual prognosis or diagnosis（TRIPOD）"。该指南给出了报告研究、开发或验证用于诊断或预后的多变量预测模型时应包括的项目清单，其中第 15 条提出需报告允许他人预测的完整预测模型（即所有回归系数、截距或是给定时间点的基线生存情况）并给出相应的解释。

四、模型间相互验证

如果有关注相同研究问题的独立开发的其他模型，也可以将它们的结果作为跨模型验证的一部分。比较每个模型的结构和纳入变量的特征，解释模型之间的差异，从而改进模型。

第三节　模型的更新与影响评价

一、模型的更新

预测模型在新数据中进行验证时，性能表现可能会较差。验证形式越严格，预测准确性可能会越低，这种情况在空间验证或领域验证中更为常见。当发现预测精度较低时，最简单的想法是拒绝该模型，并开发一个新的模型，有时是通过完全重复原模型的预测因子而实现的。这种做法会丢失前研究（模型开发研究）中获取的科学信息，有悖于"加强循证医学的思想和指南应该基于尽可能多的信息"的观点。另一方面，若许多模型都是针对同样的结果而开发的，决策者会更难抉择。因此，更好的做法是更新现有的预测模型，并根据当前的环境或验证样本的特征进行调整或重新校准。这样就将原始模型中捕获的信息与来自新个体的信息结合起来，改进了对其他个体的可移植性。模型更新方法见表 16-5。

表16-5　模型更新方法

方法	适用情况
1. 仅调整截距（基线风险）	开发样本和验证样本之间的结局频率（患病率或发病率）存在差异
2. 方法 1+ 调整一个对整体有影响的因子从而调整整个模型的回归系数	原始模型的回归系数过拟合（或欠拟合）
3. 方法 2+ 调整验证样本与开发样本中特征不同的预测因子的回归系数	（a）原始模型的回归系数过拟合（或欠拟合） （b）在验证样本中，一个或多个预测因子的特征（回归系数）与原始开发模型所用样本不同
4. 方法 2+ 逐步筛选增加一个预测因子	（a）原始模型的回归系数过拟合（或欠拟合） （b）原始模型中没有包含潜在的预测因子 （c）需要添加一个新发现的标志物
5. 只使用验证样本的数据，重新估计所有回归系数	（a）在验证样本中，所有预测因子的特征与开发样本均不同 （b）验证样本比开发样本大得多
6. 方法 5+ 逐步筛选增加一个预测因子	（a）在验证样本中，所有预测因子的特征开发样本均不同 （b）验证样本比开发样本大得多 （c）原始模型中没有包含潜在的预测因子

　　由于模型预测概率的相对排序在更新后保持不变，因此简单的更新方法（如表 16-5 中方法 1 和方法 2）只能改进校准度，区分度保持不变。为了提高区分能力，需要使用表 16-5 中的方法 3 至方法 6。更新后的模型应同新开发的模型一样，在应用于日常实践之前，测试其可移植性与相应的影响。

二、模型的影响评价

　　预测模型的开发不是为了取代医生，而是为个人（患者）和医疗服务提供者提供健康风险的客观估计，以协助他们进行主观的解释和决策。因此，只有当模型提供的信息（如预测风险）真正改变个人和医疗服务提供者的行为和（自我）决策时，预测模型才能最终影响个人健康和医疗成本效益。因此，广义上的模型评价还应分别研究经过验证的模型在实际应用中对医疗服务提供者和个体行为及决策的影响，以及随后对健康结果和成本效益的影响。评价模型影响的研究设计见表 16-6。

　　随机试验评价模型的影响科学性最强。它将人群随机分配到对照组和干预组中：对照组进行日常管理，不使用模型的预测；对于干预组，则将模型的预测结果提供给个人和（或）医疗服务提供者，以指导他们的行为和决策。但该设计仍存在学习效应，即相同的医疗服务提供者会将模型预测的结果应用于随后的个体，减少两组之间的可比性。非随机分组的随访研究虽然可以节省成本，但其对时间相关的改变敏感。当关注的结果仅是医疗服务提供者的行为或决策，而不需要对个体进行随访时，横截面研究可以满足需求。

表16-6　评价模型影响的研究设计

研究设计	研究特征	优缺点
整群随机试验 （cluster randomised trial）	随机分配，比较接受/应用预测模型（即基于风险的管理）指导决策的个人或医疗服务提供者与不基于风险的管理（日常管理）之间的结果	• 比较结果偏倚小 • 费时 • 成本高
逐步整群随机试验 （stepped-wedge cluster randomised trial）	所有群组同时接受日常管理和预测模型干预的管理，但是它们接受预测模型干预的时间是随机分配的	• 比较结果偏倚小 • 可在日常管理实施过程中对复杂干预措施进行评估 • 费时 • 昂贵
前瞻性前后研究 （prospective beforeeafter study）	比较引入预测模型前后，早期常规管理组和后期管理组的个体结果	• 对潜在的时间效应和主体差异敏感 • 耗费时间
决策分析模型 （decision analytic modelling）	将外部验证模型预测的准确性证据与随机试验后续管理的有效性证据结合分析	• 依赖于各种模型输入和假设； • 时间消耗更少 • 成本低
横截面研究 （cross-sectional study）	比较使用或不使用模型预测的医疗服务提供者的决策差异	• 无受试者结果（无随访） • 时间消耗更少 • 成本低
对同一个医疗服务提供者进行前后对比研究（before after study within the same care providers）	记录医疗服务提供者在"接触"模型预测之前和之后行为、决策的改变	• 无受试者结果（无随访） • 时间消耗更少 • 成本低

三、思考：方法学之外的阻碍及对策

医学大数据可及性的逐步提高和机器学习算法的不断改善，都提示着我们：在未来，医学将成为一种信息科学，每一个决策可以基于不同方案的预测结果进行优化，这种决策超越了医生个人的知识和理解。虽然这样的结果十分振奋人心，但现状是预测模型在实际临床实践中的应用十分有限。例如，已经有超过 1000 个心血管临床预测模型被开发并登记，但只有一小部分被应用于日常临床决策。我们应该清醒地认识到，目前和未来仍然面临着一些方法学之外的障碍影响着风险预测模型的应用。即便机器学习方法在不断更新，这些障碍可能仍然不容易克服，甚至在某些情况下，在大数据时代反而可能更难克服（Shah et al.，2018）。

（一）风险敏感性决策的谨慎识别

预测模型的根本意义在于改善决策，然而并不是每个决策都对预测模型的结果类型敏感。因为预测模型建立者往往很少关注可能导致临床决策风险敏感的一些形式特性。虽然我们已经有了 DCA 来评估不同模型改善决策的能力，但其本质上仍然是基于统计精确度来对模型进行评估，而没有从真正意义上确定一个风险阈值。在风险阈值下，接受干预与否的收益与损失是相同的。这种微妙的平衡以及对应的决策在医学中很常见。缺乏风险阈值的概念，仅仅提供特定结果发生的概率（如再入院风险或 1 年内死亡风险），这样的结论不太可能改变医生或患者的行为。只有当各种决策和基于人群平均风险所确定的风险阈值（即风险水平超过该值会从一个决策转为另一个决策）明确时，预测模型才可能影响临床决策。

（二）模型校准问题

前文提到模型的区分度良好是校准度好的前提，在校准度不佳的时候可以通过重新校准方法来改进。这就导致在模型评价方面人们普遍更加看重区分度而对校准度重视不足（Wessler et al.，2017）。模型校准度常常不如区分度稳定，但对决策却非常重要。校准度对未测量的协变量在不同组之间分布和效应上的差异更为敏感。将一个模型从一个群体应用到另一个群体时，往往会出现较差的校准结果。而模型校准能力差是十分严重的，可能导致有害决策，但这种严重性常常被低估。

（三）用户信任、透明度和商业利益

商业动机和科研中谨慎、严谨、透明的原则常常是相悖的。特别是当医疗服务提供系统中的决策者对大数据相关的数据、工具开发进行投资时，研究者就会产生快速取得成果的巨大压力。由于健康医疗大数据可及性的提高，执行新开发的模型变得相对容易，由此促成了一种趋势，即在尚未充分了解模型有效性和潜在影响的情况下，便将其投入常规工作中。另一方面，医疗服务信息技术的供应者为了更好地销售他们的产品，便有动机夸大预测分析方法的价值，特别是预测分析工具的价值。而医院管理人员和临床医生缺乏方法学上的工具来批判性地评估他们购买的产品。由上述原因所造成的资源浪费和支持错误决策的不准确预测可能会造成重大危害，然而实际中却较少关注这一情况。

（四）数据质量和异质性

预测模型的质量取决于源数据的质量。在大数据的时代，尽管有越来越多的数据可用，但数据不准确、数据缺失和选择性测量等问题仍然不可避免。如患者可能会到多个医生处就诊，而这些医生使用的是不同的电子健康记录（electronic health record，EHR）平台，或者不同的数据不共享提交系统。因此，这些数据往往是不完整的，从而可能在效应估计和最终预测方面产生偏倚。虽然现代插补方法可以一定程度地减少信息偏倚，但在某些领域这些方法的用处不大，因为无法区分信息确实是由于某些相关特征导致的真实缺失（例如特定的共病），还是信息偏倚导致的数据不完整。

此外，由于医学大数据的结构并未实行统一的标准化，可能存在较大的异质性。因此，在一个系统中推导出的模型应用于另一个系统时很难得到准确的预测，验证的研究结果也可能不适用于其他系统。

小　结

在医学大数据的背景下，预测模型有巨大的潜力来支持更好、更有效的治疗，但同时

我们也应当警醒：预测模型也可能通过传播错误的决策信息而造成损害。"一个准备不足的医生可能一次只在一个病人身上犯错误，但一个错误的模型却可能影响更多的病人。"在利润驱动的市场中，模型验证问题尤为重要，这一点提示着我们进行监管的必要性。除此以外，建立一个独立的机构对预测模型和方法进行验证，并将其转化到临床实践中也是一种应对之法。这不仅有助于确保预测模型的真实性和有效性，还可为个体患者乃至整个医疗系统带来更大的价值。

（马雨佳　编，刘　徽　审）

参考文献

毕华，等，2009. 重抽样方法与机器学习. 计算机学报，32（5）：862-877.

宋一鸣，2017. 基于机器学习的肺癌患者预后模型的研究. 哈尔滨：哈尔滨工程大学.

Alba A C，et al，2017. Discrimination and Calibration of Clinical Prediction Models：Users' Guides to the Medical Literature. JAMA，318（14）：1377-1384.

Bennett C，et al.，2012. Reporting guidelines for modelling studies. BMC Medical Research Methodology，12（1）：168.

Brier G W，1950. Verification of forecasts expressed in terms of probability. Monthey Weather Review，78（1）：1-3.

Butler D，2013. When Google got Flu wrong. Nature，494（7436）：155-156.

Collins G S，et al.，2015. Transparent reporting of a multivariable prediction model for individual prognosis or diagnosis（TRIPOD）：the TRIPOD Statement. European Journal of Clinical Investigation，45（2）：204-214.

Dagostino R B，et al.，2003. Evaluation of the performance of survival analysis models：discrimination and calibration measures//Handbook of Statistics. Elsevier：1-25.

Demaris A，2002. Explained variance in logistic regression：a Monte Carlo study of proposed measures. Sociological Methods & Research，31（1）：27-74.

Djulbegovic B，et al.，1996. Equation and nomogram for calculation of testing and treatment thresholds. Medical Decision Making，16（2）：198-199.

Efron B，1992. Bootstrap methods：another look at the Jackknife//Kotz S，Johnson N L，Breakthroughs in Statistics：Methodology and Distribution，New York：Springer：569-593.

Hanley J A，et al.，1982. The meaning and use of the area under a receiver operating characteristic（ROC）curve. Radiology，143（1）：29-36.

Harrell F E，et al.，1996. Multivariable prognostic models：issues in developing models，evaluating assumptions and adequacy，and measuring and reducing errors. Stat Med，15（4）：361-387.

Jaki T，et al.，2018. An evaluation of the bootstrap for model validation in mixture models. Commun Stat Simul Comput，47（4）：1028-1038.

Moons K G，et al.，2012a. Risk prediction models：I. Development，internal validation，and assessing the incremental value of a new（bio）marker. Heart，98（9）：683-690.

Moons K G，et al.，2012b. Risk prediction models：II. External validation，model updating，and impact assessment. Heart，98（9）：691-698.

Moskowitz C S，Pepe M S，2004. Quantifying and comparing the predictive accuracy of continuous prognostic factors for binary outcomes. Biostatistics，5（1）：113-127.

Nagelkerke N J，1991. A note on a general definition of the coefficient of determination. Biometrika，78（3）：691-692.

Obuchowski N A,2003. Receiver operating characteristic curves and their use in radiology. Radiology,229(1)：3-8.

Pencina M，et al.，2008. Evaluating the added predictive ability of a new marker：from area under the ROC curve to reclassification and beyond. Stat Med，27（2）：157-172；discussion 207-212.

Pencina M J，et al.，2011. Extensions of net reclassification improvement calculations to measure usefulness of new biomarkers. Statistics in Medicine，30（1）：11-21.

Pencina M J，et al.，2017. Discrimination slope and integrated discrimination improvement：properties，relationships and impact of calibration. Statistics in Medicine，36（28）：4482-4490.

Pepe M S，2003. The Statistical Evaluation of Medical Tests for Classification and Prediction. Oxford：Oxford University Press.

Shah N D，et al.，2018. Big data and predictive analytics：recalibrating expectations big data and predictive analytics. JAMA，320（1）：27-28.

Steyerberg E W，2018. Validation in prediction research：the waste by data splitting. J Clin Epidemiol，103：131-133.

Steyerberg E W，et al.，2010. Assessing the performance of prediction models：a framework for traditional and novel measures. Epidemiology，21（1）：128-138.

Steyerberg E W，et al.，2011. Internal validation of predictive models：efficiency of some procedures for logistic regression analysis. J Clin Epidemiol，54（8）：774-781.

Su T-L，et al.，2018. A review of statistical updating methods for clinical prediction models. Statistical Methods in Medical Research，27（1）：185-197.

Talluri R，et al.，2016. Using the weighted area under the net benefit curve for decision curve analysis. BMC Medical Informatics and Decision Making，16（1）：94.

Vanni T，et al.，2011. Calibrating models in economic evaluation：a seven-step approach. Pharmacoeconomics，29（1）：35-49.

Vickers A J，et al.，2006. Decision curve analysis：a novel method for evaluating prediction models. Medical Decision Making，26（6）：565-574.

Vickers A J，et al.，2008. Extensions to decision curve analysis，a novel method for evaluating diagnostic tests，prediction models and molecular markers. BMC Medical Informatics and Decision Making，8（1）：53.

Vickers A J，et al.，2016. Net benefit approaches to the evaluation of prediction models，molecular markers，and diagnostic tests. BMJ，352：i6.

Walsh C G，et al.，2017. Beyond discrimination：a comparison of calibration methods and clinical usefulness of predictive models of readmission risk. J Biomed Inform，76：9-18.

Wessler B S，et al.，2017. Tufts PACE Clinical Predictive Model Registry：update 1990 through 2015. Diagnostic and Prognostic Research，1（1）：20.

Zweig M H，et al.，1993. Receiver-operating characteristic（ROC）plots：a fundamental evaluation tool in clinical medicine. Clin Chem，39（4）：561-577.

第十七章 XGBoost 模型在医学大数据预测建模中的应用

第一节 XGBoost 背景介绍

目前机器学习的应用越来越广泛，从多媒体、图形学、网络通信、软件工程，到体系结构和芯片设计，都在使用机器学习技术，尤其是计算机视觉、自然语言处理等"计算机应用技术"领域，机器学习已成为技术进步的重要源泉。机器学习大致可归纳出 3 个应用条件：事物本身存在某种潜在规律，某些问题难以使用普通编程解决，有大量的数据样本可供使用（Lin，2017）。在机器学习各种算法中，研究最深入、应用最广泛的是监督学习和无监督学习，另外还有一些算法也属于机器学习领域，如半监督学习、推荐算法、强化学习、迁移学习。

1. 监督学习 当训练集有标签信息标明什么样的输出是正确的，此时被称为监督学习。监督学习一般分为回归问题和分类问题。回归问题需要预测一系列的连续值，如根据房屋面积和房屋价格的数据预测任意面积的房屋价格，代表算法为线性回归。分类问题预测的是离散值，即根据数据预测分析对象属于哪个分类，如根据肿瘤的特征预测其为良性或恶性，代表算法有支持向量机、逻辑回归、决策树、随机森林、梯度提升算法等。

2. 无监督学习 相对于监督学习，无监督学习的训练集没有标签信息，而是单纯由计算机通过无监督学习算法自行分析，得到数据的结构或规则，训练效果几乎无法量化。聚类（clustering）是无监督学习的代表算法，该算法依赖数据的相似性，把相似的数据样本划分为一个簇，但不同于分类问题，我们通常不会预先知道簇的数量和每个簇的具体含义。例如谷歌新闻通过聚类算法，将新闻归类，组成一个个新闻专题。无监督学习适用于标注困难或非结构化的数据分析。

一、XGBoost 的产生

XGBoost（extreme gradient boosting）是一种基于决策树的集成机器学习算法，采用梯度提升框架，因其疏松的数据要求、较快的训练速度及精确的训练结果等特点，目前已被广泛应用于人工智能、数据分析等领域。2016 年陈天奇和卡洛斯·格斯特林在知识发现和数据挖掘（SIGKDD）会议上共同发表的一篇论文提出该算法，一时间轰动了整个机器学习领域（Chen et al.，2016）。XGBoost 的演变经历了"决策树—自助采样算法—随机森林—提升算法—梯度提升机—XGBoost"的过程（Morde et al.，2019）。

1. 决策树（decision tree） 是一种基本的分类与回归方法，主要来源于由 Breiman 和 Friedman 等在 1984 年提出的 CART 算法，以及由 Quinlan 在 1986 年提出的 ID3 算法和 1993 年提出的 C4.5 算法。决策树模型呈树形结构，根据标签的数据类型不同，决策树又分为两类——分类决策树与回归决策树，前者可用于处理离散型数据，后者可用于处理连续型数据。学习时，利用训练数据，根据损失函数最小化的原则建立决策树模型；预测时，对新的数据利用决策树模型进行分类。

2．自助采样算法（bagging） bagging 是 bootstrap aggregating 的简写，又称为自助采样法，是一种有放回的抽样方法，即在训练集进行抽样组成每个分类器所需要的子训练集，对所有分类器预测的结果进行综合产生最终的预测结果。应用 bagging 的代表算法是随机森林。

3．随机森林（random forest） 随机森林是一个用随机方式建立的，包含多个决策树的分类器。其输出的类别由各个树输出的类别的众数而定。随机森林的随机性主要体现在两个方面：一是样本采样的随机性，主要是有放回的重采样；二是特征集的随机选取，即随机选取所有特征的一个子集，用来计算决策树的最佳分割方式。

4．提升算法（boosting） 是一种串行的学习方法，即每一轮迭代训练需要依赖上一次的训练结果，以减小监督学习中的偏差。提升方法分为两类：一类是基于权重分布（weight_boosting）变化的 AdaBoost，另一类是基于梯度提升的梯度提升算法。

5．梯度提升机（gradient boosting machine，GBM） 其核心思想是每一棵树学习的是之前所有树的结论和残差（即预测值与实际值的差距），残差与预测值累加后能得到真实值。例如预测同学 C 的年龄，C 的真实年龄是 16 岁，第一棵树的预测年龄是 11 岁，此时残差为 $16 - 11 = 5$ 岁。建立第二棵树时则把 C 的年龄设置为 5 岁，如果第二棵树真的能把 C 分到 5 岁的叶子结点，那累加两棵树的结论就是 C 的真实年龄；如果第二棵树的结论是 4 岁，则 C 仍然存在 1 岁的残差，那么就需要建立第三棵树，并把 C 的年龄设置为 1 岁。

6．XGBoost 是基于决策树的集合方法，通过梯度下降架构来提升较弱的学习器（通常是 CARTs）。XGBoost 在 GBM 框架的基础上进行了系统优化和算法增强。系统优化包括并行优化、决策剪枝和硬件优化，提高了计算性能，有效利用硬件资源。算法增强包括在目标函数中加入正则化项，自动"学习"处理数据缺失、统计上的 0 和多变量的哑变量处理造成的稀疏数据，加权分位数略图有效地找到加权数据集中的最佳分裂点，内置交叉验证获得最优 boosting 迭代次数。此外，XGBoost 还有其他防止过拟合的措施，如列抽样和样本抽样等（Morde et al.，2019）。

二、特征重要度

机器学习算法通常不受输入数据分布的限制，其目标是找到一种合适的算法，利用自变量预测因变量，但是并不提供自变量与因变量相关性的信息，因此过去被视为"黑箱模型"。但是机器学习作为一门基于数据产生结论的学科，仅得到问题的结果而无法解释其中的原因是不够的，所以算法的可解释性变得越来越重要。在学术研究中，机器学习的可解释性对于识别因果关系、提高研究结论的可靠性和稳健性尤为关键。而在工业实践中，机器学习的可解释性有助于模型被采纳和改进，防止模型在实际应用中出现错误。由于我们不愿意为了模型的可解释性牺牲其预测准确性，机器学习中对模型的解释作为一个单独的过程在模型训练之后进行。其中衡量特征在多大程度上对模型的预测能力做出贡献的参数称为特征重要度（feature importance）。本节主要介绍两种特征重要度：XGBoost 特征重要度（如增益度量）和 SHAP 值。此外，还有置换重要度、偏重要度等。

1．XGBoost 特征重要度 XGBoost 算法自带特征重要度的计算，但是需要区分不同的重要性度量值的意义。"增益"（gain）意味着对应特征对模型的相对贡献，该贡献是通过获取模型中每个树的每个特征的贡献来计算的。特征的增益越高，意味着它对于生成预测更为重要。增益度量也是最常用的特征重要度度量。"覆盖度"（coverage）是指与此特征相关的观测值的相对数量。假设根据 100 个观测、4 个特征建立 3 棵树，并且假设特征 1 分别用于确定 tree1、tree2 和 tree3 中 10、5 和 2 个观测的叶结点，则此特征的覆盖率为（10+5+2）/100=17%。"权重"（weight）[这是 python 中的表达，R 语言中表示为频率（frequency）] 是表示模型的所有树中某特征出现的相对次数的百分比。在上面的例子中，如果特征 1 在 tree1、tree2 和 tree3 中分别出现 2 次、1 次和 3 次，则特征 1 的权重为 2+1+3=6。特征 1 的频率计算为其权重占所有特征权重的百分比（Abu-Rmileh，2019）。

2. SHAP 值　SHAP 的名称来源于 Shapley additive explanation，起源于合作博弈论 (Lundberg et al.，2017)。建模后，模型可对每个预测样本产生一个预测值，SHAP 值就是每个特征对预测值的贡献。假设第 i 个样本为 x_i，第 i 个样本的第 j 个特征为 $x_{i,j}$，模型对第 i 个样本的预测值为 y_i，整个模型的基线（通常是所有样本因变量的均值）为 y_{base}，那么 SHAP 值服从以下等式：

$$y_i = y_{base} + f(x_{i,1}) + f(x_{i,2}) + \cdots + f(x_{i,k})$$

其中 $f(x_{i,1})$ 为 $x_{i,1}$ 的 SHAP 值，直观上看 $f(x_{i,1})$ 就是对 y_i 的贡献值。当 $f(x_{i,1}) > 0$，说明该特征提升了预测值，有正向作用；反之，说明该特征使预测值降低，有反向作用。与其他特征重要度相比，SHAP 值最大的优势在于 SHAP 不仅能反映特征的影响力，而且还表现出影响的正负方向。

第二节　案例数据介绍

为了通过实例进一步介绍 XGBoost 的功能和操作流程，以及特征重要度的计算和可视化，我们基于一项真实世界研究，结合多个公共数据库的数据，在 Python 3.7 软件中建立 XGBoost 模型，并生成特征重要度排序。

一、数据来源

2014 年初在国家卫生计生委领导下，由中国医师协会具体组织实施了"中国急性心肌梗死救治工程"（China STEMI Care Project，CSCAP）项目，共有 18 个省、4 个直辖市和 2 个自治区的 244 家有急诊介入治疗资质的医院（简称 PPCI 医院）及周边的网络合作医院参与了此项目。该项目强调在现实医疗条件下，不增添受试因素外其他因素干预，观察和评估 ST 段抬高型心肌梗死（STEMI）诊疗措施，并在患者发病 1 个月、6 个月、12 个月时进行随访。作为多中心、大样本的真实世界研究，本项目基于现实的政策实施环节和常规医疗实践环境，更容易获得符合临床实际的证据，促进理论研究转化到临床实践，帮助临床医生和患者进行医疗决策（Zhang et al.，2019）。

研究对象为发病 30 天内，以 STEMI 为主要诊断的患者（无论是否行再灌注治疗）。入选患者符合第 3 版《心肌梗死全球定义》和《急性 ST 段抬高型心肌梗死诊断和治疗指南

（2015）》。CSCAP-2 的数据是由 PPCI 医院的医护和临床协调员负责录入纸质版病例表格形成的电子数据库。急救系统及其他网络医院负责提供院外数据进行共享。收集的数据包括患者基线信息、院前信息、PPCI 院内信息和随访（Zhang et al., 2019）。本节基于 2015—2017 年 CSCAP-2 纳入的 STEMI 患者信息，删除结局缺失、入组人数不满 100 人的省市以及协变量缺失的患者，最终纳入患者共 18 155 人。

在 STEMI 患者病例信息的基础上，我们结合了大量公共信息平台上的公开数据，包括 PPCI 医院官方网站上显示的医院级别、医院类型和教学医院类别，中国胸痛中心总部（http://www.chinacpc.org/）公布的胸痛中心认证单位。患者所在地区的社会经济发展、生存环境和卫生资源相关指标来自中华人民共和国统计局国家数据网络平台（http://data.stats.gov.cn）和中国经济与社会发展统计数据库（http://data.cnki.net/）。患者发病前 1 年所在地级市年均 $PM_{2.5}$ 数据来自国家环保部门的公开信息平台和绿色和平网（http://www.greenpeace.org.cn/）。

二、案例研究主要指标

1. 一般人口学指标：性别、年龄等。
2. 疾病史：正在吸烟 / 近期吸烟史（< 1 年）、心肌梗死史、冠心病家族史、心房颤动史等。
3. 临床表现：接诊血压（收缩压、舒张压）、心率、Killip 分级等。
4. 诊疗过程：发病到就诊时间 ≤ 12 小时、其他医院转送、早期再灌注方式、负荷量双联抗血小板治疗、负荷量他汀药物治疗等。
5. 医疗条件：医院级别、教学医院、医院类别、胸痛中心。
6. 地区经济发展水平：人均地区生产总值、居民人均可支配收入。
7. 地区卫生发展水平：总费用占 GDP 比例、人均卫生费用、个人卫生支出比例、每万人口拥有卫生技术人数等。
8. 地区环境：地区森林覆盖率、年均 $PM_{2.5}$（发病前 1 年）。
9. 患者就诊 6 个月内心源性死亡。

第三节　XGBoost 建模实现

一、XGBoost 算法原理

XGBoost 的基本思想是将许多弱分类器集成在一起，形成一个强分类器，弱分类器既可以是分类树，也可以是回归树。梯度提升就是计算当前分类器损失函数的负梯度值，作为残差的近似值，基于该值拟合下一棵树（Chen & Guestrin, 2016）。

$$\hat{y}_i = \sum_{k=1}^{K} f_k(x_i),\ f_k \in F$$

其中 K 为树的个数，F 为所有可能使用的回归树，f 为某一个可能用于本次建模的回归树。XGBoost 的目标是建立 K 个回归树，使树组的预测值尽可能接近真实值，并具有最大的泛化能力。XGBoost 的目标函数由损失函数和正则化项两部分组成，定义为：

$$Obj(\Theta) = \sum_{i=1}^{n} l(y_i, \hat{y}_i) + \sum_{k=1}^{K} \Omega(f_k) + 常量$$

其中 $\hat{y}_i$ 为第 i 个样本的预测值，l 为损失函数，f_k 为第 k 个分类器的结构损失，即正则化项。XGBoost 在目标函数中加入正则化项以控制模型的复杂度，防止过拟合。目标函数采用二阶泰勒展开取得函数做自变量的二阶导数形式，可以在不选定损失函数具体形式的情况下，仅依靠输入数据的值进行叶结点分裂优化计算，增加了 XGBoost 的适用性，可以按需选取损失函数。

二、数据预处理

载入 pandas 数据处理库和 xgboost 库，pandas 库对数据的基本处理有很多封装函数。model_selection 用于将数据拆分为训练集和验证集。sklearn.metrics 中主要为 ROC、AUC、准确率、混淆矩阵等检测模型预测效能的工具。shap 用于生成特征的 SHAP 值并作图。

```
import pandas as pd
import xgboost as xgb
from sklearn.model_selection import train_test_split
from sklearn.metrics import roc_curve, precision_recall_curve, auc, make_scorer, recall_
score, accuracy_score, precision_score, confusion_matrix
import shap
```

使用 pandas 中的 read_csv 函数直接读取 .csv 格式的数据：

```
alldata = pd.read_csv（'D:\example\alldata.csv'）
```

将特征（自变量）和预测结局（因变量，6 个月死亡）分开：

```
x, y = alldata.iloc[:,1:], alldata.iloc[:,0]
```

使用 train_test_split 函数将数据通过随机抽样拆分为训练集和验证集：

```
x_train, x_test, y_train, y_test = train_test_split（x,y,test_size=0.25, random_state=1）
```

三、训练模型

自定义一个函数，用于建立 XGBoost 模型并进行交叉验证，输出模型准确率和 AUC，特征重要度使用"增益"度量（Aarshay, 2016）。

```
def modelfit（alg, x ,y ,useTrainCV=True, cv_folds=10, early_stopping_rounds=50）:
    if useTrainCV:
        xgb_param = alg.get_xgb_params（）
        xgtrain = xgb.DMatrix（x.values, label=y.values）
        cvresult=xgb.cv（xgb_param,
```

```
xgtrain,num_boost_round=alg.get_params（）['n_estimators'],
      nfold=cv_folds, metrics='auc', early_stopping_rounds=early_stopping_rounds）
    alg.set_params（n_estimators=cvresult.shape[0]）
  alg.fit（x, y, eval_metric='auc'）
  dtrain_predictions = alg.predict（x）
  dtrain_predprob = alg.predict_proba（x）[:,1]
  print（"\nModel Report"）
  print（"Accuracy: %.4g" %"metrics.accuracy_score（y.values, dtrain_predictions））
  print（"AUC Score（Train）: " metrics.roc_auc_score（y, dtrain_predprob））
  feat_imp = pd.Series（alg.get_booster（）.get_fscore（importance_type= f））.sort_
  values（ascending=False）
```

设定模型参数:

```
xgb0 = XGBClassifier（
  learning_rate =0.01,            # 学习率
  n_estimators=100,               # 弱学习器的最大迭代次数
  max_depth=7,                    # 最大树深度，默认值为 3 层
  min_child_weight=1,             # 最小叶子结点样本权重和，用于避免过拟合
  gamma=0,                        # 指定结点分裂所需的最小损失函数下降值
  subsample=0.8,                  # 控制对于每棵树随机采样的比例
  colsample_bytree=0.7,           # 列抽样比例，控制每棵树随机采样的特征的比例
  objective=' binary:logistic ',  # 定义需要被最小化的损失函数为二分类的逻辑回
                                  #   归，模型返回预测的概率
  nthread=4,                      # 多线程控制
  scale_pos_weight=1,             # 用于稀有结局事件时设置样本权重
  lambda_bias=1,                  # 控制目标函数的正则化部分，惩罚树的复杂度
  num_boost_round=1000）          # 迭代次数
```

将训练集带入模型，early_stopping_rounds 指定连续多少轮迭代中模型的效果没有提升即停止训练模型，避免过拟合。在训练集模型 AUC 为 0.826。保存训练集建模的特征重要度排序。

```
modelfit（xgb0, x_train,y_train, early_stopping_rounds=40）
feat_imp_train=feat_imp
```

在验证集模型 AUC 为 0.851，混淆矩阵显示模型灵敏度为 0.71。

```
modelfit（xgb0, x_test, y_test, early_stopping_rounds=40）
feat_imp_test=feat_imp
y_pred = xgb0.predict（x_test）
  confusion_matrix（y_test, y_pred）
  print（classification_report（y_test, y_pred））
```

四、生成特征重要度

分别基于训练集和验证集，根据特征重要度检验各特征对模型建立和模型泛化能力的贡献大小。

print（feat_imp_train）

print（feat_imp_test）

基于增益的特征重要度排序显示排名前 10 位的特征包括首次心功能分级、年龄、早期再灌注方式、脂代谢紊乱史、心率、高血压史、性别、收缩压、非经皮冠状动脉介入治疗（PCI）术中抗凝药使用情况、前壁心肌梗死，具体情况见表 17-1。

表17-1　基于训练集和测试集的特征重要度排序

排名	训练集		验证集	
	增益	特征	增益	特征
1	0.600	Killip Ⅰ级	0.578	Killip Ⅰ级
2	0.389	≥ 75 岁	0.339	≥ 75 岁
3	0.226	< 55 岁	0.251	< 55 岁
4	0.189	非 PCI 术中使用情况抗凝药	0.168	PPCI 医院
5	0.186	PPCI 医院	0.123	高血压史
6	0.133	脂代谢紊乱史	0.102	Killip Ⅳ级
7	0.117	心率 > 100bpm	0.101	收缩压 > 140mmHg
8	0.114	性别	0.077	脂代谢紊乱史
9	0.091	收缩压 > 140mmHg	0.077	非 PCI 术中使用情况抗凝药
10	0.077	高血压史	0.074	心率 > 100bpm
11	0.077	前壁心肌梗死	0.062	前壁心肌梗死
12	0.069	脑血管疾病史	0.045	未行早期再灌注
13	0.066	Killip Ⅳ级	0.045	脑血管疾病史
14	0.062	$PM_{2.5}$（发病前 1 年）	0.042	性别
15	0.050	Killip Ⅱ级	0.030	收缩压 90 ~ 120mmHg
16	0.043	糖尿病史	0.030	Killip Ⅱ级
17	0.043	收缩压 < 90 mmHg	0.024	下壁心肌梗死
18	0.035	收缩压 90 ~ 120 mmHg	0.014	心肌梗死病史
19	0.034	下壁心肌梗死	0.014	收缩压 < 90 mmHg
20	0.032	人均可支配收入（中等）	0.010	吸烟史
21	0.027	心肌梗死病史	0.008	胸痛
22	0.027	未行早期再灌注	0.005	胸痛中心
23	0.026	人均卫生费用等级（中等）	0.005	人均卫生费用等级（低等）
24	0.024	胸痛中心	0.005	人均医师数等级（低级）
25	0.022	胸痛	0.005	人均可支配收入（高等）

PCI，经皮冠状动脉介入治疗。

以各变量的 SHAP 值作图，图像可显示变量的作用大小及方向。训练集和验证集变量 SHAP 值排序及作用方向基本一致，患者排名前 10 位的变量包括 Killip 分级、年龄、早期再灌注方式、非 PCI 术中抗凝药使用情况、脂代谢紊乱史、性别、前壁心肌梗死、心率、收缩压、高血压史，详见图 17-1 和图 17-2。

```
explainer = shap.TreeExplainer(xgb0)
shap_values1 = explainer.shap_values(x_train)
shap.summary_plot(shap_values1, x_train)
shap_values2 = explainer.shap_values(x_test)
shap.summary_plot(shap_values2, x_test)
```

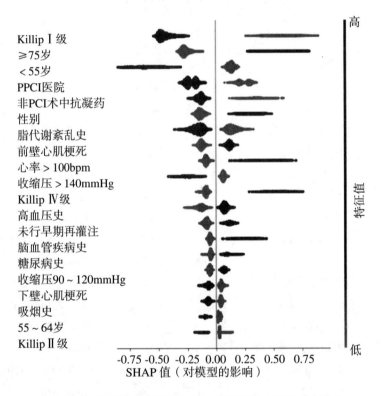

图 17-1　训练集建模各变量 SHAP 值排序（彩图见书后）

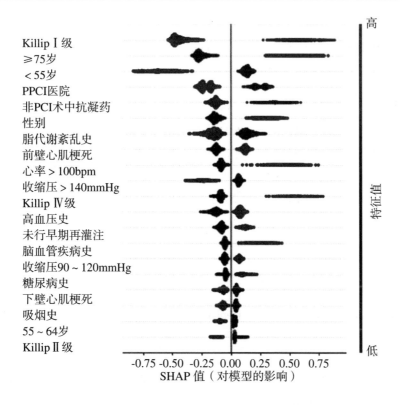

图 17-2　验证集建模各变量 SHAP 值排序（彩图见书后）

小　结

　　本章通过理论与应用实例，介绍了建立 XGBoost 模型和生成特征重要度的方法。与传统的增强模型相比，XGBoost 速度提高了 10 倍。同时，XGBoost 不依赖于输入的数据类型，可以很容易地将各种类型的输入数据转换为数字类型，并快速准确地对数据进行分类。XGBoost 算法不仅具有树模型的优点，如可以处理连续和分类数据，可以自动处理缺失数据，可以拟合数据中的非线性关系，结果能很好地扩展到大型数据集等，另外作为提升树算法，它可以通过邻域的自适应调整而从数据中学习数据点之间的相似性，使模型避免"维度诅咒"，从而执行自动特征选择。有研究将 XGBoost 与 logistic、随机森林、支持向量机、贝叶斯网络、神经网络等多个机器学习算法进行对比，结果显示 XGBoost 的分类准确率明显高于其他算法（Sukhpreet et al.，2018）。

　　XGBoost 建模过程灵活，有许多可以调整的超参数，例如最大迭代次数、最大树深度、gamma 和列抽样比例等。在构造 XGBoost 的每棵树时，必须最小化子实例和子样本中实例权重的总和。然而手动选择一组合适的超参数组合几乎是不可能的，解决这一问题的常用方法结合了 k 折交叉验证、随机搜索和度量评估等过程。但同时由于超参数较多，当样本数据量较大时，模型调优耗时较长，且多线程并行存在消耗内存的情况。此外，XGBoost 可使用的操作环境类型还有疑问，但谷歌、阿里巴巴和腾讯等公司在实地测试并应用该模型后证实 XGBoost 是一个通用的分类模型（Spark，2017）。

机器学习算法的可解释性有助于识别因果关系，提高算法的可靠性和稳定性。特别是将机器学习应用于解决实际问题时，可解释性有助于模型的应用和改进。因此，在 XGBoost 模型的基础上引入了 XGBoost 特征重要度和 SHAP 值，将变量对结局影响的大小和方向进行可视化，克服了机器学习模型不易解释的"黑箱"问题，为变量筛选提供了依据。由于这两种方法对预测误差度量没有严格要求，因此在分类模型和回归模型中都可以使用，同时允许基于不同的性能度量来评估特征的重要性。然而，XGBoost 特征重要度和 SHAP 值也存在局限性，由于这两种方法均针对每个特征返回一个估计值，因此可能忽略特征分布在亚组中的变化。此外，当训练集中既有连续变量又有分类变量时，XGBoost 更倾向于使用连续变量建模，使用权重度量可能会高估了连续变量的特征重要度（Abu-Rmileh，2019）。

（车前子 编，陈大方 审）

参考文献

Abu-Rmileh A，2019. Towards Data Science: The multiple faces of 'feature importance' in XGBoost. (2019-02-08)[2020-04-18]. https://towardsdatascience.com/be-careful-when-interpreting-your-features-importance-in-xgboost-6e16132588e7.

Chen T，et al.，2016. XGBoost: A Scalable Tree Boosting System[C]// Acm Sigkdd International Conference on Knowledge Discovery & Data Mining. ACM.

Christoph M，2020. Limitations of Interpretable Machine Learning Methods. (2020-02-07)[2020-04-18]. https://compstat-lmu.github.io/iml_methods_limitations/introduction.html.

Jain A，2016. Analytics Vidhya:Complete guide to parameter tuning in XGBoost with codes in Python. (2016-03-01) [2020-04-18]. https://www.analyticsvidhya.com/blog/2016/03/complete-guide-parameter-tuning-xgboost-with-codes-python/.

Lin H，2017. Machine learning foundations-mathematical foundations[EB/OL]. (2017-10-20)[2020-04-18]. https://www.coursera.org/learn/machine-learning

Lundberg S, et al.，2017. A unified approach to interpreting model predictions. Long Beach，CA：31st Conference on Neural Information Processing Systems (NIPS 2017).

Morde V, et al.，2019. Towards Data Science: XGBoost algorithm: long may she reign! (2019-04-08)[2020-04-18]. https://towardsdatascience.com/https-medium-com-vishalmorde-xgboost-algorithm-long-she-may-rein-edd9f99be63d.

Saptak, 2017. Why XGBoost? And Why Is It So Powerful in Machine Learning. (2017-09-11)[2020-04-18]．http://www.abzooba.com/blog/why-xgboost-and-why-is-it-so-powerful-in-machine-learning/.

Sukhpreet D, et al.，2018. Effective Intrusion Detection System Using XGBoost. Information, 9(7):149-173.

Zhang Y, et al.，2019. Protocol of the China ST-segment elevation myocardial infarction (STEMI) Care Project (CSCAP): a 10-year project to improve quality of care by building up a regional STEMI care network. BMJ Open, 9(7): e026362.

第十八章　生物信息挖掘的基本方法

第一节　生物信息挖掘概述

一、生物信息学与数据挖掘

计算机与网络技术迅猛发展，互联网中的大数据、云计算等概念依次产生。其中，生命科学领域也引入了计算机的相关概念并进行专业上的解构。以往的生命科学技术着重于通过设计单一且规模较小的实验来积累和分析数据。但近20年来，由于生命科学领域吸纳与融合了计算机技术，从实验中获得的生物数据都可以储存到服务器中，因此生物数据资源出现了爆炸性增长。各类数据库相应组建，也促使人们热衷于探索分析生物大数据的方法，用以验证未经检验的结论与指导临床实践。与此同时，从事生命科学领域工作的科学研究者在探索过程中也逐步总结出一套较为系统的方法，来解决海量生物数据的处理和应用问题。最终，一门新兴的、具有巨大发展潜能的学科——生物信息学（bioinformatics）——应运而生。

根据人类基因组计划（Human Genome Project，HGP），目前生物信息学可定义为：以核酸、蛋白质等生物大分子的数据为主要对象，运用数学、计算机科学和生物学的各种工具，对其进行获取、处理、存储、配置、分析、解释等工作，以阐明大规模生物数据所包含的生物学意义的一门交叉学科。生物信息学在分子水平将生命科学所涉及的实验数据概念化，并应用信息技术构建与环境和遗传有关的生物信息框架，包括确定基因和蛋白质功能、构建进化树、预测蛋白质的三维结构等。当前，生物信息学研究已经在医学领域取得不少成果，今后生物信息学技术也将是有关生物研究开发所必需的工具，将为我国医药研究带来巨大的效益。但我国自主构建的数据库数目不多，许多数据仍未进行很好的整合和应用，因此需要研究者进一步探索和挖掘。我国生物信息学的发展任重道远。

生物医学数据挖掘（biomedicine data mining，BDM）的过程就包含了生物信息学中的所有理论和方法学。从常规思路上说，就是比较生物体之间的基因与蛋白质序列，或是利用存在于 DNA 和蛋白质序列中的反应模式（比如表达量等）来观察生物体之间的联系。

二、生物信息学的应用

生物信息学的研究内容非常广泛，随着研究的不断深入，其研究范围已经从单一的基因组信息逐渐拓展到表观遗传学、药物基因组学和表型组学等。从研究目的来看，其在生物医学数据挖掘上的应用可分为5种：

1. 对测序实验的结果进行初步处理，提出假设，并对数据进行解读与验证。

2. 探索研究疾病遗传学上的诊断和预后靶点。复杂疾病大多通过临床表征来判断。由于个体遗传基因的差异，许多复杂性疾病会出现各种临床亚型，而这些亚型往往缺乏明确的诊断和预后指标。通过组学数据分析，可以找到与复杂疾病相关的诊断/预后靶点。如 Georgescu 等（2019）通过 ONCOMINE 公共数据库获得了前列腺癌（prostate cancer，PCa）患者的基因表达数据，应用生物信息学方法，发现了 11 个 tmeff2 调控细胞周期相关基因，它们合称为 TMCC11，最后得出结论说明 TMCC11 基因是 PCa 独立的预后相关靶点。

3. 探索某类基因的表观遗传学规律或多个基因之间的关联，寻找上下游靶分子。目前，虽然人类全基因组序列已被探明，但基因在机体中发挥的作用尚未完全阐明。多数基因的表达与表观遗传修饰的模式密切相关。生物信息挖掘可将基因的表达数据和表观遗传修饰的数据联系起来，找到与疾病有关的联系，揭示基因功能。

4. 基因功能注释。探究特定基因在不同通路的表达情况，了解基因的功能。具体方法包括基因功能富集，绘制网络基因调控图等。

5. 评价基因与疾病发生、发展的关系。人类疾病中，恶性肿瘤的生存率与患者体内基因变异或异常表达密切相关。生物信息挖掘可将生物信息数据和临床数据联系起来，来预测疾病的进展，指导临床决策。

早期，研究者通过自主开发独立或在线的生物数据挖掘工具（如 Mev 等）来解决较为简单的问题。到后期，人们正着力于研发解决通用问题的、集多种数据挖掘算法于一体的横向数据挖掘系统，比如神经网络、进化树等，试图多元化地阐述基因与健康的关系。综上所述，人类复杂疾病的治疗探索由实验研究逐渐进入转化研究，临床上仅仅通过患者的年龄、行为、病理类型、临床分期等表征选择治疗方法已远远达不到个体化医疗的要求。随着精准医学与转化医学概念的兴起，生物信息学在未来的医药研究中将发挥越来越重要的作用。

本章将主要介绍生物信息学研究中常用的生物数据库与数据分析方法，通过应用实例展示生物信息学的一般研究内容，为生物信息挖掘爱好者提供参考。

第二节　生物信息数据库

一、生物信息数据库概述与分类

生物信息数据库是进行数据挖掘的源头，是巨大的数据资源宝库。近年来，由于分子实验室数据的迅速积累，国际上已经建立了数以千计的分子生物数据库，涵盖各种数据类型。按生命科学中类目来划分，可细分为 13 大类：核苷酸序列数据库、RNA 序列数据库、蛋白质序列数据库、结构数据库、基因组数据库（非脊椎动物）、代谢和信号通路库、人类和其他脊椎动物基因组库、基因芯片数据和其他基因表达数据库、蛋白质组学资源库、其他分子生物学数据库、植物数据库、免疫学数据库、细胞生物学数据库。国际上权威学术期刊 *Nucleic Acids Research* 有专门的生物数据库专刊，长期追踪和更新数据库目录及链接。据统计，截至 2019 年 7 月，仅该专刊收录的生物数据库已达 1802 个。这些数据库开放程度不同，一般是由专门机构负责收集、构建、维护的。不少数据库还能具有数据查询和下载、在线数据可视化、数据分析等功能，为科学研究者提供便利的服务。

生物信息数据库可简要分成 3 大类：基因组数据库、核酸和蛋白质一级结构序列数据库、生物大分子三维空间结构数据库。根据数据类型，其又可分为一级数据库和二级数据库。一级数据库是基础数据，来源于原实验室直接提交，如核苷酸序列数据库（NCBI-Genbank）、Uniprot 数据库。二级数据库是对一级数据库的数据资源和文献资料进行搜索、加工和整理而成的，也称专业数据库，如京都基因与基因组百科全书数据库（kyoto Encyclopedia of Genes and Genomes，KEGG）等。一级数据库的数据量大，更新快，用户面广，但存在过多的冗余数据。二次数据库容量小，但数据更为精简。在实际应用中，研究者会根据不同需要选择不同的数据库。因此，根据使用频率大小，本节将会介绍 NCBI 和 EBI 这两个综合性数据库。

二、NCBI 生物数据库

NCBI 即美国国家生物技术信息中心（https：//www.ncbi.nlm.nih.gov/），创立初衷是开发新的信息技术，从分子水平上深入理解疾病发生机制，促进健康。自 1988 年 Claude 提出创立 NCBI 以来，NCBI 一直积极与世界范围内不同的实验室合作。截止至 2019 年，NCBI 建立并进行常规维护的数据库约达 40 个，日均访问量达百万以上，是迄今为止规模最大、功能最为齐全、影响最深远的公共数据库。Entrez 搜索引擎是 NCBI 开发的全局式搜索引擎，通过键入关键词，它可以检索包括文献数据库、序列数据库在内的所有数据。这里我们将对 NCBI 系统里维护的几种遗传学数据库作简要论述。

（一）Genbank 数据库

Genbank 数据库（www.ncbi.nlm.nih.gov/genbank/）属于全核苷酸数据库，包含了 4 000 个物种目前可检测到的所有核苷酸序列。这些数据主要来源于各大实验室和大规模基因测序计划。Genbank 数据库不仅可以检索到特定的碱基序列，还能链接到对应的信息如种属、基因组学情况、蛋白质简单结构和复杂三维结构等。Genbank 数据库除了储存自身实验室数据，还会定期与欧洲和日本的核苷酸序列数据库进行数据交换，以保证 NCBI 服务器在每日更新后，都能自动合并所有上传的最新序列数据，保证数据的及时性。

对 GenBank 数据库中的核苷酸序列数据进行处理的常规分析，主要包括核酸序列检索、核酸序列组分分析、序列变换、限制性酶切分析等。其中最为经典的研究手段是序列比对分析（sequence alignment）。其基本原理是：如果两个或两个以上生物大分子序列的比较结果具有高度相似性，则它们可能来自同一祖先，即是同源的（homologous），通过比较两种生物的大分子序列，从而了解两个生物之间的进化关系。依据这个思路，NCBI 开发了 BLAST 搜索在线服务来快速检测未知序列和已知序列之间的相似性。NCBI-BLAST 是我们进行序列比对的常用工具。BLAST 主要有 5 类比对方法：① blastn：给定核酸序列，在核酸数据库中进行序列比对。② blastp：给定氨基酸序列，在蛋白质数据库中进行序列比对。③ blastx：给定核酸序列，将其翻译的氨基酸序列在蛋白质数据库中进行序列比对。④ tblastn：给定氨基酸序列，将核酸数据库中的序列（双链）按不同的阅读框进行翻译，在翻译后的氨基酸序列中进行序列比对。⑤ tblastx：将给定的核酸序列和核酸数据库中的序列均按不同的阅读框全部翻译成氨基酸序列，随后进行序列比对。详细算法可在生物信息学相关教材中查阅。

以 blastn 为例，下面我们介绍如何使用在线 BLAST 工具进行目标序列的比对分析：

- 打开网址 https：//blast.ncbi.nlm.nih.gov/Blast.cgi，点击"Nucleotide BLAST"，见图 18-1。
- 输入序列（图 18-2）。将 FASTA 格式的序列输入到序列框中，也可以直接输入序列登录号（accession number）或者基因号（gene ID）。
- 选择参数（图 18-2）。数据库选择"Human genomic + transcript"，算法程序选择"Somewhat similar sequences(blastn)"，点击下方的 BLAST 按钮，即可出现搜索结果。
- 结果展示。序列比对的结果见图 18-3。按照与目标序列同源性的大小由高到低排列。E 值为由于随机性造成这一比对结果的可能次数，默认值为 10，越接近于 0，比对结

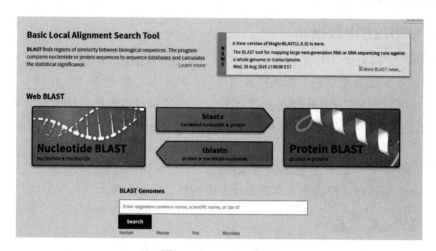

图 18-1　BLAST 主页

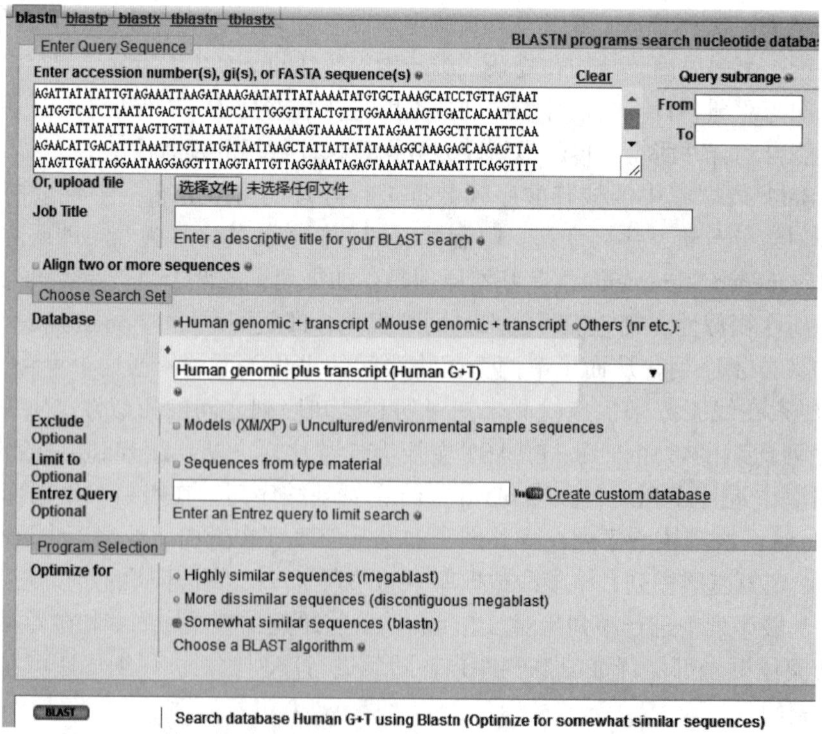

图 18-2　在工具中输入序列并设置参数

果可信性越高；最大比对得分值 Score 表示两种序列的相似性程度，分值越高，序列相似性越高。Query Cover 为查询序列在可疑同源基因中的占比。位于列表第一行的基因是 HTR2B 基因，其 E 值也最低（E = 0.022），最大比对得分值 Score 为 47.3，说明所查询的序列与 HTR2B 基因同源的可能性强。点击登录号和 Accession 可以进一步查看该模块的详细信息。图 18-4 展示了可视化序列比对结果：每个线条是一段序

	Description	Max Score	Total Score	Query Cover	E value	Per. Ident	Accession
	Transcripts						
☑	PREDICTED: Homo sapiens 5-hydroxytrypta	47.3	47.3	8%	0.022	82.00%	XM_005246520.4
☑	PREDICTED: Homo sapiens 5-hydroxytrypta	47.3	47.3	8%	0.022	82.00%	XM_006712482.3
☑	Homo sapiens 5-hydroxytryptamine recepto	47.3	47.3	8%	0.022	82.00%	NM_001320758.1
☑	Homo sapiens 5-hydroxytryptamine recepto	47.3	47.3	8%	0.022	82.00%	NM_000867.4
☑	PREDICTED: Homo sapiens doublesex and	41.9	41.9	4%	0.94	96.00%	XM_017014216.2
☑	PREDICTED: Homo sapiens doublesex and	41.9	41.9	4%	0.94	96.00%	XM_024447384.1
☑	PREDICTED: Homo sapiens doublesex and	41.9	41.9	4%	0.94	96.00%	XM_011517694.2
☑	PREDICTED: Homo sapiens doublesex and	41.9	41.9	4%	0.94	96.00%	XM_017014215.1
☑	PREDICTED: Homo sapiens doublesex and	41.9	41.9	4%	0.94	96.00%	XM_017014214.1
☑	PREDICTED: Homo sapiens doublesex and	41.9	41.9	4%	0.94	96.00%	XM_011517690.2
☑	PREDICTED: Homo sapiens doublesex and	41.9	41.9	4%	0.94	96.00%	XM_017014213.1
☑	PREDICTED: Homo sapiens doublesex and	41.9	41.9	4%	0.94	96.00%	XM_011517687.1
☑	Homo sapiens doublesex and mab-3 relate	41.9	41.9	4%	0.94	96.00%	NM_001130865.2
☑	Homo sapiens doublesex and mab-3 relate	41.9	41.9	4%	0.94	96.00%	NM_006557.6
☑	Homo sapiens doublesex and mab-3 relate	41.9	41.9	4%	0.94	96.00%	NM_181872.4
☑	Homo sapiens nucleoporin 107 (NUP107),	40.1	40.1	7%	3.3	80.85%	NM_001330192.1
☑	Homo sapiens nucleoporin 107 (NUP107),	40.1	40.1	7%	3.3	80.85%	NM_020401.3

图 18-3　序列比对结果的描述

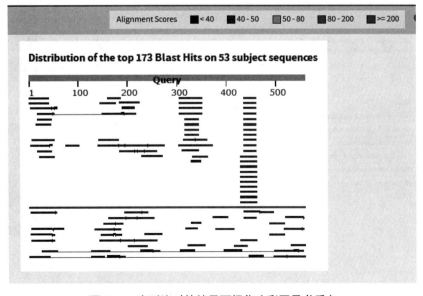

图 18-4　序列比对的结果可视化（彩图见书后）

列，每段序列按照不同的打分值显示不同级别的颜色。其中红色同源性最高，黑色最低。

（二）OMIM 数据库

人类孟德尔遗传在线数据库（Online Mendelian Inheritance in Man，OMIM；https：//mirror.omim.org/）着眼于可遗传的或遗传性基因疾病的研究。截至 2019 年，OMIM 数据库收录了所有已知的遗传性疾病和超过 15 000 种基因的遗传信息，具体内容包括文献、序列资料、染色体定位图谱和相应遗传数据库的链接。

（三）GEO 数据库

基因表达文库（gene expression omnibus，GEO；https：//www.ncbi.nlm.nih.gov/geo/）成立较早，收录了世界各研究机构提交的基因组表达数据信息，主要包括微阵列实验的分子丰度数据、非阵列技术的基因表达图谱数据及蛋白质组质谱。GEO 数据库作为开放的平台，可供研究者上传、储存、检索和以各种形式免费获取库中数据，包括原始数据、处理数据和循证分析数据等。GEO 平台和样本的数据以文本格式储存，因此 GEO 平台的扩展性好，可以兼容大量数据。除此之外，GEO 数据库还提供在线分析工具 GEO2R———种服务于用户、基于 R 软件的 web 内置应用程序，方便研究者在登录该网页时更快地查询、分析及可视化库中数据。下面介绍 GEO 数据库数据检索流程。

- 登入 GEO 数据库主页，在搜索栏中键入关键词或者根据布尔逻辑组合关键词（图 18-5）。除了有基本信息可供浏览外，为了能有效地检索、分析数据，GEO 数据库将自身数据组合为可比较的样本集合，建立了两个数据库：GEO 数据集库（GEO Datasets Database）和 GEO 表达谱库（GEO Profiles Databases）。如输入急性心肌梗死（acute myocardial infarction，AMI），点击 Search。会出现 GEO 数据库中与此相关的 GEO 数据集和基因表达谱的悬浮窗口。

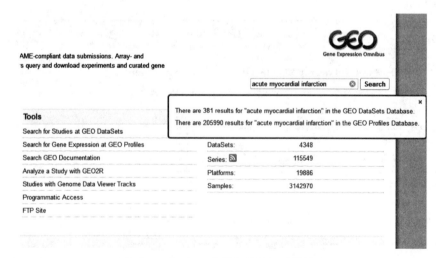

图 18-5　在 GEO 中输入关键词进行检索

- 进入搜索条目中的"381"数字，进入 GEO 数据集库界面，即可跳出与该病有关的所有 GEO 数据集条目（图 18-6）。每条条目里都有简要描述和摘要，包括作者基本信息、发表时间、物种、实验平台等。点击一个条目，就会登入数据集描述界面，每个条目都有多种不同属性的登录号（Accession Number），可以通过检索准确定位基因表达数据的具体情况。平台登录号（GPL）描述了测序平台或芯片平台信息，如核酸探针组；样本登录号（GSM）描述了与样本有关的所有特征因素的测量信息；系列登录号（GSE）为具有某种共同属性的样本集合的编号；GEO 数据集登录号（GDS）为具有相同平台 / 探针的数据集集合的编号。

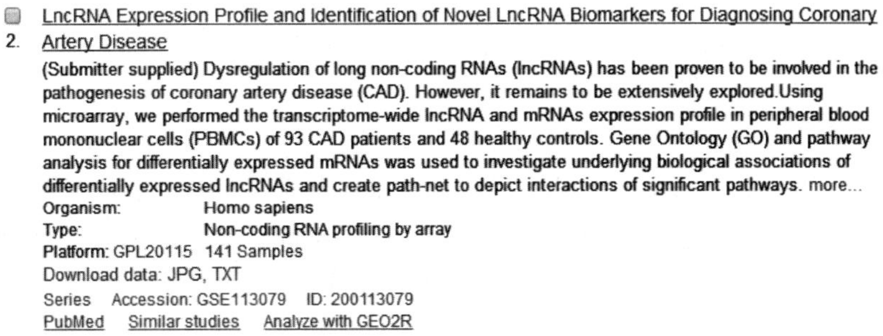

LncRNA Expression Profile and Identification of Novel LncRNA Biomarkers for Diagnosing Coronary
2. Artery Disease
(Submitter supplied) Dysregulation of long non-coding RNAs (lncRNAs) has been proven to be involved in the pathogenesis of coronary artery disease (CAD). However, it remains to be extensively explored.Using microarray, we performed the transcriptome-wide lncRNA and mRNAs expression profile in peripheral blood mononuclear cells (PBMCs) of 93 CAD patients and 48 healthy controls. Gene Ontology (GO) and pathway analysis for differentially expressed mRNAs was used to investigate underlying biological associations of differentially expressed lncRNAs and create path-net to depict interactions of significant pathways. more...
Organism:　　　Homo sapiens
Type:　　　　　Non-coding RNA profiling by array
Platform: GPL20115　141 Samples
Download data: JPG, TXT
Series　Accession: GSE113079　ID: 200113079
PubMed　Similar studies　Analyze with GEO2R

图 18-6　查询 AMI 条目

- 由于 GEO 储存了相应研究的数据集，研究者可根据不同的需求下载。GEO 数据库可下载的数据集有 5 种：DataSet full SOFT file（包含样本基线数据、实验数据、平台注释信息）、DataSet SOFT file（包含基线数据、实验数据）、Series family SOFT file（原始数据 TXT 格式）、Series family MINiML file（原始数据 XML 格式）、Annotation SOFT file（基因注释信息），研究者们可根据自身的研究需求获取。
- 进入搜索条目中的"205990"数字，进入 GEO 表达谱库界面，可浏览 GEO 表达谱中储存的基因表达分子丰度分布图，查询疾病相关的差异表达基因及它们在某个数据集中每个样本的具体表达情况。图 18-7 是与 AMI 有关的基因 KLRD1 的研究信息，包括平台、系列等。GEO 表达谱库还提供某些研究的基因表达数据，点击条目中出现的"Download data"可下载当前页面中已知与疾病有关的所有基因在各个样本的表达值。

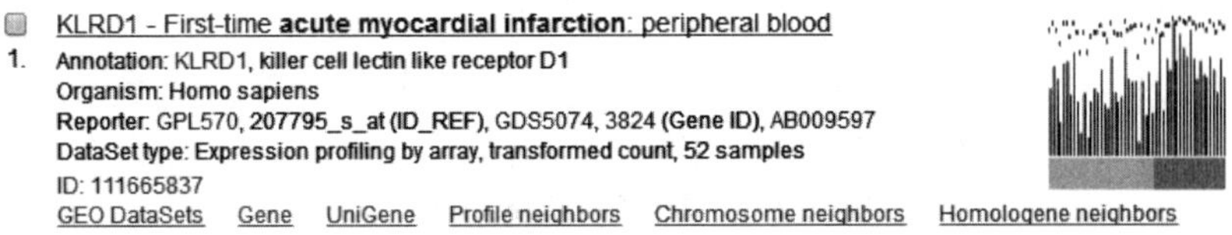

KLRD1 - First-time acute myocardial infarction: peripheral blood
1. Annotation: KLRD1, killer cell lectin like receptor D1
Organism: Homo sapiens
Reporter: GPL570, 207795_s_at (ID_REF), GDS5074, 3824 (Gene ID), AB009597
DataSet type: Expression profiling by array, transformed count, 52 samples
ID: 111665837
GEO DataSets　Gene　UniGene　Profile neighbors　Chromosome neighbors　Homologene neighbors

图 18-7　与 AMI 有关的基因 KLRD1 的基本信息

若研究者是关注特定基因在某些疾病的表达情况，GEO 表达谱库同样能通过搜索某个基因达到目的。比如想了解 KLRD1 基因在哪些疾病出现差异表达，可在搜索栏中键入"KLRD1"，点击 Search。在搜索结果中下载页面目录文件，在文件中搜索疾病全称，就可查询 KLRD1 基因与哪些疾病有关联（图 18-8）。

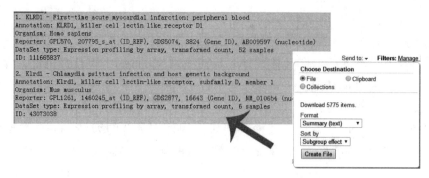

图 18-8   下载目录文件，查询关键词

（四）基因数据库

基因数据库（Gene，www.ncbi.nlm.nih.gov/gene）将病毒、原核生物和真核生物的所有已知信息都集中储存到单条记录中，包括引文、基因名、物种、别名、基因序列、染色体位置及剪切体、基因产物及其属性、表型、蛋白质序列、蛋白质产物的相互作用、途径、同源性、变异情况、表型，以及通往其他 NCBI 内外部数据库的链接等信息。这些数据可通过 NCBI 开发的 Entrez 检索系统进行交互式浏览，也可通过 NCBI 的 Entrez 程序或 FTP 直接下载获得。基因数据库的每条记录以基因登录名为标识符，即 GeneID 或 Entrez 检索编号，与基因有关的信息在入库时便会加入基因注释之中，因此基因登录名是进行基因识别、定位、跟踪的重要标志。除了基因登录名外，研究者可以通过文献、GO 术语、染色体号等属性来寻找基因。下面以 KLRD1 为例，演示如何在基因数据库中进行检索。

- 进入基因数据库的主页，在搜索栏中输入要检索的基因名 KLRD1，点击"Search"，进入结果页面，页面依次显示出所有物种的 KLRD1 基因条目以及主要属性信息，包括来源、物种、染色体位置、别名等（图 18-9）。

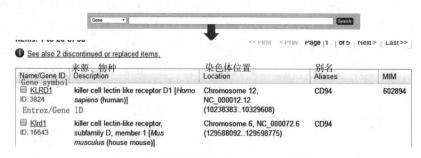

图 18-9   搜索界面和查询 KLRD1 基因

- 选择描述为"human"的条目，点击基因登录号，可进入查询页面。Gene 数据库会展示所有与该基因相关的微观领域信息，包括基因的基本情况概述、染色体位置、基因组序列、转录本和表达产物、不同组织中的表达情况、相关文献、表型等（图 18-10）。在模块"Genomic regions，transcripts，and products"中选择"Tools"，可根据条件在对应的基因组序列上进行定位、检索和标记，浏览和标记感兴趣的碱基段。这时

候只要点击"FASTA"跳转页面，就可显示该基因的全部碱基序列，点击"Send to"即可下载该基因的全部碱基序列（图 18-11）。

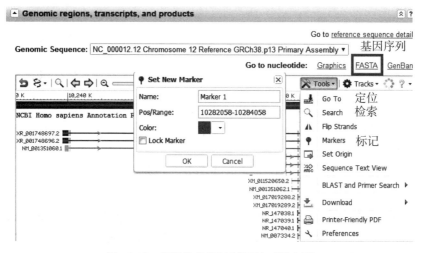

图 18-10 查询和处理该基因的碱基序列

FASTA·   Send to:·

Homo sapiens chromosome 12, GRCh38.p13 Primary Assembly
NCBI Reference Sequence: NC_000012.12
GenBank Graphics

```
>NC_000012.12:10238383-10329608 Homo sapiens chromosome 12, GRCh38.p13
GCCCTTTTTCATTCACTGAATAATTTCACTACTTTACAAATATGTGTCAGGCACTAGGCTAGCAGACACA
CACATAATATTTGTTAAATAACCATACCTTTCTAGAAGGAACTTCCCCTTTAAAGTTTTTCTATATACAA
ATTGAGAAACAGGTAGAAAGAATCCACATTCTTAGAACTTATTCTTAGCAGATAATTTAATTTGAATCTC
AATGAAAATGAAATTTAATAAATATGACTATTAAGAGACAATCAGAGTCATATTTTTAAAAAGTACATTC
ACTGACCTAATGAGTTATGATGTGTGGAGAACATATCACAGAACCAGAAACATCCTGTCCAAAACAGCCT
AGCATATTTTAGTTCAACAAACAAAATGATGTGTTGAAATTTAGTTGGTGAGATAAGACAAAGCCAGCCC
ATTTGGGTCTAAATTTATGAGATTTTTTATCCAGAACATGATTATAATGATTATTTCACTTAGAGTTGTG
TGAATCTGACCTAACCAAGGATAACAATGGGTAGGTCGAAGATCATATTTATGACATCTTGGCCCTGGAT
TTTTCCAGTTCGTTCAGACTTCAAAACCTTTGAAGGGAGTCTTAGGTTCTTACCTTATTGTTATTAAGAT
GTTCGAAAGCTCAAGAATTCTAAAAAGCCAGAATGAGGGGATAACTTTCACCAAAGACTTTTCCTTTAT
CTTTTGTTGTACGTGGTCACTTAACTGTTTTAGCTTAATTTAACAAAAAAGATGAGAAAATATTTTTACA
GTATCATGAGATGAGGCTTCTAATGGGCTGGTGGCCAAGGATGGGGAAAAGAATCAAGGACAGATTAAAT
CTCCAAAGTAAGAGAATCTATTATATAGCAAACAAACTTGTATAATTAATCTCTAGGAGCACGGGTTCTA
ATAAGCCCAGGTACCACAAAGATAGAGAATTGCTTCTTCTGTCCAGGCAAAAGGCATGACTAAAGGTGTG
ACTTGCTCTCTGGGGATGATACCAATTTGGCAGCAGCATTTCCTTCCTTCCTTCTTTCCATCCTTCCTTC
CTTTCCTTCCTTCCTTCCTTCCTTCCTTCCTTCCTTCCTTCCTTCCTTCCTTCTTCCTTCCTTCCTTCCT
TCCCTCCTTCCCTCCCCTTTCTTTCTTTCTTTCTTTCTTTCTTTCTTTCTTTCTTTCTTTCTTTCTTTCT
TTCTTTCTTTCTTTTCTTTCTTTCTTTCTCTCTTTCTTTCTTTCTTTCTCTTTCTCTCTGTCTTTG
```

图 18-11 KLRD1 基因的碱基序列

- 获得该基因的启动子。启动子作为 RNA 聚合酶识别、结合、转录的起始序列，在生命科学领域的研究中占有举足轻重的地位。在实际工作中，经常需要获取基因启动子。在 Gene 数据库可获得 KLRD1 基因的全部碱基序列，其中通过截取碱基序列段，就可获得启动子序列，步骤如下：

第一步：判断基因序列读取的方向，方框中的箭头提示 KLRD1 基因的读取方向是从左到右（图 18-12）。

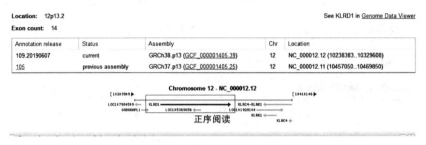

图 18-12   判断 KLRD1 序列的读取方向

第二步：在页面中找到该基因所处的染色体组的位置，点击"Genomic regions，transcripts，and products"栏的"FASTA"，右侧有"Change region shown"选项框，以染色体组序列前一个截断点为界，往前取约 2000 bp（依照个人设计需要，可以取更多），点击"Update View"，界面就只剩下包含启动子的 2000 bp 序列，进一步下载保存即可（图 18-13）。

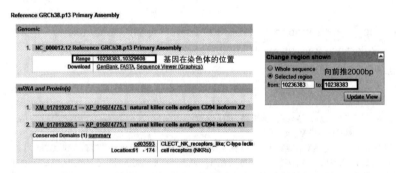

图 18-13   根据外显子推测启动子的位置

第三步：点击"Send"，选择 TXT 或者其他格式进行下载，即可获得包含启动子的碱基序列。

三、EMBL-EBI 综合数据库

欧洲生物信息所（European Bioinformatics Institute，EBI）是由欧洲分子生物学实验室（European Molecular Biology Laboratory，EMBL）主导，专门提供生物信息学相关研究和服务的机构，旗下维护着一系列储存核酸、蛋白质和其他大分子结构的数据库。EBI 向研究者免费提供公开的生物信息数据，自身也会进行基础研究。与 NCBI 一样，EBL 也有一个查询系统，称为序列查询系统（squence retrieval system，SRS）。它是欧洲分子生物学实验室所研发的一个基于网络的查询系统，功能与 NCBI 数据库的 Entrez 检索系统相似，是所有数据库的中介，能通过自动或手动的方式添加注释和链接，可链接 Swissprot、pDBe、Ensembl 等各种数据库，同时在多个数据库里进行查询。

（一）Ensembl 数据库

Ensembl 数据库（http：//asia.ensembl.org/index.html）仅提供并更新脊椎动物基因组的全基因组序列和最为精确的注释，功能类似于 NCBI 的基因数据库。它能提供多种服务，如两两或多重比对分析、预测蛋白质功能等。Ensembl 开发的在线服务工具见图 18-14。它支持基因组学比较、物种进化、基因变异和转录调控等研究。研究者可以根据自己的需求选择相应的工具开展研究。

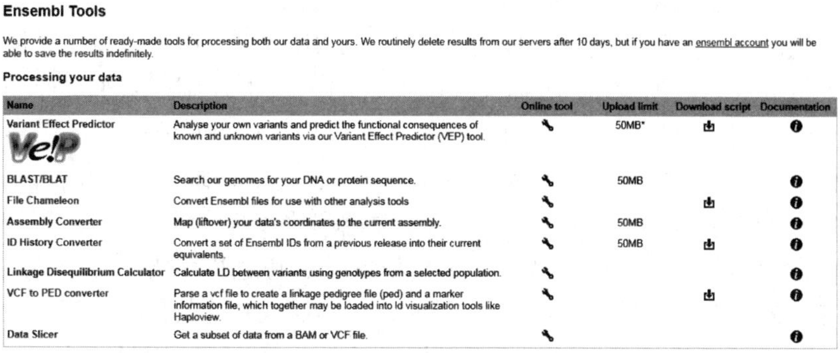
Ensembl Tools

We provide a number of ready-made tools for processing both our data and yours. We routinely delete results from our servers after 10 days, but if you have an ensembl account you will be able to save the results indefinitely.

Processing your data

Name	Description	Online tool	Upload limit	Download script	Documentation
Variant Effect Predictor VEP	Analyse your own variants and predict the functional consequences of known and unknown variants via our Variant Effect Predictor (VEP) tool.		50MB*		
BLAST/BLAT	Search our genomes for your DNA or protein sequence.		50MB		
File Chameleon	Convert Ensembl files for use with other analysis tools				
Assembly Converter	Map (liftover) your data's coordinates to the current assembly.		50MB		
ID History Converter	Convert a set of Ensembl IDs from a previous release into their current equivalents.		50MB		
Linkage Disequilibrium Calculator	Calculate LD between variants using genotypes from a selected population.				
VCF to PED converter	Parse a vcf file to create a linkage pedigree file (ped) and a marker information file, which together may be loaded into ld visualization tools like Haploview.				
Data Slicer	Get a subset of data from a BAM or VCF file.				

图 18-14 Ensembl 开发的在线服务工具

（二）Uniprot 数据库

通用蛋白质资源数据库（universal protein resource，Uniprot）储存了蛋白质序列和注释，主要囊括了 Uniprot Knowledgebase /UniprotKB、the Uniprot Reference Clusters /UniRef、the Uniprot Archive /Uniparcde 等子库。每个子库中都存放蛋白质信息，区别在于其注释的详细程度和数据的冗余程度。不同子库之间可以很好地整合在一起。

第三节 基因差异表达分析

一、差异表达分析概述

为何要进行基因差异表达分析？实际上，基因在生物体内的表达在不同生理状态下是不同的，有些基因会沉默，有些基因会更加活跃，但其过程中必然产生中间产物——mRNA。通过芯片检测或 RNA-Seq 高通量测序得出来的数据，我们就能得知哪些基因表达是活跃的，从而判断基因在机体调节中发挥的作用。因此，mRNA 常作为衡量基因表达量的指标。进行基因差异表达分析是我们进行生物信息学分析的第一步，最终目的是更深入地开展生物信息学相关研究。

差异表达基因（differentially expression genes，DEGs；也称差异基因）指受多种后天环境因素或先天因素影响，发生突变或者异常甲基化修饰，从而导致在异常有机体中的 mRNA 转录或基因表达与正常有机体存在统计学差异的基因。差异表达基因往往是使细胞的新陈代谢状态发生异变的关键。与宏观的人群调查数据不同，基因组表达的测量需要专门的仪器和指标，并把指标转化为可以操作的数据才能进行测量。下面我们将介绍基因差异表达分析的基本方法。

二、基因表达数据的平台与标准化方法

（一）基因表达数据类型概述

在介绍基因差异表达分析方法前，我们需要了解要处理的数据源。基因芯片或 DNA 微阵列技术是 20 世纪 90 年代的重大科技成果之一，利用基因芯片可以高通量地检测成千上万的基因谱表达数据。该项技术的核心原理为碱基互补配对原则，基于该原则就可测量细胞内 mRNA 的分子丰度水平。目前基因表达的测定平台已经发展出了三代技术，主要有 cDNA 微阵列芯片技术、原位合成芯片（Affymetrix）、光纤微珠芯片（Illumina MiSeq）技术和转录组测序（RNA-Seq）技术等，下面简要介绍和比较这些平台。

1. cDNA 微阵列芯片　cDNA 微阵列芯片是最早的基因芯片技术的产物。其制作流程是通过克隆的方法获得目标基因的 cDNA 序列（3 ~ 5kb）并将其作为探针，通过点样机器人将探针高密度固定在表面经过特殊处理的玻片上，从而制备成 cDNA 芯片。cDNA 芯片为双通道染色芯片，即一张芯片可同时应用两种荧光标记，检测两种不同条件下的基因表达水平。在限定实验条件下，从实验组和对照组提取总 mRNA 反转录成对应的 cDNA，分别用不同颜色的荧光进行标记。两组样本等量混合后，在特定条件下将 cDNA 芯片的探针与两组带有荧光的 cDNA 杂交。最后用激光共聚集扫描检测芯片的荧光信号强度。cDNA 芯片具有平行、高通量的特点，但由于是 cDNA 探针长短不一，导致芯片上不同探针的最适杂交温度不同。在实验过程中极容易出现杂交效率低下的问题，严重影响实验的可靠性与重复性。

2. 原位合成芯片　原位合成芯片作为新产品由 Affymetrix 公司开发，采用光引导聚合技术制作而成。原位合成芯片为单通道染色芯片，即一个芯片只能有一种荧光标记，只能检测某一条件下的基因表达水平。与 cDNA 探针相比，它的探针是预先设计的代表每个基因特异片段的序列，探针长度短（15 ~ 25bp），避免了 cDNA 芯片中杂交效率低下的问题，因此实验较为可靠，重复性好。且该技术合成探针的效率高，因此经常可用于大量样本的基因研究。由 Affymetrix 公司开发的原位合成芯片是目前生命科学领域最常用的产品。

3. 光纤微珠芯片　光纤微珠芯片是由 Illumina 公司开发、采用独特的微球阵列（Beadarray）技术生产的芯片，是下一代测序技术芯片产品。其光纤微珠的结构见图 18-15。探针连接在硅珠上，由地址序列（23bp）和探针序列（50bp）组成：地址序列特异性识别连接硅珠，而探针序列代表每个基因特异片段（约 50bp）。由于硅珠上一次可连接上百万个探针，因此其合成探针的效率极高，测量时准确度高。

4. RNA-Seq 技术　近年来，转录组测序（RNA-Seq）技术迅速发展起来。作为一种与基因芯片原理完全不同的新技术，它通过测量 RNA 的量反映基因表达水平，目前被广泛应用于科学领域中。有许多数据库已经采用该技术获得相应数据，如癌症基因组图谱数据库（The Cancer Genome Atlas，TCGA）。它的基本流程见图 18-16，得到的数据即为原始读段（raw reads）。原始读段进一步处理转化后，可以被应用于不同的研究，如基因或剪接体表达水平的估计、检测非编码 RNA 等。

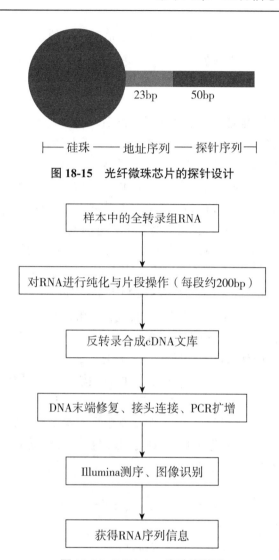

图 18-15 光纤微珠芯片的探针设计

图 18-16 RNA-Seq 实验流程图

（二）对基因表达数据进行预处理

基因表达数据来源有两种：一种是基因芯片，另一种则是 RNA-Seq 数据。下面简要介绍其预处理方法。

1. 基因芯片数据的对数转换与标准化 在基因表达数据处理之前，要先弄清楚所要分析数据的来源是什么。若数据为基因芯片数据，则需要对芯片数据进一步进行清洗、对数化、标准化与归一化处理，使基因表达基本满足正态分布，以减少基因芯片数据中的噪声。在得到原始的芯片数据的表达水平时，先要进行对数变换，使数据近似正态分布。

进行常规的数据清洗后，最关键的步骤就是对芯片数据进行标准化。其目的是将所有的数据转换到一个范围内，便于进一步比较和计算。数据标准化按如下公式进行：

$$x_{ij} = \frac{x_{ij} - \overline{x}_i}{\sqrt{\frac{1}{N-1} \sum_{j=1}^{N} (x_{ij} - \overline{x}_i)^2}}$$

（式 18-1）

其中，$\bar{x}_i$ 为基因表达谱所有基因表达水平对数值的平均值，N 为所有基因的数目。该式的原理类似于 Z 变换，通过标准化后，每个基因表达谱的数据分布可看作服从均值为 0、标准差为 1 的标准正态分布。这样就能够最大程度地保留原始数据的特征，使数据更适合统计分析。

2. RNA-Seq 数据的标准化　高通量测序过程中，cDNA 文库建立和测序常常会出现质量问题，如碱基测序质量差、序列污染、首尾端识别错误等，实际测序得到的原始读段是不能直接使用的，需要后续的过滤、修剪、纠正来保证测序数据的质量。在经过质量控制、无效读段（garbage reads）清洗、与参考基因组比对等步骤后，最终得到样本与各基因的表达数据矩阵。表达数据矩阵以读段计数来表示，代表被测基因或转录本片段落在参考基因组的某个基因区域的次数。一般来说，读段计数越大，基因或转录本中该基因表达水平越高。

但与参考基因组的比对过程中，读段计数数目不仅取决于被测基因或转录本的水平，还取决于基因长度、测序深度和测序偏差等。一个基因序列越长，测序深度越高，落在其内部的数目就相对越多。因此，在对 RNA-Seq 数据进行分析之前，必须对不同样本或样本内不同基因的读段计数进行标准化，排除基因长度和测序深度的影响，使不同样本和样本内部之间能够进行比较，从而得到可靠的结论。

对基因与转录本的读段计数进行标准化，常见的有 3 个指标：

（1）RPKM（reads per kilobase million）：即百万读段中每千碱基长度的读段计数，实际上是所有转录本的读段计数除以相对于参考基因组的有效比对的读段计数和测序深度。所有转录本的读段计数即为外显子读段计数；测序深度即被测基因或转录本的基因长度，可看作是外显子长度之和。计算时要进行单位转换。基因长度的单位是千分位（kb），测序深度的单位是百万分位，因此具体公式如下：

$$\mathrm{RPKM} = \frac{转录本总读段计数 \times 10^9}{总有效比对读段计数 \times 测序深度} \qquad （式18\text{-}2）$$

得到的 RPKM 即可用来进行差异基因表达分析。

（2）FPKM（fragments per kilobase million）：其定义与 RPKM 相同，唯一区别在于 RPKM 仅针对早期的单端测序，FPKM 既可以应用于单端测序，也适用于后来出现的双端测序，是对 RPKM 的进一步发展。与单端测序不同，双端测序的片段（fragments）由于在双端同时进行测序，每测一次就得到 2 条读段，2 条读段来源是重复的，因此，FPKM 会把比对到参考基因组的某个基因片段上的 2 个读段计算为 1 次。其他过程和 RPKM 相同，公式也相同。

（3）TPM（transcripts per million reads）：是在 FPKM 的基础上，对要处理的测序深度进一步校正而得到的，因为 RPKM 与 FPKM 在校正测序深度时没有考虑到一个基因转录可能还存在着不同长度的转录本，而 TPM 在标准化时考虑了转录本长度对读段计数的影响。公式如下：

$$\mathrm{TPM} = \frac{T_i \times 10^6}{N \times L_i} \times \frac{1}{\sum\limits_{j} \dfrac{T_i}{I_j \times N}} \qquad （式18\text{-}3）$$

其中，T_i 为单个转录本的读段计数，N 为有效比对的总读段计数，L_i 为转录本外显子的深度，I_j 为其他长度的转录本外显子的测序深度。这样得出来的 TPM 的实际含义是某一个特定长度转录本的 FPKM 占某个基因所有长度转录本 FPKM 的百分比。与 RPKM、FPKM 不同，TPM 通过对某个特定长度转录本的测序深度进行标准化，从而抵消了某基因转录过程中，由于转录本长度不同对基因表达量的影响。理论上来说，TPM 是最能反映不同样本的基因表达量大小的指标。

三、差异表达分析的基本原理与 R 软件包

（一）差异表达分析的基本原理

标准化处理清洗筛掉了可能存在的非生物学混杂因素，此时的数据便可用于进行差异表达分析了。下面来介绍差异表达分析常用的两种方法：倍数法和基因芯片显著性分析（significance analysis of microarrays，SAM）。

1. 倍数法　引入倍数 f 估计每个基因在某个既定的实验组（x_T）和对照组（x_C）之间基因表达量的倍数差异。公式如下：

$$f = \frac{x_T}{x_C} \qquad （式 18-4）$$

当 f 值等于 1 时，表明该基因在处理组和对照组中表达不存在差异；当 f 值大于 1 时，表明相对于对照组，该基因在处理组的表达水平上调；当 f 值小于 1 时，表明相对于对照组，该基因在处理组的表达水平下调。判断存在差异需要确定阈值，目前并没有严格的标准，在文献中多沿用 2 或者 1.5 作为区分差异表达基因的临界值。

2. SAM 法　比较一个基因在不同条件下表达量的差异，也可以采用 t 检验或方差分析的方法。但在芯片测量过程中往往会测出上千或上万个基因，而进行一般的假设检验却只能比较单个的表达量差异，因此要做上千或上万次假设检验，最终会导致假阳性率增加。通过 SAM 法可以解决这种多次假设检验带来的问题。

SAM 法基于 t 检验，通过控制假阳性发现率（false discovery rate，FDR）来纠正多次假设检验使假阳性率增加的问题。首先，我们计算相对差异统计量 d：

$$d = \frac{\bar{x}_T - \bar{x}_C}{s + s_N} \qquad （式 18-5）$$

$$s = \sqrt{a\left[\sum_T (x_i - \bar{x}_T)^2 + \sum_C (x_j - \bar{x}_C)^2 \right]} \qquad （式 18-6）$$

d 是衡量基因相对表达差异的统计量；$\bar{x}_T$ 和 $\bar{x}_C$ 是待测基因集中某个基因在实验组和对照组的平均表达水平，x_i 和 x_j 是某个基因在某次重复实验中实验组和对照组的表达水平；s 为某个基因多次测量下表达水平的标准误；s_N 是对 s 的校正值，用于减小基因在低表达水平下导致方差变大所带来的影响，一般由自己设定或软件估算。

计算所有候选基因的 d 并按从大到小顺序排列，用 d_i（$i = 1, 2 \cdots, p, p$ 为候选基因总数）表示排列后第 i 个基因的相对差异统计量。为了探究样本中某个基因的表达是否存在显著性差异，SAM 算法对所有候选基因的两组数据进行 N 次无替换的重复抽样，每次抽样分别计

算每个基因的相对差异统计量 d_m ($n = 1$，$2 \cdots$，N)，并按从大到小的顺序排列，计算第 i 个基因相对差异的期望统计量 $\overline{d_i}$。设定阈值 d (t) (如最小 d 值或最大 d 值的绝对值)，若某个基因 d_i 与 $\overline{d_i}$ 差值的绝对值大于阈值，则该基因就作为差异表达基因被选中。定义 FDR 为所有判断为差异表达的基因中假阳性基因所占比例。通过控制 FDR 我们可以确定合理的阈值，进而筛选差异表达基因。

(二) R 软件常用包

得到标准化数据后，就可以根据测序数据的来源或基因表达矩阵的特点选择相应的分析包 (package)。生物信息研究者常用的统计软件为 R 软件。作为一种免费、高性能的环境平台，R 软件经历了数十年的发展，已经发展出了多种分析包，以满足生物信息领域的运算。在这里我们介绍两种用于计算的包。

1. LIMMA 包 LIMMA 包于 2002 年发表，其采用线性模型来评价多因素设计实验背景下差异基因的表达情况。它能够在不同的基因靶点间同时进行比较，适用于基因芯片分析，且可以将阳性错误率控制在较小范围内。LIMMA 包可用来分析单通道和双色微阵列，是目前为止针对基因芯片数据的主流分析方法。该线性模型方法经过十几年的发展，已经适用于多种数据分析，包括微阵列、RNA-Seq、定量 PCR 和蛋白质组分数据分析等，但最常见的还是用于芯片分析。

2. EdgeR 和 Deseq 包 EdgeR 和 Deseq 包都是基于 R 语言，用于分析 RNA-Seq 数据的程序包。在进行数据清洗和筛选后，RNA-Seq 基因表达谱中的读段计数被按照样本特征进行分组，最后采用似然比检验方法识别差异表达基因。因此，EdgeR 和 Deseq 算法就是采用非线性统计的方法，对某个样本特征的读段计数进行运算。一般来说，分析基于表达的矩阵数据集的方法，一般会假设一个正态分布的连续响应变量，但 RNA-Seq 和基因芯片的读段计数都是离散型变量，因此，EdgeR 和 Deseq 算法都是基于负二项分布的。这两种工具在实际应用中经常交替使用。

除此之外，我们也可以应用假设检验的方法进行差异表达基因的筛选。主要包括参数方法和非参数方法。若样本数据服从正态分布，可以用 t 检验或方差分析。t 检验适用于两组的实验设计，如小鼠肝脏在不同病理状态下的基因表达差异；方差分析适用于多个处理组的基因表达数据比较。非参数方法不对数据分布有任何要求。生命科学领域的研究者们也开发了相应的软件包支持快速调用与分析，最大程度优化了数据的处理过程，详细的原理与方法在此不做介绍。

在实际应用过程中，LIMMA 包通常适用于微阵列数据分析，但近年来 LIMMA 算法附带的软件包开发出了 Voom 函数，同样支持运算 RNA-Seq 数据。EdgeR、Deseq 是经典的基于 RNA-Seq 测序的 R 程序包，适用于 RNA-Seq 的读段数据分析。若要应用假设检验，要注意数据是否服从正态分布。在实际应用中，通常根据结果的 P 值、FDR 值、倍数改变值 (fold change，FC) 等参数来判断差异基因的差异表达水平。

四、快速实现差异基因表达分析及筛选的工具

一般情况下，要处理巨大的基因表达数据，我们需要通过编写代码程序来识别差异表达基因。这个过程通常耗时耗力，学习成本高。如今生物信息研究者已经开发了大量的程

序，我们随时可以调用程序包来直接进行差异表达基因的筛选。对于没有编程基础的研究者，目前也有许多界面简洁、研究效率高、学习成本低的工具被开发出来，可快速实现差异基因表达分析及筛选。下面就介绍一些常用的差异表达分析工具。

（一）GEO2R 工具识别差异表达基因

1. GEO2R 简介　GEO2R 是内置于 GEO 数据库的在线分析软件，研究者可在线使用 GEO 平台中的两组或多组样本的数据进行快速比较，以挖掘在不同实验条件下的差异表达基因。GEO2R 是基于 Bioconductor 程序包下的 GeoQuery 包和 LIMMA 包开发的。Bioconductor 程序包是基于 R 语言、针对生物信息数据分析的应用集成软件，其中 Geoquery 包可将 GEO 数据转化为可供使用的 R 数据结构，供浏览者下载获取。LIMMA 包则内置了目前最为主流的 LIMMA 算法。因此，两者结合起来，构成 GEO2R 的两大功能。

2. GEO2R 进行差异表达分析的步骤　首先，进入 GEO2R 主页 https：//www.ncbi.nlm.nih.gov/geo/geo2r/。点击"Analyze a study with GEO2R"可直接进入 GEO2R 工具。

事先确定某篇拟分析的研究。可以输入对应的数据集登录号（GSE 或 GDS），也可以通过研究名称直接进入 GEO2R 分析。在这里以 GSE8401 数据集为例，在 GEO2R 的搜索框内输入 GSE8401，点击"Set"导入数据。在搜索到 GSE8401 数据集对应的研究后，从该研究的界面直接进入 GEO2R 工具（图 18-17）。

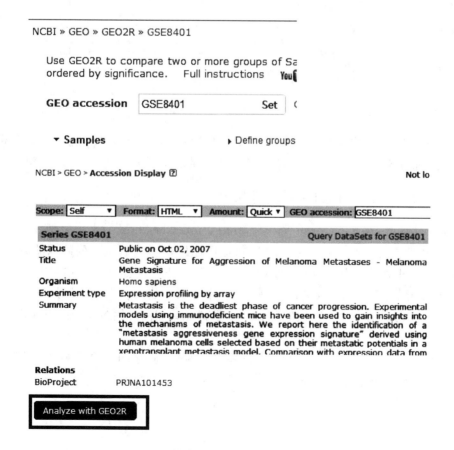

图 18-17　搜索 GEO 数据集并进入分析页面

然后，定义分组。"Define groups"用于输入需比较的组的名称，例如对照组和实验组。最多可定义 10 个组。最上层为属性框，我们可根据已知属性进行手动分组，如图 18-18 所示。

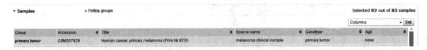

图 18-18　数据集的属性列表

分组完成后，需要往每个分组中加入样本。选中符合要求的样本，在分组列表的左侧选择框内单击一下，就可以把选好的样本加入分组之中。点击"Top250"和"Save all results"执行计算。"Top250"是显示前 250 个差异表达基因的结果，"Save all results"是显示所有差异表达基因的结果（表 18-1）。ID 为基因对应的探针编号，adj.p.Val 为校正后 P 值，B 为 Bonferroni 校正统计量，logFC 为差异基因表达倍数的对数值。

表18-1　GSE8401数据集差异分析结果

ID	adj.p.Val	B	logFC
212236_x_at	1.55E-20	46.000	−5.552
220016_at	2.82E-20	44.700	−3.800
209800_at	4.04E-20	44.000	−8.024
33322J_at	6.08E-20	43.300	−3.963
33323_r_at	2.01E-19	41.800	−4.428
…	…	…	…

查找某个基因表达数据的分布。差异基因计算完成后，进入"profile graph"界面，可根据计算结果显示差异表达基因 ID，查看某个基因在该实验样本的表达分布情况。

（二）WebMev 工具识别差异表达基因

WebMev（Multiple Experiment Viewer, http：//mev.tm4.org/）是一个基于网络的应用程序，平台免费开放，支持大型基因组数据尤其是 RNA-Seq 和微阵列数据的分层、分析、可视化功能。WebMev 不仅可以对 RNA-Seq 数据进行差异表达分析，还能根据不同的临床特征进行分层分析。此外，WebMev 能够在线分析私人数据，也能够调用和分析 GEO 和 TCGA 的公共数据，是强大而方便的工具。这里就介绍如何应用 WebMev 工具进行差异表达分析。按照数据来源分成个人数据和公共数据分别介绍。

1. 分析个人数据　以官方提供的演示数据为例。从官网主页直接下载演示数据集"raw_count_matrix.rand.primary.counts.xls"，其数据结构见表 18-2，分别有 3 组对照组和实验组的基因表达数据。

表18-2 示例数据的数据结构

Gene	C1_Control	C2_Control	C3_Control	T1_Treated	T2_Treated	T3_Treated
Lmln	0.967	1.280	1.522	1.947	2.140	1.913
Cepl92	8.656	11.667	13.416	18.178	20.187	16.862
Cblll	7.890	7.999	8.098	9.081	9.109	8.485
Nol6	13.751	21.115	16.786	27.416	25.338	27.298
Knstrn	19.737	17.919	19.317	23.907	23.402	21.446
Jmjd4	3.024	4.239	3.925	5.803	5.573	5.104
Zkscanl	9.942	11.295	9.996	13.179	12.377	12.298
Zc3hl8	36.874	31.824	39.419	46.392	44.497	47.618
Mrpl43	52.311	48.079	44.743	37.713	28.666	35.058
Maprel	28.610	30.098	32.463	37.996	45.374	47.938
Scyl3	15.354	17.874	13.339	8.555	10.667	8.939
Klhl26	11.963	12.904	9.223	3.526	4.654	6.999
…	…	…	…	…	…	…

* 来源：http：//mev.tm4.org/#/datasets/upload

（1）上传文件：点击"upload"，上传页面见图18-19。需注意格式是否准确（.tsv 或 xls）。

（2）进入分析界面：见图18-20。右侧窗口展示了4类结果：① GeneSD：所有样本基因表达值的标准差及其排序。② GeneMAD：所有样本基因表达值的绝对变异中位数及其排序。③ PCA：在进行基因表达差异分析前，可通过主成分分析（principal component analysis，PCA）校正目前样本可能存在的人群分层偏倚，或采用降维减少变量数目（人群分层是指由于病例组或对照组中个体的祖先来源不同，从而导致组内异质性增大的现象）。我们可以选择主成分分析结果中的主成分1和主成分2作为 X 轴和 Y 轴绘制出主成分图，观察组内样本点的距离或不同组的分离情况。④ Histogram：基因表达值的分布。

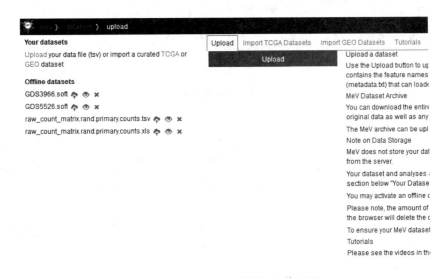

图 18-19　WebMev 的数据上传页面

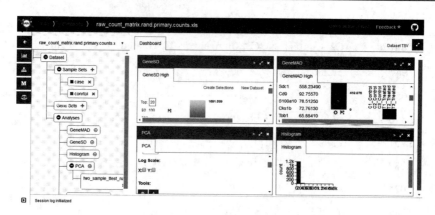

图 18-20 WebMev 分析界面

（3）标准化：点击图 18-20 中左上角的天平标志"⚖"进行手动标准化，选择"Normalization"将数据转为 TMM 格式，程序在结束时会跳出悬浮窗口提示运行成功。

（4）分组：选择"Sample sets"的"+"创建新分组（图 18-21 上图）。步骤为：点击"all"下的"☆"号选中数据组，这里选择了 C1、C2、C3 合并作为新分组；依次点击"all"—"facet by star"—"true"—"include"，可以将样本组选入分组中；点击右上角的"Save New Set"，创建新分组"control"（图 18-21）。同理，也可以创建分组"Treated"。

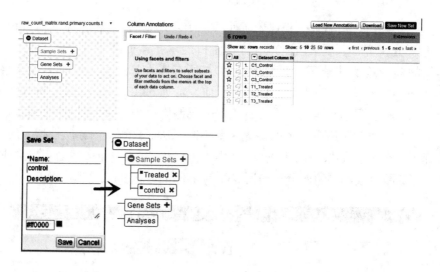

图 18-21 选择分组和样本

（5）差异基因分析：在 PCA 窗口栏，把设置的新分组与栏上的"Experiment"和"Control"对应起来。一般来说，处理组对应"Experiment"，对照组对应"Control"。最后选择相应参数，点击"Analyze"，WebMev 就会执行分析（图 18-22）。

2．在线分析公共数据 步骤如下：

（1）下载数据：在主页中点击"Import GEO Datasets"，输入 GEO 序列号或者 GDS ID，可以从官网直接下载公共数据。以 GEO 数据集 GSE8401 分析为例，点击"find"，会显示出数据集的搜索结果。如果想要导入数据，点击"Import"即可。

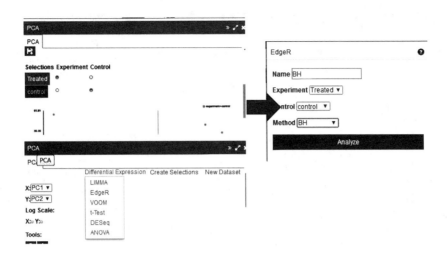

图 18-22 对个人数据进行差异表达分析

（2）分析数据：导入数据后的操作与处理个人数据的操作相同，但是在选择标准化时，转换的数据类型要选为 TSS 类型，再进行后续计算。

（三）Mev 软件识别差异表达基因

Mev 软件是一个基于 JAVA 开发的应用程序，也是用于 RNA-Seq 和芯片数据分析的独立软件，支持调用公共数据集，并将数据进行可视化。与 WebMev 不同的是，Mev 在进行差异表达分析与绘制聚类热图时更加具有拓展性。

该软件在 http：//mev.tm4.org/ 可下载最新版本，这里使用 Mev 的 4.9.0 版本来演示如何进行基因的差异表达分析。

1. 打开 Mev 软件。Mev 软件的主功能界面见图 18-23。点击"File"—"Load Data"导入 TXT 数据。

2. 在进行差异表达分析之前，我们要先将数据进行对数转换，以使基因表达数据满足正态分布。点击菜单中的"Adjust Data"，选择"Log Transformations"即可。

3. 点击"Statistics"，根据数据类型选择基因差异表达分析的方法。这里因为是测序数据的两两比较，我们选择"t-Tests"；如果是微阵列数据，可以选择 LIMMA 方法（图 18-24）。

4. 绘制聚类热图。结果会筛选出差异表达的基因，但若想对基因数据集做聚类分析，并作出热图，点击"Clustering"弹出窗口后，选择"Hierarchical Clustering"即可绘图（图 18-25）。

原始数据中，若由于基因表达值的跨度较大，图片展示效果不理想，可通过以下两种方法解决：①对数据进行标准化或者对数转换，在"Adjust Data"菜单下完成；②在数据调整之后，点击"Display"，选择"Set Color Scale Limits"，在小窗口中对热图的颜色和标尺进行修改，直到修改满意为止。

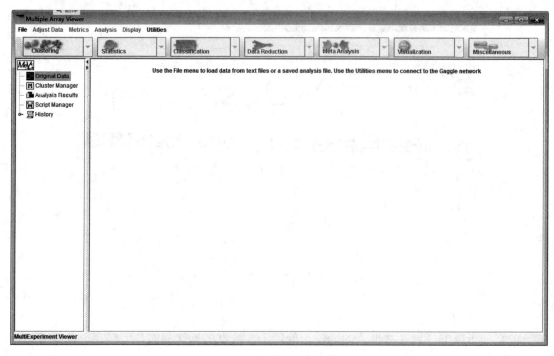

图 18-23 Mev 工作界面

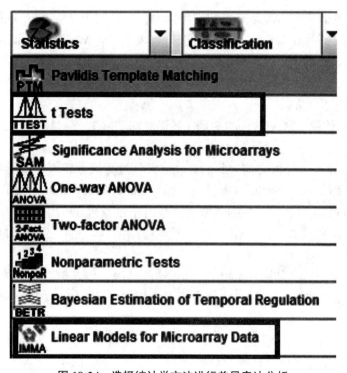

图 18-24 选择统计学方法进行差异表达分析

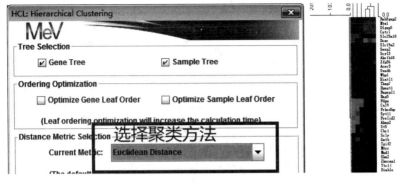

图 18-25　聚类分析并绘制聚类热图

五、实现差异表达基因分析的应用实例

获得差异表达基因是我们进行生物信息研究的起点，也是在研究过程中的必备环节。下面，我们以 Haoran Shen 等对多囊卵巢综合征（polycystic ovary syndrome，PCOS）的探索为例，说明如何在研究过程中进行差异表达分析。

（一）研究背景

多囊卵巢综合征（PCOS）是育龄女性中常见的由激素分泌障碍引起代谢紊乱的慢性疾病，通常表现为生殖、代谢和心理三方面失调。多囊卵巢综合征的病因尚不明确，有遗传因素和环境因素的双重作用。迄今为止，多囊卵巢综合征在临床上多采用对症治疗，尚无有效的根治手段，病人的生命质量受到严重影响。Shen 等（2017）应用生物信息学的方法对多囊卵巢综合征的分子机制进行研究，明确了病人的发病和预后特征，促进了对其发病机制的了解，协助临床医生制定新的治疗方案。

（二）研究方法

PCOS 的微阵列数据来源于 GEO 数据库，测试平台为 Affymetrix Human Genome U133 Plus 2.0 微阵列平台。Shen 应用了 7 个育龄 PCOS 妇女的卵巢颗粒细胞样本和 3 个正常育龄妇女的卵巢颗粒细胞样本的基因表达数据。在数据预处理后，将标准化的基因表达数据导入 R 软件中，调用 R 软件中芯片分析软件包的 LIMMA 模型对 PCOS 样品和正常对照样品进行差异表达基因（differentially expressed genes，DEGs）筛选。差异表达倍数的对数值 | log2FC | ≥ 1 的基因被判定为差异表达基因，$P < 0.05$ 认为差异有统计学意义。最后，对所筛选出的 DEGs 继续调用 R 平台下 PHATMP 包进行双向层间聚类分析，以展示不同样本各个基因的表达情况。基本流程见图 18-26。

（三）研究结果

共筛选出 674 个 DEGs，在 PCOS 样本和正常样本之间存在差异表达。其中包括 506 个表达上调基因和 168 个表达下调基因。层间聚类分析表明，与正常样本相比，PCOS 样本中的大多数差异表达基因呈现上调状态。

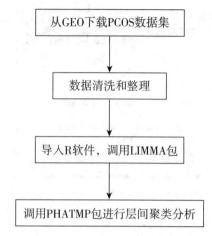

图 18-26　识别 PCOS 的差异表达基因流程图

第四节　基因功能富集分析

一、基因注释与功能富集分析

当前研究人员已经得到大规模的基因组数据，但是 DNA 测序只是漫长的基因探索过程中的第一步。研究人员迫切需要基于基因组水平获取更为详尽的信息，包括基因控制生物进化过程的机制、在有机体中所起的作用等。至此，人类进入后基因组时代，即功能基因组时代。功能基因组学最明显的特征就是基因注释。基因注释（gene annotation）是利用生物信息学的方法和工具，对所有基因的生物学功能进行注释的过程。目前研究者已经开发了相应的注释系统，甚至建立了一定规模的数据库。其中，GO 数据库与 KEGG 数据库是最为经典的基因注释数据库，本节将予以介绍。

为了更好地利用这些注释系统，研究者希望通过集中具有相似生物学功能、相近染色体位置或相同调控基因的基因，排除基因注释冗余的现象，从而进一步获得更有价值的功能信息。基因功能富集分析（functional enrichment analysis）就能够做到这一点。若在某种情况下，个体的某种生物学功能发生了异常，那么共同发挥该功能的基因集合极有可能在对应的生物学过程中发挥重要作用。

不同于单个基因功能注释，基因功能富集分析的结论是基于一组相关基因，如某种疾病的差异表达基因集而做出的，因此富集分析具有较高的稳定性，结果较为可靠。基因功能富集算法可按照发展的时间先后顺序分为四大类：过表达分析（over-representation analysis，ORA）、功能集得分（functional class scoring，FCS）分析、基于通路拓扑结构（pathway topology，PT）分析、基于网络拓扑结构（network topology，NT）分析。下面仅简要介绍最为常见的 ORA 算法。

ORA 算法分析一组感兴趣的基因（即待测基因集）是否在某个功能节点上过度表达（over-expression）。基本思路是给定一组基因集，将待测基因集与给定基因集进行比对，找出两者之间的共同基因并计数，最后采用统计学方法检验其共同基因对的计数值是否显著高于随机分布。常用的统计学方法为超几何检验和 Fisher 精确检验。

累积超几何分布检验的计算公式如下：

$$P\ (X \geqslant q) = 1 - \sum_{x=0}^{q-1} \frac{\binom{j}{x}\binom{N-j}{M-x}}{\binom{N}{M}}$$

（式 18-7）

其中 N 是目前已知的所有基因总数，来自于基因注释数据库；M 表示研究者提供的潜在风险基因集合的基因数；j 表示要检查的注释库内通路上的所有基因数；q 则表示 M 与 j 的交集，即已经注释到通路上的风险基因数目。通过公式可以求得在所有已知基因数目的背景下，M 集合中至少有 q 个基因出现在某个通路上的累积概率。设显著性水平为 0.05，当累积概率之和小于 0.05 时，表明"至少 q 个基因在某个通路上出现"为小概率事件，非随机产生，即研究者提供的潜在风险基因集合在该通路上存在富集现象。

若数据分析是基于 Fisher 精确检验的，其表格形式见表 17-3。

表18-3　基于Fisher精确检验的富集分析

基因与GO节点的关系	查询基因数	已知基因数
在 GO 节点内	a	b
不在 GO 节点内	c	d

Fisher 精确检验的公式为：

$$P = \frac{\binom{a+b}{a}\binom{c+d}{c}}{\binom{n}{a+c}}$$

（式 18-8）

实际上，Fisher 精确检验的原理同样基于超几何分布，但与累积超几何分布检验不同的是，Fisher 精确检验是基于对分类变量之间是否独立的假设，根据表 18-3 和式 18-8，零假设为基因与 GO 节点的关系与要研究的基因集无关，即不存在富集现象。除此之外，还有其他统计学方法可用于富集分析，比如 Z 检验等，在这里不做详细介绍。

二、GO 数据库的检索

（一）GO 数据库概述

GO（genes ontology，基因本体）数据库是 GO 组织开发的一个能实时更新，涵盖从基因水平至基因功能通路、细胞和有机体系统等高度结构化的生物学模型数据库。GO 数据库旨在通过建立基因及其产物的标准词汇体系，去理解基因功能，即单个基因如何在分子、细胞和有机体水平上对生物体发挥综合作用。GO 数据库始于 1998 年，如今 GO 数据库中收录的生物体数量资料达数千个。GO 数据库主要有两大块资源。

1. 基因本体注释库　涵盖与生物体相关的所有功能结构的标准注释库，主要由基因的细胞组分（cellular component）、分子功能（molecular function）、生物学过程（biological process）等注释库组成。不同类型的功能结构之间的特定关系可以反映基因的功能信息。

2. 产物注释库 与特定基因产物（如蛋白质、非编码 RNA 等）有关的论著或注释，用来辅助描述基因正常的生物学作用。

这两部分资源构成了 GO 数据库。GO 注释系统中每个注释是一个节点，里面包含蛋白质或者基因的描述。通过严格限定注释词汇的使用，来描述节点和节点之间的关系。一般情况下，这些节点关系是非常严格的，主要包括从属关系（part_of）、来源关系（derives_from）、参与关系（has_participant）、功能关系（has_function）。通过数据库中的 AmiGo2 检索系统，能够对两个资源库进行访问查询，大大加快了生物信息数据资源的利用。

（二）GO 数据库的检索

1. 登录网站 登入 http：//geneontology.org/ 网站，可进入 GO 数据库（图 18-27）。下面将介绍 GO 数据库的使用。

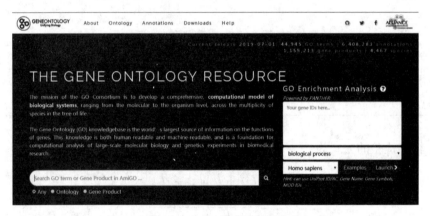

图 18-27　GO 数据库主页

2. 关键词检索 GO 数据库 在 GO 数据库中，每条记录都会有基因对应的术语词。通过搜索，可以快速查到基因的具体信息。以基因 AATK 为例，在搜索栏输入 AATK，选择"Any"后点击搜索图标，搜索中间会弹出提示，点击"Annotation"。所得基因产物检索结果见图 18-28。界面左侧是条件限定框，我们可以根据需求过滤不必要的条件，从而显示我们真正想要查询的结果。在这里我们并不做限制，总共得到了 12 条记录。点击物种为"Homo sapiens"的记录，得到的结果见图 18-29，可以显示出该基因产物的基本信息，包括类型、物种、别称、相关文献的位置等信息。

3. 挖掘具有相同功能的基因 通过搜索想要查询的功能，可以定位到与该功能相关的基因。以磷酸化为例，在最开始的搜索栏中搜索"phosphorylation"，可以得到与细胞氧化磷酸化功能有关的所有基因及其相关信息链接。

三、KEGG 通路数据库的检索

京都基因与基因组百科全书（Kyoto Encyclopedia of Genes and Genomes，KEGG；http：//www.genome.jp/kegg/）数据库是一个集基因组、生物化学、功能组学于一体，用以整合信

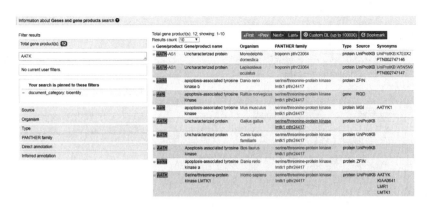

图 18-28　AATK 检索结果示例

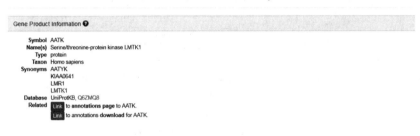

图 18-29　AATK 基因描述

息分析基因组信息和功能的数据库。其特色是通过测序，从已知的基因组中得到某段基因信息，并将其与细胞、物种和生态系统等更高层次的系统功能信息关联起来。它不仅提供所有可能的代谢途径，还对代谢过程中的催化酶进行注释。作为对生物系统的补充，KEGG 数据库有 19 个子库，而网络图类型包括三大部分：KEGG 途径图、BRITE 层次图和 KEGG 网络模块图。通过被称为 KEGG 映射的过程，基因组中的一组蛋白质编码基因可被转化为能够解释细胞功能和其他高级特征的 KEGG 分子网络。除此之外，它还包含大量文献数据库的信息，包括临床信息和药物信息等。目前 KEGG 已经成为解读基因组测序和其他高通量技术产生的大规模数据集的参考知识库，是进行有机体生物过程分析、代谢网络分析的重要工具。

　　与其他数据库相比，KEGG 的优势在于其强大而直观的可视化功能。它利用网络图而非仅仅是注释来表现生物代谢途径以及各途径之间的关系，可使研究者对其关注的代谢途径有一个直观、全面的了解，例如 KEGG 中硫胺素的代谢途径（图 18-30）。通路中节点之间的关系用图形来表示，节点关系较为复杂，其含义见图 18-31。

　　如果要查看某个基因（例如胰岛素样生长因子 IGF-1）注释到哪些通路，参与哪些通路过程，可在空白框中输入基因名，单击"GO"执行搜索过程，就会展示与该基因有关的记录。另一种方法就是进入 KEGG 数据库的 KEGG Mapper 界面，在空白框中输入"3479 red，blue"（3479 是 IGF-1 基因的 Entrez ID 号码，red 表示在通路中该基因用红色表示，blue 表示基因名颜色为蓝色），单击"Exec"执行搜索过程（图 18-32）。IGF-1 相关通路搜索结果

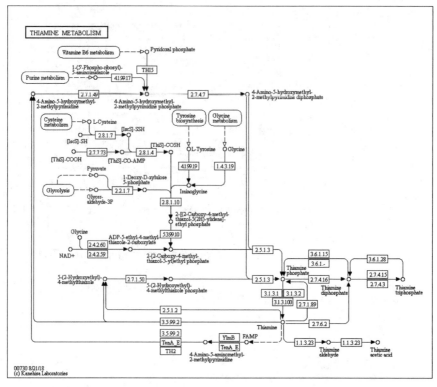

图 18-30 KEGG 中硫胺素代谢通路

*来源：https：//www.kegg.jp/kegg-bin/show_pathway?map00730

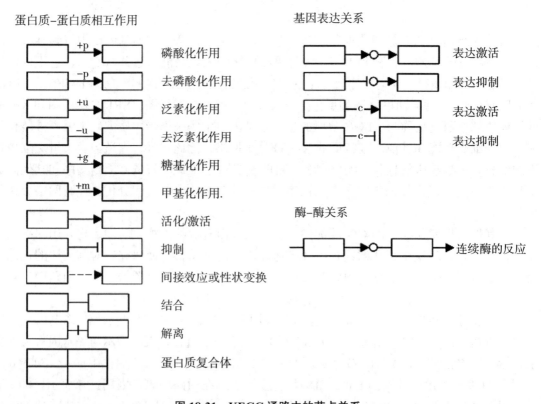

图 18-31 KEGG 通路中的节点关系

*来源：https：//www.genome.jp/kegg/document/help_pathway.html#opennewwindow

见图 18-33。单击第一条通路（hsadd05214），可得到该通路的作用过程，如图 18-34 所示。同理，可采用类似方法查看多个基因注释到哪些通路。

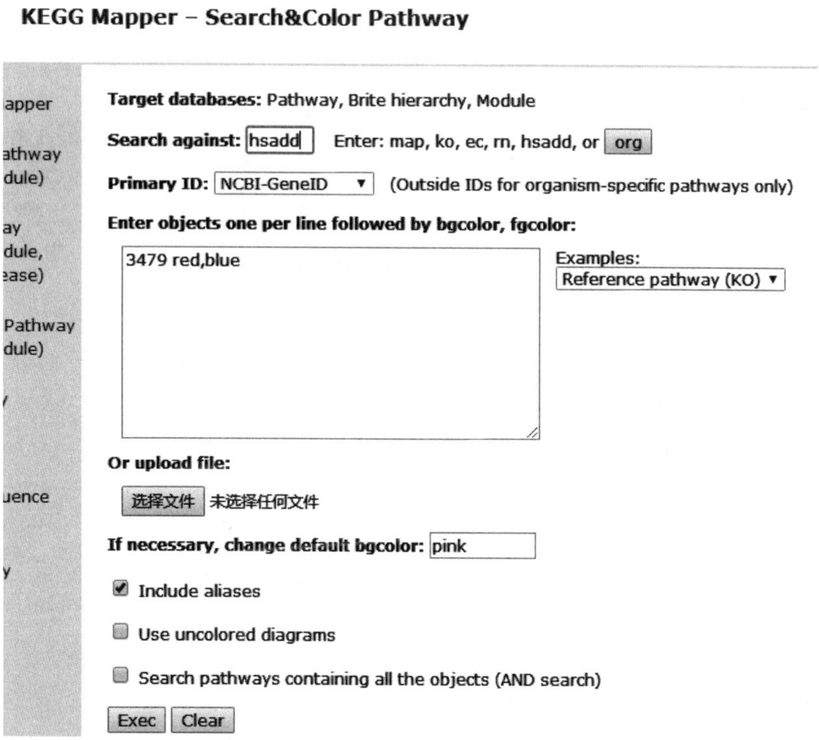

KEGG Mapper – Search&Color Pathway

Target databases: Pathway, Brite hierarchy, Module

Search against: hsadd　　Enter: map, ko, ec, rn, hsadd, or　org

Primary ID: NCBI-GeneID ▾　(Outside IDs for organism-specific pathways only)

Enter objects one per line followed by bgcolor, fgcolor:

3479 red,blue

Examples:
Reference pathway (KO) ▾

Or upload file:

选择文件　未选择任何文件

If necessary, change default bgcolor: pink

☑ Include aliases

☐ Use uncolored diagrams

☐ Search pathways containing all the objects (AND search)

Exec　Clear

图 18-32　IGF-1 通路搜索和标注

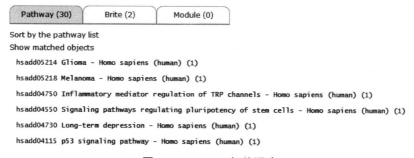

| Pathway (30) | Brite (2) | Module (0) |

Sort by the pathway list
Show matched objects

hsadd05214 Glioma - Homo sapiens (human) (1)

hsadd05218 Melanoma - Homo sapiens (human) (1)

hsadd04750 Inflammatory mediator regulation of TRP channels - Homo sapiens (human) (1)

hsadd04550 Signaling pathways regulating pluripotency of stem cells - Homo sapiens (human) (1)

hsadd04730 Long-term depression - Homo sapiens (human) (1)

hsadd04115 p53 signaling pathway - Homo sapiens (human) (1)

图 18-33　IGF-1 相关通路

除此之外，也可以直接查询某条通路，KEGG 通路数据库按照不同类别收录了上千条通路信息，可以根据需要进行查看。

四、富集分析常用软件

当前，有许多为了应用富集分析方法而开发的生物信息学软件，为功能基因组学研究提供了很好的工具。下面将简要介绍两个富集分析常用的工具。

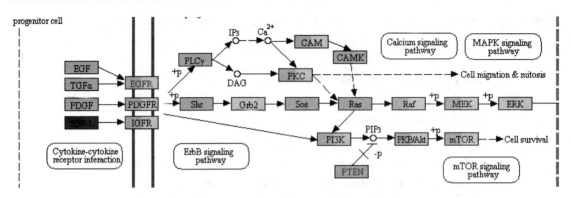

图 18-34 IGF-1 基因查找结果（彩图见书后）

（一）DAVID

DAVID（https：//david.ncifcrf.gov/）是经典的基因功能富集分析工具，它应用 Fisher 精确检验算法，结合 GO 与 KEGG，计算出给定基因在人类已知基因组背景下注释到某通路的精确概率。DAVID 还可基于高斯分布计算校正 Fisher 精确概率，也称 EASE 评分。以 P 值与最大 EASE 评分作为阈值，判断给定基因在某个通路的富集效应。除此之外，它也可以进行聚类分析与 ID 名称转换等。在这里介绍应用 DAVID 进行 GO 富集分析的步骤。

1. 进入 DAVID 网站　如图 18-35 所示，左侧为操作界面，右侧为结果界面。

2. 提交基因集合，确定检索条件

单击图 18-35 中左侧的"Functional Annotation"按钮。在"upload"选项框中有 3 个步骤，每个步骤都对应一个选择（图 18-36）。

【第一步】上传基因集。点击"paste a list"，研究者可以直接将待研究基因复制到选项框内，或点击"Choose From a File"上传已经保存的基因集名单。

【第二步】基因识别，即根据提供的基因 ID 类型进行识别。

【第三步】基因集类型选择。"Gene List"指将上传的基因集名单作为要分析的基因集，"Background"指将上传基因集作为背景基因。这里选择"Gene List"。

【第四步】提交并查看结果。提交界面见图 18-36。单击"Submit List"后可查看富集分析结果（图 18-37）。根据基因集结果，会显示筛选的界面。单击选中的"GOTERM_BP_DIRECT"对应的按钮"Chart"，可以得到富集分析输出结果页面（见图 18-38），一般包括 GO 术语描述、富集分析的 P 值及 Benjamini-Hochberg 校正 P 值等。点击"Download Flie"可下载输出结果并保存。除此之外，点击"Term"可找到多条生物学过程及通路。

（二）GSEA

基因集富集分析（Gene Set Enrichment Analysis，GSEA）研究候选基因集 S（比如通路基因或同一 GO 注释下的基因）的子集 s 在已知排序的基因集 L 中是随机分布还是主要聚集在 L 的顶部或底部。基因集 L 中的基因根据不同表型状态下的表达差异进行排序，故若子集 s 显著聚集在 L 的顶部或底部，则说明该子集对表型的差异有贡献，即显著富集作用。GSEA 分析不局限于差异表达分析。在数据分析过程中，遇到差异表达基因少或差异表达基

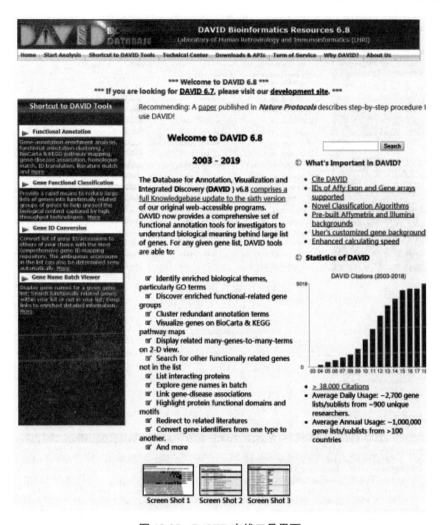

图 18-35 DAVID 在线工具界面

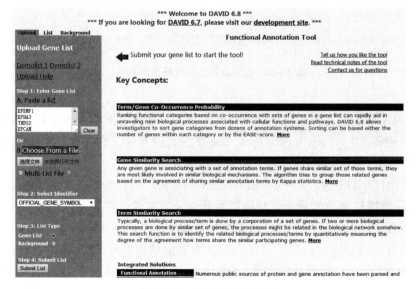

图 18-36 基因集提交界面

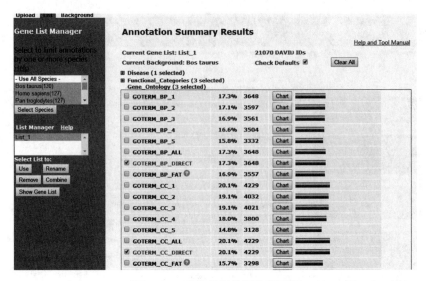

图 18-37　富集分析结果输出页面

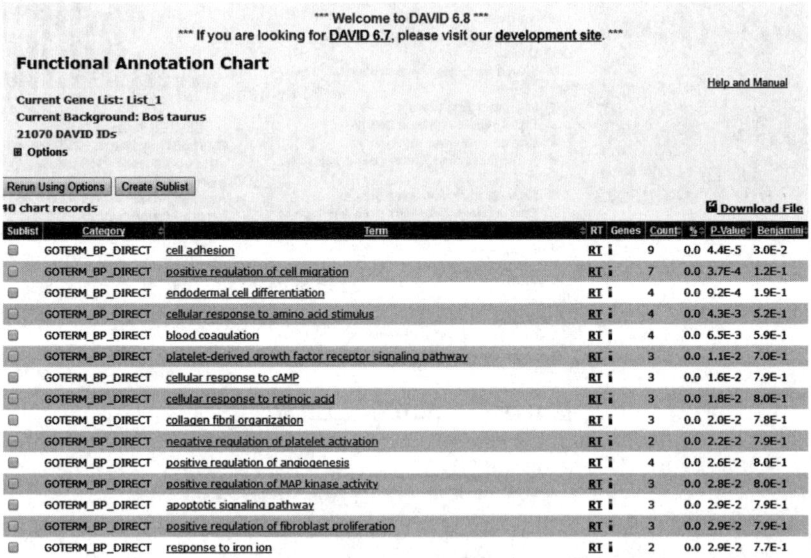

图 18-38　GO 富集分析结果输出页面

因虽多，但 ORA 算法富集无法得到满意结果的情况，即可尝试 GSEA 分析。GSEA 分析需要样品的表达矩阵文件（.res、.gct、.pcl、.txt 文件）以及样品分型文件（.cls 文件）。通过将样品基因表达谱和基因集结合起来，可得到富集表达结果。

首先下载并打开 GSEA，3.0 版本的界面见图 18-39。后续的基本操作步骤如下：

1. 将测序数据转化为样品表达矩阵以及分型分组文件　样品表达矩阵文件多以 .gct 为后缀，分型分组文件以 .cls 为后缀。以官网（https://www.gsea-msigdb.org/gsea/index.jsp）公布的糖尿病患者示例测序数据集为例，该文件的数据结构形式见表 18-4。提取其中的样品表达数据集和分组信息，得到相应文件。GSEA 样品表达数据集构成与一般的表达数据集稍有不同。首行以"#1.2"开头；第二行依次为基因总数、样品总数；第三行为基因表达矩阵

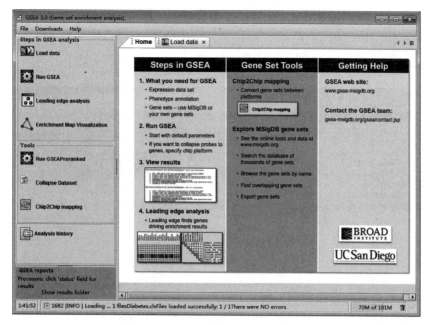

图 18-39　GSEA 操作界面

的 title 信息，依次为基因代号 / 探针号、基因 / 探针的描述信息以及各样品 id。

表18-4　样品表达矩阵文件数据结构

#1.2						
基因总数	样本总数					
名字	描述	正常糖代谢样本1	正常糖代谢样本2	...	糖尿病患者样本1	糖尿病患者样本2
基因 1	描述 1	...	...	...	...	...
基因 2	描述 2	...	...	...	...	...
基因 3	描述 3	...	...	...	...	...
基因 4	描述 4	...	...	...	...	...
基因 5	描述 5	...	...	...	...	...
基因 6	描述 6	...	...	...	...	...
基因 7	描述 7	...	...	...	...	...
基因 8	描述 8	...	...	...	...	...
基因 9	描述 9	...	...	...	...	...

　　分型分组文件以 .cls 为后缀，使用文本编辑器 Editpad 打开，格式见图 18-40。文件第一行为 3 个数字，从左到右的含义依次为样品总数、表型组数、默认值 1。第二行为 3 个字符串，从左到右依次为 #、NGT、DMT：# 表示后面紧接的是字符串；NGT 和 DMT 代表分组信息，前者为正常糖代谢者，后者为糖尿病组。第三行为每个样品的分组定位信息，0 代

表样本为 NGT，1 则代表样本为 DMT。

2. 上传文件 单击图 18-39 中左侧的"Load Data"按钮，进入数据上传界面，选择"Browse for files"上传示例数据中的样品表达矩阵文件和分型分组文件。

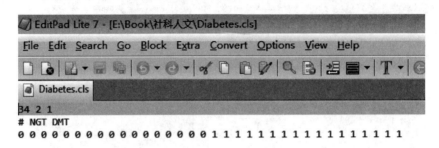

图 18-40 样品分型分组文件

3. 选择相关参数，进行设置 单击图 18-39 中左侧"Run GSEA"对相关参数进行设置。"Required fields"为必需参数设置，"Basic fields"和"Advanced fields"为非必需参数设置（图 18-41）。其中，必需参数的设置如下：

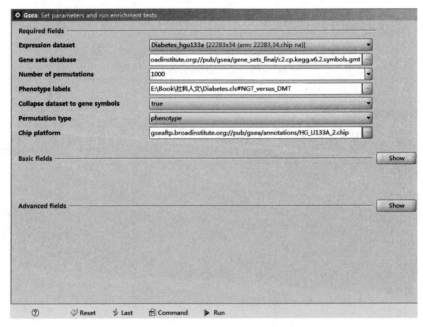

图 18-41 GSEA 参数设置界面

- Expression dataset：上传的样品表达矩阵文件（.gct）。
- Gene sets database：选择感兴趣的注释基因集，可以自己导入，也可以从官方直接获得。这里选择了官方 KEGG 数据注释集 6.2 版本。
- Number of permutations：抽样随机次数，默认设置为 1000。
- Phenotypes labels（样品表型分类文件）：上传的样品分型分类文件（.cls）。

- Collapse dataset to gene symbols：如果所选的数据集的首列为探针，没有转化为 Gene ID，则选择"true"。
- Permutation type：默认"phenotype"，如果样品数目少于 7，可选择"gene_set"。
- Chip platform（芯片类型）：样品表达矩阵文件如果是用芯片探针测出的数据，则此处需要选择对应的芯片平台；如果是 RNA-Seq 数据，则无须选择。这里我们用芯片探针测出的数据，因此要选择芯片平台"HG_U133A"。

4．执行分析，结果展示 点击图 18-41 中的"Run"，GSEA 工具开始执行运算，这需要耗费一定的时间。若 GSEA 分析错误，会出现"Error"。如果分析成功，"Running"状态会改为"Success"状态，点击"Success"状态可查看结果（图 18-42）。

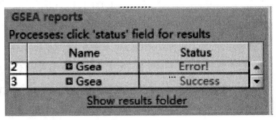

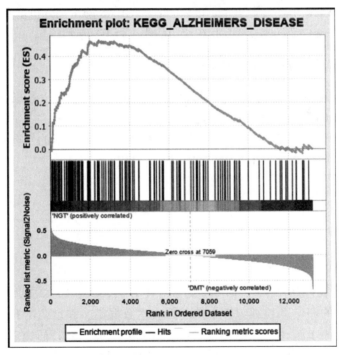

图 18-42 查看 GSEA 富集分析结果（彩图见书后）

GESA 结果包括 5 部分：候选基因集按组别在注释数据库中不同条目的富集情况（Enrichment in phenotype），候选基因总数（Dataset details），基因集过滤结果（Gene set details），候选基因在不同组的表达差异情况（Gene markers for the gourp1 versus group2 comparison），综合富集分析结果（Global statistics and plots）。详细解读可查询 GESA 帮助文件。以糖尿病患者数据集为例，正常糖代谢组的候选基因集在阿尔茨海默症相关通路的富集结果见图 18-42。横轴为按表达信息与表型的关联强度排序的所有候选基因（正常糖代谢组先排序）；纵轴的上半部分为富集分数（ES），通常以绝对值最大得分作为该表型在对应通路下的富集分数；纵轴的下半部分为基因表达水平与表型的关联强度，也是候选基因排序的依据，绝对值越大代表关联越强，数值大于 0 为正相关，反之为负相关。位于下半部分的虚线为不同组别的分界线。该富集结果图表明：与糖尿病组相比，正常糖代谢组的候选基因集在阿尔茨海默症相关通路中富集，富集得分为 0.47。

（三）其他富集分析工具

1. ClueGo 插件 ClueGo 是 Cytoscape 软件中的常用插件。它采用 ORA 算法进行富集分析，并可以把结果以分子网络图的形式展现。其中 ClueGo 的 plug-in 功能可以通过识别 GO 数据库中较为重要的术语和 KEGG 通路来推断一系列基因的生物学功能，并按照不同功能对 GO 功能和 KEGG 通路进行分类。

2. KOBAS 在线分析工具 KOBAS（http：//kobas.cbi.pku.edu.cn/program.run.do）是基于 5 个通路数据库（KEGG 通路、PID、Biocyc、Reactome 和 Panther 数据库）和 5 个人类疾病数据库（OMIM、KEGG 疾病库、Fundo、Gad 和 NHGRI GWAS 目录）整合的，具有基因或蛋白质功能注释和功能富集功能的在线工具。KOBAS 的富集分析基于 ORA 算法。由于 KOBAS 只能识别 Entrez Gene ID，因此在使用前要进行 ID 转化。

五、功能富集分析的应用实例

功能富集分析能够直观地向我们展示差异表达基因集在通路上富集的位置，并且能够进一步分析其富集的程度，有助于我们去估计差异表达基因致病的作用位置及影响程度。下面，我们仍以本章第三节 Shen 等（2017）寻找多囊卵巢综合征的候选基因和通路研究为例，继续阐述富集分析如何应用于生物信息探索的过程。

（一）研究背景

见本章第三节。

（二）研究方法

在第三节中，我们从 GEO 数据库获得了 7 个育龄 PCOS 妇女的卵巢颗粒细胞样本和 3 个正常育龄妇女的卵巢颗粒细胞样本的基因表达数据集，并且调用 R 软件筛选出 PCOS 的 DEGs。为了进一步阐述与筛选出的 DEGs 相关的调控通路，研究者利用 Cytoscape 中的 ClueGo 插件和 CluePedia 插件对 DEGs 进行 KEGG 通路富集分析。ClueGo 插件可识别重要的 GO 术语和 KEGG 通路，推断 DEGs 所涉及的生物学功能；而 CluePedia 插件则用于查找通路相关的生物标志物。本研究采用超几何检验的方法计算 P 值，使用 Benjamini-Hochberg 法进行校正。$P < 0.05$ 被认为具有统计学意义。考虑到与 PCOS 有关的通路的基因有交叠现象（通路中的共有基因），研究者对通路分析结果进行一致性检验，设定 Kappa 值 $\geqslant 0.40$。研究者将这些有统计学意义的、与 PCOS 有关的 DEGs 富集的通路按不同功能分组，通过 R 对 KEGG 分子网络图进行可视化。

除此之外，还需考虑到与 PCOS 有关的通路间基因有交叠现象（通路中的共有基因）。

为了筛选出在多个通路中发挥作用的关键 DEGs，探索 DEGs 在 PCOS 机体内发挥的主要生物学功能，本研究的通路分析还设置了通路之间的一致性检验，要求通路与通路间的 Kappa 值 ≥ 0.40。最终，研究者将这些有统计学意义的、与 PCOS 有关的 DEGs 富集通路按不同功能分组，通过 R 或 Bioconductor 软件把上述有统计学意义的 KEGG 路径用网络图表示出来。

（三）研究结果

研究结果筛选出的 DEGs 显著富集于成骨细胞分化通路、趋化因子信号通路等 41 个通路（$P < 0.05$）。一致性检验结果表明其中 30 个通路与其他通路有一致性（Kappa 值 ≥ 0.40，$P < 0.05$），可按照不同功能分为 5 组，主要与细胞的免疫和炎症有关，图 18-43 仅展示部分通路之间的关系。

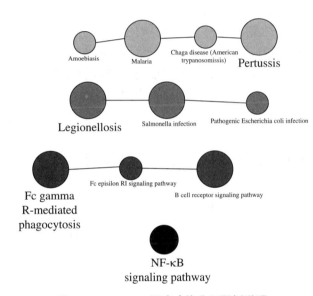

图 18-43　KEGG 通路功能分组图例说明

每个节点表示一个 KEGG 通路，节点大小与该通路的校正后 P 值呈负相关。两个节点之间相连的边表示该两条通路具有共同的基因。边径与基因数目呈正相关。根据 Kappa 值将 DEGs 对应的 KEGG 通路按照功能进行分组。组中节点颜色相同。单独节点不与其他通路共有基因。同时有两种颜色的节点则说明该通路有两种功能。

第五节　生物分子网络

随着复杂网络理论和技术的迅速发展，近年来不同生物系统中不同层次、不同组织的网络被挖掘、解构、分析，从而形成不同类型的生物分子网络。生物分子网络主要指由基因及其转录产物、大分子复合物或蛋白质等生物因子组成，通过相互作用而形成的交叉网络。通过生物分子网络，我们能更好地了解基因群在生物学过程中的位置与作用。生物分子网络可分为 5 类：转录调控网络（mRNA）、转录后调控网络（microRNA）、蛋白质相互作用网络、信号传导通路和代谢网络、其他网络（如复合调控网络）等。

基因调控网络的节点含义由网络的类型决定，如转录调控网络，其对应的节点是受调控基因或是转录因子，两个非等位基因之间的连接代表它们之间存在转录调控关系。随着基因组学的发展，基因的表达调控已经从单个基因点线式调控上升为多基因的几何维度层面的网络调控。

本节将简要介绍生物分子网络的拓扑性质，包括常用的蛋白质数据库网络模型构建方法。

一、生物分子网络的拓扑性质

在涉及生物分子作用网络时，网络拓扑学提供了某些参数，来描述已知网络的特征。了解这些性质可以帮助理解生物分子网络的含义。下面主要介绍网络的拓扑性质。

1. 度（degree） 度是生物分子网络中节点的基本特征，即与节点直接相连的邻近节点数或者边数。一般来说，度没有方向性，但在基因转录调控网络中，由于存在上位基因和下位基因之间的单向调控关系，因此，此时的度也有矢量的意义。有向网络中由节点 a 发出的边的数目称为节点 a 的出度，由节点 a 接受的边的数目称为节点 a 的入度。度是分子网络中最为重要的属性，度越高的节点，对机体的作用影响越大，越可能是与疾病有关的关键节点。

2. 聚类系数（clustering coefficient，CC） 多数情况下，生物分子网络不是均匀分布的，会在某个节点周围存在聚集性，即在网络中某个节点的邻近点之间边直接连接的概率更大。这种概率性用聚类系数表示。在无向网络中，对于某个节点 i，其聚类系数计算公式为：

$$CC = \frac{2E_i}{N(N-1)} \qquad （式 18-9）$$

其中，N 为邻近节点的数目，E_i 为节点 i 的所有邻近节点间相连的边数。

3. 最短路径（shortest distance）及平均距离（average distance） 最短路径是指一个节点到另一个节点边数最少的路径。平均距离是所有节点之间路径的平均值，是衡量网络紧密程度的指标。

4. 介数（betweenness） 介数是衡量某个节点出现在其他节点最短路径的比例。介数越高，节点在网络中的连接性就越强。节点 a 的介数公式如下：

$$B = \sum_{i \neq j \neq a \in A} \frac{k_{iaj}}{k_{ij}} \qquad （式 18-10）$$

K_{iaj} 是由节点 i 经过节点 a 到达节点 j 的最短路径的边数，k_{ij} 由节点 i 到达节点 j 的最短路径的边数。

二、蛋白质相互作用数据库

（一）蛋白质相互作用网络的相关概念

蛋白质是生物体重要的结构物质与调控物质，通过相互作用，共同参与细胞周期调控、能量与物质代谢、基因表达调控等生物学过程，从而维持生命活动的正常进行。蛋白质相互作用（简称"互作"）网络则储存了蛋白质之间的互作信息，即以蛋白质为节点，相互作用关系为边，构成了一个庞大的无方向共表达网络。蛋白质互作网络也可以视为编码基因的互作网络，因为蛋白质的相互作用本质上就是编码基因之间的互作。

Hub 节点（Hub 蛋白质或 Hub 基因）是蛋白质互作网络中的核心概念，指在蛋白质互作网络中具有大量边连接（度较高）的蛋白质或基因。这些节点对应的蛋白质或基因对生物体的生物学过程有至关重要的作用，Hub 节点调控异常对于人体的危害远远大于非 Hub 节点。不同的蛋白质互作网络算法对 Hub 节点的截断值要求不同，可按照研究者的选择确定。在实际应用中，找出 Hub 节点对于探讨机体和细胞的功能与药物作用的靶点等有重要意义。

（二）STRING 数据库的检索

下面介绍常用的 STRING 蛋白质互作数据库（https：//string-db.org/）。在该数据库中，我们可以通过搜索一个或多个基因或蛋白质，查询与搜索结果有关的蛋白质的基本信息和相关文献，还能定位相关基因在生物分子网络中的位置。STRING 的查询系统界面见图 18-44。

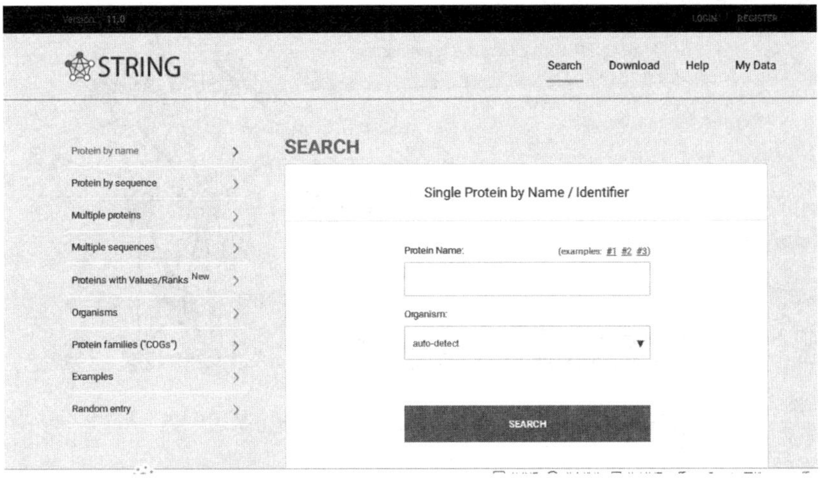

图 18-44　STRING 网络工具界面

若想确定基因（蛋白质）列表的互作关系，单击"Multiple proteins"，粘贴待研究的基因名集合或者上传基因列表文件（.txt 文件），选择物种，点击"SEARCH"执行检索功能。

蛋白质互作网络分析结果见图 18-45。不同颜色的线条表示不同的基因互作关系，颜色由灰到红，颜色越艳丽，该蛋白质在通路中的交互作用越强；线条的粗细表示两个节点之间的互作强度。

单击页面下方的"Legend"，可查看该蛋白质互作网络的边与节点的详细信息；点击"Settings"，可对蛋白质互作的边与节点进行设置。通过"Exports"可输出需要的图像信息和文本信息。通过"Analysis"和"Clusters"可进行基因功能富集分析和聚类分析。

当需要寻找与某个蛋白质或某些蛋白质互作的蛋白质（基因）时，我们要回到最开始的搜索界面，单击"Protein by name"输入基因名或蛋白质名进行搜索。比如检索 trpA 基因，结果如图 18-46 所示。

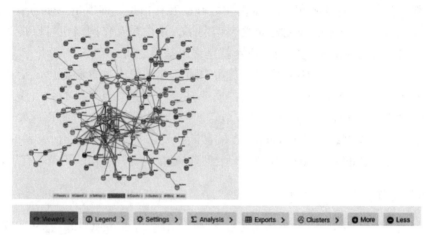

图 18-45　蛋白质互作网络构建页面及操作列表（彩图见书后）

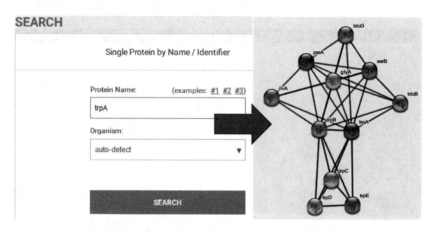

图 18-46　与 trpA 基因互作的蛋白质（基因）集

（三）其他蛋白质互作数据库

1. DIP 数据库（Database of Interacting Proteins，http：//dip.doe-mbi.ucla.edu/）　专门储存蛋白质相互作用信息。DIP 数据库中存储的数据由专家进行手工整理，也有数据为自动使用计算方法获取，大部分都是经过实验验证的可信蛋白质相互作用信息。

2. HPRD 数据库（Human Protein Reference Database，http：//www.hprd.org）　只收录人类的蛋白质互作数据，是目前包含了多种互作信息，包括翻译修饰、亚细胞定位、蛋白质结构域等信息的综合数据库。进入界面点击"Query"可直接进行搜索。

三、网络构建工具——Cytoscape 软件

Cytoscape 软件能够调用多种数据库，功能强大，适用于多种文件格式。它能制作生物分子网络，把生物分子网络通路与基因的注释、表达情况或其他数据联系、集合并展示出来。除此之外，它也有其他生物信息学的研究功能，例如序列比对等。Cytoscape 是开源的，因此到目前为止，已经有许多人用 Cytoscapa OpenApI 开发相应的插件来执行各种基因数据

分析，包括前面提到的 ClueGo、BinGo 等用于富集分析的模块，还有用于子网络模块挖掘的 MCODE 模块等。

　　Cytoscape 可在官网（https：//cytoscape.org/）免费下载安装，界面见图 18-47。在这里应用的是 Cytoscape 3.7.0 版本。下面将有针对性地介绍 Cytoscape 软件常用功能及使用方法，剩余的功能读者可以自己去挖掘。

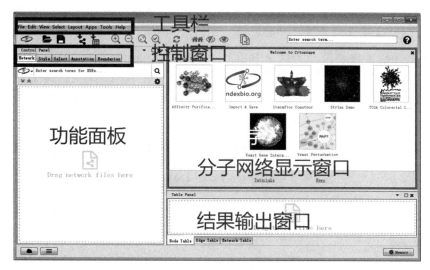

图 18-47　Cytoscape 3.7.0 界面

（一）绘制蛋白质相互作用网络图

　　1. 基本文件格式　一般会导入 3 类文件（格式皆为 .txt 或者 .xls）：基因互作数据文件（必需）、节点注释文件和线注释文件。3 种文件的数据结构见表 18-5 至表 18-7。

　　基因互作数据文件中，Node1 表示源节点，Node2 表示目标节点。同一行的基因节点表示存在互作关系。

　　节点注释文件中，Node1 表示源节点名称，其他列是节点的一些属性值，比如基因表达值、log 值等。

　　线注释文件文件格式如下：第一列表示具有相互作用的节点对，其他列是线的一些属性值，如第二列表示两节点相关性检验 P 值。导入时一般默认将首行作为表头。除了第一列外，其他列可按照研究者的需求附上想要构建的线数据，以便更好地表示网络图。

表18-5　基因互作数据文件结构

#Node1	Node2
CDC20	MAD2L1
...	...

表18-6　节点注释文件数据结构

Node1	GENE expression	Log value	...
CDC20	8	0.953541478	...
...	...	...	...

表18-7 线注释文件数据结构

#Node1+Node2	P value
CDC20［pp］MAD2	0.364956893

2．导入文件 按照 File > Import > Network From File 的路径或者点击 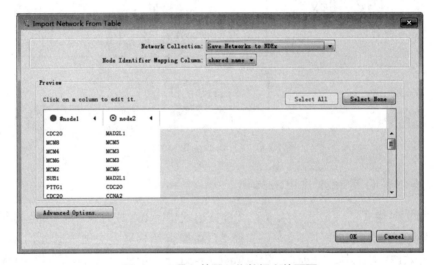 导入基因互作数据文件（.txt 文件），见图 18-48。

节点和线注释文件则按照 File > Import > Table From File 的路径或者点击 ┋ 导入。在"Import Data as"注意选择导入的注释类型。如果是节点注释文件，则选择"Nodes Table Columns"；如果是线注释文件，则选择"Edge Table Columns"。默认设置后点击"OK"，完成导入。

图 18-48 导入基因互作数据文件页面

以上操作完成后，初步的基因（蛋白质）互作图见图 18-49。这时候我们可以观察到整个生物分子网络中的疏密关系。

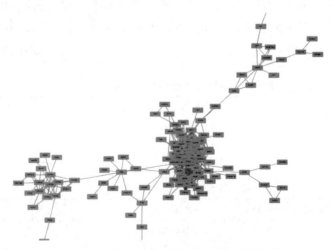

图 18-49 蛋白质相互作用网络图

3．修改网络图 单击图 18-47 工具栏中的"Layout"，可以对网络图的展示模式进行修改。可以在控制栏中的"Style"面板对节点的形状、大小进行编辑。"Style"面板的功能见图 18-50。

除此之外，点击 Cytoscape 自带的"Network Analysis"插件，或者安装其他插件，可以对这个网络进行后续分析，如功能富集分析等。

（二）标记或查询关键蛋白质（基因）

在网络图显示窗口上方的查询模块输入感兴趣的基因名称或基因集名称，就可以在构

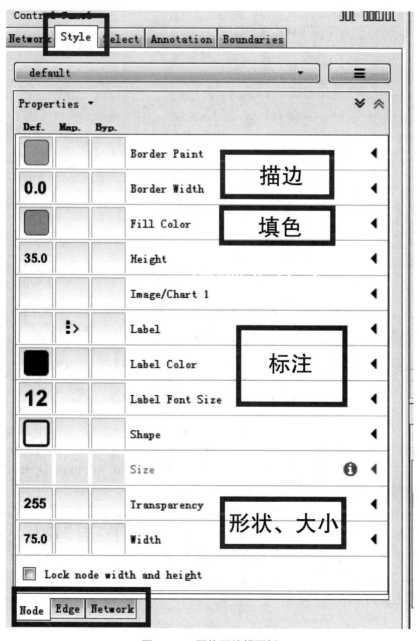

图 18-50 网络图编辑面板

建好的基因互作图中查询相关蛋白质或者基因。这些蛋白质或基因会在网络图内自动选中，并在结果输出窗口显示出相关的信息和注释。

（三）MCODE 子网络模块挖掘

MCODE（molecular complex detection）子网络模块是 Cytoscape 软件下的一个模块插件，可以检测蛋白质与蛋白质相互作用网络中高度密集（高聚类度）的区域。MCODE 可单独对感兴趣的局部节点进行微调，且可以检验节点之间的聚类程度。在运行之前，Cytoscape 软件需要先下载相关插件。点击图 18-47 工具栏中的 Apps > App Manager，搜索"MCODE"并下载，如图 18-51 所示。

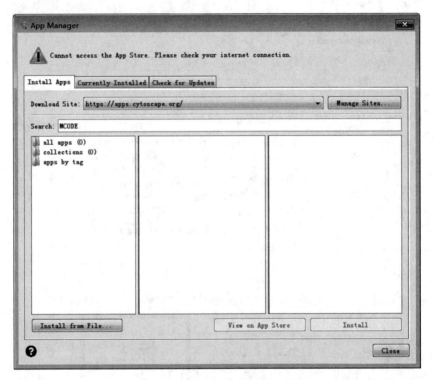

图 18-51　Cytoscape 软件插件下载页面

点击 Apps > App Manager > MCODE 运行 MCODE 模块。点击红色框下方的"Analyze current network"（如果需要筛选至少有 2 度以上的节点，可以在 Advanced Options 中调整，在此使用默认参数进行演示），开始进行 MCODE 分析。

分析结果见图 18-52。子网络模块根据平均聚类得分从高到低排列。结果显示了每个子网络模块的 MCODE 得分、节点数目与边数目。如图 18-52 中的子网络模块 2，MCODE 得分为 6.571，节点数目为 8，边的数目为 23。MCODE 得分反映了该网络节点的密集程度。选择"Export"可以导出结果。研究者可根据需要对子网络进行调节，根据不同子网络的拓扑学参数深度挖掘子网络的功能。

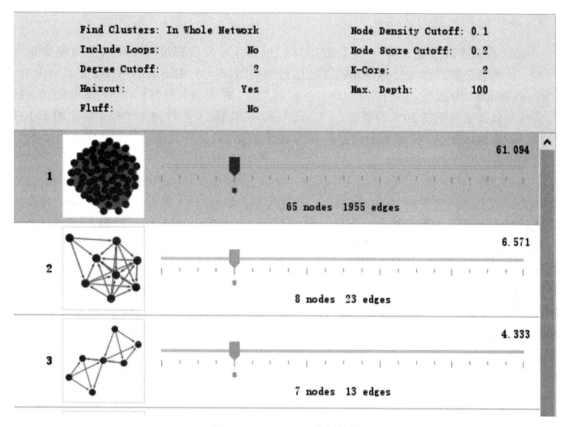

图 18-52　MCODE 分析结果

四、蛋白质交互作用网络的应用实例整体修改

蛋白质交互作用网络的构建，能为生物信息研究提供更加全面、综合的基因功能作用阐述，在寻找通路的关键靶点、评价预后指标等方面具有重要作用。Zhao 等（2019）利用从 GEO 平台获得的胆囊癌（gallbladder cancer，GBC）基因表达微阵列数据，根据差异表达基因的结果构建了蛋白质相互作用网络（FI）和寻找子模块，最终通过实验方法验证，找到了 3 个与预后有关的靶点。我们以该文章为例说明蛋白质相互作用网络在生物信息研究中的应用。

（一）研究背景

GBC 是一种较为罕见、但侵袭性极强的消化系统恶性肿瘤。由于缺乏特征性的早期检测指标，GBC 患者容易错过最佳干预期。一旦疾病发展到晚期，再对患者进行干预和治疗，已收效甚微，因此 GBC 患者通常生存率极低，其中位生存时间少于 1 年。为了制定新的 GBC 治疗策略，人们迫切需要准确性和精确性更高的分子标志物作为诊断指标，在临床上予以指导。因此 Zhao 等（2019）利用 GEO 平台的数据进行比对分析并构建蛋白质相互作用网络，挖掘相关的 GBC 预测基因。

（二）研究材料与方法

GBC 的微阵列数据来源于 GEO 数据库，包含 5 对胆囊癌组织及其匹配的癌旁正常组织。研究者先把已经经过标准化的芯片信号响应数据导入 BRB-ArrayTools 工具（由 Dr. Richard Simon 团队开发，用于分析 DNA 基因芯片数据的集成软件包）并进行初步筛选，排除了信号数据遗失超过 50% 的基因。随后研究者采用随机方差模型，经校正后适用于小样本微阵列实验的配对 t 检验来识别差异表达基因（DEGs），差异表达倍数（FC）> 2 被判断为差异表达基因。

为了找出 DEGs 间可能存在的功能联系，研究者从 Reactome 下载了 217 249 个蛋白质功能交互的基因对文件集（2014 年版），并将其导入 Cytoscape 软件，构建与 GBC 有关的功能相互作用网络（FI）。构建完成后，研究者同时应用 ReactomeFIViz 对 FI 网络进行功能富集分析，并计算整个 GBC 网络各个基因之间的相关性。研究者通过设置均值度、阳性错误率的截断值进一步筛选出子网络模块，找到 FI 网络中聚类程度较高的区域，通过功能富集分析确定基因调控过程中的功能基因。最后，研究者采集 80 个 GBC 组织和 20 个与之匹配的非癌组织样本，采用免疫组化技术（IHC）检测候选基因的表达情况，并应用 Kaplan-Meier 法绘制生存曲线，Log Rank 检验比较组间差异。分别应用单因素与多因素 Cox 回归评估候选基因和生存结局的关系，多因素 Cox 回归调整了性别、年龄、组织学分化程度、肿瘤大小、TNM 分期及临床发展阶段等 8 个协变量。$P < 0.05$ 被认为有统计学意义。

（三）研究结果

研究筛选出了 198 个在 GBC 患者内存在差异表达的基因，其中 66 个为功能上调基因，132 个为功能下调基因。构建 FI 网络，最终确定 192 个有连接的节点，其中包含具有聚集性的 7 个区块（含 42 个节点）。通过设定 Hub 节点的度（degree）得分 > 4，确定了包括 PIK3R1、LIFR、MMp12 等 9 个基因为 GBC 网络的 Hub 节点。研究者采用马尔可夫聚类算法（markov cluster algorithm，MCL）构建了包含 23 个基因的 5 个模块，其子网络的详情见表 18-8。子网络的层次聚类分析结果表明，这 5 个模块的基因都可以用于区分 GBC 和非癌样本，见图 18-53。

表18-8 基因网络中的子模块基本情况

子模块编号	模块内基因数目	模块内平均相关系数
0	8	0.4831
1	5	0.7697
2	4	0.5426
3	3	0.6762
4	3	0.3151

在筛选出 5 个子网络后，为了进一步理解这些基因在 GBC 起作用的机制，研究者对子网络进行功能富集分析，方法见本章第四节应用实例。最终确定 PIK3R1、LIFR、MMP12 作为候选的预测基因。候选预测基因与 GBC 预后的关联分析发现，GBC 组织中 LIFR、

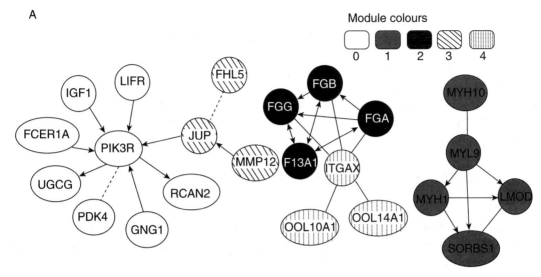

图 18-53 筛选的分子模块网络图

PIK3R1 基因的蛋白质表达与肿瘤大小密切相关。单因素和多因素分析表明 MMP12 低表达为预后的独立危险因素，MMP12 可作为 GBC 预后的易感性标志物（表 18-9）。

表18-9 单因素与多因素Cox回归分析结果

影响因素	单因素分析		多因素分析	
	HR（95%CI）	*P*值	HR（95%CI）	*P*值
年龄（≤ 65 岁 / > 65 岁）	0.924（0.465 ~ 1.834）	0.820		
性别（女 / 男）	1.404（0 675 ~ 2.920）	0.364		
组织分化程度（高 / 中 / 低）	2.181（1.057 ~ 4.502）	0.035		
肿瘤大小（cm，≤ 4.5/ > 4.5）	1.498（0.692 ~ 3.244）	0.305		
T 分期（1/2/3/4）	1.728（1.032 ~ 2.893）	0.038		
N 分期（0/1+2）	2.158（0.850 ~ 5.479）	0.106		
远处转移（否 / 是）	3.209（1.158 ~ 8.390）	0.025	3.473（1.071 ~ 11.263）	0.038
TNM 分期（Ⅰ / Ⅱ / Ⅲ / Ⅳ）	1.993（1.208 ~ 3.288）	0.007		
LIFR 表达（低 / 高）	0.481（0.241 ~ 0.963）	0.039		
PIK3R1 表达（低 / 高）	0.476（0.214 ~ 1.058）	0.068		
MMP12 表达（低 / 高）	0.401（0.199 ~ 0806）	0.010	0.429（0.198 ~ 0.930）	0.032

注：95%CI，95% 置信区间；HR，风险比。

（四）研究结论

该研究建立了一个与 GBC 有关的功能相互作用网络，并揭示了 LIFR、PIK3R1 和 MMP12 基因可能是有效评估 GBC 预后的新生物标志物和潜在治疗靶点。

第六节　常用的数据在线可视化工具

生物信息学的发展，迫使更多人寻求更为快捷的途径来筛选、指导特定的实验验证或临床验证。如今，越来越多的数据在线可视化网站建立，更有助于研究者们进一步理清疾病与基因变异的关系，让人们从浩瀚的数据海洋中挖掘有效的信息。下面介绍几个与数据挖掘有关的在线工具。

一、GEPIA——TCGA 和 GTEX 数据可视化

GEPIA（Gene Expression Profile Interactive Analysis）是以 TCGA 和 GTEX 数据库为基础的在线可视化网站（http://gepia.cancer-pku.cn/）。无须编程，只需在 GEPIA 网站上点击就可以对 TCGA 肿瘤数据库的基因信息进行分析和挖掘，并得到可视化图表。GEPIA 主页见图 18-54。

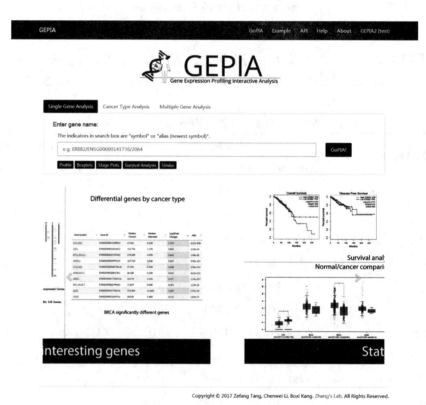

图 18-54　GEPIA 主页界面

1. 检索某基因在肿瘤组织的表达情况和表达特性　首先在搜索框中输入相应的基因 ID（可以是基因名、Ensembl ID 或者 Entrez ID），如检索乳腺癌风险基因 BRCA1，点击"GoPIA！"，结果如图 18-55 所示。结果会显示基因的别称、描述以及基因表达组织特异性的 Bodymap 图、肿瘤和正常样本的基因表达谱图及相关基因列表。点击相应的图片，可以对图片进行裁剪、保存等。

2．进行差异表达分析　点击"Differential Genes"，进入差异基因表达分析页面（图18-56）。选择好相应参数后，点击"List"或"Plot"，进行差异表达分析，得到差异基因表达的分析结果以及染色体中差异表达基因的可视化结果。

3．个性化绘制基因表达谱　点击"Expression DIY"，可绘制基因在不同肿瘤分期时的表达情况，可通过点状图、箱式图、小提琴图进行展示，也可绘制热图来比较多个基因在不同类型肿瘤的表达水平（图18-57）。

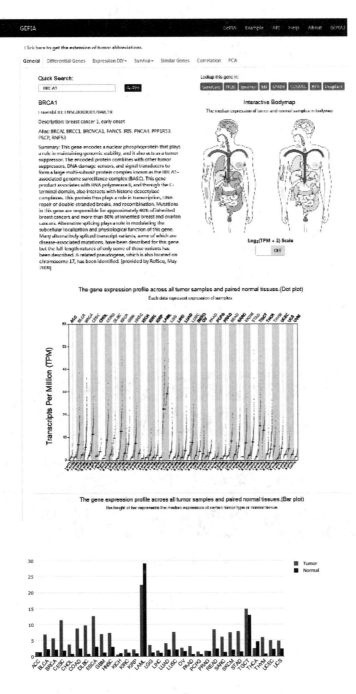

图18-55　检索基因的可视化结果

Most Similar Genes

The similar detection are based on the datasets used above.

Show 10 ▼ entries   Search: [   ]

Gene Symbol	Gene ID	PCC
CLSPN	ENSG00000092853.13	0.79
XRCC2	ENSG00000196584.2	0.79
FANCI	ENSG00000140525.17	0.78
RFWD3	ENSG00000168411.13	0.76
PRIM1	ENSG00000198056.13	0.76
DTL	ENSG00000143476.17	0.76
CENPK	ENSG00000123219.12	0.76
NCAPG2	ENSG00000146918.19	0.74
RBL1	ENSG00000080839.11	0.74
KIF14	ENSG00000118193.11	0.74

Showing 1 to 10 of 100 entries   Previous 1 2 3 4 5 ... 10 Next

图 18-55（续） 检索基因的可视化结果

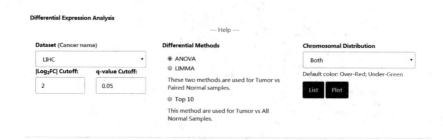

图 18-56　差异基因表达分析页面

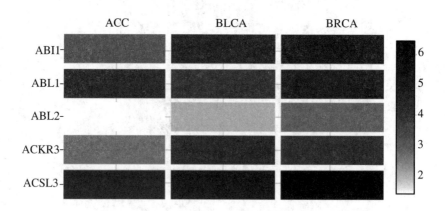

图 18-57　多个基因在多种肿瘤的表达谱热图

　　除此之外，GEPIA 还可以绘制生存曲线、进行基因的相关性分析等。更多的功能见操作界面。

二、UALCAN——肿瘤数据可视化

UALCAN 是综合的、交互式在线网络可视化网站，其功能与 GEPIA 类似。UALCAN

的功能主要有：

- 下载公共肿瘤数据，如 TCGA 数据和 500 转移性癌队列数据（MET500）；
- 检索潜在基因和生物标志物；
- 在线进行差异基因分析和生存分析，并使结果可视化；
- 评估基因在乳腺癌和前列腺癌分子亚型中的表达；
- 评价基因表达的表观遗传学调控；
- 进行泛癌基因的表达分析；
- 链接到其他数据库，提供关于所选基因 / 靶点的补充信息。

进入 UALCAN（http：//ualcan.path.uab.edu/），其主页界面见图 18-58。

点击"Analysis"，进入分析界面（图 18-59）。按照要求输入相应的基因列表，选择要分析的癌症种类，查询某些基因在癌组织与正常组织间的差异表达信息、癌症患者的生存情况等。

结果大体上展示了 5 种类型的结果和外部链接。每种结果有相应的可视化表达。研究者应根据研究目的挖掘潜在的与疾病相关的基因，如图 18-60 所示。点击"Heatmap for query genes"，可展示查询基因在某个癌症及其亚型的表达值情况（图 18-61）。

三、HPA——开放图谱数据库

HPA（The Human Protein Atlas，https://www.proteinatlas.org/）是开放的图谱数据库。它利用蛋白质组学、转录组学等组学数据，结合质谱分析和抗体成像技术绘制人类细胞、组织和器官中蛋白质的图谱。HPA 由组织学图谱、细胞学图谱、病理学图谱三大子库组成：组织学图谱展示蛋白质在正常人体组织器官的分布，即正常组织免疫组化效果；细胞学图谱提示蛋白质在单个细胞中的亚细胞定位信息，反映细胞内表达水平；病理学图谱提示蛋白质的分布对癌症患者预后的影响，即癌组织免疫组化效果。HPA 数据库以抗体检测实验为基础，检测功能基因的表达情况，可辅助判断生物信息数据挖掘中的两个问题：①已被理论证明的功能基因在正常与异常机体中是否存在实际差异；②功能基因在表达过程中是否存在表观修饰效应。

首先进入主页，界面如图 18-62 所示。界面里 3 种颜色的标题对应 3 种不同的子库。

在主页界面的检索空白框中输入基因名，以 TP53 为例，输入后点击"Search"，进入结果显示页面（图 18-63）。若查询基因相应的子库有图谱结果，会直接以小图的形式展示，没有则会空白。

点击查询基因后进入图谱库，由于 3 个子库是相互独立的，因此内容会有所不同。基本信息如图 18-64 所示。

通过点击图标，转换数据库，从而得到 TP53 基因在不同库的信息，主要包括 RNA 和蛋白质在各个细胞系的表达水平以及表达或免疫组化的图谱。

此外，细胞学图谱库中的细胞图可直接展示细胞内表达的主要场所（图 18-65）。TP53 主要的代谢场所是细胞核内，说明 TP53 参与的生物学过程与细胞核内反应有关。

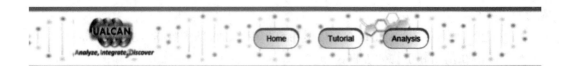

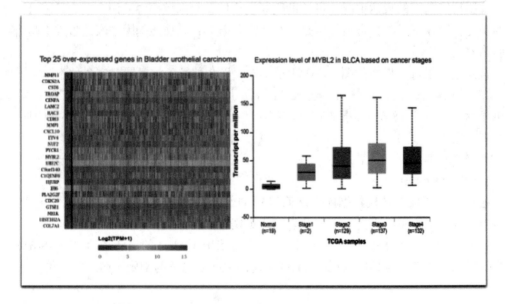

图 18-58　UALCAN 主页界面

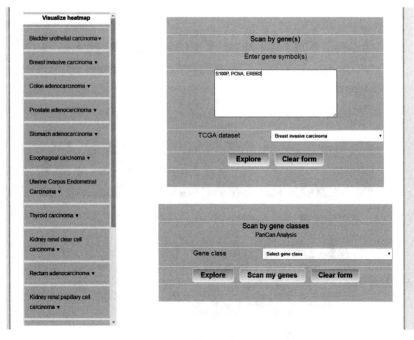

图 18-59　输入基因列表进行在线分析

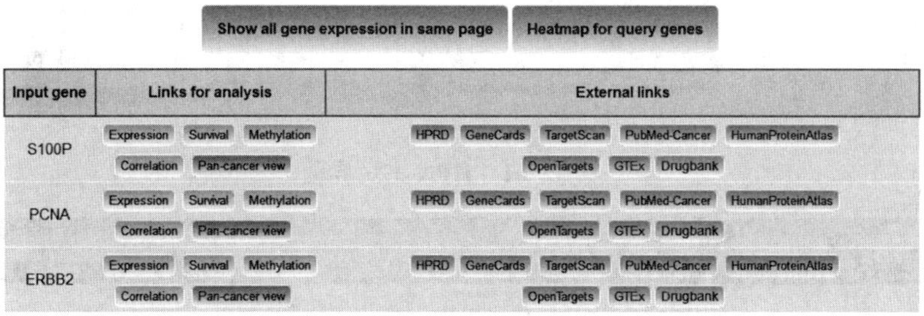

图 18-60　基因列表中各基因的结果链接

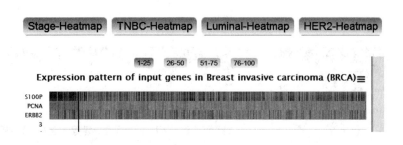

图 18-61　查询基因在乳腺癌及其亚型的表达谱图

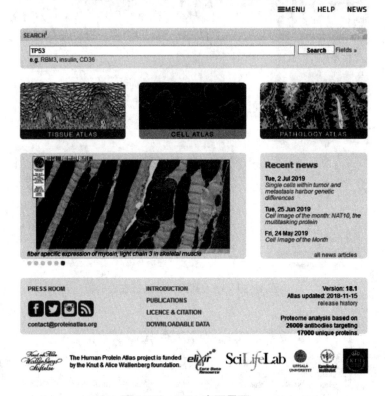

图 18-62 HPA 主页界面

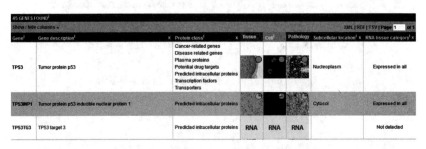

图 18-63 查询基因后的结果显示页面

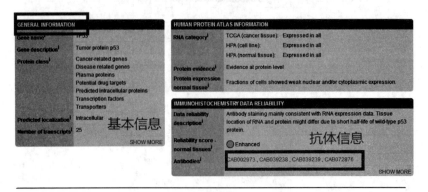

图 18-64 查询基因的综合信息

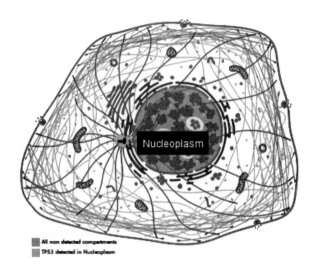

图 18-65　TP53 基因主要表达场所

四、VENNY——韦恩图绘制

韦恩图又称文氏图，是最为常见的逻辑关系图，可以用来表示多个数据集的交互关系。在生物信息数据挖掘过程中，韦恩图常用来辅助筛选关键基因或蛋白质，从而为研究者提供新的思路。韦恩图可视化有相应的在线工具，即 VENNY（https://bioinfogp.cnb.csic.es/tools/venny/），主页如图 18-66 所示。左侧为韦恩图 4 个列表（List），一般可对应输入相应的基因 ID 集合。下方的"Results"描述交集或互补集中的对象。

VENNY 图顶层为状态栏，可进行图像编辑。VENNY 进行交集的过程是实时的，因此，若想保存之前的结果，需在更换 List 之前保存图片。

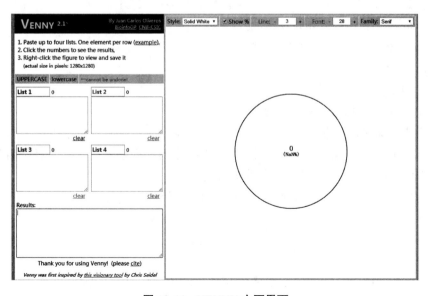

图 18-66　VENNY 主页界面

五、HemI——热图绘制

HemI 是一款用 JAVA 编写的、极为简单快捷的热图编辑软件，专门用于热图的绘制。同时，它也有聚类功能。从官网 http：//hemi.biocuckoo.org/down.php/ 可下载到 HemI 1.0 版本，打开后界面如图 18-67 所示。下面介绍 HemI 绘制热图的方法。

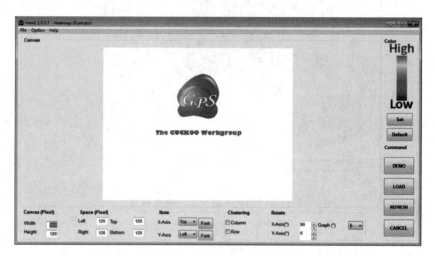

图 18-67　HemI 主界面

导入数据。通过主界面中 File > Load 的路径来导入数据（HemI 支持 .xls、.csv、.txt、.xml 格式）。

设定坐标轴（图 18-68）。窗口底部的 X 和 Y 轴用来选择是否显示横纵坐标字符及显示的字符数。可以通过鼠标或者点击"Auto Select"来选择需要用来做热图的数据。选择后点击"Finish"。

程序执行完毕后，热图的初始状态见图 18-69。

可通过底部设置栏对热图进行修改，从左到右功能依次为：

- Canvas：绘制热图画布的高度和宽度。
- Space：上下左右距离画布的宽度。
- Note：轴标签的位置和字体设置。
- Clustering：对横行或纵列进行聚类分析。
- Rotate：文字和画布的旋转功能。

研究者可调节热图的形状、大小。每次更改完设置后，单击右侧的"REFRESH"即可更新热图。"DEMO"是 HemI 软件中自带的示例，用来为研究者设计热图时提供参考。"Set"和"Default"是对热图的颜色色系进行设置。

热图完成后可通过 File > Export Image 导出热图结果。

小　结

本章介绍了生物信息学中的基本概念与常用的生物信息数据库，并通过实例演示了几

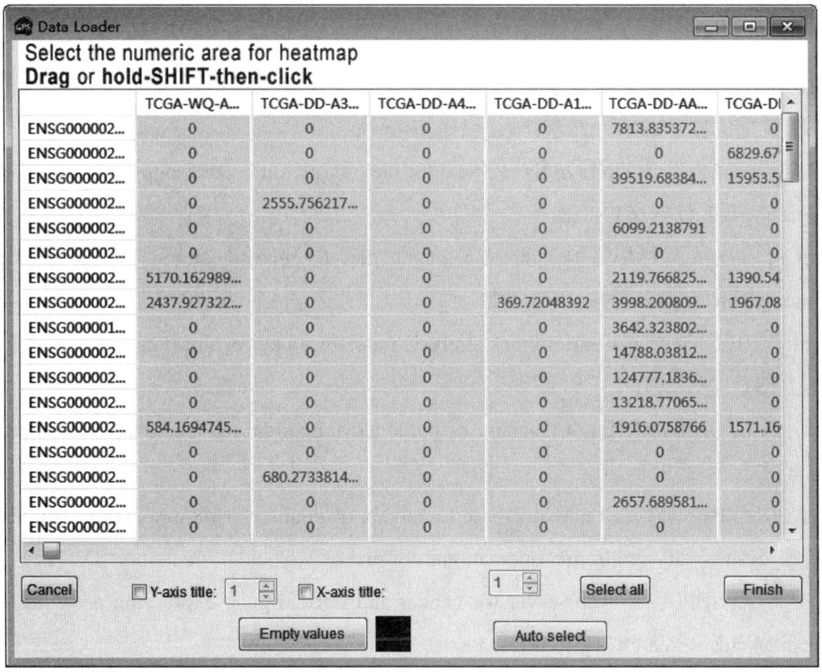

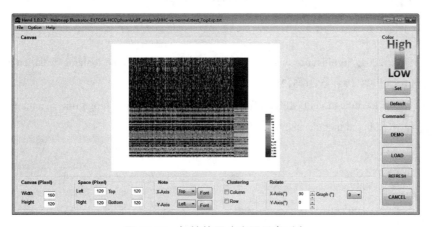

图 18-68 数据导入界面

图 18-69 初始热图（彩图见书后）

种常用的生物信息挖掘方法，包括基因差异表达分析、基因功能富集分析、生物分子网络分析等。在进行差异表达分析时应该根据基因表达数据集的来源选择不同的统计学方法，如 LIMMA 包通常用于微阵列数据，而 EdgeR、Deseq 包通常用于 RNA-Seq 数据。本章还介绍了基因功能富集分析的数据库和常用软件。研究者可将筛选出的差异表达基因富集并注释，构建基因与基因之间的多层次网络，从而了解基因的生物学功能。本章引入了生物分子网络的概念，介绍了网络拓扑学性质和常用的分析方法与可视化工具。通过基因功能富集分析和生物分子网络的构建，研究者可以从海量、模糊的数据中获得关键性信息，指导后续的实验研究，理解基因导致疾病发生、发展的生物学机制。

（李晓怡 马雨佳 编，陈大方 审）

参考文献

华琳，等，2018. 医学生物信息学案例与实践. 北京：清华大学出版社.

李霞，等，2015. 生物信息学. 2 版. 北京：人民卫生出版社.

Chandrashekar D S，et al.，2017. UALCAN：a portal for facilitating tumor subgroup gene expression and survival analyses.Neoplasia，19（8）：649-658.

Georgescu C，et al.，2019. A TMEFF2-regulated cell cycle derived gene signature is prognostic of recurrence risk in prostate cancer. BMC Cancer，19（1）：423.

Hung J H，et al.，2012. Gene set enrichment analysis：performance evaluation and usage guidelines.Brief Bioinform，13（3）：281-291.

Mering C V，et al.，2003. STRING：a database of predicted functional associations between proteins. Nucleic Acids Research，31（1）：258-261.

Shen H，et al.，2017. Pathway and network-based analysis of genome-wide association studies and RT-PCR validation in polycystic ovary syndrome. International Journal of Molecular Medicine，18（11）：2078-2090.

Tang Z，et al.，2017. GEPIA：a web server for cancer and normal gene expression profiling and interactive analyses. Nucleic Acids Research，45（w1）：98-102.

Tatusova T，2010. Genomic Databases and Resources at the National Center for Biotechnology Information// Carugo O，Eisenhaber F. Data Mining Techniques for the Life Sciences. New York: Humana Press.

Thul P J，et al.，2018. The Human Protein Atlas：a spatial map of the human proteome.Protein Sci，27（1）：233-244.

Tusher V G，et al.，2001. Significance analysis of microarrays applied to the ionizing radiation response. Proc Natl Acad Sci USA，98（9）：5116-5121.

Zhao X，et al.，2019. Identification of LIFR，pIK3R1，and MMp12 as novel prognostic signatures in gallbladder cancer using network-based module analysis. Front Oncol，9：325.

第十九章 住院病案首页与气象及大气污染数据挖掘应用

第一节 住院病案首页数据库

病案是患者住院期间诊疗全过程的临床医学文书。住院病案首页是整册病案中最重要内容的浓缩，它不但是医疗、医院统计、科研、教学、重点专科评审及国家卫生统计信息的主要数据来源，还为医院管理和决策提供重要依据。

住院病案首页（图 19-1）数据内容包括住院病人的基本信息（如年龄、性别、职业、

医疗机构 _____（组织机构代码：_____）

医疗付费方式：□   **住 院 病 案 首 页**

健康卡号： _____   第 次住院   病案号：_____

姓名 _____ 性别 □1.男 2.女 出生日期____年___月__日 年龄____ 国籍_____
（年龄不足1周岁的）年龄_____月 新生儿出生体重_____克 新生儿入院体重_____克
出生地_____省（区、市）___市___县 籍贯____省（区、市）___市 民族_____
身份证号_____ 职业_____ 婚姻 □1.未婚 2.已婚 3.丧偶 4.离婚 9.其他
现住址____省（区、市）___市___县 电话_____ 邮编_____
户口地址____省（区、市）___市___县 邮编_____
工作单位及地址_____ 电位电话_____ 邮编_____
联系人姓名_____ 关系____ 地址_____ 电话_____
入院途径 □1.急诊 2.门诊 3.其他医疗机构转入 9.其他
入院时间____年___月__日__时 入院科别_____病房_____ 转科科别_____
出院时间____年___月__日__时 出院科别_____病房_____ 实际住院_____天
门（急）诊诊断_____ 疾病编码_____

出院诊断	疾病编码	入院病情	出院诊断	疾病编码	入院病情
主要诊断：			其他诊断：		
其他诊断：					

入院病情：1.有，2.临床未确定，3.情况不明，4.无
损伤、中毒的外部原因 _____ 疾病编码_____
病理诊断：_____ 疾病编码_____
_____ 病理号_____
药物过敏 □1.无 2.有，过敏药物：_____ 死亡患者尸检 □1.是 2.否
血型 □1.A 2.B 3.O 4.AB 5.不详 6.未查 Rh □ 1.阴 2.阳 3.不详 4.未查
科主任 _____ 主任（副主任）医师 _____ 主治医师 _____ 住院医师 _____
责任护士 _____ 进修医师 _____ 实习医师 _____ 编码员 _____
病案质量 □1.甲 2.乙 3.丙 质控医师 _____ 质控护士 _____
期 ____年____月____日

图 19-1 住院病案首页

婚姻状况等）、入院和出院信息（如入院科室、入院时间、入院时情况、入院诊断名称、出院日期等）、疾病诊断信息（1 个出院主要诊断和 7 个出院其他诊断的疾病名称、相应的 ICD-10-CM 编码、治疗结果）、手术治疗信息（5 个手术名称、编码、术者、手术时间等）、出院状态（治疗结果、医院感染名称、病理诊断）以及费用信息（住院费用总计，以及西药费、手术费、床位费等费用细目）。目前住院病案首页数据已基本实现结构化，数据结构统一，数据完整度较高，可以支持全国性的纵向指标分析。数据均经过匿名化处理和前期清洗。另外，由于所有数据颗粒度为病人级，因此也可以实现对患者疾病差异的研究，以及在控制患者分布的条件下进行院间指标的横向比较。

第二节　气象与大气污染数据

既往研究表明，气象因素与大气污染都和心血管疾病有着明确的相关性。国外研究发现，日最低气温和最高气温的下降会增加心血管疾病的发病率，心血管疾病门诊就诊人数与气温之间存在显著的关联性。国内一些研究证明，心血管疾病发病与日平均气压、平均气温、最低气温、日较差、水汽压、降水量、日照时数等气象因子都存在相关性。

大气污染不仅与呼吸道疾病直接相关，与心血管疾病也有较为明确的相关性。2010 年美国心脏协会（AHA）发布了《大气污染与心血管疾病》的科学声明，提出细颗粒物暴露与心血管疾病发病率和死亡率存在明确的因果关系，细颗粒物暴露应被视为心血管疾病一种可控的危险因素。近年来，中国中东部地区先后遭遇多次大范围持续雾霾天气，其污染程度重、持续时间长，颗粒物污染水平严重超出国家标准。对该地区大气污染高暴露的健康人群进行心血管疾病早期危险因素的研究分析，为预防或延迟心血管疾病的发生提供参考依据。

本章引用刘徽等（Liu et al., 2017）的研究，在住院病案首页数据库的基础上引入了温度、湿度以及大气污染指标实时通报系统的数据。气象数据来自国家气象信息中心的公开数据集"中国地面国际交换站气候资料日值数据集"，数据集为中国 194 个气象站自 1951 年以来地面日值数据，包括日平均气压、最高气压、最低气压、平均气温、最高气温、最低气温、平均相对湿度、最小相对湿度、平均风速、最大风速及风向、极大风速及风向、日照时数、降水量。空气污染数据来自中国环境保护部数据中心的大气污染物数据库。每个城市有 4 ~ 15 个环境空气监测站，为了完成政府规定的质量保证和质量控制计划，每个监测站必须向中国国家空气污染监测系统提供每小时的空气污染数据，主要污染物包括 PM_{10}、$PM_{2.5}$、二氧化硫（SO_2）、二氧化氮（NO_2）、一氧化碳（CO）和臭氧（O_3）。

第三节　数据预处理过程

一、数据提取

在病案首页数据库中，病人信息可能分散在诊断、手术记录等不同表格中，需要将同一个患者在不同表格中的内容整合在一起。某些患者可能存在短时间内（7～30天）重复入院的情况，应予以合并。医院层面的信息（床位数、医生数等）根据医院编码与患者信息匹配。本研究提取了2014—2015年中国26个大城市的患者住院病案首页信息。

气象数据和大气污染数据从网站提取后，原始数据包含了全国各个省份不同站点的不同气象数据，根据研究需要筛选出2014年1月1日至2015年12月31日期间数据。气象数据提取日均温度（℃）和日均相对湿度（%），空气污染数据提取 PM_{10}、$PM_{2.5}$、二氧化硫（SO_2）、二氧化氮（NO_2）和一氧化碳（CO）数据。

二、数据清理

1．判断"0"值和空缺值　对于没有数据值的属性项，根据该数据项的含义定义缺省的空缺值（NA），替换缺少的空缺项。如"住院期间是否进行手术"缺失，根据具体手术信息判断患者是"未参与手术"还是"缺失"，前者赋值为"0"，后者定义为缺失项"NA"。

2．纠正非法值　由于电子病历的严肃性和经多人多次浏览，非法数据的出现往往是由于医生书写病历时疏忽造成的，例如数字"0"和字母"o"容易混淆，住院结局为死亡时写为"死""4""dead"，需尽可能根据含义恢复其正确性。此外，还需识别ICD编码中的"."","等特殊符号，删除异常空格和乱码。

3．纠正不一致数据　原始数据中除了缺失数据外，还存在一些不一致的数据。实际上，某些数据项间存在一定的相关性，可以用这种相关性来查找并纠正这些不一致的数据。例如对于"重返手术室再次手术"这一指标，少部分较大的Ⅱ型肌瘤可能需二次手术，残留肌瘤需等待子宫收缩，待其突向宫腔后再次手术，但该情况不属于"重返手术室再次手术"。

数据清理完成后，根据ICD-10编码的主要诊断结果，确定了2014年1月1日至2015年12月31日入院的缺血性卒中（ICD-10编码I63）和出血性卒中（ICD-10编码I61和I62）患者。为了确保卒中诊断的有效性，使用了相应的中文诊断来检查确定的入院病例。年龄＜18岁的个体被排除在本研究之外。总共确认了来自中国26个大城市的缺血性和出血性卒中住院患者分别为278 980例和69 399例。这些城市包括4个直辖市、21个省会城市，以及大连市。

三、数据集成

病案首页数据库中不同表单根据患者编码匹配，患者信息与医院信息根据医院代码匹配，最后整合好的病案首页信息与大气和污染数据根据城市地区代码关联成一个总体数据库。合并过程需检测和解决变量不一致的问题，如大气和污染数据中一些城市地区代码与病案首页存在不一致的情况，根据需要进行统一和匹配。此外，气象和污染数据存在滞后效应，在匹配时需注意与病案首页数据的时间差。

四、数据变换

1．将数据转换成统一的格式　在抽取出来的数据中，涉及要转换的数据大多是表现形式上的差异，如将百分数统一转换为小数。

2．数值变量变换单位　如 $PM_{2.5}$ 和 PM_{10} 原始数据单位为 $\mu g/m^3$，根据后续分析将单位

变换为 $10\mu g/m^3$ 和 IQR（四分位数）。

3．生成新变量　如根据患者出生日期和入院日期生成更为准确的年龄；将入院日期生成星期制日期，以在后续分析中排除工作日和周末入院人数的差异；将 0～2,0～5 或 0～7 天内温度、湿度汇总为平均值，将每小时污染物值汇总为日均值。

4．特殊变换　在处理费用相关数据时，需根据研究时间范围，选取中间点作为标准，以通货膨胀率调整前后年份的费用。

第四节　数据分析过程

病例交叉研究（case-crossover study）是一种用于研究短暂暴露对罕见急性病的瞬间影响的流行病学方法。选择发生某种急性事件的病例，分别调查事件发生时及事件发生前的暴露情况，以判断暴露危险因子与某事件有无关联及关联程度大小。以病例自身作为对照不仅避免了选择对照所引起的偏倚，而且可以避免各病例之间一些不可控的因素（如年龄、智力、遗传等）所引起的偏倚。时间分层病例交叉研究的基本原理是将时间进行分层，病例期和对照期处于同一年、同一个月和同一个星期几（the day of week），则一个匹配组病例期前后有多个对照期，相当于按时间层匹配的病例对照研究。Janes 等（2005）通过统计模拟的方法发现，时间分层病例交叉研究可以同时控制季节性与星期几效应等混杂因素，消除时间趋势偏倚，并能得到参数的无偏估计（条件 logistic 回归）。而 Poisson 回归和条件 Poisson 回归通过设置哑变量（年、月、星期几）的方法，同样能达到按时间层匹配的目的。

本章引用的研究采用时间分层病例交叉研究设计，研究环境颗粒物浓度与卒中的关系。对于每一例卒中病例，将病例日（卒中住院日）的环境颗粒物暴露与同一年同一月同星期几的对照日发生的暴露进行比较，使用条件 logistic 回归分析颗粒物与脑卒中的相关性。为了调节温度和湿度的滞后及非线性效应，使用自然样条（自由度为 3）、最大滞后 3 天的分布滞后非线性模型。为控制气象学对健康影响的空间变化，模型还考虑了气象学与城市之间的相互作用。此外，模型中也加入了公共假日。结果报告为颗粒物浓度每增加一个 IQR 时，每日卒中入院率的百分比变化和 95% 置信区间（CI）。应用平滑函数以图形方式分析 $PM_{2.5}$、PM_{10} 浓度与卒中住院率之间的暴露 - 反应关系。

检验颗粒物浓度与脑卒中的时间相关性，对不同滞后结构的模型从当前日（lag0）到 ≤ 5 个滞后日（lag5）进行了拟合。考虑到单日滞后模型可能低估污染物的影响，还分析了脑卒中与 3 天（lag0～2）和 6 天（lag0～5）前颗粒物浓度移动平均值的关系。

通过调整 CO、NO_2 或 SO_2 的两种污染物模型，排除了其他空气污染物的潜在混杂。采用分层分析的方法，研究不同地理区域（中国南部和北部）、性别和年龄（大于 65 岁和小于 65 岁）之间的关联性是否存在差异，并用 Z 检验比较分层分析的结果。

第五节　研究结果

在纳入研究的 26 个城市中，$PM_{2.5}$ 和 PM_{10} 浓度滞后 5 天（lag0～5）的移动平均值与缺血性卒中住院治疗风险之间存在明显的暴露 - 反应关系（图 19-2）。缺血性和出血性卒中入院率的百分比变化，与不同滞后结构的 $PM_{2.5}$（47.5μg/m³）和 PM_{10}（76.9μg/m³）增加显著相关（以 IQR 为单位）。在滞后 2、3、4、5 和 0～5 天，$PM_{2.5}$ 与缺血性卒中呈正相关；在滞后 2、3、4 和 0～5 天，PM_{10} 与缺血性卒中显著相关。$PM_{2.5}$ 和 PM_{10} 滞后 3 天的移动平均值效应最大，滞后 3 天的 $PM_{2.5}$ 和 PM_{10} 浓度每增加一个 IQR 对应缺血性卒中入院人数增加 1.0%（95%CI 为 0.7%～1.4%）和 0.8%（95%CI 为 0.3%～1.3%）。但两类颗粒物与出血性卒中没有显著相关性。

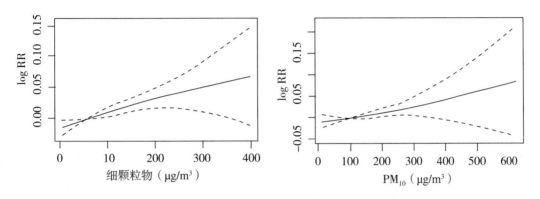

图 19-2　颗粒物浓度与缺血性卒中住院治疗风险的暴露反应曲线

图为 26 个城市细颗粒物（$PM_{2.5}$，左图）和 PM_{10} 浓度（右图，自由度 =3）滞后 5 天（lag0～5）的移动平均值与缺血性卒中住院治疗的暴露 - 反应曲线。x 轴是颗粒物浓度滞后 5 天（lag0～5）的移动平均值（μg/m³）。y 轴是经过温度和相对湿度调整后的缺血性卒中住院治疗对数相对危险度（relative risk，RR），点估计用实线表示，虚线表示 95%CI

图 19-3 显示了按地理区域分层，颗粒物浓度和缺血性卒中之间的关系。中国北方地区缺血性卒中与 $PM_{2.5}$ 和 PM_{10} 的相关性均强于南方地区。在北方，滞后 3 天的 $PM_{2.5}$ 和 PM_{10} 浓度增加一个 IQR 分别与缺血性卒中入院率增加 1.0%（95%CI 为 0.7%～1.4%）和 0.7%（95%CI 为 0.3%～1.2%）相关。根据年龄和性别分层时，在两种污染物模型中，当对 CO、NO_2 或 SO_2 进行调整时，滞后 0～5 天的颗粒物浓度与缺血性卒中入院率的百分比变化没有显著性相关关系。

小　结

本章结合实例介绍了对住院病案首页数据的挖掘。住院病案首页是整册病案中最重要内容的浓缩，按照研究目的从病案首页中提取规范化、格式化的病案数据，可以为后续深入的挖掘工作提供有利的数据保障。本章中的研究在住院病案首页数据库的基础上引入了温度、湿度以及大气污染指标实时通报系统的数据。预处理过程包括数据抽取、数据清理、数据集成、数据变换。研究设计采用时间分层病例交叉研究设计，使用条件 logistic 回归检验颗粒物浓度与脑卒中的时间相关性。研究结果显示，$PM_{2.5}$ 和 PM_{10} 与缺血性卒中呈正相关，地理区域分层显示中国北方地区缺血性卒中与 $PM_{2.5}$ 和 PM_{10} 的相关性均强于南方地区。

（车前子 编，刘　徽 审）

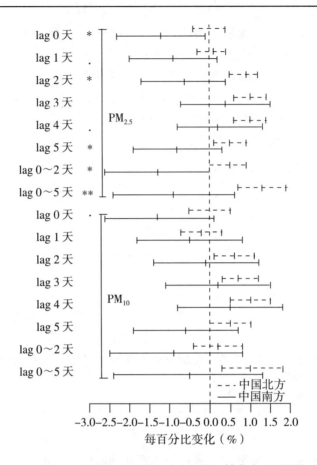

图 19-3　按地理区域分层后颗粒物浓度与缺血性卒中之间的关系图

按区域分层后，缺血性卒中入院患者数的增加与 $PM_{2.5}$ 和 PM_{10} 浓度升高相关。亚组分析显示，南北间存在差异。

Z 检验：$P < 0.1$，$*P < 0.05$，$**P < 0.01$

参考文献

北京大学医学部科学研究处，2018. 北京大学医学信息学中心简介. http：//research.bjmu.edu.cn/jdpt/jglb/xjyjzx/194860.htm

徐宁，2016. 病案首页数据的挖掘与利用. 医疗装备，29（5）：49-50.

张彩霞，等，2016. 时间分层病例交叉研究的 R 软件实现. 中国卫生统计，33（3）：507-509.

张楠，2016. 西安地区气象因素对心脑血管疾病影响关系的研究. 兰州：兰州大学.

Brook R D，et al.，2010. Particulate matter air pollution and cardiovascular disease：an update to the scientific statement from the American Heart Association. Circulation，121：2331-2378.

Janes H，et al.，2005. Case-crossover analyses of air pollution exposure data：referent selection strategies and their implications for bias. Epidemiology，16（6）：717-726.

Liu H，et al.，2017. Ambient particulate matter concentrations and hospitalization for stroke in 26 Chinese cities：a case-crossover study. Stroke，48（8）：2052.

第二十章　宁波市鄞州区健康大数据平台在疾病管理中的应用

第一节　宁波市鄞州区健康大数据平台概述

鄞州区位于浙江省宁波市，面积806平方公里，总人口108万，户籍居民73万人。2006年鄞州区卫生和计划生育局设计建立了卫生信息系统，并于2008年完善了全科医疗基础设施和综合性电子健康信息系统，旨在为当地的基层临床医生和社区医生提供日常基本诊疗与公共卫生服务的工具。该卫生信息系统可通过每个居民的唯一编码链接不同来源的数据库，及时获取鄞州区95%以上常住居民从出生到死亡的几乎所有与居民健康相关的信息，包括一般人口统计特征、住院和门诊电子病历（electronic medical record，EMR）、健康保险数据、居民出生和死亡信息、社区内疾病管理和其他医疗服务信息等。

在健康中国和国家大数据战略的指导和推动下，同时为了充分利用卫生信息系统的数据资源，开展相关科学研究并为决策服务，鄞州区卫生和计划生育局和鄞州区疾病预防控制中心基于建立的卫生信息系统，构建区域健康大数据平台，率先启动了对区域医疗健康大数据的探索、建设与应用。该平台正式建设始于2010年，至2016年平台网络搭建完成。

一、健康大数据平台的数据资源

鄞州区健康大数据平台以构建安全可信的大数据应用和价值挖掘环境为目标，将来源于区域医疗平台、医院信息化平台、大型人群队列、互联网等第三方渠道的区域医疗数据、院内诊疗数据、队列人群健康数据、行业统计数据、互联网信息进行兼容性集成，实现了对多元异构数据的标准化管理。数据主要包括：

（一）社会人口学统计

居民的基本人口和社会信息来源于卫生信息系统中的人口普查和医保数据库。关键数据变量包括了出生日期、性别、民族、婚姻状况、教育程度、职业、收入和生活空间等家庭信息。

（二）居民健康状况及危险因素

医疗改革10年中，鄞州区全科医生建立了居民定期健康体检和重点疾病定期随访调查的机制，并将其作为当地基本公共卫生服务的一部分。根据新型农村合作医疗政策，当地的全科医生每两年对农村地区的成年人进行一次普通健康检查。基于这些工作，数据库中包含了吸烟、饮酒、身体质量指数（body mass index，BMI）及其他肥胖危险因素、日常身体活动等变量。此外自2009年起，鄞州区根据中国相关临床实践指南推荐，在40岁以上人群中开展高血压和糖尿病筛查，其中包括在健康体检中免费对普通人群进行血脂水平测量，每年定期对有高血压或糖尿病病史的成年人或 60 岁以上的人群进行至少 1 次的全面体检，因此共有 53% 的 40 岁及以上人群在系统中至少有 1 项体格检查信息。

（三）医疗服务和用药情况

健康大数据平台数据库中包含了患者在门诊或住院电子病历中的所有医疗服务和用药信息。鄞州区内 6 家区级医院、20 家基层医疗单位和 205 家社区卫生服务站的 EMR 信息均已纳入区域卫生数据库，其中包括医生接诊、原发性和继发性疾病诊断、实验室检查、用药情况（适应证、使用剂量和使用方法）等信息。目前 95.9% 的建档成年居民在系统中具有 EMR，表明他们在此期间至少接受过 1 种以上的健康服务。而对于在鄞州区以外接受治疗的患者，系统还可以从疾病监测和慢性疾病管理系统中追踪重大健康结局。死亡信息则通过医院死因登记系统进行追踪。

（四）临床结局事件

在鄞州区内任何医疗机构，对于确定的死亡、传染病、主要慢性病结局，均需要通过系统报告当地全科医生进行疾病监测与管理。同时，区域内所有医院对这些疾病的诊断也将自动通过系统发送给患者所在居住地的社区医生。死亡原因来源于卫生信息系统死因监测数据。此外，居民临床结局时间还可以从疾病管理数据库（基本公共卫生）、EMR 数据库（医院诊疗）、医疗保险数据库和疾病监测数据库（疾病监测）中获取。结局事件均根据国际疾病与相关健康问题统计分类第 10 版（the international statistical classification of diseases and related health problems 10th revision，ICD-10）进行疾病分类，使健康大数据平台数据库得以通过多个途径关注每个居民的临床结局事件及其发生时间。

（五）环境和生态资料

健康大数据平台数据库收集了当地饮用水源的水标本、8 个环境监测点的空气污染物等环境暴露监测数据，包括水样中重金属污染、大气中细颗粒物（空气动力学直径 < 2.5 μm 的颗粒物，又称 $PM_{2.5}$）浓度等指标。气象部门每天报告的气温、降水等气象条件也会被自动纳入平台数据库，从而实现对环境和生态资料的收集。

二、健康大数据平台的关键技术

构建区域医疗健康大数据平台，需解决以下 4 个核心问题：①数据资源的统一管理；②数据质量的管控与数据修复；③数据源的追溯与数据目录；④敏感信息规避和隐私保护。鄞州区健康大数据平台开发了多项技术，针对上述问题从底层构建统一的标准规范体系，搭建可靠的医疗健康数据分析利用的一体化安全保障环境，以便用户能够对数据进行统一的管理，并在此基础上实现数据挖掘价值。

（一）基于统一元模型的数据资源管理技术

健康大数据平台需要采集和整合的医疗数据来源于鄞州区不同单位的业务系统或数据中心。这些数据源中有着不同的数据模型、储存方案和操作方式。健康大数据平台项目分析了不同逻辑数据模型之间的共性，研究出了基于统一元模型的数据资源管理技术。该技术以元模型为核心，面向不同数据对象进行属性抽象，包括基本描述属性、访问控制属性、衍生关系属性以及用户访问信息等。通过属性分层屏蔽数据对象的存储差异与类型差异，实现对数据资产的统一描述。系统采集到的数据储存在数据容器中，在数据实体采集落地到数据容器的过程中，元数据自动采集工具实现了元数据从数据容器到元模型的自动采集。数据容器对于普通用户是透明的，用户并不会感知其存在，系统负责存储并维护数据容器和数据资产中对象之间的映射关系。同时该技术还包括元数据容错功能，根据数据对象的属性与描述对缺失数据进行智能填充。在此基础上可实现基于元数据的分析，提供清晰定义和分析跟踪业务运作的历史数据与基于用户的资源存储视图，实现逻辑文件名与物理文件位置的分离与映射功能。通过对不同类型的行业数据资源提供统一的元数据描述，建立了统一的视图和操作界面，以完成数据资源的上传下载、发现、访问申请与授权等诸多任务。

（二）可配置的数据质量修复融合技术

面对医疗数据多元异质的特征，秉持源头控制、环节监控、实时反馈的原则，健康大数据平台项目建立了可配置的数据质量评估与修复体系。质量评估涵盖了字段整体性、数据关联性、数据业务总量约束和上传稳定性，并在数据预处理阶段清洗上传数据，对不合格数据按照质控规范采取对应的控制措施。在质量评估的基础上，健康大数据平台项目还研究并给出了数据质量修复策略，针对不同的质量问题可自适应、动态组合多种质量修复方法，通过可融合多种策略的自适应算法进行质量修复。该技术实现了在不影响数据真实性的前提下对数据进行智能填充与补正，解决了目前诸多业务系统中数据源头质量低、数据缺失、填写不规范的问题。

（三）区域健康医疗大数据分层分级分域数据管理技术

区域健康与公共卫生等行业大数据中均包含了海量的隐私信息，如何在高效利用数据的同时保障隐私信息的安全是医疗大数据应用领域所关注的重点问题；另一方面，政府部门、行业企业、科研机构和公共人群等数据使用者对医疗数据的需求范围各不相同。医疗大数据的访问与管理面临着数据难以统一管理、信息难以安全管控、用户难以精确检索、更新难以同步知晓等问题。

健康大数据平台项目开发了医疗行业大数据分级分层分域的数据管理技术体系，对多元异构医疗行业大数据资产进行统一描述、管控和展示。其中包括对数据的安全等级进行限定，建立可供开放浏览的数据资产统一视图，形成分类的医疗行业大数据资源目录；基于数据资源更新的同步数据挂接技术，实现了分类数据目录的同步更新；通过对数据的业务属性与数据量级等信息进行描述，根据业务逻辑对数据资产进行目录分层，实现数据资源的分级分类开放；分类数据目录多级检索技术则为数据的快速检索、调阅与申请提供支撑。

通过构建符合医疗行业业务逻辑与隐私保护机制的分层分级分域数据管理技术体系，实现对医疗行业数据的区块化管控，并帮助用户直观、清晰地掌握数据全貌，快速定位所需数据资源。

（四）基于数据目录和血缘追溯的数据管控技术

在医疗行业大数据利用的过程中，普遍存在数据资源被重复使用、分析结果被再利用的情况。因此，当某一个数据资源发生变化（如失效、禁用、权限变更、隐私泄露等）时，将会涉及一系列的查找和追溯问题，仅通过数据交易日志追溯将是一个复杂和漫长的过程，且存在识别困难、易遗漏等问题。健康大数据平台项目在医疗行业大数据资源目录的基础上进一步建立数据资源血缘图谱，从而提供一种快速便捷、无遗漏的血缘追溯管理与追踪方式，实现对医疗大数据的高效管控。数据资源血缘图谱技术是将数据资源目录中的元数据根据时间序列和关联关系，建立数据血统模型，形成父 - 子关系的树状血缘图谱，对图谱中任一节点均可追溯其亲代和子代，从而识别任一数据资源产生和被利用的数据链。在数据资源发生变化时，该技术可以实时识别其影响的深度和广度，从而加强对数据资源使用的管理。基于血缘追溯的权限管控技术则是通过数据资源血缘图谱，在任一节点建立细粒度的权限控制，使其子代继承其权限和属性，在数据权限实时管控引擎中对数据资源访问进行精细的权限控制，避免因数据源头追溯不当而引起的安全问题。

（五）基于敏感信息规避和触发技术的数据隐私保护技术

在医疗数据利用的过程中，敏感数据的存储和处理都发生在非完全可控的数据接收端。加密是实现隐私保护的通用方法，但接收端的应用需要对发布出来的行业数据进行业务逻辑分析，对敏感数据的加密将极大影响接收端应用处理的效率，故医疗数据一般以明文状态进行储存和处理。由于不同接收端对数据的隐私保护需求不同，故相应的隐私保护机制应结合面向应用、共享存储、按需定制等特征实现对行业敏感数据的隐私保护。健康大数据平台项目开发了一种基于敏感信息规避和触发技术的数据隐私保护技术，通过动静态数据脱敏相结合的手段，为隐私保护提供一个敏感信息的规避和触发机制：静态脱敏技术下，通过信息隐瞒的敏感数据组合的隐私保护技术与保护敏感关联关系实现隐私保护；动态脱敏技术下，系统可以根据数据的读取操作来触发相应的脱敏规则，完成对信息的隐私保护。另外，针对数据分布变化导致的隐私泄露，系统还可分析不同情况，提出相应的均衡化机制应对。

三、健康大数据平台的应用

（一）公共卫生管理

数据平台中丰富的临床诊疗数据可为各类传染病的早期检测和预警提供线索。目前，鄞州区已建立了学生肺结核、登革热、血小板减少综合征三类监测病例模型，系统可自动监测到符合监测病例定义的人员，结合现场快速的调查核实，为早期发现各类传染病提供有力的支撑。数据平台还将疫苗接种者的基本信息与免疫数据库结合分析，自动检索受种者接种后 7 天内的就诊记录，并对检索到的结果依据 ICD-10 进行分类，从而实时主动监测相关批次疫苗可能造成的疑似预防接种异常反应。鄞州区疾病预防控制中心还与北京大学合作申报了一项国家自然基金委重大研究计划，基于数据平台中的真实世界数据建立了适合中国人群的心血管疾病风险预测模型。利用该模型系统将自动对当前居民的健康数据进行实时评估，筛选出不同风险人群进行重点干预。大数据平台可自动分析监测各类疾病的发生情况，在此基础上构建的智能化评估系统可直接利用区域平台数据库，参考《中国居民健康状况报告技术手册》，建立了自动化的居民健康状况评估模型。这不仅大大减少了传统人工检索、分析的工作量，优化了卫生服务水平，还可根据居民健康状况进行评估，为卫生决策提供科学的依据，更好地为政府决策做好参谋。

（二）科学研究与交流

2012—2018 年间，利用鄞州区健康医疗与公共卫生业务数据开展的基于居民健康档案信息数据的科学研究申请科研立项共计 16 项，其中包括国家自然科学基金 2 项，科技部重大专项 2 项，省级项目 7 项，市区级项目 5 项。项目涵盖政策研究、数据标准建立、疾病监测适宜技术应用、大数据处理方法学研究等多个方面，累计获得科研资金 1000 余万元。2014—2018 年间共发表各类学术论文 83 篇，其中 SCI 论文 15 篇，中文核心期刊 28 篇。基于鄞州区健康大数据平台的研究成果多次在亚太药物流行病学国际会议、美国脑卒中年会、中国药学大会等国内外知名学术会议上交流，接待了世界卫生组织、非洲联盟成员国卫生部代表团、美国疾病预防控制中心、美国哈佛大学医学院等国际同行考察参观 12 批次，国内同行考察参观 100 余次。鄞州区陆续挂牌成为北京大学健康大数据研究中心基地、浙江省卫计委慢性病防治研究基地。2015—2018 年间，鄞州区与北京大学、浙江大学、宁波大学等高校合作培养博士研究生 3 名，硕士研究生 4 名。基于鄞州区健康大数据平台的建设开发应用研究入选工信部 2017 年大数据优秀产品和应用解决方案，申请"一种基于语义模型的医疗指标体系构建方法"等专利 2 项，登记大数据计算处理平台软件等软件著作权 12 项，申报产品登记 1 项。

第二节　宁波市鄞州区健康大数据平台在疾病管理中的应用

鄞州区健康大数据平台从区域 231 家医疗机构及主要市内医疗机构获得丰富的信息，包括居民出生死亡登记、临床就诊信息、社区内疾病管理信息。医疗机构医院管理信息系统（hospital information system，HIS）等各类卫生信息系统中数据自动抓取传输至区域卫生信息平台，数据内容包括了 881 张数据库表、122 份健康档案、63 580 901 条门诊就诊记录、475 188 条住院登记记录，约 23.6 亿条医疗卫生数据记录。其中门诊平均日增就诊记录 27 279 条，收费明细 211 159 条；住院平均日增入院登记 20 条，收费明细 64 755 条（黄晓琴 等，2016）。从数据量上看，医疗大数据平台包含了 5T 以上的数据量，最大的数据表可以达到 4 亿条以上，且每天的新增数据量也较大。此外，通过部门合作，鄞州区 5 年环保机构监测数据与 89 所学校学籍数据定期导入区域卫生信息平台。储存在区域卫生信息平台的所有数据通过数据字典目录化、数据整理自动化、敏感信息模糊化等技术手段实时自动传输至鄞州区健康大数据平台。系统自动将这些信息按居民个人健康档案进行整合，分析监测各类疾病的发生情况，替代了传统的人工检索过程，显著提高了社区卫生服务机构的工作效率。

此外，鄞州区配备了充足的社区医生对健康档案进行维护，实现了全科医生管理、医卫协同、妇儿保协同、免疫规划协同、药品监管协同、分级诊疗等模式，在公共卫生管理过程中做诊疗服务，在诊疗服务中做健康管理。

居民健康状况报告是反映当地居民健康现状和健康变化趋势的重要内容，可以为政府和公共卫生部门制定卫生政策提供参考。鄞州区作为中国疾病预防控制中心试点，与中国疾病预防控制中心信息中心和流行病学办公室协作，建立了一套基于大数据平台的智能化评估系统。与传统的居民健康状况评估不同，该智能化评估系统直接利用区域平台数据库，参考《中国居民健康状况报告技术手册》，建立了自动化的居民健康状况评估模型，采用浏览器 / 服务器模式，将结果以网页方式实时自动报告，主要包括人口构成、出生死亡分析、慢性病与传染病专项分析等功能模块。

一、慢性病管理

（一）危险因素分析

鄞州区健康大数据平台不仅数据量大（其采集存储的临床诊断信息、公共卫生疾病预防与控制信息、健康档案、电子病历等具有 10 年以上的数据记录），数据实时性、可用性、复用性、唯一性、安全性、标准化、真实性和关联度也较好。这允许研究者从时空分布、患者个人特征、患者生活习惯、总体分布情况特征、患者就诊特征、疾病分布特征、医疗机构等级等各个维度，了解疾病现状、发展趋势以及相应的危险因素，克服了传统流行病学队列研究人力、物力、财力投入高，研究对象依从性差，失访率高等缺陷。

以糖尿病肾病为例，林鸿波等（2018）基于区域健康大数据平台，纳入 2009 年 1 月至 2016 年 12 月间 18 岁以上基线无肾脏疾病的糖尿病患者组成队列，提取该队列人群的基线报卡、随访和医疗机构的体检数据，采用 Cox 比例风险模型分析糖尿病患者慢性肾病（chronic kidney disease，CKD）的危险因素。研究纳入了 13 829 名糖尿病患者，中位随访时间为 3.2 年，随访期间新发 CKD 共 1087 人，标化发病率为 14.8/1 000 人年（95%CI：12.1 ～ 17.6）。其中高龄（大于 60 岁）、共患高血压、总胆固醇高（大于 4.5mmol/L）和糖尿病病程长是 CKD 发生的危险因素，高密度脂蛋白胆固醇高（男性 > 1.0 mmol/L，女性 > 1.3 mmol/L）为保护因素。总体来看，宁波市鄞州区糖尿病患者的 CKD 发病率较高，应将年龄大于 60 岁、共患高血压的糖尿病患者作为 CKD 的重点筛查人群，从而实现对 CKD 的早期干预，减缓疾病发展进程，提高患者的生存质量。

（二）患病风险评估系统

除危险因素分析外，鄞州区还依靠健康大数据平台建立了一种全新的研究应用转化模式。尽管目前已有一些传统的心血管疾病风险预测工具，但临床预测模型报告规范（transparent reporting of a multivariable prediction model for individual prognosis or diagnosis，TRIPOD）指南还是强烈建议开发使用来源于真实世界数据的预测模型。鄞州区疾病预防控制中心与北京大学合作申报了一项国家自然科学基金重大研究计划，基于数据平台中的真实世界建立了适合中国人群的心血管疾病风险预测模型，相关研究方案与研究设计发表在 *BMJ Open* 期刊上。该研究首先利用鄞州区 100 多万人群 10 年来的健康危险因素和心血管疾病结局数据，建立了适合当地人群的心血管病风险预测模型。模型经评价验证具有较强的科学性和适用性。系统根据建立的预测模型自动对当前居民的健康数据进行实时评估，筛选出不同风险人群进行分层，告知社区医生对高危人群实施重点干预。此外，合作团队还开发了居民自填评估网站，可为居民提供评估和合理化建议，为当地推动心血管病防治提供了有力的支持。

（三）社区健康管理随访

鄞州区社区卫生服务中心组建了全科医生、公卫医生、社区护士共同参与的慢性病管理团队，并全部实现慢性病信息化管理。临床医生的电子病历或体检报告、护士的护理记录、影像医生的检查报告，以及检验科医生的检验结果，均可导入居民健康档案，供社区医生实时调阅。各社区卫生服务中心采取多种模式开展健康管理，部分社区卫生服务中心还设立了慢性病护理门诊，由高年资的护理人员驻点为慢性病患者、亚健康人群提供健康教育、健康检测和跟踪随访服务。

针对辖区内稳定或中等稳定居住，但不经常在所属区域社区卫生服务中心或服务站就诊和维持治疗的患者，社区采取分级管理策略，由公卫医生、社区护士通过定期门诊、电话、上门随访的方式进行风险评估、健康教育。针对辖区内稳定居住，签约了全科医生服务，经常在所属区域社区卫生服务中心或服务站就诊和维持治疗的上班族患者，社区采取综合干预策略，由全科医生管理团队、具备二级或三级国家资质的心理咨询师和健康管理师同患者面对面、一对一交流，进行个性化的心理干预和生活方式干预。针对辖区内稳定居住，签约了全科医生服务，经常在所属区域社区卫生服务中心或服务站就诊和维持治疗的离职患者，社区在综合干预的基础上，组织自我管理小组活动，提高患者对疾病的认知水平，增强患者自我健康管理能力，提升自我效能。这三种健康管理模式有针对性地为辖区内不同患病风险人群提供系统、个性化的社区健康管理服务。在这种管理模式下，医生与患者不是单纯的治疗与被治疗的关系，而是共同对抗疾病的战友，从而提高了患者的依从性和满意度，充分发挥了社区全科医生作为居民健康"守门人"的职责（董芬 等，2018）。

除传统的电话随访与门诊随访外，互联网＋智能随访设备的组合提供了新的随访方式，使健康管理更加精准化。如应用远程电子血压计将采集到的居民血压值上传至云平台，记入居民电子健康档案，不仅专科的医护人员可以动态监测患者血压情况，社区医生也可以根据检测结果为患者制定个性化的管理方案，甚至可以为患者提供上级医疗机构专家远程视频会诊服务（李辉 等，2018）。

二、传染病管理

（一）疾病监测

1. 病例快速上报　健康大数据平台在构建时对医院管理信息系统（hospital information system，HIS）进行了改造，建立 HIS 诊断名称数据库，纳入规定需要报告的传染病诊断名称（包括全称和简称），使其自动识别法定传染病的相关诊断。当临床医生发现传染病病例并进行诊断时，系统会根据数据库中的信息自动识别传染病并提示医生进行报告，由医院预防保健科传染病报告人员对医生新填写的传染病报告进行核实（平建明 等，2017）。与此同时借助县级、市级及省级三级区域卫生信息平台，系统将传染病数据从医院的局域网自动上传至传染病报告专病网络，替代了传统人工录入的报告方式。

通过这样的传染病报告方式，自 2014 年 8 月至 2015 年 5 月，鄞州区参与运行的 27 家医院共计通过该系统完成传染病报告卡 4360 张，成功上传 4142 条，成功率为 95%。成功上传的报卡平均上传时间仅为 10 分钟，传染病报告网络中的病例与 HIS 中的病例信息一致者共有 4142 例，一致率为 100%。期间参与运行的医院共诊断各类传染病 4360 例，实际报告 4360 例（上传失败的报卡由手工补报），无一例漏报。而按照原先的报告方式，预防保健科传染病报告人员通过 HIS 将需要报告的病例信息打印出来，再手工录入传染病报告网络，整个过程平均每例耗时 5 分钟，且存在不必要的重复工作。通过该系统报告，预防保健科医生只需在 HIS 的工作界面上对临床医生采集的信息进行一次审核，然后确认报告，就完成了整个报告过程，平均每例耗时 1 分钟。也就是说，该系统比旧方式平均每例省时 4 分钟。鄞州区近年年均传染病报卡量约 1 万例，采用该系统每年能节省约 4 万分钟的人工劳动时间。如果再加上慢性病、死因、职业中毒等报卡，将节省更多劳动时间和劳动量。另一方面，这种报告方式还能实现无纸化作业，节能环保，实现报告信息从源头到终端的自动传输，最大程度地降低了疾病的漏报率。

2．症状监测　健康大数据平台中有丰富的临床诊疗数据，可以为各类传染病的早期监测预警提供丰富的线索。目前，鄞州区已经建立了学生肺结核、登革热、血小板减少综合征三类监测病例模型，系统可自动监测到符合监测病例定义的人员，结合现场快速的调查核实，可为早期发现各类传染病提供有力的支撑。系统建立以来，共发现可疑肺结核病例 69 例，经核实确诊 3 例，核实确诊率为 4.35%；发现可疑登革热 192 例，可疑血小板减少综合征 622 例，核实后均得到排除。

李小勇等（2014）通过健康大数据平台搜索查询"菲特"台风前后相关疾病就诊次数，并绘制变化趋势图。结果发现，腹泻、胃肠功能紊乱、皮肤感染和失眠病例分别较台风前增加 1.24 倍、1.11 倍、1.28 倍和 2.48 倍。特别是腹泻病例数，在洪水退后 4 天仍未出现下降趋势，可能原因是洪水导致各种蔬菜和水果受到污染，居民也并未给予足够的重视，食用了污染的蔬菜、水果而发生短期持续的腹泻。因此，当地的疾病预防控制部门立即启动紧急预案，调集分发大量消毒物品，改善环境，并通过发放灾后防病宣传单、媒体宣传等方式，对当地居民进行消毒防病相关的健康教育，从而使相关疾病得到有效减缓并最终得到了控制。

（二）预防接种管理

1．儿童免疫状况自动评估　健康大数据平台巧妙地将受种者的基本信息与免疫数据库结合分析，实现了对区域儿童的免疫状况进行全面评估。例如全面检索学籍档案中学生的免疫信息，将其中的缺种及漏种情况自动报告给学校，可帮助减轻学校接种证查验工作量，降低学校传染病的发生风险。亦可对每日就诊儿童的免疫接种史进行自动评估，根据就诊儿童的免疫状况，及时发现免疫空白的流动儿童。该系统运行 3 个月中，监测发现可疑免疫空白儿童 7845 人次，结合线下核实，确定免疫空白流动儿童 84 例，其成本效益和效率远优于传统的人工排查核实方式。除此以外，张信江等（2017）还通过收集 2013—2015 年宁波市鄞州区登记流动儿童数据，使用系统聚类分析儿童迁入分类情况，寻找可能存在免疫空白儿童的重点地区，根据其迁入特点采取针对性的免疫规划摸底宣教干预措施。通过这样的多层次评估把控，鄞州区幼托机构儿童国家免疫规划疫苗全程接种率99.88%，补种率在95%以上；小学入学儿童国家免疫规划疫苗全程接种率99.74%，补种率在97%以上（孙烨祥 等，2018）。高疫苗覆盖率有利于维持鄞州地区低疾病暴发风险。

2. 疫苗安全性主动监测 疫苗的安全性问题可能会削弱人们对疫苗的信心，并最终对免疫接种覆盖率和疾病发病率产生重大影响。鄞州区通过健康大数据平台建立了疫苗安全性主动监测系统，全面了解疫苗接种后受种者的健康状况，科学分析各类疫苗的安全性。系统通过数据链接的主动监测方式，利用数据平台，依托多源数据库匹配提取个体诊疗信息与接种信息，自动检索受种者接种后7天内的就诊记录，并将检索到的结果依据ICD-10分为发热、高热惊厥、荨麻疹、呼吸系统疾病、过敏等类型。通过该系统可实时主动监测相关批次疫苗接种后可能造成的疑似预防接种异常反应（adverse event following immunization，AEFI）。与传统的被动监测相比，这种主动监测时效性强、敏感度高、人力成本低，对于新发的、罕见的AEFI更能有效地发现，从而最大程度地降低AEFI所造成的损害。目前，疫苗安全性主动监测系统已经进入试点阶段，且后续将纳入药品相关的安全性评价。

小 结

伴随着大数据的崛起，大数据在技术层面上的发展如火如荼，而在应用层面上，特别是医疗卫生领域，依然步履维艰，如何处理好各系统之间的"数据孤岛"问题是理论转化为应用的基础。宁波市鄞州区较早开展了大数据健康平台的建设，并且在信息化建设和实践中积累经验，将理论落实到应用中，使大数据真正为民所用。特别是在慢性病防控领域，健康大数据平台的应用为慢性病患者个体的健康管理提供精准化支持，使慢性病防控不再停留在高危人群的层次上。信息化和智能穿戴设备的发展则为居民提供现代化健康体验，在患者和健康管理者间架起桥梁，拉近了二者之间的距离。而从另一个角度来看，健康大数据平台也在科学研究和应用方面搭建了互相培育的环境。例如平台提供优质的数据资源供研究者挖掘，进行病因研究、开发预测模型，以更好地识别高风险个体，转化为应用；而有效的应用惠国惠民，提供更多的循证证据，推动科学研究的发展，二者互相促进，相得益彰。在传染病防控领域，健康大数据平台在疾病监测和免疫接种管理两个方面得到应用。通过信息化、自动化的报告与筛查方式，提高了疾病监测的效率和质量，杜绝了人工操作造成的遗漏。而加强对儿童免疫空白的筛查，则从根源上建立起牢固的国家免疫规划疫苗针对疾病的免疫屏障。

伴随着数据大爆炸，如今已并不缺乏数据，而是缺乏让数据发光的能力。将数字背后的内容转化为实际的应用才是大数据真正的价值所在。大数据，浪里淘沙方见金！

（马雨佳 林鸿波 沈 鹏 孙烨祥 编，陈大方 审）

参考文献

董芬，等，2018.基于区域卫生信息平台的糖尿病健康管理模式探讨.中国公共卫生管理，34（3）：343-
    345，349.

黄晓琴，等，2016.基于区域卫生信息平台的医疗卫生大数据研究.中国卫生信息管理杂志，13（6）：601-
    605.

李辉，等，2018.信息化和大数据应用助推示范区建设精准发力——浙江省宁波市鄞州区慢性病综合防控示
    范区建设经验.中国慢性病预防与控制，26（3）：212-213.

李小勇，等，2014."菲特"台风水灾前后相关疾病监测结果分析.浙江预防医学，（10）：1005-1006.

林鸿波，等，2018.社区糖尿病患者慢性肾脏病的发病率及其危险因素.北京大学学报（医学版），50（3）：
    416-421.

平建明，等，2017.基于区域卫生信息平台的传染病自动化报告系统.上海预防医学，29（7）：549-551.

孙烨祥，等，2018.鄞州区预防接种证查验对入托入学儿童免疫规划疫苗接种率的影响.中国学校卫生，39
    （2）：311-313.

张信江，等，2017.2013—2015年宁波市鄞州区接种门诊流动儿童迁入特征聚类分析.实用预防医学，24（4）：
    397-399，445.

彩　图

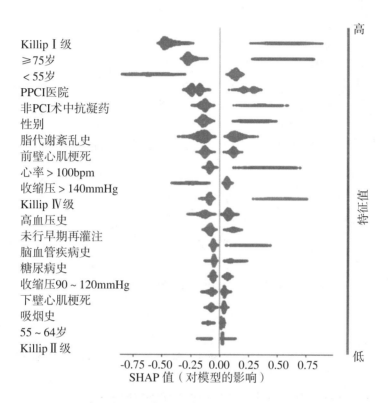

彩图 17-1　训练集建模各变量 SHAP 值排序

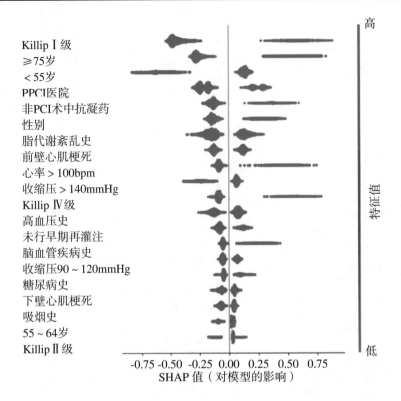

彩图 17-2 验证集建模各变量 SHAP 值排序

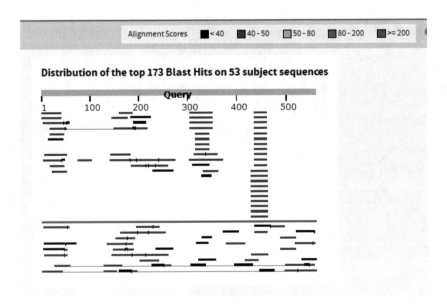

彩图 18-4 序列比对的结果可视化

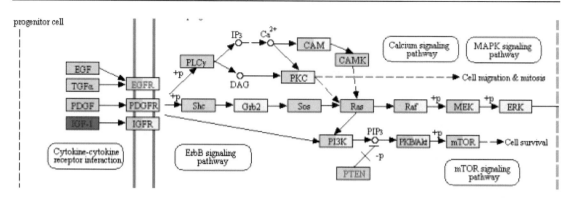

彩图 18-34　IGF-1 基因查找结果

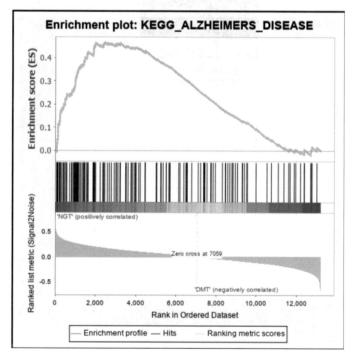

彩图 18-42　查看 GSEA 富集分析结果

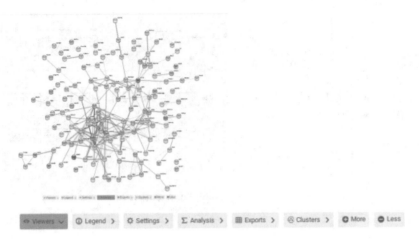

彩图 18-45 蛋白质互作网络构建页面及操作列表

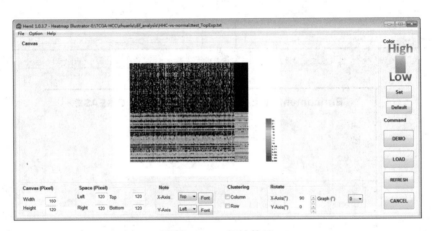

彩图 18-69 初始热图